U0217500

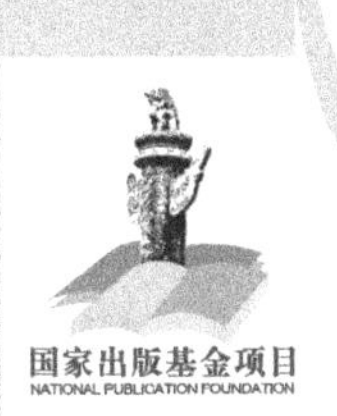

新中国地方中草药文献研究（1949—1979年）

土单验方卷 1（上）

“十三五”国家重点出版物出版规划项目

国家出版基金资助项目

张瑞贤 张 卫 刘更生 蒋力生 主编

SPM 南方出版传媒 广东科技出版社
北京科学技术出版社

图书在版编目（CIP）数据

新中国地方中草药文献研究：1949—1979年. 土单验方卷. 1：全3册 / 张瑞贤等主编. —广州：广东科技出版社；北京：北京科学技术出版社，2020.10

ISBN 978-7-5359-7361-0

Ⅰ. ①新…　Ⅱ. ①张…　Ⅲ. ①中草药—地方文献—研究—中国—现代 ②土方—汇编 ③验方—汇编　Ⅳ. ①R28

中国版本图书馆CIP数据核字（2019）第240130号

新中国地方中草药文献研究（1949—1979年）·土单验方卷1：全3册

Xinzhongguo Difang Zhongcaoyao Wenxian Yanjiu（1949—1979 Nian） Tudan Yanfang Juan 1 Quan 3 Ce

---

出 版 人：朱文清

责任编辑：赵雅雅　莫志坚　侍　伟　尤竞爽

责任校对：贾　荣

责任印制：彭海波　张　良

封面设计：蒋宏工作室

出版发行：广东科技出版社 http://www.gdstp.com.cn

（广州市环市东路水荫路11号　邮政编码：510075　电子信箱：gdkjzbb@gdstp.com.cn）

北京科学技术出版社 http://www.bkydw.cn

（北京市西直门南大街16号　邮政编码：100035　电子信箱：bjkj@bjkjpress.com）

销售热线：0086-10-66113227（发行部）　0086-10-66161952（发行部传真）

经　　销：新华书店

印　　刷：北京虎彩文化传播有限公司

（河北省廊坊市固安县工业区南区通达道临7号　邮政编码：065500）

规　　格：787mm×1 092mm　1/16　印张161　字数1 288千

版　　次：2020年10月第1版

2020年10月第1次印刷

定　　价：2670.00元（全3册）

如发现因印装质量问题影响阅读，请与广东科技出版社印制室联系调换（电话：020-37607272）。

参加编写人员名单

主　编

张瑞贤　张　卫　刘更生　蒋力生

副主编（按姓氏笔画排序）

王玉兴　王家葵　邓家刚　华碧春　李　剑　郑怀林　胡晓峰　袁秀荣
曹东义　常章富　梁　飞　虞　舜　蔡永敏　廖　果

编　委（按姓氏笔画排序）

于莉英　王　丽　王力男　王玉兴　王丽丽　王河宝　王家葵　王嘉伦
仇　伟　邓家刚　叶明花　叶春林　白　洁　朱世哲　朱胜君　任娟莉
华碧春　刘冬梅　刘更生　刘桂缺　孙大鹏　杜省乾　李　剑　李　健
李　颖　李珍娟　杨　坤　杨克卫　杨丽娟　杨锦惠　邱　浩　佟晓杰
张　卫　张　蕾　张汉宜　张瑞贤　张毅之　陈　鹏　陈焕娜　陈冀慧
卓　实　郑　琪　郑怀林　郝强收　胡晓峰　胡颖翀　段荣蓉　袁秀荣
贾润霞　郭双庚　郭秀珍　黄　颖　黄永秋　曹东义　曹春雨　曹晓芸
常章富　崔利锐　章德林　梁　飞　彭　赞　彭青鹤　蒋　森　蒋力生
蒋维昱　虞　舜　鲍　燕　鲍晓东　蔡永敏　廖　果　潘成学

编辑委员会人员名单

序　一

中药资源是指在一定空间范围内可供作为中药、民族药及民间草药使用的植物、动物及矿物资源，是中医药事业发展的物质基础。几千年来，伴随着以中医理论为指导的医疗实践活动，更多的中药资源被人类所认知，中药资源经历反复的临床验证、补充或淘汰，得到不断的积累与丰富。

我国医生自古就有总结、著录中药资源的传统。东汉时期编著的我国现存最早的本草专著《神农本草经》中收录了 365 种药物（包括植物、动物、矿物药），在一定程度上总结了当时全国的中药资源状况。唐代《新修本草》是第一部由中央政府组织、地方参与编写的“中国药典”，也是一次对当时全国中草药资源状况的调查与总结，书中收载了 850 种药物，并配有药图。其后自宋代一直延续至民国时期成书的，或由中央政府组织编写的《开宝本草》《嘉祐本草》《本草图经》《本草品汇精要》等，或由民间医生独立撰写完成的《本草纲目》《植物名实图考》等，都是在对当时全国的中药资源进行全面调查研究的基础上完成的，都在祖国医学发展史上有着举足轻重的地位。

中华人民共和国成立后，我国仍然十分重视对中药资源的调查和汇总。1949 年至今，国家先后组织开展了 4 次全国范围的中药资源普查工作，目前正在进行的由国家中医药管理局牵头的第四次全国中药资源普查工作，采用数据库技术、空间信息技术等现代技术方法，汇总了全国 1.4 万多种野生药用资源、736 种栽培药材，发现了 63 个新物种。虽然最新一次的资源普查能够更加全面地记录我国中药资源现状，但作为前期的工作基础，中华人民共和国成立以来的诸次中药资源普查工作也具有重要的历史意义及参考价值，尤其是 1966 年开展的迅速遍及全国各个省、市、自治区的中草药运动。在此次中草药运动中，涌现出大量“中草药手册”，这些书籍具有范围广、地域性强、原创性高、真实可靠等特点，在当地中草药资源应用研究、中医临床实践等方面均有宝贵的参考价值和借鉴意义。然而，这些书籍，或由于当时出版业缺乏管理，出版不规范，印刷质量欠佳，未受到足够的重视；或由于并未进入图书馆馆藏系统，相当一批文献资料散落于民间；或由于图书馆管理不当，有些已经成为孤本，甚至散佚，造成了无法弥补的损失。

为了挽救这些蕴含我国各地方中草药资源第一手资料、具有浓郁的地方中药和民族药物特色的中医药书籍，填补这段历史时期中草药文献研究与历史研究的空白，以中国中医科学院专家为首的全国专家团队，共同编写了《新中国地方中草药文献研究（1949—1979年）》丛书。专家们历时10年，通过寻访全国各大图书馆、旧书市场、私人藏书家等途径，搜集到这一时期中草药书籍共1920余种（包括献方书籍），并从中精选出资料严谨翔实、记述科学准确、原创成果突出、实用价值较高、文献意义重要的492种进行影印出版，且还撰写了一部《1949—1979年中国地方中草药发展史研究》，与之互为辅翼。作为能够反映中华人民共和国成立后前30年中医药重大成就的代表性著作，本丛书具有高度权威性、专业性、代表性，具有重大的文献价值与学术价值。

当前，中医药振兴发展迎来了天时、地利、人和的大好时机，我们要传承精华、守正创新，把中医药继承好、发展好、利用好，要让记载在古籍中的中医药健康养生智慧、健康理念和知识方法生动起来，让书中的内容“活起来”，从而为中医药学术传承服务，为全国中药资源普查服务，为中医药整体发展服务，为增进人民群众健康福祉服务。

中国工程院院士
中国中医科学院院长 黄璐琦

序　二

文以载道，文献是记载和传承学术的重要载体。《新中国地方中草药文献研究（1949—1979年）》丛书具有重要的文献价值。中华人民共和国成立以来，广大医务工作者深入全国各地区，通过调查研究和临床实践，编写了众多中医药类书籍。这些书籍承载了古今人民群众的智慧和运用中草药治病的经验教训，是对中医药学知识的探索与实践，具有鉴古通今、触类旁通的价值。学习中医的重要方法是边学习、边临证。我在临床工作时也会参考这些书籍，其中很多内容都有重要的临床价值。比如，我在临床上治疗肝病喜欢用鸡骨草，这味药在当时的书籍中就有记载，是民间治疗肝病的常用草药。它在临床上，可以抗肝炎病毒，提高机体免疫力，在治疗肝炎、肝硬化方面具有较好的效果。当时中国中医科学院中国医史文献研究所设有单验方研究室，我兼任室主任，从事民间单验方的研究工作。在20世纪60年代，中国中医科学院曾向全国征集涉及多种中草药的单方、秘方、验方，在数以万计的方剂、药物中，院领导让王雪苔、费开扬和我主编2种全国性的单方、秘方、验方选集。我们所编之书于1970年由人民卫生出版社刊行于世，其中的《常见病验方选编》印数竟达50万册之多。

近些时，我看到《新中国地方中草药文献研究（1949—1979年）》丛书初稿时，深感该书作者在整编过程中，突出了这段历史时期中草药的普选和精选，力求著成全方位、历史性的方药专编。本套丛书收录了大量临床实用的简、便、验、廉、效的宝贵医方，这是在普查全国药用植物、动物、矿物资源的基础上完成的。本套丛书的编成，对保护和研究中药资源，具有十分重要的作用。这种抢救性、有明确思路和方法的中草药著作收集与整理，是方药传承、弘扬的基础，其实际贡献不可估量。

以史为鉴，能知古今。我国现存历史上第一部经典药物专著——《神农本草经》即将药物分为上、中、下三品。其在临床应用方面，讲究药物配伍中的“七情”，冀以增效、减免毒副作用。故《证类本草》云：“药有阴阳配合……有单行者，有相须者，有相使者，有相畏者，有相恶者，有相反者，有相杀者……不尔，勿合用也。”这是我们医生在诊疗中选方用药时必当遵循与重视的原则。之后历代名医名著又陆续增加药物品种，不断深化药物配伍研究，使各类中药研究进入了一个崭新的历史阶段。

傅斯年说："近代史学只是史料学。"该课题组的主要专家们有相当可信的史学功底，他们对于这段时期的史料进行了全面详尽的搜集，不但重视对文字史料的搜集，而且重视采用口述史采集的方法获得鲜活的一手资料。课题组在全面搜集史料、研究史料的基础上，保持严谨、冷静的态度，较为客观地编撰了《1949—1979年中国地方中草药发展史研究》，"成就写够，错误写透，评价公正"，使更多的人能了解这一时期科研工作者与群众的智慧、成果，真正做到以史为鉴。是为序。

首届全国名中医
中国中医科学院荣誉首席研究员 余瀛鳌

前　言

中华人民共和国成立之后的前 30 年间，中医药的发展历程中出现了两次具有鲜明特色的运动，即 1949—1965 年的“献方”“采风”运动和 1965—1978 年的“一根针、一把草”中草药运动。这两次在全国范围内开展的中医药运动极大地推动了我国中医药事业的迅速发展。

早在延安时期，陕甘宁边区政府副主席李鼎铭就号召中医工作者公开各自的秘方。1955 年 3 月，全国卫生科学研究委员会第一届第四次会议提出“整理和发扬祖国医学遗产”，强调加强对中医中药知识和中医临床经验进行整理和研究、搜集和整理中医中药书籍（包括民间验方、单方），拉开了 20 世纪 50—60 年代全国范围的中草药“献方”运动的序幕。1955—1958 年，在召开全国中医中药工作会议之前，全国已有江苏、福建、山西、河北、辽宁、黑龙江、云南、四川、河南、广东、广西、山东、陕西、吉林、安徽、贵州、青海等 19 个省及自治区开展了中医药验方的搜集整理工作，并编写了各省、自治区验方集。1958 年 11 月，全国中医中药工作会议在河北省保定市召开。会后，人民卫生出版社出版了有 9 个分册的《全国医药卫生技术革命展览会资料选编》，河北人民出版社出版了有 15 个分册的《十万金方》，其内容涵盖临床各科。其中，以中医外科（包括皮肤科）用方数量最多、疗效最好；其他如寄生虫病、虫兽咬伤、跌打损伤、骨折、癫痫和急性传染病等病证的用方也较为丰富，且效果明显。在当时艰苦的医疗条件之下，“献方”运动在一定程度上解决了基层缺医少药的问题。这一时期，广大民间中医表现出极高的觉悟和奉献精神，他们无私献出的不仅仅是几个方子、几点经验，而是从来秘不示人的家传之宝、家族世代维持生计的依靠、救死扶伤的灵丹妙药。全国中医中药工作会议之后，轰轰烈烈的“献方”运动在全国范围内开展起来。献方书籍大量涌现，且从 1958 年前的由省级单位组织编写，发展到 1958 年后的由市级、县级甚至卫生队组织编写。据统计，当时全国范围内编写的献方书籍有 830 余种，这充分体现了“献方”运动范围之广、影响之深。

随着“献方”运动的广泛开展，人们开始关注组成献方方剂的药物品种和资源，并因此触发了对药用植物、药用动物以及中草药资源的考察和研究，这成为中草药运动的源头。1965年6月26日，毛泽东同志发出了著名的“六·二六指示”——“把医疗卫生工作的重点放到农村去！”这一指示拉开了“中草药群众运动”的序幕。20世纪60—70年代，许多中药工作者（包括临床医生），特别是生药专业的科研工作者，深入各地考察药材资源。有些地区的卫生部门也组织开展了当地的中草药资源普查。此外，科研工作者对一些民间流传的有丰富使用经验的药物品种进行了深入研究，筛选出一批疗效确切、安全可靠的草药，丰富了中药品种。在调查研究和临床实践后，他们编写了大量具有地方特色的中草药类书籍。据不完全统计，此类中草药著作数量约有1080种。这些书籍的内容，有的偏重于地方性中草药资源普查，有的偏重于中药炮制，有的偏重于中药栽培、鉴定，有的偏重于中药制剂，有的偏重于资料汇编，有的偏重于中药的临床应用，还有的偏重于民间的土单验方，不一而足。此期间出现的集大成著作，就是科研工作者主持编写的《全国中草药汇编》和《中药大辞典》。1977年版《中华人民共和国药典》增加的大量草药新品种，都是这个时期中草药资源调查、民间草药经验收集研究的成果。

这一时期编写的中医药书籍，无论是献方书籍还是地方性中草药书籍，都具有宝贵的“原创性”，承载了当时人民群众的智慧和经验教训，是对中药学知识的探索与实践，具有范围广、地域性强、真实可靠、简便廉验等特点，对研究总结中草药应用的宝贵经验，进而促进中草药的普及、推广、发展，起到了巨大作用。

然而，当时书籍的出版印刷很不规范，这些中医药书籍既有由出版社正式出版的，又有没有正式出版，而由单位、团体自行印刷的。这些书大量流散，寻觅不易。有的存在于旧书摊或古董市场中，在全国图书馆中没有编目；有的因为是手抄本或油印本，印刷数量少；有的因所用的纸张简陋，书页脱落或文字不清晰，而被图书馆淘汰。由于未得到足够的重视，这些书籍大多处于濒临绝迹的困境。本课题针对这一时期所编写的中草药验方、地方性中草药书籍，首次进行抢救性文献搜集整理，在全国范围内展开广泛的搜集与征集工作。课题组人员经过近10年的不懈努力，通过深入主要省、市、自治区的80余家图书馆和各地旧书市场，实地调研，拜访私人藏书家，共搜集到这一时期的中草药书籍1920余种，此次出版精选了其中492种。在此基础上，课题组人员进行书籍目录和提要的编写工作，并对全部书籍进行扫描影印，以便于完好地保留这批具有重要学术价值和文献价值的珍贵资料。

这一时期的合作医疗制度、农村三级医疗保健网和“赤脚医生”一度被认为是中国农村医疗服务的“三大法宝”，曾经惠及多数农村居民，被世界卫生组织和世界银行给予高度评价，被誉为“以最小投入获得了最大健康收益”的“中国模式”。本课题组试图通过不同来源史料的对比和研究，尽可能还原这段时期的历史事实。多年来，课题组对当时的一手材料——“两报一刊”（《人民日报》《解放军报》、《红旗》杂志），以及正式出版发表的相关著作、文章（如《人民画报》《中华人民共和国医药大事记》《中医年鉴》《中药年鉴》，中国知网收录的论文等）等进行了全面的搜集与整理。此外，课题组采用口述史的方法，对 90 余名医疗工作者和科研工作者进行了采访，并汇总成口述史采访资料，形成 35 万余字的基础书稿。课题组在综合研究分析上述资料的基础上撰写了《1949—1979 年中国地方中草药发展史研究》，从史学角度分析其中的经验与教训，以为今日中医药学发展乃至当今的医疗改革提供借鉴和参考。

我们虽然能力有限，同时在科研工作中也面临着经费掣肘、当事人年迈甚至已经作古的难题，但仍不懈努力，希望通过自己的绵薄之力，使这一时期中医药科研工作者与群众的智慧、成果、缺憾、不足能够被更多的人所了解，一方面能启迪后人，真正做到以史为鉴；另一方面，更希望其学术价值和文化价值能薪火相传、惠及后世。

另外，由于时代久远，本套书中提到的部分人名已无法确认，故本书采用音译的方式进行体现。

编者

2019 年 5 月

编辑整理说明

本书收载了1949—1979年间全国各地编写的地方中草药文献，具有重要的学术价值。为更好地保护这批珍贵的文献资料，本书采用了原书影印的方式，最大程度地保留了文献原有的学术风貌。现对编辑整理规范做以下具体介绍。

1．由于时代原因，文献中存在大量与中医药学术内容无关的词句，本书在编辑中对此类内容进行遮挡修图处理。若整页内容与中医药无关，则删除整页，并标注为“白页”。

2．部分原文献存在缺页情况，本书标注为“缺页”。

3．部分原文献仅保存有早期相关机构摄制的书影图片，纸质版图书亡佚，且该部分图片文献存在摄制书影不完整情况，如上下缺行、近订口行缺字等。上述情况，本书未进行补字处理。

4．部分原文献开本尺寸过小，且图片、文字字号较小，为便于阅读使用，本书对此类文献书影进行了等比例放大处理。

5．原文献书名中“上册”“下册”“第一册”“第一辑”“第一集”“第一部分”等分册字样，在本书书名页、书眉、页脚等处，均加括号处理。

6．本套丛书采用影印方式出版，由于历史原因，书影中不可避免地存在一些错别字、异体字、不规范简化字，也存在一些当时通行的计量单位、各地习用的中药名称、当时的地名及行政区划与现行规范和标准不一致的情况，以及与我国现行野生动植物保护法律法规要求不一致的内容，请广大读者在阅读时注意鉴别、换算。

7．为方便读者阅读，本书提要中部分词语与原文献保持一致，未做统一处理，如“熄风”与“息风”，“中名”与“中文名”，“拉丁名”“拉丁文”与“拉丁学名”。

目　录

药物治疗手册

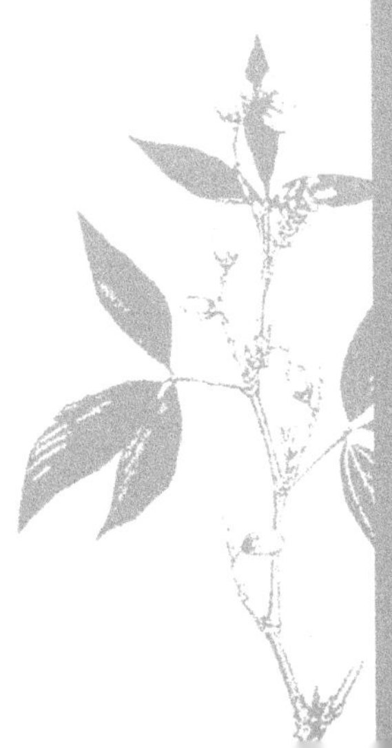

提 要

中国医学科学院编。

1971 年 3 月第 1 版第 2 次印刷。64 开本。41.6 万字。定价 1.18 元。共 925 页，其中出版者的话、前言、说明、目录共 28 页，正文 762 页，附录 100 页，索引 29 页，插页 6 页。黑白绘图 66 幅。精装本，灰色塑料套封。

编者在本书编写过程中特意前往北京郊区、河北、山西、湖南、广西等地征求基层医务工作者的意见，力求本书内容简明通俗、联系农村和临床实际。

本书共介绍常用西药 590 余种（其中外用药 160 余种），单味中药 100 余种，草药 70 余种，中草药验方 440 余个。书中药物采用中药与西药统一编排，共分 25 章，分别是抗菌药物，抗寄生虫药物，解热及镇痛药，镇静催眠药、安定药及抗癫痫药，抗休克急救用药及中枢兴奋药，调节水、电解质、酸碱平衡的药物和血浆代用品，心血管药及利尿药，呼吸系统药物，消化系统药物，造血系统药物，抗肿瘤药物及抗白血病药物，激素类药物，避孕药，维生素类药物，抗过敏药物，中药补益药，儿科用药，妇产科用药，外科用药，皮肤科用药，眼科用药，耳鼻咽喉科用药，口腔科用药，预防用药和解毒药。

对所选中药，本书分别从药名、来源、作用、用途和用法等方面进行介绍，部分中药下有副作用、药物特征等内容。值得注意的是，其中作用项下既包括中药的性味、功效描述，也包括现代药理学的研究内容。

书末附有常用药物剂量表、常用中药成药表、中药配伍禁忌、静脉滴注药物配伍禁忌、中草药加工炮制方法、常用制剂的制备方法、常用度量衡和药名索引。药名索引按笔画排序，为西药、中草药、中成药混编。

药物治疗手册
中国医学科学院编

目　录

一、抗菌药物

在治疗感染性疾病时，一定要正确对待抗菌药物的使用，克服那种只管用药而忽视机体内因的错误倾向，要严格掌握适应症，避免滥用。

1. 磺胺类和呋喃类药物

磺胺噻唑

(消治龙，Sulfathiazolum, ST)

制剂 片剂：0.2克/片，0.25克/片，0.5克/片；针剂（磺胺噻唑钠）：0.4克（20% 2毫升）/支，1克(20% 5毫升)/支。

作用 抑制细菌生长繁殖，而后靠机体防御机能消灭细菌。对脑膜炎双球菌、肺炎双球菌、淋球菌和溶血性链球菌作用最强；对痢疾杆菌、大肠杆菌、鼠疫杆菌、布氏杆菌、葡萄球菌也有作用。随着药物的使用，可以产生耐药性细菌。此药排泄快，在血中与蛋白结合较多，故到达脑脊液的浓度较低。但易于大量生产，价格低廉。

用途 用于流行性脑膜炎、咽炎、扁桃体炎、中耳炎、肺炎、细菌性痢疾、肠炎、泌尿道感染、产褥热、淋病、疖肿等。

用法 口服：1～2克/次，3～4次/日，应与等量小苏打(碳酸氢钠)同服。首次量加倍。不能口服时可深部肌注：1～2克/次，3次/日；病情危急时静注：以20%磺胺噻唑钠5毫升加入5～10%葡萄糖液15毫升中稀释为5%溶液，缓慢注入。1～2克/次，4～6克/日。病情好转后即改为口服，一般用药不超过2周。

副作用和注意事项 副作用较常见，应详细问病史(过敏史)及观察病情变化，防止发生。

(1) 本药在血液中的溶解度较低，通过肾脏排出时易在肾小管中析出结晶，形成结石，阻塞肾小管、肾盂或输尿管，引起疼痛、血尿，尿闭等，因此，服药期间应多饮水，使尿量充足；并必须与等量小苏打同服，使尿呈碱性，以增加药物在尿中的溶解度，也可用多种磺胺混合剂，以减少结石产生的机会。有条件时应查尿，如仅有磺胺结晶出现，可暂不停药，给多喝水并增加小苏打用量；如出现血尿，应即停药。如病情需要继续服磺胺类药时，可换服磺胺二甲基嘧啶或磺胺嘧啶，给予输液及服双倍量小苏打，使尿变碱性，并严密观察病情，必要时停药；(2) 恶心呕吐较多见，停药后即可消失。饭后或两餐间服药可减少反应；(3)有时发生药热、药疹，停药后即可消失，严重者可发展为剥脱性皮炎；(4) 偶见粒细胞减少症、溶血性贫血、再生障碍性贫血及过敏性紫癜，应即停药，用药期间注意观察病情，有条件时查血象；(5) 肾功能减退者慎用；(6) 注射剂为钠盐，忌与酸性药物配伍。

【附】乐乳 每100毫升乳剂含磺胺噻唑10克。首次服20毫升，以后10毫升/次，3～4次/日。

磺胺嘧啶

（磺胺哒嗪，Sulfadiazinum, SD）

制剂 片剂：0.2克/片，0.25克/片，0.5克/片；针剂（磺胺嘧啶钠）：0.4克（20% 2毫升）/支，1克（20% 5毫升）/支。

作用和用途 同磺胺噻唑。本药排泄较慢，在血中与血浆蛋白结合较少，达脑脊液中浓度高，对流行性脑膜炎治疗效果显著。

用法 同磺胺噻唑。

副作用和注意事项 与磺胺噻唑相同，但副作用较少见。

【附】大力克乳剂 每100毫升乳剂含磺胺嘧啶10克。首次服20毫升，以后10毫升/次，3～4次/日。

磺胺甲基嘧啶和
(Sulfamerazinum, SM_1)
磺胺二甲基嘧啶
(Sulfadimerazinum, SM_2)

此二药和磺胺嘧啶相似，口服吸收稍快而排泄慢，在体内维持时间较长，达脑脊液中浓度也较高。因生产量多，价格较磺胺嘧啶为低，治疗流行性脑膜炎可首选此药。剂量和用法与磺胺嘧啶同。

制剂 片剂：0.5克/片；针剂：SM_2 0.4克(20% 2毫升)/支，0.5克(10% 5毫升)/支。

长效磺胺
(磺胺甲氧嗪，Sulfamethoxypyridazinum, SMP)

制剂 片剂：0.5克/片。

作用 和磺胺嘧啶相同，特点是排泄很慢，作用持久，可一日服药一次。多用于轻度和慢性感染，如咽炎、扁桃体炎等，对急性重病人不适宜。也用于流行性脑膜炎和风湿病的预防。

用法 口服成人0.5克/次，儿童15～20毫克/

公斤/次，1次/日，首剂加倍。长期服用应减为每周三次，并注意药物反应。本药在尿中溶解度较高，故不需同服小苏打。

副作用和注意事项 偶有恶心、头晕和皮疹，久服应注意引起粒细胞或血小板减少等副作用。不适用于泌尿道感染。

磺胺甲氧嘧啶
(Sulfamonomethoxinum, SMM)

制剂 片剂：0.5克/片。

作用和用途 对葡萄球菌、链球菌、大肠杆菌、绿脓杆菌等有抑制作用。口服吸收良好，排泄慢，类似长效磺胺。用于细菌性痢疾、肠炎、扁桃体炎、皮肤化脓感染等。

用法 口服0.5克/次，1次/日，首剂加倍。

副作用 有时可引起食欲不振、恶心、排尿不畅、尿痛、过敏性皮疹及药热等。

磺 胺 脒
(磺胺胍，止痢片，克痢定，Sulfamidinum, Sulfaguanidine, SG)

制剂 片剂：0.5克/片。

— 6 —

作用和用途　口服吸收较少，药物在肠道浓度高，对肠内细菌发挥作用较强。主要治疗细菌性痢疾，肠炎。

用法　口服2～3克/次，3～4次/日，首剂加倍。

副作用　极少见。

琥珀磺胺噻唑

（琥珀酰磺胺噻唑，Sulfasuxidinum, SST）

口服吸收很少，在肠内分离出磺胺噻唑而起抑菌作用。用于菌痢、肠炎和肠道手术前准备。剂量及用法同磺胺脒。片剂：0.5克/片。

酞磺胺醋酰

（息拉米，Phthalylsulfacetamidum, PSA）

作用、用途和用法同磺胺脒，在肠内分解出磺胺醋酰而起抑菌作用。片剂：0.5克/片。

其他磺胺制剂

婴儿安　用于婴儿，每包含磺胺噻唑0.15克，磺胺脒 0.1 克，小苏打 0.1 克。用药时按每包 0.25 克计算。

小儿消炎片(散) 每片(包)含磺胺噻唑和小苏打各 0.2 克。

双磺合剂(消尔痢乳剂) 每 100 毫升含磺胺嘧啶和磺胺噻唑各 5 克。

二磺片 每片含磺胺嘧啶和磺胺噻唑各 0.25 克。

三磺片 每片含磺胺嘧啶、磺胺噻唑、磺胺二甲基嘧啶各 0.167 克，三种磺胺共计 0.5 克。

以上磺胺合剂由 2～3 种磺胺类药联合应用，既不影响疗效，又可减少尿路结石并发症。用时以各制剂的磺胺总量来计算用药量。

痢 特 灵

(呋喃唑酮, Furazolidonum)

制剂 片剂: 0.01 克/片，0.015 克/片，0.1 克/片。

作用 为呋喃类药，抑菌谱较广。大肠杆菌、痢疾杆菌、炭疽杆菌及副伤寒杆菌对本药较敏感，口服吸收后在体内迅速破坏，不易维持有效浓度。

用途 细菌性痢疾，肠炎。

用法 口服0.1克/次，3～4次/日。

副作用 可有恶心、呕吐、食欲不振、头痛、瘙痒性皮疹。服药过程中尿呈深黄色，应向病人说明。

呋喃呾啶

(呋喃妥因，Nitrofurantoinum)

制剂 片剂：0.1克/片，肠溶片0.05克/片。

作用 对革兰氏阴性和阳性细菌均有作用，服后尿中排出量高，可达口服量的40～50%。

用途 用于泌尿道感染。

用法 0.1克/次，3～4次/日。

副作用 恶心、呕吐、瘙痒性皮疹、黄疸和多发性神经炎等。

呋喃西林

(呋喃新，Furacilinum)

制剂 片剂：0.02克/片，0.025克/片，0.05克/片，0.1克/片；0.02%溶液：200毫克加生理盐水1000毫升，加热煮沸5分钟即成。同法用10

倍量药物可配成0.2%溶液。

作用和用途 作用同呋喃唑酮，可用于细菌性痢疾，因毒性大，目前口服已少用，多作外用消毒剂。

用法 口服：50～100毫克/次，3～4次/日。外用：一般用0.02～0.2%溶液或0.2～1%软膏。

副作用和注意事项 容易引起恶心、呕吐、多发性神经炎、皮疹和药热，外用可引起皮肤过敏。

2. 抗菌素

青霉素（盘尼西林，Penicillinum）

制剂 如表1：

表 1

种类	用法	剂量（单位）	制剂（单位）
青霉素G （钠或钾盐）	肌注	20万～40万/次，2～4次/日	20万/支 40万/支 100万/瓶
	静滴	300万～600万/日 （1万/毫升）*	
	胸腔内注射	10万～20万/次 （2000～5000/毫升）*	
	鞘内注射	1万～2万/次 （1000～2000/毫升）*	

种　　类	用法	剂　　量（单位）	制　剂（单位）
油剂普鲁卡因青霉素G	肌注	30万～60万/次，1次/日	300万/瓶（10毫升）
普鲁卡因青霉素G混悬液	肌注	40万/次，1次/日	40万/瓶 80万/瓶
甲氧苯青霉素（新青霉素Ⅰ）Methicillinum	肌注	1～2克/次，4次/日	0.5克/瓶 1克/瓶
苯甲异噁唑青霉素（P_{12}，新青霉素Ⅱ）Oxacillinum	口服	0.5～1克/次，4～6次/日	0.25克/胶囊
	肌注	同　上	0.5克/瓶

* 静滴时用注射用水或生理盐水溶解，胸腔内注射及鞘内注射必须用生理盐水溶解。

作用　低浓度有抑菌作用，高浓度有杀菌作用。对革兰氏阳性球菌（链球菌、肺炎双球菌）和革兰氏阴性球菌（脑膜炎双球菌、淋球菌）作用最好，对敏感的葡萄球菌有作用；对革兰氏阳性杆菌（白喉杆菌、破伤风杆菌）和螺旋体等也有作用。

用途　用于肺炎、脓胸、扁桃体炎、中耳炎、疖、痈、蜂窝组织炎、败血症、细菌性心内膜炎、骨髓炎、流行性脑膜炎、肺炎球菌脑膜炎、钩端螺旋体病、奋森氏咽峡炎、梅毒、回归热、炭疽、淋病等。治疗破伤风时应并用抗毒素。因青霉素不易渗入脑脊液，故治疗脑膜炎时，应当用大剂量，以增加自血液渗入脑脊液的浓度；如有条件作鞘内注射，则可直接作鞘内注射，不必大剂量肌注或静滴。

用法 青霉素G注射剂最常应用，吸收快，但排泄也快，严重感染注射间隔宜短，6小时一次；一般感染可12小时一次。肌注时用1～2%苯甲醇溶解，可减轻注射局部疼痛。静脉给药时不能用苯甲醇溶解。

普鲁卡因青霉素G混悬液和油剂普鲁卡因青霉素吸收慢，注射后作用可维持12小时以上，可以减少注射次数，但对严重感染不适宜。

甲氧苯青霉素和苯甲异噁唑青霉素仅用于对青霉素G耐药的葡萄球菌感染。

青霉素局部应用易引起过敏反应，应尽量避免外用。

副作用 本药毒性虽小，但能引起过敏反应。

一般过敏反应有蕁麻疹、过敏性皮炎（严重时可发展为剝脱性皮炎)、发热、关节肿痛、肌肉痛和淋巴结肿大，多在用药1～2周后出现，停药后能自行消失，或加用抗过敏药物。最严重反应为过敏性休克，能在注射后数秒钟至20分钟内发生，表现为气憋、胸闷、呼吸困难、发绀、头晕、面色苍白、血压下降、脉搏细弱、手脚凉，甚至昏迷、惊厥而致死亡，需要及时抢救。

过敏性休克的抢救 (1) 立即针刺人中、内关等穴，同时皮下或静脉注射0.1%肾上腺素0.5～1毫升，数分钟不见好转可重复注射一次。

(2) 严重者静注葡萄糖盐水和氢化可的松100～250毫克，血压持续降低时静滴阿拉明（10毫克/100毫升）或去甲肾上腺素(1毫克/100毫升)。

(3) 呼吸困难时可注射氨茶碱0.25克及非那根25毫克（注意此二药不能混合在一起注射），有条件时应给氧气吸入，呼吸抑制时作人工呼吸。

(4) 心跳停止时应持续进行体外心脏按摩，直至心跳恢复。

注意事项 (1)用药前详细询问曾否用过本药，有无不良反应(包括皮试后出现过的反应)，有过敏反应史的忌用；也应询问病人过去有无气喘、荨麻疹、对其他药物的过敏史以及家族中有无过敏史，如有则此次用药应慎重；(2)注射前先作皮肤敏感试验(间隔三日未用本药者即应重复皮肤试验)，并备好肾上腺素及消毒注射器等急救用品；皮试后等待看结果时间内勿让病人离开，因皮试偶然也可引起严重过敏反应；(3)注射青霉素后应将病人留下10～20分钟以观察有无反应；(4)静滴速度不宜太快；鞘内注射宜用纯制剂，以免引起反应，注入量不得超过放出的脑脊液量，药物须用生理盐水溶解，一次量不超过1万～2万单位；(5)本药水溶液不稳定，应放于冷处，当日用完。

青霉素皮肤过敏试验 常用的青霉素皮试液，每毫升含青霉素100～500单位，用0.1毫升(含10～50单位)在前臂掌侧作皮内试验，20分钟后看结果，如局部出现红肿，肿块直径大于1厘米，或有伪足为阳性反应，阳性者不能注射。初生婴儿容易出现假阳性反应，须在对侧臂相应部位皮内注射生理盐水0.1毫升作对照。

【附】青霉素皮试液配制方法 取20万单位青霉素安瓿，用生理盐水或注射用水2毫升溶解后，用1毫升注射器（如无1毫升注射器，可用2毫升注射器代替，则每次用药量及注射用水量均应加倍）吸出0.1毫升，加蒸馏水0.9毫升（每毫升含1万单位），混匀后再取其0.1毫升，加蒸馏水0.9毫升(每毫升含1000单位)，再以其0.2毫升，加蒸馏水0.8毫升，即成每毫升含200单位的皮试液。

皮试液简易配制法 无上述条件时，可在20万单位青霉素安瓿内注入生理盐水或注射用水2毫升，溶解摇匀后用每毫升约滴80～100滴的皮内注射针头(5号)，滴一滴到另外2毫升注射用水中，即配成500单位/毫升的皮试液。

油剂普鲁卡因青霉素G皮肤过敏试验 前臂掌侧皮肤用酒精消毒后，用9～10号针头将油剂液滴一滴于皮肤上，再用针头将液面下表皮划一长约0.5厘米的纹(不要划破出血)，20分钟后看结果。

链霉素(Streptomycinum)

制剂 硫酸链霉素0.5克(50万单位)/支，1克(100万单位)/瓶，2克(200万单位)/瓶；硫酸双氢链霉素0.5克（50万单位)/支，1克（100万单位)/瓶，2克(200万单位)/瓶。

作用 对结核杆菌有强大抑菌作用。对革兰氏阴性杆菌（流行性感冒杆菌、肺炎杆菌、百日咳杆菌、大肠杆菌、痢疾杆菌、布氏杆菌、鼠疫杆菌等）也有抗菌作用。

用途 用于治疗各种结核病、泌尿道感染、杆菌性肺炎和败血症、脑膜炎及腹膜炎（后者往往由肠穿孔引起）、菌痢、布氏杆菌病、鼠疫、百日咳等。

用法 用药前应问清有无过敏史并作皮肤敏感试验，结果阴性可以注射。一般感染：1克/日，分1～2次肌注，疗程1～2周。结核病：每日或隔日注射1次，1克/次，总量30～60克，疗程2～3月，必要时增减。

鞘内注射：用生理盐水溶解，成人50～100毫克/次，小儿1毫克/公斤/次（每次最大量不超过25毫克），1次/日，浓度为5毫克/毫升。鞘内注射有刺激性，且使用不便，现除特殊需要外，较少应用。

副作用和注意事项 （1）有时出现口唇周围和面部麻木感、头晕、头痛等，多由药内杂质引起；（2）毒性反应主要是第八对颅神经受损，表现为耳鸣、耳聋（双氢链霉素较易引起）和眩晕、运动性共济失调，应立即停药，毒性反应与每日用药剂量和总剂量有关；(3) 过敏反应皮疹、药热偶见，过敏性休克较青霉素少见；(4) 硫酸双氢链霉素不可作鞘内注射；(5) 本药易引起细菌耐药，不宜久用；抗结核治疗时应与其他抗结核药合用。

【附】链霉素皮试液配制法 1克链霉素溶于4毫升生理盐水中，取0.1毫升加生理盐水稀释到10毫升，再取0.1毫升稀释到1毫升，即成每毫升含250单位的皮试液。

土霉素(地霉素，Terramycinum)

制剂 片剂：0.05克/片，0.125克/片，0.25克/片；长效土霉素(颗粒)：87万单位(2.9克)/袋；针剂(盐酸土霉素)：10万单位(0.1克)/支，25万单位(0.25克)/支。

作用 为广谱抗菌素，与四环素、金霉素同属四环素族抗菌素。能抑制多数革兰氏阳性和阴性细菌，对立克次氏体和砂眼病毒等也有作用。对伤寒杆菌作用差。

长效土霉素为土霉素的长效剂型，作用可维持24小时以上，因此每日只需服一次，用法简便。

用途 常用于肺炎、败血症、斑疹伤寒，也用于泌尿道感染、细菌性痢疾和阿米巴痢疾等。

用法 口服：片剂0.25～0.5克/次，3～4次/日；长效土霉素：成人每24小时服一包(2.9克)，儿童2～4岁每日服1/3包，4～8岁每日1/2包，9～12岁每日2/3包，或按处方量。

肌注：0.2克/次，2～3次/日；静滴：0.5克溶于250毫升(浓度为2毫克/毫升)液体中，0.5～1克/日。

副作用和注意事项 (1)恶心、呕吐较多见；(2)长期服用使机体内敏感的病原菌和寄生菌受到抑制和消除，不敏感或耐药的细菌得以滋生，造成新的感染(二重感染)；其中以白色念珠菌所致的口腔炎(鹅口疮)、呼吸道炎和葡萄球菌肠炎(以往称"伪膜性肠炎")为多见；(3)长期或大量服用影响肠道细菌制造维生素K和乙₂，可引起维生素K和乙₂缺乏。

盐酸四环素

(Tetracyclini Hydrochloridum)

制剂 片剂：0.05克/片，0.125克/片，0.25

克/片；针剂：12.5万单位（0.125克)/支，25万单位(0.25克)/支，50万单位(0.5克)/支。

作用和用途 同土霉素，对革兰氏阴性杆菌作用较强。较多用于肠道和泌尿道感染，也用于伤寒。

用法 口服：0.25～0.5克/次，3～4次/日；静注：0.5克/次，2～3次/日，用生理盐水或注射用水溶解后，再以生理盐水或5～10%葡萄糖液50毫升稀释（10毫克/毫升）后注入；静滴量同，0.5克一般稀释于500毫升液体中（浓度1毫克/毫升）滴入。

副作用和注意事项 同土霉素。静滴浓度不应过高，否则可刺激血管引起疼痛。

盐酸金霉素

(Chlortetracyclini Hydrochloridum)

制剂 片剂：0.125克/片，0.25克/片；针剂：20万单位(0.2克)/支，附0.9%甘氨酸钠20毫升。

作用和用途 同土霉素、四环素，为广谱抗菌素。对革兰氏阳性球菌作用较强。对砂眼病毒有抑制作用。

用法 口服剂量与土霉素、四环素相同，注射剂溶解后酸性较强，不可肌肉注射。静注：0.4～0.6克/次，用0.9%甘氨酸钠40～60毫升溶解后，立即以10毫升/5分钟的速度缓慢推入，2次/日。静滴：1克/日，以5%葡萄糖或生理盐水500～1000毫升稀释(每100毫升含金霉素0.2克的浓度)后滴入，溶液久置容易失效，用5%葡萄糖液稀释，药效比较稳定，可在二小时内滴入。静脉给药不可漏出血管。应当计划好全日输液量及金霉素用量，以便分段稀释后滴入。

副作用 同土霉素。口服对胃肠刺激大，易引起恶心呕吐。

氯霉素

(Chloramphenicolum, Chloromycetin)

制剂 片剂：0.05克/片，0.125克/片，0.25克/片，0.5克/片；针剂：12.5%1毫升(0.125克)/支，12.5%2毫升(0.25克)/支。

作用 对革兰氏阳性和阴性细菌、立克次氏体、砂眼病毒有抑制作用。以伤寒副伤寒杆菌最敏感。

用途 主要用于伤寒、副伤寒；也可用于细菌性痢疾、泌尿道感染、胆道感染、百日咳、败血症等。

本药较易渗透入脑脊液中，常用以治疗化脓性脑膜炎。因有抑制骨髓造血的副作用，使用时宜慎重。

用法 口服：1～2克/日，分2～4次服。肌注量同。静注或静滴均用生理盐水或5%葡萄糖稀释为每毫升含2～5毫克浓度的液体(即每100毫升中含氯霉素0.2～0.5克)。

副作用和注意事项 (1) 恶心、呕吐、食欲不振、舌炎、口腔炎较多见；(2) 偶见皮疹、药热；(3) 毒性作用能抑制骨髓造血，产生粒细胞及血小板减少症或再生障碍性贫血，病情可极严重，因此用药期间必须注意查血象，以便及时发现及时处理；(4) 长期用药可引起二重感染(见18页)；(5) 早产儿、新生儿用大剂量可发生循环衰竭；(6) 静脉注射时先将药液温热，再置入稀释液体，边稀释边摇荡，以免发生结晶；(7) 与碱性药忌配伍；(8) 无味合霉素(棕榈酸酯)片剂70毫克相当于氯霉素40毫克。

合 霉 素

(混旋氯霉素，Syntomycinum)

制剂 片剂：0.25克/片；针剂：0.125克/支，

0.25克/支；无味合霉素片：0.25克/片，相当于纯合霉素0.14克。

用途和用法 与氯霉素同，因含有左旋和右旋氯霉素各半，而后者无治疗作用，故用药量须比氯霉素加大一倍。无味合霉素0.25克相当于合霉素0.14克，故剂量应为合霉素的1.75倍，主要用于小儿。针剂只供肌肉注射用。

副作用 与氯霉素同，但幻听、幻视、妄想、多疑等精神症状较多见。

红 霉 素

(Erythromycinum)

制剂 片剂：0.1克/片，0.2克/片，无味红霉素0.125克/片；针剂：0.3克/瓶。0.1克=10万单位。

作用 抗菌范围类似青霉素，以革兰氏阳性菌为主。

用途 对青霉素耐药的葡萄球菌感染，如多发性疖病、痈、葡萄球菌肺炎、葡萄球菌败血症、葡萄球菌肠炎；也可用于链球菌和肺炎球菌感染。

用法 口服：0.3～0.5克/次，4次/日；静注：

0.3克/次，以注射用水6毫升溶解，再稀释于30毫升液体中注入，3次/日；静滴：0.3克/次，先用注射用水6毫升溶解，再稀释于300毫升液体中滴入，3～4次/日。

副作用和注意事项 (1) 口服有时引起恶心、呕吐、腹泻，因红霉素可被胃酸破坏，与苏打同服效果较好；(2) 偶见皮疹、药热；(3) 针剂为乳糖酸盐，如用盐水溶解，则产生沉淀，不能使用，需用注射用水或5%葡萄糖溶解；(4) 5%溶液冷藏可维持效价2周；(5) 无味红霉素对酸稳定，不需与苏打同服；(6)较长期静滴可刺激血管引起疼痛。

杆菌肽

(崔西杆菌素 Bacitracinum)

制剂 针剂：5万单位/瓶；含片：500单位/片；眼用软膏（500～1000单位/克）：2.5克/支；外用软膏（500～1000单位/克）：10克/支，250克/瓶，500克/瓶。

作用 抗菌谱与青霉素相似，对大多数革兰氏阳性菌有较强的抗菌作用，对耐药性金黄色葡萄球菌的抗菌作用也强。对革兰氏阴性菌，除淋球菌，脑膜炎双球菌、流感杆菌外，无明显抗菌作用。

用途 用于对青霉素耐药的葡萄球菌感染（肺炎、败血症、脑膜炎等）；口服很少吸收，可用于肠道手术前的准备治疗以及肠道感染；口含片用于咽喉、口腔等急、慢性表浅感染；外用于皮肤感染（疖、痈、溃疡、脓疡、化脓性皮炎等）及眼、耳、鼻感染等。

用法 肌注：1万～2.5万单位/次（以4～5毫升注射用水溶解），3～4次/日，儿童：800～1000单位/公斤/日，分3～4次；鞘内注射：5000～10000单位/次（用生理盐水溶解成1000单位/毫升），1次/日，儿童：250～5000单位/次；腔内（脓腔、胸腔、腹腔等）：用生理盐水溶解成500～1000单位/毫升局部注入；皮肤及眼部：外用软膏局部涂敷；口含：1片/次，4～6次/日；口服：2.5万～5万单位/次，4～6次/日。

副作用和注意事项 （1）肌注对肾脏有一定损害，产生管型尿、蛋白尿、尿少、尿频；（2）偶有恶心、呕吐；（3）肌注可加2%普鲁卡因以减少疼痛；（4）口含片有苦味，但一般能耐受；（5）皮肤粘膜局部外用很少产生刺激性、中毒现象或过敏反应。

硫酸新霉素

(Neomycini Sulfas)

制剂 片剂：0.1克/片；针剂：1克/瓶。0.1克＝10万单位。

作用 抗菌范围广，包括大部分革兰氏阴性细菌和某些革兰氏阳性细菌。口服后在肠内很少吸收。注射毒性较大，不宜随便使用。

用途 用于对其他抗菌素耐药的肠道和泌尿道感染，如肾盂肾炎、胆道感染（肌注）、婴儿腹泻（口服）、结肠手术前肠道消毒（口服）等。

用法 口服：0.5～1克/次，3～4次/日；肌注：0.5～1克/日，分3～4次注射。

副作用 (1)长期口服可引起腹泻；(2)注射大剂量可引起耳聋和肾脏损害；(3)疗程不宜超过10日。注射过程中应注意查尿常规。

卡那霉素

(Kanamycinum)

制剂 针剂：0.5克（2毫升）/支，1克/瓶。10万单位＝0.1克。

作用和用途 作用范围与新霉素同，主要用于耐药性葡萄球菌感染和大肠杆菌感染（肺炎、败血症），有时也用于对抗结核药物有耐药性的结核病。

用法 肌注：0.25～0.5克/次，3次/日。粉剂用生理盐水溶解成0.25克/毫升。

副作用 同新霉素，对听神经损伤较常见，如无明确适应症不轻易使用。疗程一般不超过两周。

硫酸抗敌素

（硫酸多粘菌素E，硫酸粘菌素 Polymyxini E Sulfas）

制剂 片剂：12.5万单位/片；针剂：50万单位/瓶，分肌注、静注两种。6500单位＝1毫克。

作用和用途 本品为自我国土壤中分离出的多粘杆菌所产生的一种多肽类抗菌素，抗菌作用与多粘菌素B、粘菌素基本一致。对绿脓杆菌、大肠杆菌、产碱杆菌和大部分革兰氏阴性杆菌有抗菌作用。口服主要用于大肠杆菌肠炎及对其他药物耐药的菌痢。注射用于大肠杆菌、绿脓杆菌败血症、泌尿道感染和肺炎，也用于大面积烧伤和创伤感染等。

用法 口服：150万～300万单位/日，分3～4次服；肌注：2万～3万单位/公斤/日；静滴：50万单位/日，以注射用水2毫升溶解后稀释于1000毫升5%葡萄糖液中滴注。外用浓度1万～5万单位/毫升。疗程一般不超过一周。

副作用 可损害肾脏，尿中出现蛋白以及红、白细胞和管型，偶见皮疹、药热和皮肤感觉异常，一般不影响继续用药。肌注后局部可出现红肿疼痛，应加1%盐酸普鲁卡因溶解后注射。

盐酸多胜菌素甲
(Polymyxini M Hydrochloridum)

制剂 针剂：25万单位/瓶，50万单位/瓶；粉剂。

作用和用途 为国产新药。抗菌作用与盐酸抗敌素相似。对革兰氏阴性杆菌引起的各种感染，如对其他抗菌药物耐药的绿脓杆菌、大肠杆菌感染（败血症、泌尿道感染、肺脓肿）、大肠杆菌肠炎和细菌性痢疾有效。

用法 肌注：成人50万～75万单位/日，分3～4次注射，肾脏功能不全患者8000～10000单位/公斤/日（分3次）；小儿每日1万～2万单位/公斤/日(分3次)，但不超过20万单位/日。口服（用于肠道感染）：口服后很少吸收。成人50万单位/次，4次/日，首剂加倍，饭后服；小儿10万～15万单位/公斤/日，分3～4次。疗程一般不超过一周。粉剂：配成1/200（3万单位/毫升）～1/3000(2000单位/毫升)溶液供湿敷或灌洗创面。

副作用和注意事项 (1)肌注后局部可有肿胀、疼痛；(2)肌注吸收后对肾脏有损害，可引起蛋白尿；(3)偶见药热、恶心和呕吐；(4)长期口服可抑制肠道正常菌群，引起菌群失调症；(5)本药溶解后须在48小时内用完；(6)适用于其他抗菌素治疗无效的杆菌感染。

庆大霉素

(硫酸正泰霉素，Gentamycini Sulfas，Garamycinum)

制剂 片剂：20毫克(2万单位)/片；针剂：20毫克（1毫升)/支，40毫克（1毫升)/支。1毫克=1000单位。

作用 为一种杀菌力较强的广谱抗菌素，对革兰氏阴性菌如绿脓杆菌、大肠杆菌、产气杆菌、变形杆菌、痢疾杆菌、沙门氏菌以及革兰氏阳性球菌如链球菌、耐药性葡萄球菌等有抗菌作用。

用途 用于绿脓杆菌感染，耐药性葡萄球菌感染、大肠杆菌感染，如败血症、脑膜炎、腹膜炎、肺炎、泌尿道感染、大面积烧伤等。口服后不易吸收，故用于治疗婴儿大肠杆菌肠炎、其他药治疗无效的肠炎、菌痢、以及不能使用氯霉素的伤寒病人。

用法 肌注：成人20～40毫克/次，3～4次/日，7～10日。小儿：2～4毫克/公斤/日，分3次。静滴：成人40毫克/次，加于500毫升葡萄糖液内，4～5小时滴完，8小时一次。小儿2～4毫克/公斤/日，分2～3次，加于100～200毫升葡萄糖液内滴注，病情好转后改为肌注。疗程一般不超过10日。口服：小儿10～15毫克（1万～1.5万单位)/公斤/日。局部用药：局部湿敷1000～2000单位/毫升(0.1%)；脓腔内及胸腹腔内注入：1000～2000单位/毫升；喷雾吸入：5000～10000单位/毫升，2毫升/次；鞘内注射：5000～10000单位/次。

副作用和注意事项 (1) 对肾脏有一定毒性，

但治疗用剂量的毒性较新霉素及卡那霉素为小；剂量过大，疗程过长时，可引起蛋白尿、管型尿，尿中出现红、白细胞，个别出现血尿，但停药后即可恢复；(2) 对第八对颅神经的毒性较新霉素、卡那霉素及链霉素小，主要表现为眩晕、恶心等，偶可影响听神经，引起耳鸣；(3) 乏力、手足和头皮麻木等；(4) 治疗过程中可出现细菌耐药性，故用药一开始即应用足量。

硫酸巴龙霉素
(Paromomycini Sulfas. Humatin)

制剂 片剂：10万单位/片，20万单位/片。1毫克=620单位。

作用和用途 为广谱抗菌素。对阿米巴原虫有强大杀灭作用，对多种革兰氏阳性及阴性细菌如葡萄球菌、肠球菌、白喉杆菌、肺炎杆菌及大肠杆菌等均有抑菌作用，对链霉素、四环素、土霉素、氯霉素、新霉素和呋喃唑酮均呈耐药的痢疾杆菌仍有较强的抗菌效能，对抗酸杆菌也有良好抑菌作用。口服后不易吸收，故仅用于治疗肠道感染（如阿米巴痢疾、细菌性痢疾、婴儿大肠杆菌性肠炎等）。

— 30 —

也用于手术前肠道消毒，不用于全身性感染。

用法 口服：成人40万～60万单位/次，4次/日，小儿用量按成人量折算。一疗程5～10日。

副作用 较少，可有轻度头晕、食欲减退、恶心、呕吐、腹部不适及暂时性腹泻，停药后即消失。

3.治感染性疾病的中草药

黄连和黄连素

(小蘖碱Berberini Hydrochloridum)

来源和制剂 黄连为毛茛科植物黄连或其他黄连属植物的干燥根茎。含生物碱约7%，以黄连素(小蘖碱)为主。

我国四川、湖北以及云南、贵州、广西、江西、福建等省均有栽培。

盐酸黄连素片剂：0.05克/片，0.1克/片；针剂：2毫克(2毫升)/支；硫酸氢黄连素针剂：20毫克(2毫升)/支，50毫克(2毫升)/支。

如无黄连，可以三颗针、马尾连或含有小蘖碱的其他植物代用或提取黄连素。

作用和用途 苦寒。能清热、解毒、止吐。对痢疾杆菌、伤寒杆菌、百日咳杆菌、白喉杆菌、溶血性链球菌、金黄色葡萄球菌、肺炎双球菌、脑膜炎双球菌以及阿米巴原虫均有抑制作用。用于治疗菌痢、百日咳、猩红热、肺结核、各种外科急性化脓性感染、各种急性外眼炎症及化脓性中耳炎等。

用法 黄连素：口服0.1～0.3克/次，2～3次/日；肌注：20～50毫克/次，4次/日；保留灌肠：1%混悬液50～100毫升，1次/日，10日为一疗程；外用：1%软膏涂化脓性创伤及脓疮等；滴眼：用0.6%眼药水。

黄连干品：五分至一钱，水煎服；也可研粉制成软膏、油剂外用。

(1) 急性痢疾、发热、脓血便：见65页治细菌性痢疾中药1、2方。

(2) 慢性痢疾或痢疾迁延不愈：香连丸一至二钱/次，2～3次/日，温开水送服。

(3) 肝胃不和、胸胁痛、呕吐酸水：黄连五分，吴茱萸三分，共研末吞服。

副作用 黄连素口服后偶有恶心呕吐、皮疹及药热，停药后即可消退。

黄　芩

来源　为唇形科植物黄芩的干燥根。

主产于内蒙古、河北、辽宁、河南、陕西、山西等省区，此外黑龙江、吉林、山东、甘肃等省也产。

作用　苦寒。能清热、凉血、安胎，并有抗菌作用。对白喉杆菌、伤寒杆菌、痢疾杆菌、大肠杆菌以及葡萄球菌、链球菌和肺炎双球菌等有抑菌作用，对流感病毒也有抑制作用。

用途和用法　用量一至三钱，水煎服。

(1) 上呼吸道感染、肺热咳嗽或鼻出血：黄芩六钱，水煎服。

(2) 急性肠炎、急性细菌性痢疾：黄芩、赤芍各三钱，生甘草二钱，水煎服。如高热、口渴，可加葛根三钱。

(3) 因发热引起的胎动不安：黄芩二钱，白术三钱，水煎服。

黄　柏

来源　是芸香科植物黄皮树或黄檗除去栓皮的

干燥树皮。多系野生。

主产于四川、云南、贵州、辽宁、吉林、陕西、内蒙古等省区。

作用 味苦、性寒。能清热、燥湿、解毒。对白喉杆菌的抗菌作用最强，其次对大肠杆菌、伤寒杆菌、霍乱弧菌均有抑制作用，对痢疾杆菌在体外也有抗菌作用。此外本品尚有健胃、利胆、利尿作用。

用途和用法 用量二至三钱，水煎服。外用：粉末用油调或水剂敷患处。

(1) 急性菌痢用黄柏粉六钱，每服二钱，3次/日；或黄柏二钱、白头翁、秦皮各三钱，黄连五分，水煎服。

(2) 阴虚低热、盗汗、尿血、腰酸、耳鸣、遗精用黄柏、熟地、盐水炒知母、龟板各三钱，水煎服或研末吞服，或去龟板，加山药、山茱萸各三钱，水煎或研末吞服。

(3) 湿热黄疸：黄柏二钱，茵陈五钱，栀子三钱，大黄二钱，水煎服。

(4) 皮肤湿疹、热疮：黄柏单味研细末，浓茶或油调敷，也可配苦参三钱，水煎外洗。

大　蒜

来源　为百合科植物蒜的新鲜地下鳞茎。

我国各地均有栽培。

作用和用途　辛温。有杀菌、杀虫、健胃、祛痰等作用。含杀菌有效成分蒜素（一种含硫的植物挥发油），能抑制和杀灭各种球菌、痢疾杆菌、伤寒杆菌、炭疽杆菌、百日咳杆菌、大肠杆菌、阿米巴原虫、阴道滴虫和真菌等。对阿米巴痢疾，细菌性痢疾效果较好，对百日咳、滴虫性阴道炎及化脓性伤口等有一定效果。平时常吃能预防肠道感染。

用法　用量二至三钱。

(1) 痢疾：大蒜头一个、生姜三片，水煎服；慢性痢疾常用5%和10%浸剂作保留灌肠。浸剂制法：紫皮大蒜5～10克（约二至三钱）捣烂，放瓶中，加入将近煮沸（摄氏80度左右）的热水100毫升，密闭1～2小时，纱布过滤即成。每日于排便后注入加温浸液，使保留30分钟或更长时间，10日为一疗程。同时口服大蒜，每日一至二头。

(2) 百日咳：紫皮蒜二头，捣烂用冷开水一杯泡一夜，取上面清水加糖口服，2次/日。1～2岁分5天吃完，2～5岁4天吃完，5岁以上3天吃完。

(3) 滴虫性阴道炎：可用大蒜汁浸湿纱布条塞于阴道内，并将此汁稀释一倍湿敷于外阴及肛门周围。

(4) 蛲虫病：大蒜头适量，捣烂，加植物油少许，睡前涂肛门周围。

马齿苋(马齿菜)

来源 为马齿苋科植物马齿苋的全草。

全国各地均有分布。

作用和用途 性寒，味酸。能清热解毒。其乙醇浸液在体外对大肠杆菌、痢疾杆菌和伤寒杆菌等都有显著抗菌作用。主要用于治疗急性菌痢、各种疮毒疖肿、肛门脓肿等，也用于湿疹和稻田皮炎。

用法 用量干品五钱至一两或鲜草二至四两，水煎服。

(1) 急性菌痢：马齿苋单味水煎，或同时服紫皮大蒜一头。

(2) 各种疮毒：水煎服，另以鲜草洗净捣烂外敷。

(3) 湿疹、稻田皮炎：鲜草二两，鲜薄荷一两，同捣烂外敷，或单味煎洗。

(4) 肛门脓肿也可单味煎洗。

痢疾流行期常以鲜草一两水煎服，可有预防作用。

蒲　公　英

来源　为菊科植物蒲公英的干燥带根全草。

全国各地均有分布。

作用和用途　味苦、甘，性寒。有清热解毒，凉血利尿作用。用于乳腺炎、疮疖、肝炎、阑尾炎和泌尿道感染。也用于消化不良、便秘、蛇虫咬伤等。

用法　用量二至五钱或一两(鲜草加倍)，水煎服。

(1) 治乳腺炎：蒲公英一两，水煎服，并将药渣趁热捣烂敷患处，或蒲公英六钱，栝蒌、连翘各三钱，白芷一钱，水煎服。

(2) 治热疖疮毒、皮肤溃疡、风火赤眼：用蒲公英、野菊花、金银花各三钱，生甘草一钱，水煎服；也可用单味鲜品适量，捣烂敷患处。

(3) 肝炎急性期用蒲公英三钱，茵陈一两，秦皮、制大黄各三钱，水煎服。

(4) 治阑尾炎：蒲公英三钱，地丁五钱，马齿苋一两，黄芩、丹参各三钱，水煎服。

板蓝根(附：大青叶)

来源和制剂 板蓝根为十字花科植物菘蓝的干燥根或叶(大青叶)。河北、内蒙古、浙江、山东等省区有栽培。以河北安国、江苏南通者较好。

另有南板蓝根，为爵床科植物马蓝的干燥根、茎和叶(大青叶)，多野生于林边较潮湿处。主产于四川、云南、贵州、湖南、广东、广西、福建等省。此二种板蓝根和叶的作用、用途相同。

201-2注射液（板蓝根注射液）：2毫升（相当于1克生药的浸出液）/支。

作用和用途 味苦咸，性寒。能清热、凉血、解毒。对多种革兰氏阳性及阴性菌均有抑菌作用，临床用于急性热病、丹毒、感冒、咽喉肿痛、流行性腮腺炎、乙型脑炎、肝炎等。

用法 用量干品三至五钱，鲜品加倍，水煎服。

(1) 急性热病、丹毒等：板蓝根单味，或用板蓝根五钱，生地、玄参各三钱，生甘草一钱，水煎服。

(2) 风热感冒：见400页治风热感冒2～6方。

(3) 流行性腮腺炎：单味板蓝根一两或用板蓝根五钱，连翘、牛蒡子各三钱，黄芩二钱，水煎服；也可用鲜叶捣汁局部涂敷。

(4) 针剂：肌注2毫升/次，1次/日，注射应缓慢。

金银花(忍冬、双花、银花)

来源 为忍冬科植物忍冬的干燥花和茎。

我国各地均有分布。

作用和用途 甘苦寒。能清热、解毒并利尿。对多种细菌有抑制作用。治痈疽疮毒、外科化脓性伤口、外感热病、痢疾、关节炎，也用于治疗老年血崩、膀胱炎、咽痛、目赤等。

用法 用量干花二至五钱，藤三至六钱，水煎服。本品为中医外科要药，可作成流浸膏局部外敷。

(1) 外感热病初起，发热、头痛：金银花、连翘各三钱，荆芥、薄荷、生甘草各一钱，水煎服。

(2) 疮疖肿痛：金银花或藤、野菊花、蒲公英各三钱，生甘草一钱，水煎服。

(3) 热病：金银花炒炭、白芍各三钱，生甘草、木香各一钱。水煎服。

(4) 关节酸痛：金银藤、桑枝各三钱，水煎服。

紫花地丁(地丁、地丁草)

来源 为堇菜科堇菜属植物紫花地丁的干燥全草。系多年生草本。

主产于辽宁、河北、华中、华东一带。

另江苏有犁头草，别名地丁草，也为堇菜科堇菜属植物的全草，作用相同。

作用和用途 性苦寒。能清热解毒。外用能拔毒、消肿。用于疔疮痈肿、毒蛇咬伤、黄疸内热和阑尾炎。

用法 用量干品二至五钱，鲜品一至三两，水煎服。

(1) 疔疮痈肿：紫花地丁、连翘、野菊花各三钱，水煎服，也可用鲜草配鲜芙蓉花叶，加食盐少许，同捣烂敷患处。

(2) 治毒蛇咬伤：鲜草捣烂绞汁内服，其渣加雄黄少许，调敷患处。

(3) 黄疸内热、小儿鼻出血：鲜草水煎，加蜂蜜冲服。

下列各植物也作为地丁药用：①地丁(米口袋、地丁花)为豆科植物米口袋的全草。主产于黑龙江、吉林、辽宁、山东、江苏等省；②布氏紫堇(地丁、苦地丁)为罂粟科紫堇属植物的全草。主产于辽宁、河北、山东、山西、陕西、内蒙古、甘肃、宁夏等省区；③华南龙胆(地丁)为龙胆科植物华南龙胆的全草，主产于广东、广西。

连　翘

来源　为木樨科植物连翘的干燥果实。

分布甚广，主产于山西、河南、陕西、山东等省，湖北、河北、甘肃等省也有栽培。

作用　味苦、性微寒。能清热解毒、消肿散结，镇痛。对金黄色葡萄球菌有显著制菌作用，对结核菌也有制菌作用。能治诸疮热毒，小便不利。

用途和用法　用量二至三钱，水煎服。

(1) 外感热病初起：见401页治风热感冒5方。

(2) 咽喉肿痛：连翘、板蓝根、玄参、生地黄各三钱，水煎服。

(3) 热疖疮毒、丹毒：连翘、蒲公英、野菊花各三钱，水煎服。

(4) 瘰疬(淋巴结结核)：连翘、夏枯草、玄参各三钱，牡蛎五钱，水煎服；或连翘、黑芝麻各四两，研末，每服二钱，2次/日，温开水送服。

菊花(甘菊花)

来源 为菊科植物菊花的干燥头状花序。全国各地都有栽培。

主产于安徽、浙江、河北、河南等省。

作用和用途 甘苦微寒。能散风清热、平肝明目。用于风热感冒、头痛和眼部疾患。

用法 用量一至三钱，水煎服。

(1) 风热感冒：菊花、桑叶、杏仁各三钱，薄荷一钱，芦根三钱，水煎服。

(2) 肝阳头痛：菊花、夏枯草、钩藤各三钱，珍珠母八钱，水煎服。

(3) 眼红肿痛(结膜炎)：菊花、刺蒺藜、木贼各三钱，蝉蜕一钱，研细末，水煎服或茶水调服。

(4) 体虚眼干头昏：菊花、枸杞子各三钱，生地四钱，水煎服。

【附】桑菊饮 桑叶三钱，菊花、连翘、杏仁、桔梗、芦根各二钱，薄荷、甘草各一钱，水煎服，主治风热感冒。

野 菊 花

来源 为菊科植物野菊的干燥花或茎叶。

全国大部地区都产。

作用和用途 味苦辛，性凉。能清热解毒、凉血、降血压。用于疮疖、丹毒、急性淋巴结炎、乳腺炎、扁桃体炎、感冒、百日咳、咽喉炎、眼结膜炎和高血压。

用法 用量三至五钱，水煎服。

(1) 治疮疖肿毒：野菊花五钱，水煎服；或用鲜茎叶一至二两，水煎服；或用野菊花、蒲公英、金银花、夏枯草各三钱，水煎服。患处可用单味煎汤冲洗。

(2) 高血压：野菊花开水泡，当茶喝。

秦皮

来源 为木樨科植物苦枥白蜡树的干皮和枝皮。为落叶乔木。

主产于辽宁、黑龙江、内蒙、华北、华中、华南等省区。

作用和用途 味苦，性微寒。能清热、明目、止痢。用于肠炎、痢疾、眼结膜炎、肝炎等病。

用法 用量二至三钱，水煎服。

(1) 治肠炎痢疾见34页黄柏用法。

(2) 眼结膜炎：秦皮煎汤，乘热熏洗，或与草决明、木贼配用煎汤洗眼。

(3) 肝炎急性期：茵陈、蒲公英各一两，秦皮、制大黄各三钱，水煎服。

射干(山蒲扇)

来源 为鸢尾科射干属植物射干的干燥根茎。

我国大部分地区有分布。

作用和用途 苦寒，有微毒。能清热解毒，消痰涎，利咽喉。常用于治疗咽喉肿痛、喉炎、咳嗽、痰鸣、气喘、疮痈肿毒及乳腺炎。

用法 用量五分至钱半，水煎服；外用干品研末或鲜品洗净捣烂敷患处。

三棵针（大叶小蘗、刺黄连）

来源 为小蘗科小蘗属植物三棵针的干燥根茎。春秋采收。生于干燥的山坡，道旁或灌木丛中。

主产于东北、河北、山东、山西、陕西、内蒙古等省区。

另有两广产的刺黄连及东北产的细叶小蘗都是小蘗属植物，均可入药。

作用和用途 性寒味苦，可清热解毒。含黄连素，有抗菌作用。用于急性肠炎、菌痢、咽炎、结膜炎、口腔炎、疮疖肿毒等。

用法 用量四至六钱，水煎服。疮疖肿毒除内服外，尚可煎水局部洗涤和温敷。

植物特征 落叶小灌木，高2～3米。茎外表灰褐色，上部多分枝。叶簇生，叶腋生三分叉的刺，叶片革质，椭圆形或倒卵形，基底渐狭成楔形，叶缘有细齿状锯齿，叶背带白色。总状花序上有花10～25朵，生于短枝的叶丛中，花淡黄色。

果实长圆形，成熟后红色。直根粗大，内皮黄色，有苦味(图 1)。

【注】本品可用作黄连和黄柏的代用品，用量要稍大。本属植物一般根皮为黄色、味苦的多含有小蘗碱，均有同样效能。

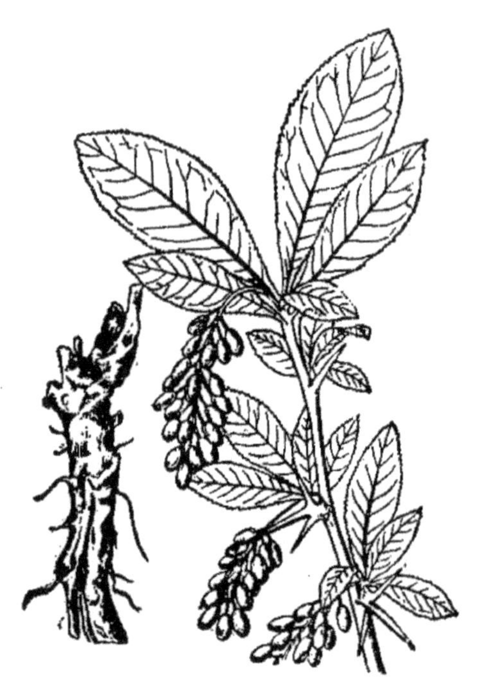

图 1　三棵针(小蘗科，小蘗属)
Berberis amurensis Pupr

— 46 —

榄 核 莲

（穿心莲、苦胆草、斩蛇剑）

来源 为爵床科穿心莲属植物。药用全草或叶，夏季采叶，秋季采全草。有的地区现已制成片剂和针剂使用。

华南各省多有栽培。

作用和用途 性苦寒。能清热解毒、消肿止痛。用于:（1）急性菌痢、胃肠炎；（2）感冒发热、扁桃体炎、咽喉炎、肺炎、百日咳、流行性腮腺炎、痲疹等；（3）疮疖肿毒、外伤感染；（4）肺结核；（5）毒蛇咬伤。

用法 用量干品三至五钱，水煎服；或干粉五分至一钱冲服，3次/日。也可口服片剂3～4片/次，3～4次/日；或肌注2毫升/次，1～2次/日。外用可用酒调粉涂患处。

植物特征 为一年生草本，茎方形有棱，分枝很多，节呈膝状膨大，茎叶味苦。叶对生，深绿色，尖卵形，类似辣椒叶。花白色，多近唇形，排成顶生或腋生的花序。果似橄榄核但稍扁，表面中央有一条纵沟(图2)。

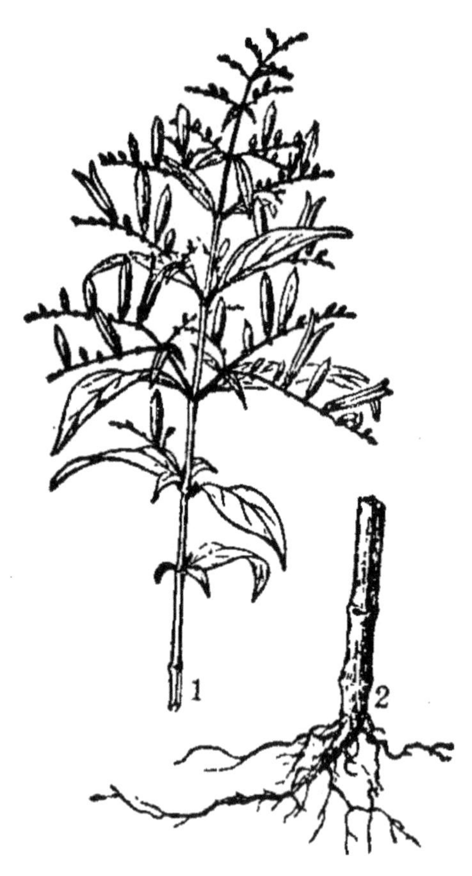

图 2 榄核莲(爵床科，穿心莲属)
Andrographis paniculata (Bum. f.) Nees
1. 植物上部；2. 植物下部和根部。

— 48 —

了哥王(南岭荛花、地棉根)

来源与制剂 为瑞香科荛花属植物。药用根叶。夏季采叶，春秋采根，洗净切片，经多次蒸晒去毒备用。生于村边、路旁、山坡、荒地草丛中。主产于我国长江以南各地区。

了哥王注射液：2毫升(相当根皮6克)/支。

作用和用途 味苦性寒，有毒，久煎可减低毒性。能消肿消结、清热解毒、祛湿化痰。用于淋巴结核、淋巴结炎、腮腺炎、扁桃体炎、百日咳、肺炎、支气管炎、哮喘、疔疮肿毒、跌打损伤、蛇虫咬伤、小儿头疮等。

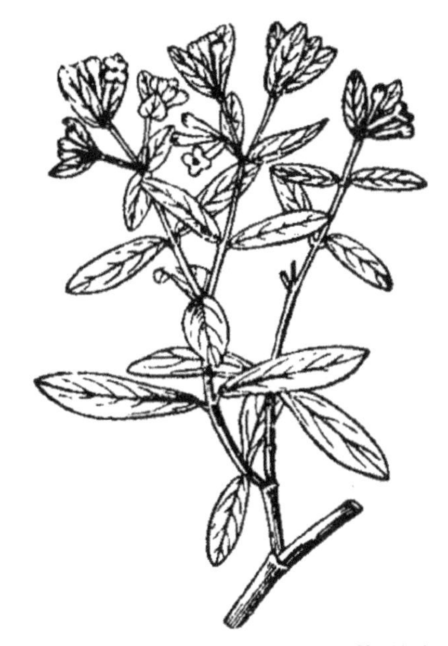

图 3 了哥王(瑞香科,荛花属)
Wicktroemia indica C. A. Mey.

用法 单用每日干根三至八钱，久煎后服。外用：鲜茎叶捣烂外敷或挤汁外涂。

丁哥王注射液:2毫升/次,2~3次/日,肌注。连用3~10日左右。

植物特征 直立灌木，高0.3~1米，多分枝。茎枝褐红色，皮部纤维丰富。叶对生，矩圆形或倒卵形。花黄绿色，数朵组成顶生短总状花序。果长卵形，绿豆大小，熟时暗红色(图3)。

杠板归(贯叶蓼、穿叶蓼)

来源 为蓼科蓼属植物，药用全草，夏秋采集。生于河边、路旁、草地或灌木丛中。南北各地均有分布。

作用和用途 味酸，性凉。能清热去湿、解毒止痒。用于肠炎、痢疾、百日咳、化脓性感染、颈淋巴结结核、毒蛇咬伤、痔疮、皮炎、湿疹。

用法 单用干品五钱至一两或鲜品一至二两，水煎服。

(1) 治百日咳：杠板归一两，洗净微炒，加稀酒和冰糖炖开，当茶喝。

(2) 烫伤、痔疮、皮炎及湿疹：本品煎汤洗局部。

(3) 治蛇伤、疮疖：杠板归鲜草捣烂外敷。

植物特征 多年生蔓生草本，茎有棱，有倒钩刺。叶互生，三角形，盾状着生，有长柄，托叶近圆形，叶状，茎从中穿过，所以又叫穿叶蓼。叶有酸味。花白色或淡红色，聚成短穗。果球形，成熟时紫黑色(图4)。

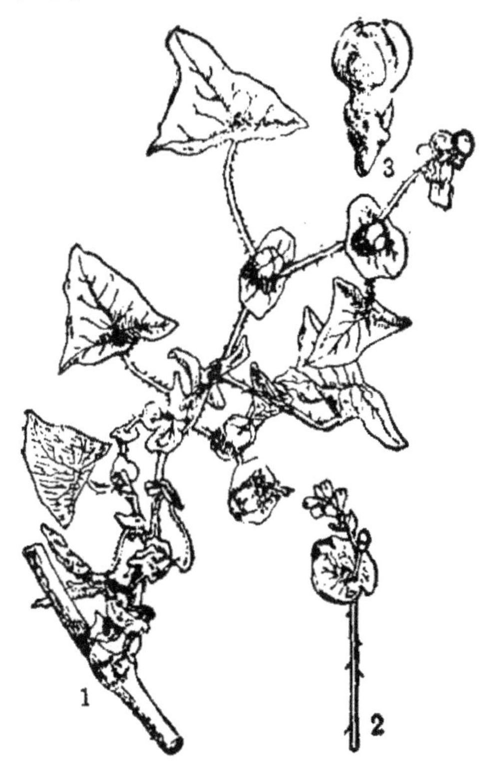

图 4 杠板归(蓼科，蓼属)
Polygonum perfoliatum L.
1. 果枝；2. 花枝；3. 花。

凤尾蕨(凤尾草、凤凰草)

来源 为凤尾蕨科植物凤尾草的全草。6~8月采收，鲜用或晒干用。生于井边或荫湿的墙脚、岩壁上。

长江以南各地极常见。

作用与用途 甘淡微苦寒。能清热解毒。用于痢疾、肠炎、外感发热、咽喉肿疼、泌尿道感染、黄疸、流行性腮腺炎、疮毒、湿疹、乳痈等。

用法 用量干品五钱至一两，鲜草二至三两，水煎服。可连服三至五日。治乳痈：鲜凤尾蕨、鲜蒲公英各二两，水煎服。

植物特征 为陆生矮小蕨类植物，高0.3~0.7米，根状茎短直立，有黑褐色鳞片。叶簇生于根茎，

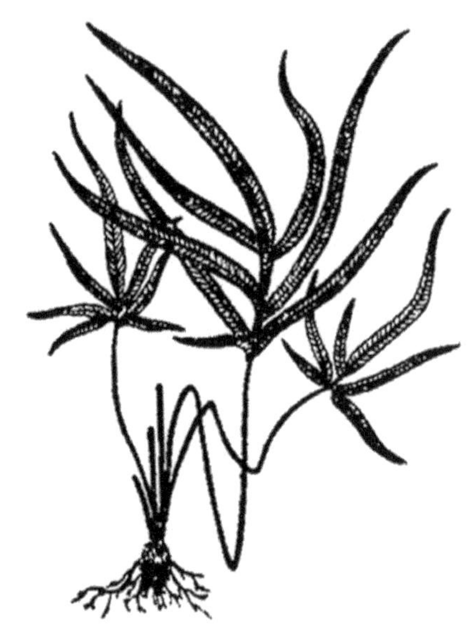

图5 凤尾草(凤尾蕨科，凤尾蕨属)
Pteris multifida Poir.

为羽状复叶，叶柄长，且有棱，灰绿色或褐色而有光泽，叶片卵圆形，小叶片，线状披针形，基部常下垂，孢子囊群通常沿叶背边缘连续着生，褐色(图 5)。

一支黄花(金钥匙，一枝箭)

来源 为菊科一支黄花属多年生草本植物。药用全草，宜于秋季采集。喜生于荒山、草坡、山路旁草丛中。

产于长江以南各地。

作用和用途 性温微苦，有小毒。能散火疏风、清热解毒、消积止呕。用于扁桃体炎、毒蛇咬伤、感冒、头痛等。

用法 用量干品三钱至一两，鲜品一至二两，水煎服。

(1) 扁桃体炎：除内服外，可用鲜根加烧酒少许捣烂，取汁含口内或漱口。

(2) 头痛：一支黄花、半边莲各一两，水煎服。

(3) 毒蛇咬伤：干根二钱研粉内服，另取鲜品捣烂敷伤口。

植物特征 根须状，茎直立，光滑暗红色，高30～60厘米。叶互生，卵状披针形，边缘有疏齿。头状花序，黄花中央为管状花，外层一列舌状花（图6）。

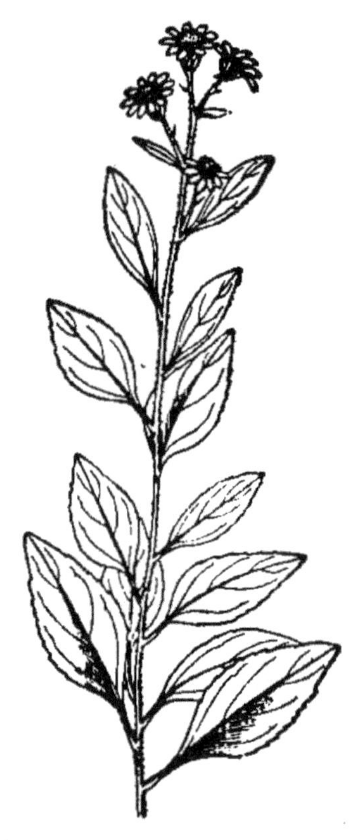

图6 一支黄花（菊科，一支黄花属）
Solidago virgo-aurea L.

椿皮（附：凤眼草）（臭椿、椿根皮、臭椿根皮）

来源 为苦木科植物臭椿的根皮、干皮和果实（凤眼草）。生长于山野、路旁、庭院及村边，野生或栽培。

全国都有分布。

椿皮：刨出树根、剥去外面粗皮，取第二层白皮晒干备用。凤眼草：臭椿之果实，秋季成熟时采摘，晒干备用。

作用和用途 性寒，味苦涩。能清热燥湿、清肠止血。用于赤白带、慢性痢疾、大便带血等。凤眼草性味功能与椿皮相似，多用于止血。

用法 用量：椿皮一钱五分至五钱，凤眼草八分至三钱，水煎服。

(1) 治白带、小腹痛：椿皮一两半，炮姜炭、白芍、炒黄柏各二钱，研末或做成水丸，每服三钱，开水送服，2次/日。

(2) 慢性痢疾：椿皮四两，焙干研末，每服三钱，开水送服，2次/日。

(3) 大便带血：凤眼草二两，微炒研末，每服一至二钱，开水或米汤送服，2次/日。

植物特征 落叶乔木，新枝暗褐色，叶单数羽状复叶，互生；小叶13～15片或更多，有短柄，卵状披针形，外缘上半部

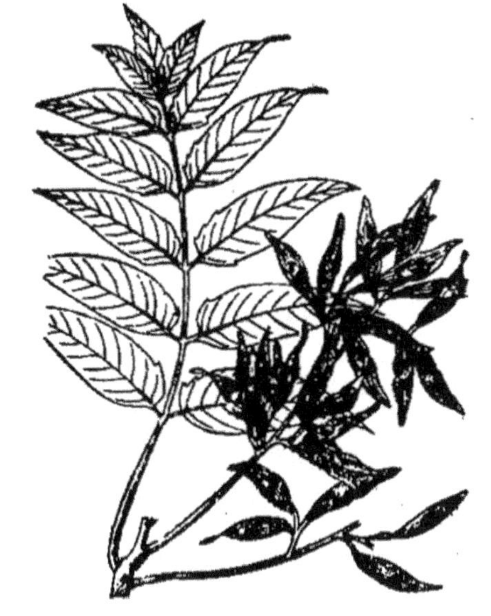

图7 椿皮（苦木科，臭椿属）
Ailanthus altissima
(Miller)Swingle

全缘，近基部常有少数粗齿，齿端背面有腺体一枚。花小，绿白色，排成圆锥花序。翅果扁平，狭菱状纺锤形，秋季成熟，浅黄绿色或淡黄褐色，中央有一粒种子。根皮浅黄白色，极苦(图7)。

岗稔(桃金娘、山稔)

来源 为桃金娘科桃金娘属植物岗稔的根、果、叶。生于丘陵、坡地、山路旁。全年可采根，秋季采果，夏季采叶。

主产于我国福建、广东、广西、云南、台湾等省。

作用和用途 性甘涩平。能收敛止泻、祛风活络、补血安神。用于急性胃肠炎、慢性痢疾、风湿骨痛、腰肌劳损、孕妇贫血、神经衰弱等。

用法 (1) 急性胃肠炎：干叶五钱至一两，水煎服。

(2) 慢性痢疾、风湿骨痛、腰肌劳损、气虚浮肿：干根五钱至一两，水煎服。

(3) 孕妇贫血、病后体虚、神经衰弱：干果三至五钱，水煎服。

植物特征 灌木，高1～2米，嫩枝密生柔毛。

叶对生，椭圆形，基出三脉，上面光滑，背面有白色短毛。花紫红色，果似杯形，有宿存萼片，熟时紫红色，味甜可食。根、叶有涩味(图 8)。

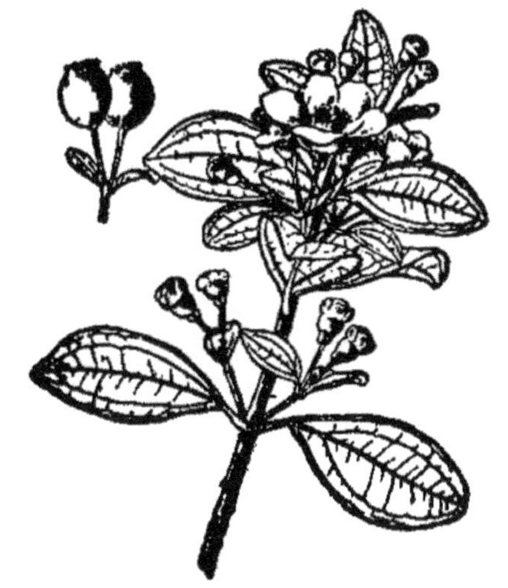

图 8　岗稔(桃金娘科，桃金娘属)
Rhodomyrtus tomentosa (Ait.) Hassk.

酢 浆 草
(黄花酢浆草、酸味草)

来源　为酢浆草科酢浆草属植物。药用全草。6～8 月间采集。喜生于房屋前后、田边、沟边、园边、路旁。

全国各地均有分布。

作用和用途　性酸寒。能清湿热。用于泌尿道、肠道等感染，以及外伤、烫伤；也用于肝炎。

用法　(1) 泌尿道感染、妇女湿热赤白带下、肠炎腹泻：干草三钱至一两水煎服。

(2) 烫伤、外伤、疮毒痈肿：鲜草捣烂或煎汁外敷，也可焙干研末，香油调敷。

植物特征 伏地多年生草本，长约10～30厘米。茎纤细，全株有白色柔毛，节上生根，叶互生，为指状三小叶，柄长，小叶倒心形，无柄，先端凹陷，尝之有酸味。花黄色，生于叶腋。果近圆柱形，有五个棱，有毛(图9)。

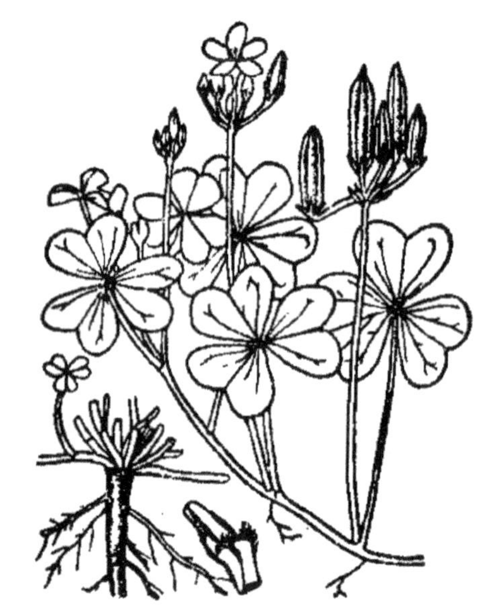

图9 酢浆草(酢浆草科，酢浆草属)
Oxalis repens Thunb.

猫眼草(打碗花、打盆打碗)

来源 为大戟科大戟属植物。药用全草，秋季采收。生于路旁、田野及山坡。

分布于东北、内蒙古、山东、河北等省区。

作用和用途 性微寒味苦，有毒。能利水消肿，解毒止疟。用于颈淋巴结结核、四肢浮肿、小便不利、疟疾、癣疮等。

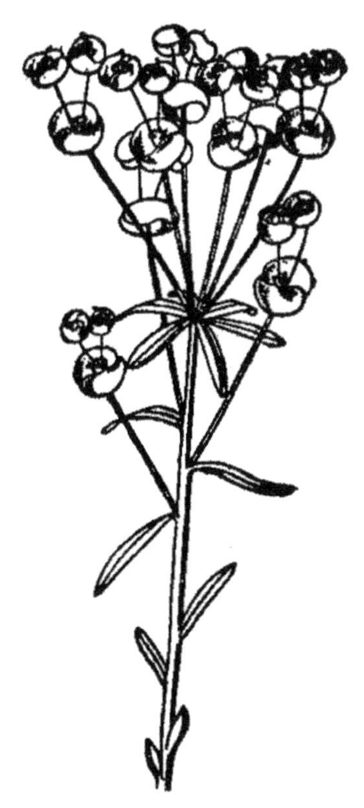
图 10 猫眼草（大戟科，大戟属）

用法 常用量一至三钱，外用或水煎服。

(1) 颈淋巴结结核(已破成瘘管)：猫眼草煎熬成膏外敷或用纱布涂膏塞入瘘管。

(2) 癣疮发痒：猫眼草适量，研末，用香油或花生油调敷患处。

(3) 腹水、腹胀、疟疾：猫眼草钱半至三钱，水煎服。

植物特征 多年生直立草本，含白色有毒的乳汁。高 0.3～0.7 米，全株光滑无毛。叶互生，线形。花序聚伞状，常 4～6 枝聚生于茎顶(偶有单序腋生)，基部有 4～6 枚与叶相似，基部常成耳形的总苞叶一轮，或偶有总苞叶也互生；每一花序不分枝或再分2～3枝，小花序的总苞叶对生，呈半月形；花淡黄色，下具两枚绿色苞片，形似猫眼。蒴果有3条纵沟，光滑无毛(图10)。

火炭母(火炭藤、火炭星)

来源 为蓼科蓼属植物火炭母的全草。全草可采，洗净，切段，晒干。生于沟边、低洼湿地。

主产于广东、广西等省。

作用和用途 性微酸凉。能清利湿热、消滞解毒。用于痢疾、肠炎、肝炎、扁桃体炎、咽喉炎、疖肿、角膜云翳、扭伤以及类风湿性关节炎等。

用法 用量五钱至一两，鲜品加倍，水煎服。

(1) 痢疾、肠炎、肝炎、扁桃体炎、咽炎、喉炎：鲜品一至二两，或干品减半，水煎服。

(2) 疖肿、扭伤：鲜品捣烂外敷。

(3) 类风湿性关节炎：炒酒外敷。

(4) 皮炎、湿疹、搔痒：煎水外洗。

(5) 角膜云翳：火炭母一两，加水2000毫升，煮沸4～5小时，过滤，浓缩至150～200毫升，调整酸碱度至5.5～6，加防腐剂备用。滴眼，每1～

2 小时一次（白天），疗程 1～2 个月。药水有刺激性，可引起疼痛，数分钟后自然消失。如药水过期则出现滴后眼发红，分泌物增多，即应及时更换。

(6) 霉菌性阴道炎：火炭母一两煎水坐浴和局部冲洗后用火炭母粉喷布，二法交替用，3～5 日为一疗程。

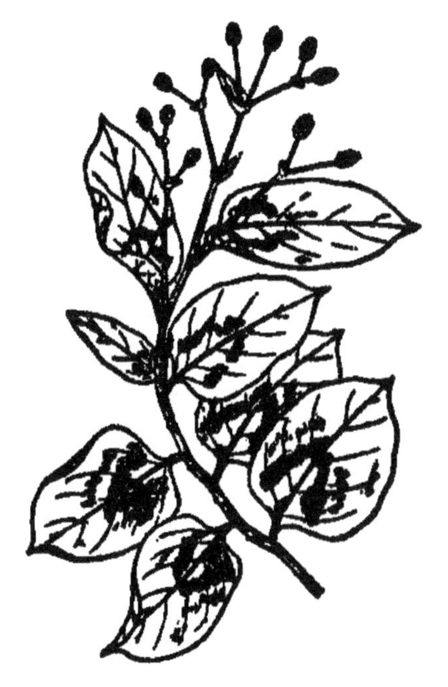

图 11 火炭母（蓼科，蓼属）
Polygonum chinense L.

植物特征 多年生蔓生草本，高可达 1 米。有节，茎红色。叶互生，椭圆形，叶脉紫红色，上面有人字形的紫斑纹。花小，白色或淡红色，集成头状花序，腋生。浆果，外面半透明，内有黑色小核，果可吃，味酸(图 11)。

大 叶 桉

来源 为桃金娘科桉属植物。药用叶，全年可采。

我国南部、西南部都有栽培。

作用和用途 微辛微苦平，气香。能清热解毒、防腐止痒。对金黄色葡萄球菌、白喉杆菌及流感病毒有抑制作用。用于流感、流脑、脑炎、丹毒、烫伤等。

用法 单用干品二至三钱，鲜品五钱至一两，

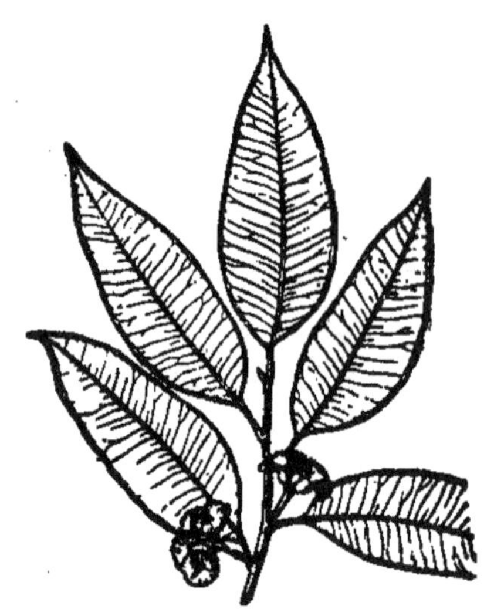

图 12 大叶桉（桃金娘科，桉属）
Eucalyptus robusta Sm.

水煎服。本品内服用量不宜过大，以免引起呕吐。

(1) 内服防治感冒、流感、流脑、脑炎。

(2) 丹毒、蜂窝组织炎、脓疡、创伤感染：煎水内服，并可用 15～20% 溶液局部湿敷。

(3) 小儿头疮、烫伤、神经性皮炎：煎水外洗。

(4) 20%煎剂可作皮肤消毒，作用与75%酒精相似(图12)。

古山龙(黄连藤)

来源 为防己科古山龙属植物古山龙的干燥藤茎，别名黄连藤。全年可采。生于大山森林谷地或山腰密林中。此外，防己科天仙藤属藤黄连(也名黄连藤或黄藤)作用也相同。

主产于广东海南、云南。

作用和用途 苦寒，有小毒。能清热解毒。用于肠炎、菌痢、扁桃体炎、支气管炎、脑膜炎、疟疾等。还可外用治疗皮肤病以及预防钩端螺旋体病等。

用法 (1) 肠炎、菌痢、扁桃体炎、支气管炎、脑膜炎、疟疾：干品五钱至二两，水煎服。

(2) 皮炎、湿疹、脓疮、脚癣感染：煎水洗患处。

(3) 预防钩端螺旋体病见92页。

(4) 预防流脑见72页(图 13)。

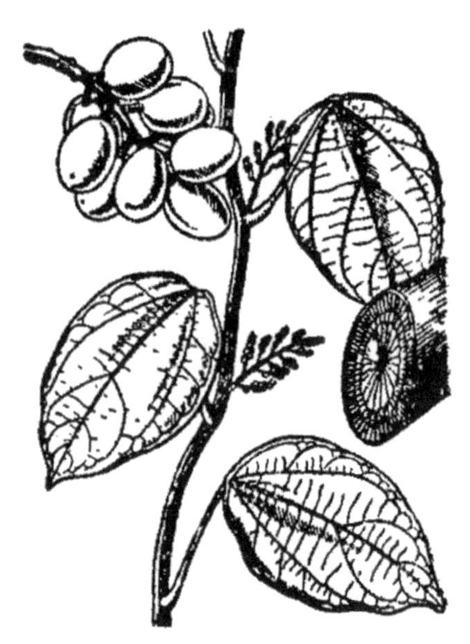

图 13 古山龙(防已科，古山龙属)
Arcangelisia loureiri(Pierre) Diels

治疗几种感染性疾病的中药方

预防细菌性痢疾中药方

1. 大蒜，流行期常吃。

2. 马齿苋(鲜)一两，水煎服，流行期常服。

治细菌性痢疾中药方

1. **主治** 急性菌痢伴高热，脓血便。

处方 白头翁三钱 黄连一钱 黄柏三钱 秦皮三钱 葛根三钱 木香二钱 水煎服。

2. **主治** 急性痢疾发热。

处方 黄连一钱 黄芩三钱 葛根三钱 水煎服。

3. **主治** 痢疾，脓血便，里急后重，便后出血，痔漏。

处方 椿皮三钱 黄芩三钱 黄柏二钱 秦皮二钱 白头翁三钱 白芍三钱 槐花三钱 地榆炭三钱 水煎服。

治肺炎中药方

1. **主治** 高热不退，喘咳口渴，神志尚清。

处方 麻黄二钱 杏仁三钱 生石膏(先煎)一两 生甘草一钱五分 水煎服，连服2～3日。

2. **主治** 咳嗽咯血痰或铁锈色痰。

处方 白茅根五钱 鱼腥草五钱 金银花五钱 连翘三钱 水煎服，连服2～3日。

3. **主治** 病后期，发热口渴，咯痰浓浊。

处方 鱼腥草五钱 生石膏一两 水煎服。

治百日咳中药方

1. **处方** 鸡苦胆一个。

用法 将针刺破鸡胆，挤出胆汁，烘干，加入适量白糖研末调匀。患儿周岁以下，分3日服完；1～2岁，分2日服完；2岁以上，1个/日。每日分2～3次服，可连续服。如无鸡苦胆，可改用猪苦胆一个，用法同上。周岁以下，分18日服完；1～2岁分12日服完；2岁以上分6日服完。每日分2～3次服。

2. **处方** 百部一两 白糖适量。

用法 以清水将百部煎汤后加入白糖搅匀。口服2～3次/日。

3. 陈皮 麦冬各二钱 百部根四钱 水煎服。

4. 鱼腥草一两 百部三钱 水煎服，每日2～4次温服，连服3～5日。

5. 天将壳四钱 枇杷叶四钱 冰糖五钱 水煎服。

治白喉中药方

1. **主治** 白喉初起，发热，咽喉红肿灼痛。

处方 土牛膝一两 水煎服，连服4～5日；或土牛膝一两 桑叶三钱 葛根三钱 水煎服，连服3～5日，幼儿酌减，

2. **主治** 白喉病情较严重，声音嘶哑，咳声粗糙，呼吸稍有困难。

处方 鲜生地一两 麦冬四钱 连翘四钱 黄芩四钱 葶藶子三钱(布包) 白芥子钱半(碾碎) 皂荚子四钱(碾碎) 郁金三钱 水煎服，连服4～5日。

3. **主治** 白喉，呼吸道为白喉假膜阻塞，呼吸困难，鼻煽，口唇青紫，烦躁不安。

处方 巴豆霜三厘。

用法 用温开水一汤匙调和，灌服，作为急救。几分钟至十多分钟后可引起呕吐，促使假膜及痰吐出，使呼吸道通畅。本法只作急救用，此外病儿尚须服以上方剂。

【附】巴豆霜 为大戟科巴豆属植物巴豆的去油种仁。性辛温大毒、泻下破结。治寒结便秘、腹

水实肿、胸满痰壅、癫痫痴狂。用量一至三厘。

4. **处方** 青鱼胆三个 生甘草四钱五分 晒干。

用法 共研细末，取少许吹入咽喉部，3～5次/日；或用鲜青鱼胆汁滴咽喉部，每次2～3滴。

5. 黄柏六钱，加水煎成半茶杯药液，作喉头喷雾，3次/日。

治急性扁桃体炎中药方

1. **主治** 急性化脓性扁桃体炎。

处方 银花五钱 连翘三钱 知母三钱 天门冬三钱 麦门冬三钱 水煎服。

2. **主治** 急性扁桃体炎。

处方 锦灯笼三钱 桔梗二钱 生甘草一钱 水煎服。

3. **主治** 急性化脓性扁桃体炎引起颈淋巴结肿大压痛。

处方 蒲公英五钱 牛蒡子三钱 马勃 生甘草各一钱 水煎服。

4. **主治** 急性扁桃体炎，发热、咽痛、有痰。

处方 金银花五钱 生甘草二钱 桔梗三钱 射干一钱五分 水煎服。

治猩红热中药方

1. **主治** 发病初期，发热、头痛、咽痛、皮疹。

处方 牛蒡子三钱 薄荷 蝉蜕各一钱 水煎服。

2. **主治** 发病2～3日，发热咽痛，皮疹显著，舌绛红。

处方 蒲公英 紫花地丁 玄参各四钱 金银花 连翘各三钱 水煎服。

治丹毒中药方

1. **主治** 丹毒急性期，发热，局部红肿。

处方 板蓝根六钱 黄芩三钱 连翘三钱 牛蒡子三钱 知母四钱 玄参五钱 水煎服。

2. **主治** 丹毒，发病初期，发冷发热，局部肿痛。

处方 金银花五钱 紫花地丁六钱 菊花三钱 天葵子三钱 水煎服。

3. **主治** 丹毒，全身发热，局部红疹。

处方 蒲公英一两 金银花五钱 连翘五钱 栀子三钱 丹皮三钱 赤芍五钱 龙胆草三钱 水

煎服。

4. 仙人掌(去刺)或芭蕉叶，捣烂外敷。

5. 鲜马齿苋，洗净，捣烂外敷。

6. 生大黄　芒硝各五钱，共为细末，鸡蛋清调敷。

7. **主治**　丹毒慢性期。

处方　侧柏枝　樟树叶　松针各二两　生姜一两(切)　煎汤，趁热熏洗。

治败血症中药方

1. 金银花六钱　野菊花四钱　水煎服。

2. 蒲公英一两　菊花四钱　赤芍三钱　玄参四钱　水煎服。

3. 黄芩一两　紫花地丁一两　连翘一两　生甘草二钱　水煎服。

4. 黄连三钱　黄芩五钱　黄柏五钱　水煎服。

治胆道感染中药方

1. 茵陈三钱　青蒿二钱　黄芩三钱　黄柏二钱　陈皮一钱五分　藿香二钱　生甘草一钱五分　茯苓三钱　白术三钱　黄连一钱　枳壳一钱五分　水煎

服。

2. **主治**　胆囊炎。

处方　柴胡三钱　黄芩二钱　郁金二钱　枳实二钱　元明粉三钱　黄连一钱　甘草一钱　水煎服。

加减　黄疸加茵陈三钱，山栀三钱；发热加金银花五钱，连翘三钱，甘草一钱；呕吐剧烈者加竹茹三钱；腹胀剧痛者加玄胡二钱；有胆道蛔虫的加乌梅丸；有胆道结石加金钱草五钱，鸡内金三钱。

治泌尿道感染中药方

主治　急性泌尿道感染。

处方　黄连一钱　黄芩三钱　黄柏三钱　炒栀子三钱　车前子三钱　扁蓄三钱　大黄三钱　白茅根一两　水煎服。

加减　尿血加仙鹤草三钱，大小蓟三钱，蒲黄炭二钱，茜草三钱；尿疼加生甘草梢一钱；发热加生地四钱；呕吐加竹茹三钱。

预防流脑中药方

1. 生大蒜适量，流行期常吃。

2. 金银花三斤 板蓝根三斤，加水100斤，煮成50斤，供100人一日量，当茶喝，连服3日。

3. 贯众五斤 板蓝根三斤 用法同2方。

4. 黄藤一斤，加水五斤，煮沸半小时。流行期1～3匙/次，2次/日。也可用以滴鼻（煎剂过滤）或喷雾咽部（4毫升/次），效果好。

治流脑中药方

1. **主治** 流脑初起，发高热，头痛，咽痛。

处方 金银花五钱至一两 连翘五钱至一两 豆豉三钱 芦根三钱 荆芥三钱 薄荷一钱至钱半 牛蒡子三钱 甘草钱半 桔梗钱半至二钱 竹叶钱半 水煎服。

2. **主治** 流脑伴发热、头痛、惊厥、呕吐。

处方 生石膏二两 龙胆草三钱 水煎服，分3～4次服。

3. **主治** 流脑高热、头痛、惊厥、颈强直。

处方 龙胆草三钱 生地五钱 黄连二钱 菊花三钱 紫金锭（即玉枢丹）三钱 研末，分次冲服。

抗菌药物的临床选择

抗菌药物种类很多，应当合理选择，正确使用，以便很好地为伤病员服务。以下几点原则供参考。

1. 选择药物应有严格适应症，不可滥用。应首先考虑就地取材，充分利用中草药进行治疗。

2. 掌握常用抗菌药物性能，根据临床诊断及当地实践经验分析判断病原体种类，选择有效抗菌药物。

3. 选择药物应从抗菌作用强、副作用少、不易产生抗药菌、经济易得和疾病严重程度等方面全面考虑。

4. 抗菌药物的联合使用只限于下列情况：严重感染、混合感染、以及需长期应用抗菌素的慢性病。联合用药可减少耐药菌的产生。

5. 用药期间应注意调动伤病员各方面的积极因素，尤其是思想因素，并密切观察病情，总结经验，及时调整药物和停药。

下表列举一些常见病抗菌药物的临床选择以供参考(见表2)。实际应用时，可灵活掌握。

抗菌药物的临床选择　　表 2

疾病种类	病原体	首选药物	次选药物
细菌性痢疾	痢疾杆菌	中草药、痢特灵、黄连素、磺胺类药	土霉素、四环素、氯霉素
伤寒、副伤寒	伤寒杆菌、副伤寒杆菌	氯霉素(合霉素)	黄连素、四环素族
沙门氏菌感染	沙门氏菌	氯霉素(合霉素)	黄连素、四环素族
大叶性肺炎	肺炎双球菌	中草药、磺胺二甲基嘧啶、青霉素	土霉素、四环素
支气管肺炎	肺炎双球菌	中草药＋青霉素或磺胺二甲基嘧啶	四环素族、链霉素
	葡萄球菌(青霉素耐药)	中草药＋红霉素或卡那霉素	杆菌肽、甲氧苯青霉素或苯甲异噁唑青霉素
	病毒	中草药	青霉素、链霉素
百日咳	百日咳杆菌	中草药、氯霉素(合霉素)	链霉素、土霉素、四环素
白喉	白喉杆菌	抗毒素＋青霉素	中草药

疾病种类	病原体	首 选 药 物	次 选 药 物
化脓性脑膜炎	脑膜炎双球菌	磺胺二甲基嘧啶、磺胺嘧啶（或＋青霉素）	氯霉素＋中草药
	肺炎双球菌	大剂量青霉素（静滴或肌注），或一般量青霉素（肌注）＋鞘内注射青霉素	氯霉素＋中草药
	流感杆菌	氯霉素（合霉素）	链霉素＋磺胺嘧啶、四环素
化脓性扁桃体炎	溶血性链球菌	中草药、青霉素、磺胺二甲基嘧啶	磺胺噻唑、土霉素、四环素
猩红热	溶血性链球菌	中草药＋青霉素或磺胺二甲基嘧啶	磺胺噻唑、磺胺嘧啶、土霉素、四环素
丹毒	溶血性链球菌	中草药＋青霉素	土霉素、四环素
蜂窝组织炎	葡萄球菌	中草药＋青霉素或磺胺嘧啶	磺胺噻唑、土霉素、四环素
骨髓炎	金黄色葡萄球菌	中草药＋青霉素或磺胺嘧啶	红霉素、甲氧苯青霉素、苯甲异噁唑青霉素、卡那霉素、四环素族
败血症	葡萄球菌（青霉素敏感）	青霉素	中草药＋磺胺类药

疾病种类	病原体	首选药物	次选药物
败血症	葡萄球菌（青霉素耐药）	中草药＋红霉素或卡那霉素	杆菌肽、甲氧苯青霉素、苯甲异噁唑青霉素或庆大霉素
	大肠杆菌	中草药＋抗敌素或多胜菌素甲或四环素链霉素	卡那霉素、新霉素、庆大霉素
绿脓杆菌感染	绿脓杆菌	中草药＋抗敌素或多胜菌素甲	庆大霉素、卡那霉素
胆道感染	大肠杆菌	中草药＋四环素族（轻症），中草药＋四环素族＋链霉素（重症）	卡那霉素、新霉素
	葡萄球菌	中草药＋青霉素或磺胺嘧啶	红霉素、卡那霉素、甲氧苯青霉素、苯甲异噁唑青霉素
泌尿道感染	大肠杆菌	中草药＋呋喃坦啶或磺胺二甲基嘧啶、磺胺甲氧嘧啶	土霉素、四环素、链霉素
布氏杆菌病	布氏杆菌	四环素族＋链霉素四环素族	链霉素＋磺胺嘧啶
鼠疫	鼠疫杆菌	链霉素＋磺胺嘧啶链霉素＋四环素	氯霉素＋磺胺嘧啶
炭疽	炭疽杆菌	青霉素	红霉素

疾病种类	病原体	首选药物	次选药物
斑疹伤寒	立克次氏体	氯霉素、土霉素	四环素
钩端螺旋体病	钩端螺旋体	青霉素＋中草药	四环素族、链霉素
梅毒	梅毒螺旋体	青霉素	新胂凡钠明

注：① 上表中所列药，未注明“＋”号的，表示可任选一药。

② 中草药具体药味可参考有关疾病的治疗或中药方剂。

几种常见病的抗菌药临床应用

细菌性痢疾

首先与阿米巴痢疾作鉴别诊断，然后根据病情选用以下治疗方法。应首选中草药及新医疗法、痢特灵、黄连素或磺胺类药。

1. 急性菌痢　一般疗程为5～7日，必要时延长。

(1) 中草药　马齿苋、大蒜、黄连、黄柏、三颗针、火炭母等均有良好效果，可就地取材选用(用法参阅有关单味药介绍及65页治细菌性痢疾中药方)。

(2) 新针　主穴足三里、止泻(关元上五分)、天枢。

(3) 病情较重的，可加用以下1～2种药物①痢特灵(呋喃唑酮)：0.1～0.2克/次，3～4次/日；②黄连素：0.2～0.3克/次，3～4次/日；③磺胺脒、琥珀磺胺噻唑或酞磺胺醋酰：2～3克/次，3～4次/日，首剂加倍；④磺胺噻唑或磺胺二甲基嘧啶：1克/次，4～6次/日，首剂加倍，同时口服等量苏打；⑤土霉素、四环素或氯霉素：如对磺胺类药过敏或服后效果仍不著的，可用本类药，1.5～2克/日，分3～4次口服。

2. 慢性痢疾　应采取中西药加新医综合治疗，疗程宜较长，并注意调整饮食和保证足够营养以增强抵抗力。

(1) 中草药　椿皮研末或水煎服，或服中成药香连丸或参苓白朮丸与四神丸。

(2) 新医疗法　①新针：取穴天枢、足三里、合谷，或灸神阙及关元；②耳针：大肠区、小肠区过敏点。

(3) 药物保留灌肠　慢性菌痢不必常服抗菌素或磺胺呋喃类药，可用药物作保留灌肠，1次/日，7～10日为一疗程。

灌肠可用如下药液：①5～10%紫皮蒜浸液100毫升；②1%黄连素悬液50～100毫升；③1～2%磺胺类药50～100毫升；④0.5%呋喃西林悬液50～100毫升（内可加2%普鲁卡因液10～20毫升）。

伤寒和副伤寒

1. 吃流质或软饭，不吃蔬菜瓜果。

2. 氯霉素（合霉素）　氯霉素0.25克/次，4次/日，合霉素加倍量，到热退平稳2日后减半量服，疗程共为14～21日；儿童量：氯霉素40～60毫克/公斤/日，分4次服，合霉素量加倍，疗程同上。

3. 不适于用氯霉素的，可用黄连素1～2克/日，或四环素2克/日。

4. 强的松　病人毒血症症状(高热、谵妄等)严重时，氯霉素与强的松类药物合用，强的松口服5～10毫克/次，2～3次/日，能减轻毒血症症状，加强治疗效果。至毒血症症状消失，体温下降时即可停服强的松。

大叶肺炎

一般病例首选中草药或中草药加磺胺类药。不能应用此类药时、可用青霉素，也可加用新医疗法，对减轻症状效果较明显。

1. 中草药　见治肺炎中药方(见65页)，根据病情选方。也可口服或肌注榄核莲(见47页)。

2. 新医疗法　(1) 新针：发热针大椎、曲池、外关；胸痛针支沟、阳陵泉、喘息；咳嗽咯痰针大杼、肺俞、膏肓，强刺激；(2) 耳针：肺区、肾上腺区；平喘区、胸区；(3) 拔火罐：适用于迁延不愈的病人，患侧前胸及后背拔移走罐。

3. 磺胺二甲基嘧啶或磺胺噻唑和小苏打，各1～2克/次，3～4次/日，首剂加倍。退热3日后可停药。

4. 青霉素　20万～40万单位/次，2次/日，肌注，病情好转后可改用油剂普鲁卡因青霉素30万单位，1次/日，退热3日后可停药。

青霉素无效时，可换用四环素族药或加用链霉素。

伴有周围循环衰竭的病人按中毒性休克处理(见250页)，青霉素剂量应适当加大至120万～200万单位/日，静滴或分3～4次肌注。

百　日　咳

治疗应以中草药及新针为主，重症者加用抗菌素。

1. 中草药　见66页治百日咳中药方。也可用橄核莲、杠板归或大蒜糖浆。

2. 新针　病初期针天突、天柱、少商；痉咳期针定喘、合谷、少商。可配合梅花针点刺肺俞、风门，或在肺俞、风门加拔火罐。

3. 氯霉素(合霉素)　25～50毫克/公斤/日，分4次服，连服7～10日，合霉素量加倍。

4. 其他抗菌素　不能用氯霉素的可改用土霉素或四环素，剂量同上。也可选用链霉素。

5. 对症疗法　(1) 镇咳祛痰：常用冬眠灵，镇痉咳效果好，0.5～1.0毫克/公斤/日，分2～3次服(睡前应服一次)；如服药后嗜睡显著，可改用非那根，剂量同。也可用咳必清糖浆或甘草合剂止咳祛痰；(2) 惊厥时用苯巴比妥钠肌注或水合氯醛灌肠。

白　喉

治疗以抗毒素为主，加注青霉素，病重时加服中草药。

1. 白喉抗毒素　确诊后立即注射足量抗毒素。剂量应根据病变部位，范围大小，病期长短及中毒症状轻重来定，与年龄、体重关系不大。一般用剂量：轻型1万～2万单位；中型2万～8万单位；重型8万～20万单位。多为肌注，危重的静注加静滴。注射前应详询过敏史及作皮肤过敏试验，阳性者需用脱敏方法进行注射(见729页)。

2. 抗菌药物　首选青霉素，可抑制白喉杆菌生长。剂量宜较大，80～120万单位/日，用7～10日。

3. 中草药　见67页治白喉中药方，按病情选方。

4. 并发症的处理　(1) 心肌炎：完全卧床休

息，4～6周或更长。静注高渗葡萄糖及维生素丙，口服或肌注维生素乙1，重症者用肾上腺皮质激素。必要时吸氧。有心力衰竭的按心脏病心力衰竭治疗(见353页)；(2) 喉白喉有明显喉阻塞症状者作气管切开术；(3) 并发支气管肺炎或其他感染时加强抗感染治疗。

化脓性脑膜炎

1. 脑膜炎双球菌性脑膜炎(流脑)

(1) 预防　应加强预防措施。开展群众性卫生预防宣传，大力搞好环境卫生和个人卫生，房屋应常通风，衣服勤晒，平时注意身体锻炼以加强抵抗力。易感儿童应预防注射流脑菌苗。应做到早期发现病人，早期隔离治疗。

流行季节和地区可用中草药预防(见71页预防流脑中药方)。

密切接触者可服磺胺、呋喃类药预防。磺胺噻唑：成人3克/日，儿童3岁以下1克/日，3～7岁1.5克/日，7～14岁2克/日，均分3次服，与等量小苏打同服，连服2日；长效磺胺：成人0.5克/日，儿童7岁以下0.25克/日，7岁以上0.5克/

日，均1次/日，首剂加倍，连服2日。公共场所及集体单位可用0.2%呋喃西林溶液滴鼻，2次/日。

(2) 治疗　以磺胺二甲基嘧啶及磺胺嘧啶为主，必要时加用青霉素。

一般病例服磺胺二甲基嘧啶或磺胺嘧啶每4小时1克，首剂加倍。重型或不能口服者肌注或稀释为5%溶液静注。病情好转后改为口服，4次/日，疗程1周左右。应与等量小苏打同服。

重型或菌血症明显者加用青霉素120万单位/日，分3～4次肌注或静滴，病情好转后即可停注。

暴发型流脑伴有循环衰竭或呼吸衰竭的处理(见255页)。

用磺胺和青霉素治疗效果不满意时，可用氯霉素2克/日，分3次口服，静注或肌注，并可加服中药（见72页治流脑中药方)。

2. 肺炎球菌性脑膜炎　多发生于小儿，治疗首选青霉素；如青霉素疗效不好或对青霉素过敏，可用氯霉素，并加服中药(见65页治肺炎中药方)。具体治疗方法有下列三种:

(1) 大剂量青霉素300万～400万单位/日（个

别病例可加大至600万单位/日）分3～4次静滴或肌注，病情好转后减量，疗程至少2周。同时服强的松1毫克/公斤/日，好转后逐渐减量停药。

(2) 青霉素60万～100万单位/日，肌注，并用青霉素5,000～10,000单位鞘内注射，1次/日，病情好转后改为隔日一次，疗程至少2周，同时口服强的松(量同上)。

(3) 氯霉素80～100毫克/公斤/日，分3～4次口服，静滴或肌注，疗程至少2周。可根据病情及当地条件选用上述三种方法的一种。

急性化脓性扁桃体炎

急性化脓性扁桃体炎是由溶血性链球菌引起的，急性期应早期彻底治愈，以免转成慢性或引起其他病症。

治疗时首选中草药，必要时再用青霉素或磺胺类药。对青霉素过敏的可用四环素族药。

1. 中草药　见68页治扁桃体炎中药方，根据病情选方；也可就地取材选用橄核莲（见47页）或一支黄花(见53页)或火炭母(见60页)；并可用冰硼散或西瓜霜吹咽部(见中成药表)。

2. 新医疗法　可配合应用(1)新针：合谷、内庭配曲池、鱼际、少泽、天突；(2)耳针：扁桃体耳轮三点，1次/日，共三次。

3. 青霉素　20万～40万单位/次，2次/日肌注。体温正常后可改为肌注油剂普鲁卡因青霉素30万单位，1次/日，共注射5～7日。

4. 磺胺类药　可用磺胺二甲基嘧啶或磺胺噻唑，疗程同上。

5. 土霉素或四环素　0.5克/次，4次/日。

6. 一般治疗　咽喉部用温盐水含漱，多饮开水，吃软食或流质饮食。

猩红热

应及早使用抗菌药物，可减少并发症的发生。治疗应求彻底，一般用药5～7日。首选中草药加青霉素或磺胺类药，对青霉素过敏的病人也可改用四环素族药物，用法同急性化脓性扁桃体炎。

1. 中草药　见69页治猩红热中药方；也可用板蓝根(见38页)或射干(见44页)水煎服以及用西瓜霜吹咽部。

2. 新针　可与中草药配合用。取穴风池、合谷、大椎、天柱、曲池、陶道。高热加少商、商阳点刺出血，惊厥加太冲、足三里。

丹　　毒

应早期足量应用抗菌药物，否则病情可迅速恶化或转成慢性或反复发作，影响疗效。治疗应以青霉素为主，重症病人加服中草药。

1. 青霉素　为首选药物，肌注40万单位/次，3～4次/日，待红肿完全消失后继续注射3日左右，以保证彻底治愈，对青霉素过敏者可服四环素或氯霉素。

2. 中草药　见69页治丹毒中药方。

3. 新针　按病变部位可任选下列一组穴：(1)曲池、足三里、血海、阳陵泉、委中；(2)合谷、三阴交、血海、快速强刺激。

对复发性丹毒，于复发时仍应用较大量青霉素(120万单位/日)，并配合理疗及对症治疗。

败　血　症

因致病细菌不同，采用抗菌药物也不同。

1. 由疖肿、痈、皮肤或脐带感染引起的，多

为葡萄球菌所致。可用:

(1) 大剂量青霉素200万～400万单位/日，分4次肌注或静滴；或中草药加磺胺类药（磺胺二甲基嘧啶或磺胺嘧啶)。

(2) 对青霉素耐药的葡萄球菌败血症，采用中草药加红霉素或卡那霉素：红霉素1.2～1.5克/日，分3～4次口服或静滴；卡那霉素1.0～1.5克/日，分2～3次肌注；无效时可用杆菌肽1～2.5万单位/次，3～4次/日，肌注，或用甲氧苯青霉素6～8克/日，分3～4次肌注，或苯甲异噁唑青霉素3～6克/日，分3～4次口服或肌注；必要时可肌注庆大霉素20～40毫克/次，3～4次/日。

2. 由肠道、胆道感染或泌尿道感染引起的，多为大肠、副大肠杆菌或其他革兰氏阴性杆菌所致。可用中草药加盐酸抗敌素或多胜菌素甲或加四环素合并链霉素，也可用中草药加新霉素或卡那霉素。盐酸抗敌素：2万～3万单位/公斤/日，分3～4次口服或肌注；盐酸多胜菌素甲：50万～75万单位/日，分3～4次肌注；新霉素：0.5～1.0克/日，分3～4次肌注；链霉素1克/日，分2次肌注。

3. 病原不能肯定的可用中草药加广谱抗菌素，

如四环素静滴合并链霉素或卡那霉素或庆大霉素肌注。

治疗败血症，疗程常须2周左右或更长，用药过程中应严密观察病情，以防发生严重反应。

中草药见70页治败血症中药方。

泌尿道感染

急性泌尿道感染应首选中草药加呋喃咀啶或磺胺类药（磺胺甲氧嘧啶、磺胺二甲基嘧啶或磺胺嘧啶）。不能用磺胺类呋喃类药或治疗效果不好的，可改用四环素、土霉素或链霉素。

1. 中草药　见71页治泌尿道感染中药方。酢浆草治本病有良效。

2. 新针　可配合应用。取穴肾俞、委中、三阴交、关元、曲池，强刺激。

3. 磺胺类呋喃类药　呋喃咀啶0.1克/次，3～4次/日，口服；磺胺类药4～6克/日，分4次与等量小苏打同服。

4. 抗菌素　土霉素或四环素2克/日，分3～4次服；链霉素0.5克/次，2次/日。

急性泌尿道感染应力求一次彻底治愈，以免转为慢性。疗程应根据症状消失、尿常规检查正常后再继续治疗2～4周停药。反复发作病例可交替使用上述药物，待尿检查正常后仍应继续治疗较长阶段。

慢性泌尿道感染应以中草药和新医疗法为主。新针可取穴肾俞、腰阳关、太谿、委中、三阴交，针后加灸。也可采用耳针：膀胱区、肾区，1次/日，连续至病痊愈，效果良好。

布氏杆菌病

1. 急性和亚急性期

(1) 四环素族药　以四环素最好，其次是金霉素和土霉素。①长疗程：发热期0.5克/次，每4小时口服一次，热退后改为0.5克/次，4次/日，全疗程为21天；②短疗程：第一疗程7～8天，停药6天，第二疗程6～7天，再停药6天，必要时给第三疗程6天。

(2) 四环素族药物合并链霉素　严重病人在用四环素的前两周合并给链霉素，1克/日。

(3) 磺胺嘧啶合并链霉素　口服磺胺嘧啶4～6克/日，链霉素同上，21天为一疗程。

(4) 菌苗疗法　急性期的后期产生变态反应后，可辅以菌苗疗法；亚急性期和慢性期急性发作的病人，在用抗菌药物使体温下降后，再用菌苗疗法。

2. 慢性期　以菌苗疗法为主，可皮内、皮下和静脉注射，以静脉注射效果最好。

(1) 菌苗制剂　1毫升(含5亿死菌体)/支。可用生理盐水稀释。

(2) 禁忌症　有心、肝、肺和肾脏疾病者及孕妇忌用。

(3) 静脉内菌苗疗法　静注，每日或隔1～2日一次，也可将一日量分2次注射，两次间隔$1\frac{1}{2}$～2小时。急性或亚急性期一般从小量开始，10万～20万菌体/次，慢性期从50万～100万菌体/次开始，以后看病人反应逐渐增加至1亿或1.5亿菌体/次，最大可至5亿菌体/次。一般以10～14次发热反应为一疗程。常需作2～3个疗程，每一疗程间隔一个月左右。

菌苗反应，一般在静注后几小时出现，体温上升（摄氏38°～40°）、畏寒、头痛、全身肌痛，原局部关节痛加重。每次注射量以能引起体温升高至摄氏39°左右为宜，隔日再稍加大剂量。若无体温反应，下次应加量；若反应过强，则下次应减量并延长间隔。菌苗注射后的体温升高一般维持8小时左右，若3天仍未下降，则应考虑慢性病人急性发作的可能。

钩端螺旋体病

1. 抗菌药物应及早应用，以提高疗效。

(1) 青霉素　目前为首选药。80万～120万单位/日，分2次肌注，共7～10日。一般在退热后3～5日可停药(注意青霉素首次剂量应较小，以免引起反应)。重症病人可加服中草药或加注链霉素1克/日。

(2) 四环素、土霉素也可选用，2～3克/日，分4次服，适用于不能用青霉素的病人。

(3) 中草药　金银花、连翘、黄芩、生苡仁各四钱，水煎服。出血加赤芍五钱，玄参三钱，蒲公英五钱；黄疸加茵陈六钱，黄柏三钱。

2. 中草药预防

(1) 古山龙煎剂　鲜古山龙藤（见63页）20斤，加水120斤，煎至100斤，可供500人用一日，每人每次100毫升，1次/日，可控制钩端螺旋体感染后发病。

(2) 藤黄连茎（见63页）20斤，制法和用法同古山龙藤。

(3) 飞机草（香泽兰）适量，切碎撒于存水少许的疫田中，一日后可下田劳动，防止感染。

【附】飞机草 为菊科泽兰属多年生草本，高1～3米，分枝少，茎有黄色毛茸。枝叶揉碎有香味。叶对生、尖卵形，边缘有疏齿，两面有毛。头状花序，花粉红色，管状。药用全草，春夏可采（图14）。

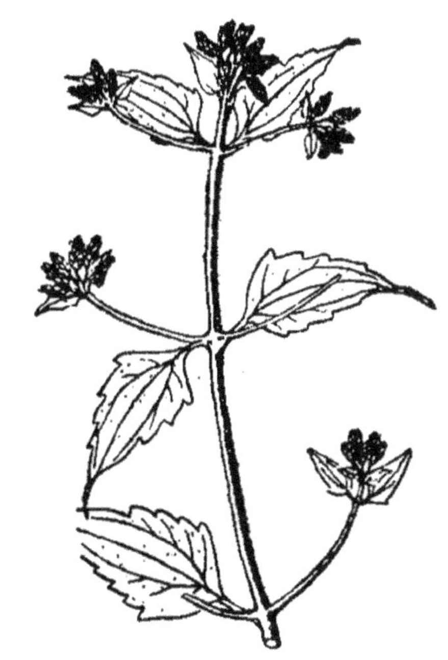

图 14 飞机草（菊科，泽兰属）Eupatorium odoratum L.

喜生于山坡、旷野、路旁，主产于广东、广西及云南。

能杀虫、止血。鲜草揉碎涂下肢，可防止旱蚂蝗咬伤。倘咬伤后流血不止，可用本品涂伤口止血。也用于处理钩端螺旋体污染的疫田，防止下田感染。

4. 抗结核药

异烟肼

(雷米封，Isoniazidum)

制剂 片剂：50毫克/片，100毫克/片；针剂：0.1克/支。

作用 对结核菌有抑制和杀灭作用。能渗入细胞内，并能渗入胸水和脑脊液中。本药抗菌力强，一般用量下副作用小，价低廉，可作为治疗结核病的主药。单独使用易在较短期内使结核菌产生耐药性，宜和其他抗结核药并用。

用途 治疗各种类型结核病。

用法 口服：一般用量0.1克/次，3次/日，儿童10～15毫克/公斤/日。肌注量同。治疗急性粟粒性肺结核和结核性脑膜炎宜用大剂量，成人

0.2～0.3克/次，3次/日，儿童20～25毫克/公斤/日。

副作用和注意事项 一般剂量副作用轻，偶有精神兴奋、失眠、头痛、肌肉抽搐、反射亢进和便秘，一般不需停药即可逐渐消失。大剂量易产生多发性神经炎及中枢神经系统的毒性症状如全身抽筋、易怒、欣快感、甚至昏迷等，也可引起肝损伤和排尿困难。并用维生素乙$_6$（口服10～20毫克/次，3次/日）可以防治神经系统毒性症状。肝肾功能差者以及精神病和癫痫病人忌用或慎用。

链霉素

详见15页抗菌素部分。

对氨基水杨酸钠

（对氨柳酸钠，Natrii Para-aminosalicylas，P. A. S）

制剂 片剂：0.5克/片；针剂：2克/支，4克/支，6克/支。

作用和用途 对结核菌有抑制作用。对结核病的疗效不如前二种抗结核药，但比较不易产生耐药菌。用作异烟肼或链霉素的辅助治疗，可减少结核菌耐药性的产生，并增加疗效。本药很少单独使用。

用法 口服：2～3克/次，3～4次/日；静滴：8～12克/日，用生理盐水或5%葡萄糖液溶解后，配成3～4%浓度滴注(应先从小剂量开始，逐渐增至8～12克)；胸腔内注射：10～20%溶液10～20毫升/次(用生理盐水溶解)。

副作用和注意事项 (1)恶心、呕吐、食欲减退和腹泻较多见，饭后服药可使反应减少；(2)有时引起皮疹(固定性药疹、剥脱性皮炎)、药热和蛋白尿、白细胞减少，肝损害，应停药；(3)静滴时应于5小时内滴完，滴瓶外面用黑纸包上，以避光，药液变色不可再用。静滴可增加血液浓度，提高疗效，并可避免对胃的刺激，在口服法效果不佳时可考虑用本法。

硫异烟胺

(1314, Ethionamidum)

制剂 肠溶片：0.1克/片。

作用 对结核菌有抑制作用。

— 96 —

用途 用于对异烟肼和链霉素耐药的结核病。

用法 成人0.5～0.8克/日，小儿10～15毫克/公斤/日，分3次服。开始可用小量（如从0.1克/次，2次/日开始，以后约每5日增加0.1克），根据症状减轻情况和副作用大小而增减。

副作用和注意事项 厌食、恶心、呕吐、腹痛、腹泻、便秘较多见，酌情减量或停药，待反应消失后再渐加量或重新从小剂量开始。有时可引起中毒性肝炎，应即停药。偶见立位性低血压、精神兴奋或倦睡、头痛、经期紊乱、脱发、皮疹及关节痛等。用药期间注意查肝功能。

氨硫脲

详见112页抗麻风药部分。

用于对异烟肼和链霉素耐药的结核病，较多用于淋巴结结核病人。口服25毫克/次，2～3次/日。

结核病治疗中的合并用药问题

异烟肼和链霉素为治疗结核病最有效的药物，但单独使用都容易使结核菌产生耐药性，故合并用药为重要原则。

1. 抗结核药

(1) 结核病灶极为局限，无症状、无空洞者可单独使用异烟肼。

(2) 其他类型肺结核最好同时使用二种抗结核药，即异烟肼 + 链霉素或异烟肼 + 对氨基水杨酸钠，或先用前二种药，2～3月后改为后二种药，疗程1～1.5年。

(3) 上述三药均不解决问题时，可用硫异烟胺或氨硫脲，疗程1～1.5年。

(4) 急性粟粒性结核病、结核性脑膜炎应尽量做到早期诊断，早期积极治疗。最好先用三药联合治疗2～3月，然后改为二药合并治疗。异烟肼宜用大剂量：成人0.9克/日，儿童按20～25毫克/公斤/日，分3次服。病情稳定后再减量，坚持用药一年半以上；链霉素开始每日注射，1～2月后改隔日注射，共3～6个月。严重的结核性脑膜炎加用强的松20～30毫克/日，小儿1毫克/公斤/日，分2～3次服，共服1～2月，停药时需逐渐减量；一般不作鞘内注射，但如果病情特别严重或疑有脊髓腔内阻塞时，可用醋酸氢化可的松（或醋酸强的松龙) 25～50 毫克，小儿 7.5～15 毫克鞘内注射，隔日一次，好转后改一周 2 次或 1 次。对氨基水杨酸钠不能口服时可静脉滴注。

2. 中草药　见本节后面所附中药方，根据病情及药材供应条件选方，单用或与上述抗结核药物合用。淋巴结结核形成瘘管长久不愈者可用中草药内服与外用。

治结核病中药方

1. 主治　肺结核。

处方　生大蒜适量，去皮，3 次/日，吃饭时吃。

2. 主治　肺结核（对渗出性可逆性病变效果较好）。

处方　紫皮蒜一两（大瓣约 15 瓣）　白及粉一钱　大米一两。

用法　蒜去皮，放入沸水中煮一至一分半钟，将蒜捞出（以蒜表面熟，里面生为合适，过熟有效成份被破坏，过生对胃肠刺激大），然后将大米放入煮蒜水中煮成稀粥，待粥凉后，将蒜放入稀粥内搅匀即可食用。白及粉一钱与大蒜粥同吃，或吃粥后服。以上为一剂量，2次/日，早、晚饭后服。需服数月。

3. **主治** 肺结核体虚。

处方 白及末八两 川贝末 紫河车粉各二两 海螵蛸五钱 共研匀，三钱/次，早晚各服一次，温开水送服。

4. **主治** 肺结核体虚。

处方 十大功劳叶一两 地骨皮 女贞子各三钱 甘草一钱 水煎服。

5. **主治** 肺结核盗汗。

处方 浮小麦三钱 麻黄根三钱 水煎，傍晚服，连服一周。也可去麻黄根，加煅牡蛎八钱。

6. **主治** 浸润型肺结核。

处方 北沙参八钱 生熟地黄各六钱 麦门冬五钱 天门冬五钱 茯苓五钱 百部三钱 川贝母三钱 阿胶三钱 白芍四钱 丹皮三钱 白及三钱。

用法 以蜜为丸，每丸重三钱，每服二至三丸，3次/日。也可将上方水煎，2次/日。

7. **主治** 肺结核咳嗽潮热，痰中有血丝。

处方 白及 百部 百合各四两。

用法 共研细末，炼蜜为丸，如梧桐子大，2次/日，10粒/次，温开水送服。

8. 主治 颈淋巴结结核已破成瘘管。

处方 见58页猫眼草。

旧结核菌素
(Tuberculinum Pristinum)

制剂 针剂：10万结核菌素单位(1毫升)/瓶。

作用和用途 本品为诊断用药，系结核杆菌培养时代谢产物的消毒溶液。结核杆菌侵入人体后6～8周，人体产生变态反应，可用本品测验出来。凡有过结核感染的人或结核病人，对本品均应呈阳性反应，局部发红变硬；未受过感染的无反应。

用法 先用生理盐水稀释至所需浓度，在前臂屈面作皮内注射，0.1毫升/次，48～72小时后观察结果。**剂量**：有结核感染可疑的小儿首次注射旧结核菌素稀释10000倍（1:10000）的溶液0.1毫升（含旧结核菌素0.01毫克即1结核菌素单位）。如为阴性反应，应加浓10倍用1:1000溶液0.1毫升注射，如仍为阴性，再加浓10倍用1:100溶液0.1毫升注射。如此次还是阴性，则除体质极度衰弱，不能反应者外，一般可以除外结核感染。如结果可疑，应在一周后再重复试验一次。

成人首次用1:100000溶液0.1毫升，如为阴性，可加浓10倍重复试验，如仍为阴性，即很少考虑结核病的可能。

结果的判定 以注射局部红肿直径大小为判定标准：局部无红肿、或微红而无硬结为“－”；红肿直径在0.5厘米以下为“±”；直径在0.5～1厘米之间为“＋”；直径在1～2厘米之间为“廾”；直径在2厘米以上为“卅”；红肿重，中心起水泡、坏死或发紫为“卌”。如注射后36小时内局部红肿，48小时又消失，系因皮肤过敏造成的假阳性，仍应视为阴性反应。受过结核感染的人，未出现阳性反应的，称为假阴性。发生在以下情况：①结核菌侵入人体未满8周，尚未发生变态反应时；②病情严重，身体极度衰弱，反应性减低（如严重的粟粒性结核和结核性脑膜炎）；③某些急性传染病（如麻疹）后一个月内；④某些类型的皮肤结核。

未接种过卡介苗的儿童如果结核菌素试验阳性，说明是受过结核感染。4岁以下小儿如1:1000“＋”，应考虑有活动性结核病，可结合临床考虑尽早采用抗结核治疗。接种过卡介苗的，3年之内1:1000可呈“+”，3年以后阳性渐退。如超过此反应，也应结合临床考虑结核感染的可能。

副作用和注意事项 (1) 注射部位太深可引起周身反应，如发热、病变加重等；(2) 已出现阳性反应即不应再反复注射，以免引起结核病变发展；(3) 阳性反应“卌”时，局部可能破溃，应用消毒生理盐水冲洗局部，敷以消毒纱布，避免继发感染；(4) 本药应避光保存于2°～10℃，放室温中即失效。如无低温条件保存，应在使用时临时配制。

5. 抗霉菌药

灰黄霉素
(Griseofulvinum)

制剂 0.1克/片。

作用 抑制皮肤霉菌病的多种病原菌。对细菌无作用。

用途 治头癣、叠瓦癣、手足癣、股癣、体癣或甲癣，但对花斑癣（汗斑）和红癣无效。

用法 (1) 头癣 见679页。

(2) 叠瓦癣 0.5克/次，2次/日，服7日改为0.25克/次，2次/日，服20～30日（时间短易复发）。

(3) 股癣或体癣 0.25～0.5克/次，2次/日，连续14～20日。小片皮损患者，只用外用药可以治愈，不须服用。

(4) 手足癣 用于重度皲裂角化型。0.3～0.4克/次，2次/日，服20～30日，或0.5克/次，2次/日，服10日后改为隔日服0.6克/日。连续服2～3月。本法也适用于并发轻度指甲癣的患者。

(5) 指甲癣 0.25～0.5克/次，2次/日或隔日服0.5～1.0克。一般是开始时剂量大，见效后减半，继服至甲板恢复正常。疗程大约3～6月。如果只是2～3个指甲癣，手癣也不严重，可用泡甲法治疗，也能获得良好效果（参阅674页）。

本药治疗趾甲癣效果往往不著，故不常用。

副作用和注意事项 (1) 大剂量时可出现胃肠反应，食欲不振，恶心、呕吐、腹泻；(2) 头疼、头晕、失眠；(3) 皮肤瘙痒、荨麻疹、血管神经性水肿、光感性皮炎；(4) 偶见蛋白尿及血液白细胞减少；(5) 饭后服药，油类食品有助于本药吸收和提高血浓度；(6) 为了节约用药及提高疗效，在拔甲后可合并内服及局部外用3% 灰黄霉素软膏。

制霉菌素(Nystatinum)

制剂 片剂：50万单位/片，栓剂：10万单位/个，软膏：10万单位/克。

作用 在低浓度时抑制酵母菌或类酵母菌（白色念珠菌），对细菌无作用。

用途 (1) 鹅口疮和消化道念珠菌病；(2) 长期大量服用广谱抗菌素时，可服本药预防念珠菌病发生。

用法 口服：成人50万～100万单位/次，3～4次/日。小儿12.5万～25万单位/次，2次/日，至少服7～10天。栓剂：用于治疗念珠菌性阴道炎（白带多、刺痒），每晚睡前放入阴道内，仰卧30分钟，使融化的栓剂达到阴道深部和避免流出。必须连用7～10日，月经期不能用（栓剂制法见下节）。软膏配法：一片（50万单位）粉碎加入5克凡士林中，用刮刀调匀。适用于念珠菌性外阴炎、甲沟炎及指甲糜烂和皮肤念珠菌病。

副作用和注意事项 (1) 内服剂量较大时易引起恶心呕吐、胀气腹泻等；(2) 很少由肠道吸收，故治疗消化道以外的念珠菌病，不宜口服；(3) 局部用药不被皮肤和粘膜吸收；(4) 放置时间过久或遇热，作用减低，用时适当加量。

【附】制霉菌素洗剂配法 将制霉菌素粉(片)150万单位、氧化锌15克、淀粉15克、甘油10毫升、冷开水加至100毫升混合外用。适应症同制霉菌素软膏。(制霉菌素栓剂制法同曲古霉素栓剂，见下节)。

曲古霉素

(发霉素、抗滴虫霉素 Trichomycinum)

制剂 片剂：5万单位/片，栓剂：8万单位/个。

作用 抑制类酵母菌(白色念珠菌等)、阴道滴虫及溶组织阿米巴原虫。

用途 (1) 消化道、肺部、支气管及皮肤念珠菌感染；(2) 阴道滴虫病对同时合并阴道念珠菌病者尤宜采用；(3) 阿米巴病。

用法 口服：5万单位/次，3～4次/日，7～

10天为一疗程。栓剂：用法同制霉菌素栓剂。喷雾剂：用生理盐水或蒸餾水配成2万～8万单位/毫升的混悬液，用于口腔喷雾、含嗽或局部涂擦，2～3次/日，5～7日。

副作用和注意事项 (1) 恶心、呕吐、腹胀、腹泻等；(2) 干燥粉剂经数月就会降低效价；(3) 喷雾剂用时现配。

【附】曲古霉素栓剂配法 (1)聚乙烯醇"400"，10克；聚乙烯醇"1500"，90克。置搪瓷量杯中在水浴上加热溶化，不断搅拌均匀，即成栓剂的基质；(2) 取曲古霉素48万单位，栓剂基质42克，基质加温溶化后，将曲古霉素逐渐倒入搅匀，趁热倒入模型中(8万单位/栓)，俟冷取出，用蜡纸包好，放于阴冷处或冰箱中。

龙胆紫(甲紫 Gentian Violet)

制剂 片剂：15毫克/片，30毫克/片；溶液：1% 20毫升/瓶。

作用 (1)对革兰氏阳性球菌杀菌力甚强；(2) 对霉菌（尤其是白色念珠菌）有明显抑制作用；(3) 对蛲虫、肝吸虫有驱虫作用。

用途 (1) 皮肤擦伤及烫伤、粘膜溃疡、糜烂型足癣、念珠菌性阴道炎；(2) 驱蛲虫。

用法 (1) 念珠菌性阴道炎：1:10000稀释液冲洗阴道，隔日一次，症状好转改为每周二次。

(2) 鹅口疮(口腔念珠菌病)：1:10000稀释液嗽口，局部涂1:2000稀释液，3～4次/日。

(3) 甲沟炎、糜烂型足癣、擦伤等用1%溶液。

(4) 驱蛲虫：0.03～0.06克/次，3次/日，饭前一小时服，连用8日为一疗程，必要时停药8日可再服一疗程。

儿童剂量：10毫克/岁/日，一日量不超过60毫克。

副作用和注意事项 (1) 口服易引起恶心、呕吐、腹痛、头痛；(2) 口服龙胆紫自尿和粪便中排出，因此尿可呈玫瑰紫色；(3) 有严重肝肾病者忌用；(4) 本药驱虫效果较差，副作用较大，现已较少用作驱虫剂。

碘化钾(Kalii Iodidum)和碘化钠(Natrii Iodidum)

用途 碘剂可治疗深部霉菌病，如孢子丝菌病，着色芽生菌病及系统性(内脏型)念珠菌病。

用法 (1) 治孢子丝菌病: 10%碘化钾溶液5~10毫升/次, 3次/日, 饭后服。经一周后改服10~15毫升/次, 3次/日。如能耐受可增至20毫升/次, 连服6~8周, 可获明显效果。皮肤损害消失后, 再服4~6周可免复发。

(2) 治着色芽生菌病: 服法同上, 一般服药日期较长, 可服6~12月。

(3) 治系统性念珠菌病: 需从小量开始, 先自0.1克/次, 2~3次/日开始, 逐渐增量, 每隔3日增0.1~0.2克/日, 直到1~1.5克/次, 3次/日, 如能耐受可增至2克/次。

碘化钠比碘化钾刺激性及毒性低。口服碘化钾不能耐受者, 可用碘化钠代替。用法: 10%碘化钠溶液5~10毫升/次, 每隔1~2日静注一次, 8~10次为一疗程。

副作用和注意事项 见520页。

6. 抗麻疯药

麻疯病是一种慢性地方病, 严重危害劳动人民的健康。解放后, 在伟大领袖毛主席亲切关怀下,

经过积极治疗，使

许多麻疯病人恢复了健康，回到工作岗位。

氨 苯 砜

(二氨二苯砜，Diaminodiphenylsulfonum，D. D. S.)

制剂 50毫克/片。

作用 对麻疯杆菌有抑制作用，口服后很快吸收，但排泄较慢，有蓄积作用，长期服药者停药后约30多天才能排完。

用途 (1)为目前治疗麻疯病的主要药物；(2)治疱疹样皮炎有良效。

用法 (1)治麻疯：开始口服12.5～25毫克/日，以后逐渐加量，3个月后增加到100毫克/日，每服药6日停1日，每服药3个月停2周。体格瘦弱者适当减量。

(2)治疱疹样皮炎：口服25～50毫克/次，2～3次/日。初起用较大剂量，水疱发生被控制后，开始减量，逐渐达到维持量，12.5～25毫克/日。

副作用和注意事项 (1) 贫血，轻度可给铁剂，严重者停药治疗贫血；(2) 诱发麻疯反应较常见，如发生反应，应减量或暂停药并治疗麻风反应；(3) 胃痛、恶心等胃肠道反应；(4) 中毒性精神病、中毒性肝炎、急性肝萎缩、剥脱性皮炎，偶可发生白细胞减少。

在用本药治疗过程中，早期注意过敏反应，长期服药注意中毒反应。肝肾疾病患者如功能正常可小剂量试用，严重肝肾疾病、重度贫血、严重造血系统疾患、活动性胃和十二指肠溃疡、对砜类药过敏及有由砜类药引起精神病史者禁用。

苯丙砜

（扫风壮，Sulphetronum）

制剂 片剂：0.5克/片；针剂：50%5毫升/支，10毫升/支。

作用和用途 为氨苯砜的衍化物，吸收后部分分解成氨苯砜而起治疗作用，故药理作用、副作用与氨苯砜相同。口服吸收不全，注射疗效较佳。

用法 肌注：2次/周，第1～2周为0.25～

0.5毫升/次，以后每2周递增0.25毫升/次，至第14～16周为2毫升/次，以后即不加量，每治疗3个月停药2周。口服：开始每日剂量为0.5克，以后每2～4周增加0.5克，在3～6个月内增至每日剂量3克，每3个月停药2周。

副作用和注意事项 同氨苯砜。口服要注意大便通畅以免蓄积中毒。

氨硫脲

(结核胺，Thiosemicarbazonum，TB_1)

制剂 25毫克/片。

作用 对麻疯杆菌有抑制作用，在治疗麻疯病过程中可见第一年疗效很好，第二年疗效较差，而第三年疗效不好，且有一半病情恶化，这可能是麻风杆菌抗药的缘故。本药也能抑制结核菌。

用途 用于对氨苯砜禁忌或不能耐受的病人，或结核样型麻疯神经炎症状显著的病人，但治疗期不要超过一年，一年后应换其他药物。

用法 开始口服25毫克/日，每隔2周增加25毫克/日，每日用量不超过100毫克。每服药6天，停药1天；服药3个月，停服1～2周。

副作用和注意事项 恶心、呕吐、头痛较多见；偶见皮疹、关节痛等过敏反应；过量可产生肝损害、贫血和粒细胞缺乏症。反应重的应停药。本药毒性反应较氨苯砜稍大，严重反应如粒细胞缺乏症等，多发生于开始治疗后的半年内，如不及时发现，易造成不良后果。本药也能诱发麻疯反应。

丁氨苯硫脲

(二苯硫脲，Thiambutosinum, Diphenylthiourea, D.P.T)

制剂 0.25 克/片。

作用 对麻疯杆菌有抑制作用。

用途 是一种较新的硫脲类抗麻疯药物。与氨苯砜等砜类药物比较，毒性及副作用较少。早期疗效和氨苯砜相似，但长期应用会产生耐药性。适用于对砜类药物禁忌或不能耐受者。

用法 口服：开始第1～2周0.5克/日，第3～4周1克/日，第5～6周1.5克/日，第7～8周2克/日。服6天药停1天，连服3个月，停药1～2周。

副作用和注意事项 少数病人服药后有消化道

障碍、头疼、皮肤瘙痒、皮疹等反应；用大剂量时有抗甲状腺机能的作用。也可诱发麻疯反应，但一般不影响继续治疗。对血象无明显影响。服药2～3年以上发生耐药时，应改用其他抗麻疯药物。

麻疯宁

(2-巯基苯骈咪唑，2-mercapto-phenyl-imidazolum)

制剂 片剂：25毫克/片。

作用和用途 麻疯宁是一种新的抗麻疯药，比目前常用的砜类药物毒性低、疗效好、疗程短，病人较易耐受。对各型麻疯都适用，对砜类药物过敏者也可用。

用法 开始剂量12.5毫克/次，1～2次/日。于4～6周内增到100毫克/日，服药6日停1日，连服药3月，停药1周。最大剂量150毫克/日。

副作用和注意事项 (1) 皮肤瘙痒（多为限局性）和诱发麻疯反应；(2) 对结节、红斑性皮损吸收较快，一般2～3周看出效果，对浸润性皮损需时较长，甚至半年以上。

扫 疯 丸

主治 结核样型麻疯兼治早期瘤型麻疯。

处方 大枫子三斤半 苡仁 荆芥各八两 苦参 白蒺藜 小胡麻 苍耳子 防风各四两 苍朮 白附子 桂枝尖 当归 秦艽 地风 千年健 白芷 草乌 威灵仙 川芎 钩藤 木瓜 菟丝子 肉桂 天麻 山栀子 知母 川牛膝 何首乌 青礞石 川乌各二两 白花蛇一两。

以上各药混合研为细末，水泛为小丸，干燥后用。

用法 根据病期、病情及体质给药，适当用药可以减少药物及麻疯反应。一般用量为6克(2钱)/次，2次/日，服2～3天后可逐渐加量，每日增加2克，到8天后改为3次/日，最大剂量30克/日。

忌食生发物，如无鳞鱼(鳝鱼、墨斗鱼)、猪头肉、牛肉、芋头及辛辣刺激物，如酒、辣椒、葱蒜、韭、芹、蒿菜、毛笋等。

治疗麻疯病的用药原则

1. 目前抗麻疯药物首先选用氨苯砜，如果麻疯反应明显，特别是神经症状严重者最好先用丁氨苯硫脲或氨硫脲，待麻疯反应和神经症状减轻后再改用砜类药。

2．为了尽量减少或防止产生麻疯反应，使用抗麻疯药物应从小量开始，逐渐缓慢增量，同时用药剂量不宜太大，大剂量不但不能提高疗效，而且增加治疗反应（包括药物反应及麻疯反应），除延长治疗期外，还会给病人造成畸形或其他严重后果。服大剂量抗麻疯药物时，要注意勿过劳，适当安排生产劳动，禁止饮酒，以减少麻疯反应发生。

3．轻度麻疯反应不必停药，可减小剂量继续治疗；遇到严重麻疯反应，特别是神经炎反应，应以处理麻疯反应为主，暂停抗麻疯治疗，并适当休息。

7．抗梅毒药

青霉素（Penicillinum）

作用和用途 青霉素对梅毒螺旋体有杀灭作用，为目前治疗梅毒的主要药物。青霉素疗法比胂剂疗法有很多优点，如疗效高、疗程短、毒性反应小，使用方便经济等。关于副作用、注意事项等见13页。

用法和注意事项 如表3。

表 3

病期	油剂青霉素疗程总量	疗程数	用法和注意事项
一期梅毒 二期显发性梅毒 三期梅毒 各期潜伏性梅毒	600万单位	1	60万单位/次，1次/日肌注，共10日
二期复发性梅毒（症状复发和血清复发）	1,200万单位	1	60万单位/次，1次/日肌注，共20日

病期		油剂青霉素疗程总量	疗程数	用法和注意事项
先天性梅毒	2周岁以内	按35万单位/公斤计算	1	每疗程10日，但对早发先天梅毒必须从小剂量开始（200～500单位)逐渐增量,以避免增剧反应（赫氏反应)①
	2～14岁	按25万单位/公斤计算，总量不超过600万单位	2	每疗程10日，肌注。疗程间停药2周
神经梅毒		1,200万单位	1 必要时可增加	60万单位，每日或隔日肌注一次
内脏梅毒(包括心脏梅毒)		900万～1,200万单位	1	1.先用碘剂和铋剂准备治疗6～8周。② 2.注射青霉素应从2万～4万单位开始，逐渐增至60万单位/日，约3～5周内完成治疗。 3.合并心力衰竭时不可驱梅治疗，需先控制心力衰竭
孕妇梅毒		600万单位	2	在妊娠七个月前及七个月后，各给一疗程60万单位/次，1次/日，肌注

① 增剧反应：梅毒患者在第一次接受驱梅（胂剂或青霉素）治疗后，数小时内局部或全身症状加重，体温增

高，甚至肝脾肿大，发生黄疸等。

② 10%碘化钾溶液 5～10 毫升/次，3 次/日，口服。次水杨酸铋(油质) 2 毫升/次，1 次/周，肌注要深，可减轻疼痛。

新胂凡纳明

(Neoarsphenaminum, 914)

制剂 针剂：0.15 克/支，0.3 克/支，0.45克/支，0.6 克/支。

作用和用途 为三价有机砷剂，对螺旋体有杀灭作用，疗效较青霉素差，需与铋剂配合治疗，目前已很少用。偶用于对青霉素过敏的病人。

用法 静脉注射，用注射用水或葡萄糖液 5～10 毫升溶解（溶解时勿振荡），溶解后即行注射，以免氧化增加毒性，注射宜缓慢，3～4 分钟注完。治疗梅毒可根据具体情况由 0.15 克开始，2～3 天后增至 0.3 克，3 天后增至 0.45 克，以后每 5 天注射一次。4～4.5 克为一疗程。疗程数可根据病情采用 3～6 疗程，治疗时尚需与铋剂并用以增加疗效。次水杨酸铋 2 毫升/次，每周肌注 1 次，8～10 次为一疗程。疗程间停药一个半月。

副作用和注意事项 毒性较大，反应较多。(1)早期反应：注射后数小时内发生，恶心、呕吐、头晕头痛、亚硝酸样反应（面颈潮红、血压下降、呼吸困难等）、寒战、药物热；(2)晚期反应有皮疹、剥脱性皮炎、中毒性肝炎、贫血、粒细胞缺乏、血小板减少等；(3)在注射前必须检查药物的颜色及有效日期，如颜色加深，颗粒变粗皆不能注射。注射时勿使药液漏出血管外，以免发生组织坏死；(4)并发非梅毒性的肝、肾、中枢神经疾病、眼科疾病、出血性体质及造血器官疾病，特别是心肌炎、重症内分泌疾病的病人禁用。

二、抗寄生虫药物

为了彻底消灭血吸虫病和其他常见寄生虫病，我们必须贯彻预防为主的方针，中西结合，土洋并举，为尽快地消灭严重危害人民健康的主要寄生虫病而奋斗。

1. 抗血吸虫病药

酒石酸锑钾

(吐酒石, Stibii Kalii Tartras)

制剂 针剂: 1%10毫升 (0.1克)/支。

作用和用途 对血吸虫有直接作用，能扰乱虫体的代谢而使其体肌和吸盘机能丧失，失去吸附能力，随血流入肝脏，而被炎症组织包围破坏，以至吞噬消失；并能使雌虫生殖系统发生变性停止产卵。用于治疗血吸虫病。

用法 锑剂治疗应在退热后进行。

(1) 3日疗法: 总量12毫克/公斤，平均分为6~7次，每日静注二次，每次量不超过0.1克(1%溶液10毫升)，注射后卧床休息2小时，两次间隔不能短于5小时。极量为0.7克。胃肠道反应重者第6针移至第4日。此法简便，适合于大规模治疗。

(2) 20日疗法: 疗效较好。但疗程长，需要较长期卧床休息，不适于大规模治疗。总量25毫克/公斤，分20次，每日静注一次。总量男性不超过1.5克，女性不超过1.3克。体质弱者减为22～24毫克/公斤。

注意事项 用前检查安瓿内药液，如有沉淀即不能使用。本药毒性大。详见锑剂毒性反应及处理。

锑273（口服锑剂）

制剂 每片含双没食子酸锑钠0.2克，做成各种不同释放度的剂型，目前常用者为“中速1号”和“中速2号”片。前者较后者释放略快。另有“适应片”10毫克/片，20毫克/片，供服药第一天用。

作用和用途 同酒石酸锑钾，但能口服。治疗后大便虫卵转阴率在70%以上。

用法 正在总结经验阶段。一般总量550毫克/公斤，成人28～32克，分10～15天服完，每天量分2～3次。第一天服“适应片”3～4次，剂量分别为10、20、50和200毫克。

副作用和注意事项 恶心、呕吐、厌食、肝痛、肝大、疲劳、头昏；对消化系统的副作用比静注酒石酸锑钾较多见。也可引起期前收缩、二联律、阿-斯综合症等，但其危险性较静注酒石酸锑钾小。心、肝功能障碍及溃疡病患者禁用。

八 四 六

制剂 片剂：每片含有效成分六氯对二甲苯250毫克。油剂：浓度为20%，系将六氯对二甲苯放食油中加热后溶解制成。

作用和用途 抑制或杀灭血吸虫和肝吸虫。经有关单位试用，认为本药对晚期血吸虫病的疗效与酒石酸锑钾3日疗法不相上下。优点为能口服，使用简便，赤脚医生可以送药上门，没有引起阿-斯综合症的危险，心脏病患者也不禁忌。但仍有一定毒性。

用法 (1) 治疗血吸虫病：用片剂（过去用油剂，现已不用）80毫克/公斤/日，分1～2次服。连用7～10天。

(2) 治疗肝吸虫病：用油剂30毫克（0.15毫升)/公斤/日，服前摇匀，连服5日后，再隔日服一次，连服5次，共10个治疗日。或10～20毫克(0.05～0.1毫升)/公斤/日，同时服呋喃丙胺0.5克/次，1次/日，共用15～20日。

副作用和注意事项 本药排泄慢，有蓄积作用，服后不良反应维持时间较久。(1)常见有恶心、呕吐；(2) 半数以上病人有头晕、头痛、乏力，有的短时内恢复，也有的持续几个月；(3)少数病人有色视、夜盲、记忆力减退，癔病样发作，神经官能症，意识障碍；(4)偶见严重溶血反应，不易抢救；(5) 有肝功能损害、神经系统疾病、出血倾向、发热、视力障碍、疖肿、有家族精神病史者和怀孕、哺乳妇女禁用；(6) 反应严重的应及时停药，给以复合维生素乙、葡萄糖醛酸，谷氨酸，口服硫酸镁加快药物排泄，并可用针灸、中药对症治疗。

呋喃丙胺

(F-30066，Furapromidum)

制剂 片剂：0.125 克/片。

作用和用途 对急性血吸虫病能迅速退热，改善一般情况，并有一定的杀血吸虫作用。用于急性血吸虫病。

用法 成人 1 克/次，3 次/日，连服 14～20日。小儿 80 毫克/公斤/日，分 3 次服，连服 14～20 日。

副作用和注意事项 (1)用后多有腓肠肌痉挛。此外食欲减退、恶心、呕吐、腹痛、腹泻也较常见。偶有性格改变，记忆力减退和肾脏损害应及时停药；(2) 患消化性溃疡、有上消化道出血史、精神病史、急慢性肾炎、黄疸型传染性肝炎及晚期血吸虫病腹水、肝功能损害严重者禁用；(3) 有肌肉抽搐可加服奎宁0.3克/次，3次/日，并注意保暖；(4)有消化道反应时给以对症治疗；(5)本药遇光易变质，如片剂变为黄色或黄棕色即不能用。

血吸虫病的治疗

1. 急性血吸虫病的治疗　首先要认真负责地做到早期诊断、早期治疗，以免病情发展严重。

(1) 一般支持疗法很重要，应注意补充营养，适当休息。必要时静脉补液，甚至少量输血。适量补充维生素乙及丙。

(2) 病原治疗　胃肠功能尚佳者，可用呋喃丙胺，先用小量使之适应，逐渐增加，如反应不大，

3～5天后可加至足量。成人1克/次，3次/日，儿童80毫克/公斤/日，从每日用足量算起，服药14～20天。

食欲甚差的病人，可用强的松(成人20～30毫克/日，儿童1毫克/公斤/日)和呋喃丙胺同用，待情况好转后(约一周左右)，停用强的松。

有毒血症和发热的病人，可加用鲜鸭跖草一至二两，水煎服，至热退为止。也可用强的松或阿斯匹林0.5～1克/次，3次/日。

无条件用呋喃丙胺的病人，可用去皮南瓜子成人80克/次，3次/日，炒熟研碎口服。小儿体重在25公斤以下的，剂量减半。连用一周。

锑剂治疗一般在热退体力恢复后进行。

2. 慢性血吸虫病的治疗

(1) 锑剂治疗 酒石酸锑钾是比较有效的药物。3日疗法适用于大规模治疗。可在大队卫生所进行，以减轻病人负担。适用于无合并症（如严重贫血、肝、肾、肺或心血管病）的病人。健康情况差、病较重或有并发症需在公社卫生院以上医院住院治疗的，应采用20日疗法。急性血吸虫病控制发热后，及用过锑剂治疗半年以后大便中仍有虫卵的，也采用20日疗法。

(2) 八四六治疗　本药不需要注射，而且可用于心脏病、支气管哮喘、肺结核，或经过锑剂治疗不满半年而仍有症状且大便孵化阳性者。用法：八四六细粉片剂80毫克/公斤/日，分1～2次口服，连用7～10天。

(3) 呋喃丙胺治疗　用于不适宜用锑剂和八四六的病人。用法及注意事项见前。

3. 晚期血吸虫病的治疗

(1) 应首先进行一般支持疗法，卧床休息、饮食忌盐，注意营养、补充维生素和治疗合并症。

(2) 有脾脏肿大，合并血液红、白细胞和血小板中一、二种或全部减少，而无黄疸、腹水的病人，可在一般情况好转后作脾切除。3～6个月后，再采用酒石酸锑钾20日疗法治疗。但有肝硬变的不宜手术。肝脾肿大的可用丹参五钱至一两，水煎服，连用30日为一疗程。

(3) 有浮肿和腹水的病人，除严重腹水急需解除压力者外，均在应用一般治疗1～2周、一般情况好转后，开始用利尿剂。利尿首选双氢克尿塞，每疗程3～5天。注意同时口服氯化钾，以免尿多引起低血钾症。如用双氢克尿塞数疗程，利尿不满意时，可换用中草药。常用的有：①半边莲三钱至一两(鲜品加倍）水煎服。②鸭跖草五钱至一两（鲜品加倍）水煎服。如仍不能解决可加用安体舒通。腹水消退稳定15～30天后可切除脾脏。手术后如粪检仍为阳性，3～6个月后，根据病人具体情况，采用銻剂20日疗法或八四六，进行病原治疗。

4. 銻剂治疗的禁忌症

(1) 肝炎活动期、肝炎可疑、肝炎患者、肝功能恢复正常不满一年的和肝硬变病人。

(2) 重病患者如心力衰竭、活动性风湿病、活动性肺结核、严重贫血、发热、肾脏疾病等。

(3) 孕妇、哺乳期妇女、年老体弱的病人。

(4) 晚期血吸虫病有黄疸及腹水的病人。

(5) 过去用銻剂治疗发生过严重中毒的病人。

锑剂治疗的毒性反应和处理

銻剂毒性大，使用时必须以“**完全**”、“**彻底**”为人民服务的精神，密切观察病人的反应，及时发现早期症状，给以必要的处理。

1. 一般反应和处理

(1) 锑剂注射漏至血管外能引起皮下组织坏死。一旦漏出，应立即停止注射，及时用0.25～0.5%普鲁卡因局部封闭。如漏出药液较多，发现较晚，可用醋酸氢化可的松混悬液0.5毫升（12.5毫克）局部封闭。为避免疼痛，可与1～2%普鲁卡因1毫升混合应用。注意同一血管不可反复注射，以免药液刺激发生静脉炎。

(2) 咳嗽　注射锑剂刺激呼吸道，常在注射时咳嗽。故注射速度宜慢，并可口服镇咳药如咳必清、咳美芬等预防或治疗。

(3) 发热　是锑剂治疗时常见的反应。发热时应注意分析原因，排除由于并发其他感染引起的发热。凡因反应发热在37.5℃以上的，应停用锑剂观察。

(4) 胃肠道反应　食欲减退、恶心、呕吐、腹痛等。反应轻的可对症处理，如口服酵母、复合维生素乙、胃液素等。或针刺足三里。严重的停药观察，给以非那根或冬眠灵肌注。呕吐脱水的，输5%葡萄糖盐水500毫升，加入10～15%氯化钾10毫升。同时给维生素乙$_6$100毫克。

(5) 偶有过敏性皮疹、头痛、头晕、胸闷、关节痛等，可用非那根、苯海拉明等抗过敏药。严重的可加用强的松5毫克/次，3次/日。必要时停锑剂观察。

2. 严重中毒反应和处理

(1) 锑剂损害心肌，发生心律不齐、心动过缓或过速、期前收缩，甚至心脏停搏，引起死亡。心律的改变在锑剂治疗过程中，尤其是治疗后期和结束后1～7天易于发生。在此期间应特别注意观察病人，强调卧床休息，勤查心律和心率，在有轻度改变时，早期给予治疗，如给以抗心律不齐药物以及必要时停用锑剂等（见313页抗心律不齐药物）。严重发作时，病人突然昏厥、面色苍白、血压下降、四肢抽搐、紫绀、心律紊乱或心音消失、呼吸停止。此种发作称为“阿-斯综合症”。是由于完全性房室传导阻滞引起。发生阿-斯综合症后应迅速抢救，抢救时要使病人绝对卧床休息，避免一切不良刺激，医护人员要在床旁守护病人，密切观察病人的脉搏、呼吸、心率、心律、血压和自觉症状的变化。

发作时立即静注阿托品1～2毫克（用5～25%葡萄糖液10～20毫升稀释），同时肌注或皮下注射

1毫克，使心率增至100～120次/分。15～30分钟后再静注1毫克。以后根据病情，每半至1小时静脉或皮下注射0.5～1毫克。如2～3小时不发作，心率维持在90～110次/分，基本规则，胸闷、心悸等症状减轻，维持面色红润，即可每3～4小时皮下注射一次0.5毫克。至情况稳定24小时后，逐渐减量或延长间隔时间。至稳定48小时，可停止注射。再观察48小时。如又出现面色苍白、心率和心律改变，应再重复以上治疗。如无症状反复，可回家休息。如注射阿托品效果不好或烦躁不安，可改用异丙肾上腺素0.5毫克加入5～10%葡萄糖液200～300毫升中静滴。使心率保持在90～110次/分。如增快至140次/分，应逐渐减慢速度至停药。如异丙肾上腺素效果不好，可用氢化可的松50～100毫克加5～10%葡萄糖液100毫升中快速静滴。

发生心脏停搏时，除静注阿托品外，应同时作体外心脏按摩(见259页心跳骤停急救)。如心跳在3～5分钟内不恢复，可心内注射阿托品或异丙肾上腺素1毫克。心跳恢复后再静滴异丙肾上腺素1毫克(在5～10%葡萄糖液200～300毫升中)，维持心率在90～110次/分。如呼吸也停止，应立即进行口对口人工呼吸，同时静注山梗菜碱3～5毫克，半小时左右可重复注射，或与尼可刹米0.375克/次交替静注，直至呼吸恢复正常。

镇静剂：除呼吸心跳停止的病人外，在注射阿托品的同时，应给予镇静剂。一般用阿米妥钠0.1～0.2克/次肌注或缓慢静注，以减轻阿托品的反应，保证病人安静入睡，减少阿-斯综合症的发作。以后可按病人病情和睡眠情况，每6～12小时重复注射一次。有惊厥的可用较大剂量，并与水合氯醛灌肠交替使用。

阿-斯综合症发作后，一般均有酸中毒，如不及时纠正，反复发作的机会极大。因此首次发作后，应即给予小苏打2克口服，以后每2小时服1克，24小时总量8～10克。发作2次以上或有心脏停搏的病人，可用5%碳酸氢钠100～250毫升或11.2%乳酸钠60～120毫升静滴。

注意及时停用锑剂。

阿-斯综合症的预防措施：首先医护人员加强责任心，注意避免诱发阿-斯综合症的因素。保证病人能得到充分的休息；每次注射前必须询问症状，仔细检查心脏和血压；发现发热、胃肠道反应，心律不齐或减慢、期前收缩、血压降低，精神萎靡等应及时停药，保证卧床休息。

(2) 中毒性肝炎　在锑剂治疗过程中，如出现反复恶心、呕吐、肝脏明显增大、黄疸、腹水、肝功能明显减退，表示有中毒性肝炎发生。应及早发现，及时停药，并进行以下处理：①饮食增加适量蛋白，如豆腐、鸡蛋、鱼或瘦肉等；②静滴10%葡萄糖液2000～3000毫升/日。严重的可在其中加氢化可的松100～200毫克/日；③补充较大量的复合维生素乙和维生素丙。

2. 驱肠虫药

驱蛔灵(哌哔嗪，Piperazinum)

制剂　片剂：磷酸哌哔嗪、枸橼酸哌哔嗪0.5克/片；糖浆：16%驱蛔灵糖浆，30、50、100毫升；六一宝塔糖：为小儿用药，每粒含磷酸哌哔嗪0.2克。

作用　对蛔虫有麻痹作用，麻痹前不刺激虫体。对蛲虫也有效。本药副作用少而安全，疗效也较好。

用途 肠蛔虫病、蛔虫肠梗阻和早期胆道蛔虫症，蛲虫病。

用法 (1)驱蛔虫：成人4～5克/日，清晨空腹顿服，或将全日量分成2～3次服，饭前一小时服一次，分3次服效果较佳。小儿0.15克/公斤/日(总量不超过3克)，睡前服，一般仅服一日，连服2日疗效较好。六一宝塔糖用量：每岁一粒，一次服。必要时两周后可重复治疗。

(2) 驱蛲虫：成人1克/次，小儿0.03克/公斤/次，2次/日，连服7～10日。

副作用和注意事项 副作用少，偶有头昏、眩晕、头痛、腹痛、恶心、呕吐、荨麻疹。服药时咬碎药片或用水冲服疗效较好。常用者为磷酸盐，如用枸橼酸盐应增加1/4量。

山道年(Santoninum)

制剂 片剂：0.015克/片，0.03克/片。

作用 刺激蛔虫发生痉挛性收缩，因而不能附着于肠壁，而后被泻药冲下。

用途 肠蛔虫病。

用法 (1) 3日法：成人每晚服0.06克，小儿0.01克/岁/日(不超过0.06克)，连服3日，第4日清晨服硫酸镁20～30克(小儿1克/岁)。

(2) 1日法：清晨空腹成人服0.06克/次，每小时服一次，共服3次；小儿0.01克/岁/次(不超过0.06克)，连服2次，一小时后服硫酸镁导泻。

副作用和注意事项 (1) 毒性作用常见者为黄视、恶心、呕吐、腹痛、腹泻、头痛、眩晕；(2)重复治疗间隔不少于一个月；(3)服药前一日晚饭和服药期间少吃油腻饮食，并忌饮酒；(4)肝肾疾病、胃肠道疾病和急性发热患者慎用或忌用；(5)蛔虫肠梗阻和胆道蛔虫症忌用。

中毒和解救 中毒时有血尿、惊厥、昏迷和呼吸中枢麻痹。应及时用生理盐水洗胃，用硫酸镁导泻，静脉补充液体促使药物快速排出，同时进行对症治疗，如应用止惊药和呼吸兴奋药。

【附】山道年酚酞片 每片含山道年0.015克，酚酞0.03克，服时按山道年剂量计算，不必另服泻药。

蛔虫丹(一粒丹) 每粒含山道年1.2毫克，双醋酚汀 0.333 毫克。用法：2岁4粒，3～4岁8粒，5～7岁12粒，8～12岁20粒，13～15岁30粒，16～18岁36粒，成人45粒/次，早晨空腹一次顿服。

使 君 子

来源 为使君子科植物使君子的干燥成熟果实。

主产于四川、广东、广西、福建、云南、贵州等省区。

作用和用途 性甘温。有效成分为使君子酸钾，对蛔虫有麻痹作用。用于治疗肠蛔虫病。

用法 用炒黄的使君子肉。成人每次10～20粒，小儿每岁一粒半，每次不超过20粒。睡前嚼烂吞服，连服3日。

副作用 比较安全，使用方便，味甘可口。偶有呃逆、恶心、腹痛和头晕等。停药后即消失。

苦楝皮和川楝素

来源和制剂 苦楝皮为楝科植物楝树及川楝树的干燥根皮及树干皮。主产于四川、湖北、安徽、江苏、河南、陕西、山东等省。

苦楝皮的有效成分为川楝素，已提纯制成片剂：25毫克/片。

作用和用途 性苦寒有小毒，实验证明苦楝皮的提出物能麻痹猪蛔虫的头部。临床用于驱蛔虫、蛲虫，也适用于胆道蛔虫和蛔虫肠梗阻。

用法 干品苦楝皮成人每日三至五钱，鲜品加倍；小儿酌减。水煎空腹服，不用泻药，可连服2日。配方参见驱虫中药方。川楝素用法：1～2岁1～1.5片，2～4岁2～4片，4～8岁4～6片，8～16岁6～8片，16岁以上8～10片，清晨空腹顿服。

副作用 偶有恶心、呕吐、轻泻、面红、思睡、无力等；过量可发生周围神经炎、四肢麻木、感觉减退。

【附】苦楝子 为楝树的种子，也有驱蛔作用。用量每日二至三钱。

四氯乙烯
(Tetrachloroaethylenum)

制剂 0.2毫升/胶囊，0.5毫升/胶囊

作用和用途 对钩虫有麻痹作用，对姜片虫和

绦虫也有一定效果。主要用于治疗钩虫病。

用法　成人3～4毫升/次，极量5毫升，小儿0.2毫升/岁/次，不超过3毫升，清晨空腹或睡前一次服下。感染重的可连服2日，不必用泻药。

副作用和注意事项　(1)常有眩晕、恶心、困倦等副作用，偶有出现精神症状或昏迷者；除个别反应严重的需对症治疗外，一般能自行缓解，也可发生中毒性肝炎；(2)有蛔虫感染时需先驱蛔虫；(3)服药前和服药期间忌用酒和油类；(4)心、肝、肾病患者和孕妇忌用；(5)如病久体弱、贫血、需先进行支持疗法，待一般情况改善后，再驱虫。

灭虫宁

（苄酚宁，酚乙铵，Bephenium）

制剂　片剂：0.3克/片。

作用　为广谱驱虫药，对钩、蛔、蛲、鞭虫均有作用，主要用于治疗钩虫病。对十二指肠钩虫比对美洲钩虫作用强。

用法　成人3～4克，小儿0.2～0.3克/岁(不超过2.4克)，清晨空腹或睡前一次服下。在十二指肠钩虫和美洲钩虫混合感染地区，经用灭虫宁

2～3次普治后仍未治愈的病人，可改用四氯乙烯治疗或与四氯乙烯合并治疗。成人剂量：灭虫宁2～4克加四氯乙烯2毫升。

副作用和注意事项 (1)副作用较大，常见有恶心、呕吐、腹痛、腹泻等；(2)一般不需服泻药；(3)重复治疗时应间隔2周；(4)重感染区可连服2日；(5)偶能引起阿-斯综合症(抢救详见锑剂中毒129页)，心脏病人慎用。

槟　　榔

来源 为棕榈科植物槟榔的干燥成熟种子。

主产于广东、云南、台湾等省。

作用和用途 性苦辛温涩，能使绦虫瘫痪，有驱绦虫和姜片虫的作用。其有效成分为槟榔碱，含量0.1～0.5%。槟榔对猪肉绦虫和短小绦虫疗效较好；对牛肉绦虫疗效较差，需与南瓜子合用，提高疗效。

用法 成人每次三至四两，加水一斤，煎一小时，剩水一半左右，去渣后清晨空腹服。小儿依年龄酌减。4小时后如不排便，可服硫酸镁20～30克(小儿酌减)。如无硫酸镁，可服玄明粉(即硫酸钠)五至七钱。

副作用 增强胃肠蠕动引起腹泻，有时有轻微腹痛、恶心、呕吐和头晕。

注意事项 虫体颈部纤细易断。注意勿使断裂，否则头部留在肠中，可继续发育为成虫。预防虫断方法：可在服药后有便意时，使病人坐盆，盆中放温水，虫便出后落温水中，可免断裂。

南瓜子

为南瓜的种子，对绦虫有麻痹作用，单独使用效果差，与槟榔合用疗效增加。用于治疗牛肉绦虫。也有用以治疗蛲虫、钩虫和血吸虫病的。一般治绦虫用带皮南瓜子三至八两，或去皮南瓜子二至四两，炒熟后清晨空腹去皮嚼碎服下，2小时后服槟榔煎剂(用法同前)，如不排虫，4小时后服硫酸镁20～30克。小儿用量减半。驱蛲虫时可取南瓜子一两半，去壳捣烂，用白糖调服，过4小时给泻药。

雷丸

来源 为多孔菌科植物雷丸菌的干燥菌核。寄生于病竹根上。

主产于四川、贵州、云南、广西等省。

作用和用途 性苦寒有小毒，能驱绦虫。其有效成分为溶蛋白酶雷丸素，含量约3%。加热和在酸性液中失效。在碱性液中作用最强。服雷丸后被绦虫吸收，使虫体蛋白分解破坏，虫头不再附着肠壁而被排出。

用法 研成粉冷开水调服。成人15～20克/次，3次/日，连服3日，不必服泻药。小儿酌减。参见驱虫中药方。

副作用 极少，偶有恶心。

阿的平 (Atebrinum)

本药除治疗疟疾外，尚有驱绦虫和梨形鞭毛虫作用。成人0.8克，小儿4～6岁0.4克，6～12岁0.6克，空腹一次服下，4小时后服硫酸镁。也可与槟榔合用，先空腹服下本药，2小时后服槟榔煎剂。驱胆道或肠梨形鞭毛虫时，成人0.1克/次，3次/日，共5日；小儿2岁以下0.1克/日，2～5岁0.15克/日，5岁以上0.15～0.2克/日，分2～3次服，连服5日(见151页抗疟药)。

榧子(香榧子)

来源 为紫杉科植物榧的干燥成熟种子。

主产于浙江、湖北、江苏、江西、安徽、福建等省。

作用和用途 甘涩平。杀虫消积润肠。可驱钩虫、蛔虫及绦虫。

用法 每次30～40个炒熟嚼烂服。

驱虫中药方

驱蛔虫中药方

处方 苦楝皮五钱 乌梅二钱 使君子五钱 水煎服，连服2日。

治胆道蛔虫中药方

主治 止痛、驱虫、治疗继发胆道感染。

处方 乌梅肉二钱 苦楝皮五钱 白朮四钱 陈皮二钱 半夏曲三钱 槟榔二钱 川楝子三钱 花椒五钱 黄连二钱(或马尾连三钱) 水煎服。

驱绦虫中药方

处方 槟榔 石榴皮各一两五钱 雷丸一两

用法 槟榔和石榴皮煎汤，雷丸研细末，以凉汤冲雷丸粉，1次/日，空腹服，连服3日。

驱蛲虫中药方

1. 北鹤虱一两 苦楝皮一两 雄黄五钱 熬水，洗肛门或灌肠。

2. 百部五钱 煎汤，每晚临睡前洗肛门一次。每剂用2晚，连用一周。

3. 百部一两 浓煎成10～20毫升，晚上保留灌肠，连用2～3晚。

4. **处方** 紫草20克 百部20克 凡士林100克

用法 前二味药共研细末，加凡士林调和配成均匀软膏，每晚一次涂肛门附近。

驱钩虫中药方

1. **处方** 榧子一两 皂矾一钱 共研细末。

用法 2次/日，每次二钱。早晚空腹以枣汤或糖水送服，忌用茶水。

— 144 —

2. 处方 雷丸 榧子 苦楝根皮各半斤

用法 雷丸研细末。后二味药加水1500毫升，煎成500毫升左右，与雷丸粉混匀，每日空腹服一次。成人每次25毫升，小儿酌减，连服3日。

3. 处方 榧子肉 芜荑各二两 槟榔二两

用法 共研细末，2次/日，每次五钱。

4. 主治 钩虫引起的贫血、疲倦、浮肿。

处方 皂矾一两 炒熟黑豆半斤 共研细末，炼蜜丸。

用法 2次/日，每次三至五钱。淡姜汤送下，忌用茶水。

胆道蛔虫症的治疗

1. 针灸 主穴：迎香透四白、人中。备穴：足三里、曲池、至阳。疼痛发作时，先针迎香透四白，用捻转法。针人中、曲池用震颤法。有隐痛时针至阳、足三里。驱虫可针关元、天枢。

2. 单纯针灸不能解决时，可加药物治疗。疼痛发作时肌注阿托品0.5毫克/次。烦躁不安的加用非那根或冬眠灵，或二药并用各25～50毫克/次(小儿1毫克/公斤/次)肌注。以上药物每3～4小时可重复1次。情况好转后，可改用口服颠茄、非那根和硫酸镁。阵发疼痛间隔时，可服驱蛔灵驱虫(忌服山道年，以免蛔虫受刺激乱钻)。

3．中医治疗　呕吐不重能服汤药和丸药时，可选用下方：(1)米醋二两，加温水适量，一次服用；(2)乌梅肉、五味子各一两，水煎一次服；(3)乌梅丸：1丸/次，1～3次/日；(4)参见前述治胆道蛔虫中药方。

蛔虫肠梗阻的治疗

1．禁食。

2．先针灸：天枢、气海。针后加灸，足三里、上巨虚、内关、中脘。每次5分钟，一日数次。

3．西医治疗　(1)肌注苯巴比妥钠或冬眠灵、非那根，加阿托品或六五四，使肠道平滑肌松弛，减少肠蠕动，促使虫团散开；(2)服驱蛔灵，使虫体麻痹，虫团散开，而排出；(3)必要时进行胃肠减压、输液；(4)有条件时可用氧气驱虫(见396页)。

4．中药治疗　可用雄黄一两，研细末，调入鸡蛋2个，拌匀，油煎成薄饼，乘温贴肚脐上，用布包好，作为辅助治疗。

3. 抗　疟　药

抗疟药分为：(1) 主要用于预防的，有乙氨嘧啶和盐酸环氯胍等；(2)主要控制症状的，有氯喹、奎宁、阿的平、常山、倒扣草等；(3)控制复发（良性疟）与传播(恶性疟)的，有伯氨喹啉等。

乙氨嘧啶

（息疟定，达拉匹林，Pyrimethaminum)

制剂　片剂：6.25毫克/片。

作用和用途　对恶性疟和间日疟的红细胞前型有效。蚊子吸吮服药者的血液后，配子体不能在蚊体内发育，因此可以防止疟疾传播。本药排泄缓慢，作用持久，常用于预防服药。

用法　每次口服50毫克（即8片），每隔2周服一次作为预防，直至离开疫区。极量：0.1克/次。小儿剂量按年龄递减。

副作用和注意事项　大剂量引起恶心、呕吐、发绀、惊厥等。每日服25毫克，连续一个月以上可引起巨红细胞性贫血。本药味甜，注意防止儿童误服中毒。

中毒急救：误服过量可发生惊厥至死。发生惊厥时，可试用硫喷妥钠静注，4毫克/公斤/次。每30～60分钟注射一次，直至惊厥停止；或与其他镇静药交替使用，以免抑制呼吸。慢性中毒可用叶酸治疗。

盐酸环氯胍
（新乐君，Cyclochloroguanidi Hydrochloridum）

制剂 片剂：0.1克/片。

作用和用途 除作用于红细胞型无性繁殖体而能控制症状外，并能杀灭红细胞前型疟原虫，因此有预防作用。用于治疗时，奏效较慢。

用法 预防：成人0.2克/次，小儿3～5毫克/公斤，2次/周。治疗：成人0.1克/次，3次/日，小儿5～7毫克/公斤/日，分二次服，连服4～10天。极量：0.6克/次，1克/日。

副作用和注意事项 偶有胃肠道反应，过量也可发生惊厥等严重症状。本药无催产作用，孕妇患疟疾可用。

磷酸氯喹

（止疟片，Chloroquini Phosphas）

制剂 片剂：0.25克/片，含氯喹0.15克；针剂：0.25克(1毫升)/支，含氯喹0.15克。

作用和用途 (1)抗疟：抑制或杀灭疟原虫红细胞型的无性繁殖体，控制良性及恶性疟临床急性发作。对恶性疟可以根治。本药对疟原虫的红细胞前型及外型无作用，所以不能预防感染或根绝良性疟的复发，但可作症状性预防用，其优点为奏效快，疗程短，毒性小，治后不易短期复发；(2)对肝吸虫有抑制作用(临床上已少用)；(3)有抗炎、抗组织胺作用，增加人体对光的耐受性，对某些胶元病如红斑狼疮、类风湿关节炎、过敏性脉管炎等有效，此外还用于光敏性皮炎、酒渣鼻等。

用法 (1)治疟疾：成人首剂口服1克，第2、3日各服0.5克。极量：1克/次，2次/日。小儿首剂12.5毫克/公斤，第2、3日各服6.25毫克/公斤。

(2)症状性预防：成人口服0.5克/次，小儿12.5毫克/公斤/次，7～10日一次。

(3) 治肝吸虫：无条件用八四六者可用本药。成人0.25克/次，2～3次/日，连用6～8周。

(4) 治胶元病：0.125克/次，1～4次/日，用2～3周减量，如盘状红斑狼疮及类风湿性关节炎初起剂量0.25克/次，2次/日，经2～3周后症状控制改为0.125克/次，2～3次/日，长期维持。系统性红斑狼疮用激素治疗症状缓解后，加用氯喹可减少激素用量。

副作用和注意事项 副作用较多见，使用时应密切注意。(1)可有食欲减退、恶心、呕吐、腹泻；(2)皮肤瘙痒、紫癜、脱毛、毛发变白、剥脱性皮炎；(3)头重、头痛、头昏、耳鸣、眩晕、倦怠、睡眠障碍；(4)视野缩小、角膜及视网膜变性；(5)白细胞减少，如减至4000以下应停药。另外，静脉注射毒性较大，不宜采用，本药无催产作用，孕妇患者可用。

奎宁(Quininum)

制剂 片剂：硫酸（盐酸）奎宁0.3克/片，二硫酸（盐酸）奎宁0.12克/片，优奎宁(无味奎宁)0.1克/片；针剂：二盐酸奎宁0.25克(1毫升)/支，

0.5 克(1 毫升)/支。

作用和用途 抑制疟原虫，控制临床症状的发作，而不能预防感染或制止复发。对间日疟的效果较好。本药兼有解热、镇痛、增强子宫收缩和抑制心肌等作用。

用法 治疗用：口服0.3～0.6 克/次，3 次/日，连续 5～7 日。小儿服无味奎宁的剂量为 30 毫克/公斤/日，分 3 次口服，连服 7 日。恶性疟病人昏迷时用二盐酸奎宁针剂 0.25～0.5克(小儿 5～10 毫克/公斤)，作深部肌肉注射，以避免组织坏死。

副作用和注意事项 长期或应用较大剂量，可出现耳鸣、眼花、头痛、恶心、呕吐等反应。较重的产生暂时性聋盲，中毒时发热、激动、谵妄及昏厥。极少数病人发生黑尿热、皮疹、哮喘等过敏反应。孕妇忌用。

阿的平 (Atebrinum)

制剂 片剂：0.1 克/片。

作用和用途 与奎宁相似，但作用较慢而持久，对恶性疟的根治效力较好。还可用于治疗阿米巴病和绦虫病。

用法　治疟疾：成人第一日口服0.2克/次，3次/日，以后0.1克/次，3次/日，连服6天。小儿1岁以下每次0.02克，1～4岁0.05克，5～8岁0.05～0.1克，8岁以上0.1～0.2克，3次/日，连服6日。

治疗阿米巴和绦虫病见165页和142页。

副作用和注意事项　较奎宁少。常见失眠、皮肤黄染、食欲不振、恶心、呕吐、腹痛等。偶见精神兴奋，极个别患者出现中毒性精神病，停药后多能自愈。

磷酸伯氨喹啉

(扑疟喹，Primaquini Phosphas)

制剂　片剂：13.2毫克/片，含伯氨喹啉7.5毫克。

作用和用途　对红细胞外型疟原虫和配子体有效，用于根治间日疟和控制疟疾传播。通常与氯喹或乙氨嘧啶并用，对间日疟病人或带虫者进行根治，或称抗复发治疗。

用法　(1) 根治间日疟：常用方法有14日疗法：成人26.4毫克/日，小儿5岁以下6.6毫克/

日，6～9岁13.2毫克/日，10～14岁19.8毫克/日，连服14天。8日疗法：成人39.6毫克/日，小儿剂量为14日疗法的1倍半。4日疗法：成人52.8毫克/日，小儿剂量为14日疗法的2倍。服药前3日同服氯喹或在第1、2日同服乙氨嘧啶。

(2) 控制疟疾传播：用氯喹等治疗恶性疟疾时，宜加服伯氨喹啉3日，26.4毫克/日。

副作用和注意事项 剂量超过52.8毫克/日时，易发生疲乏、头昏、恶心、呕吐、腹痛及药热等，停药后大多恢复正常。严重者发生变性血红蛋白血症，出现紫绀；有红细胞先天异常的病人，服后可发生急性溶血性贫血，甚至出现类似黑尿热的症状。注意勿与阿的平合用，以免增加本药的副作用。孕妇忌服。

中毒解救 轻症停药、口服大量液体即可。发生变性血红蛋白血症的，可静注美蓝1～2毫克/公斤；发生急性溶血的可静滴5%葡萄糖盐水或林格氏液，严重者输血（见二十五章解毒药2节蚕豆病）。

常山

来源 为虎耳草科植物常山的干燥根。

主产于四川、贵州、湖北、湖南等省。

作用和用途 性苦寒有毒。其有效成分主要是常山硷甲、乙、丙三种异构体，它们对鸡疟的效价分别接近于奎宁的1、100与150倍。常山对间日疟和三日疟均有效。也有显著的解热作用。催吐作用强。

用法 二至三钱，水煎服，连用4～5日。见159页抗疟中药1、2、3方。

副作用 易致呕吐。

倒扣草(倒钩草、倒刺草)

来源 为苋科牛膝属植物。药用全草，夏秋采集。喜生于耕地、荒地、路旁、林边草丛中。

产于长江以南各省。

作用和用途 性甘淡凉。能清热解表、利水通淋。(1)疟疾，见159页抗疟中药4、5方；(2)感冒发热、暑热头痛；(3)痢疾；(4)泌尿道结石、慢性肾炎。

用法 干品一至二两，水煎服。

植物特征 为一年或二年生草本，高一米，全株有柔毛。茎直立或半直立，分枝较多，呈四棱形，节膨大呈膝状，入秋地上部分呈暗红色。叶对生倒卵形，长4～10厘米，宽1.5～4厘米，先端常钝圆。花顶生，穗状花序，象一长鞭，小苞片的尖像刺，摸之刺手(图15)。

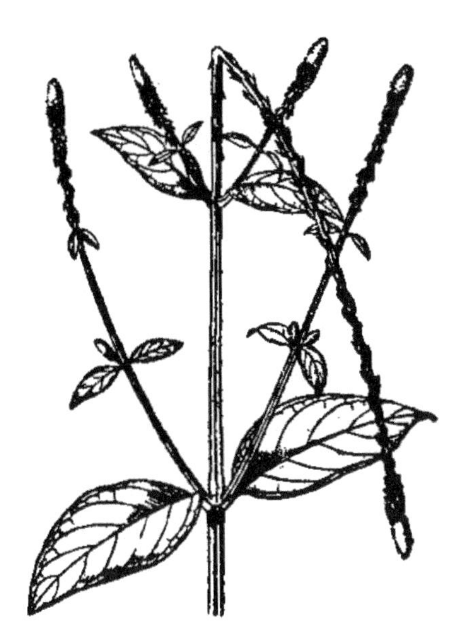

图 15 倒扣草(苋科，牛膝属)
Achyranthes aspera L.

马 鞭 草

(铁马鞭、马板草、疟马鞭)

来源 为马鞭科马鞭草属植物。药用全草，夏秋采集。喜生于荒地、路旁、河边、草地、田边、村前屋后潮湿处。全国各地均有分布，南方较多。

作用和用途 性苦寒。能活血散瘀、清热解毒、通淋利尿。临床试用证明90%以上能控制疟疾症状，85%以上疟原虫消失。对早、中期血吸虫病能减轻症状；对晚期血吸虫病有利尿、消肿作用，腹水也可消失、大便恢复正常、脾脏软化缩小。用于

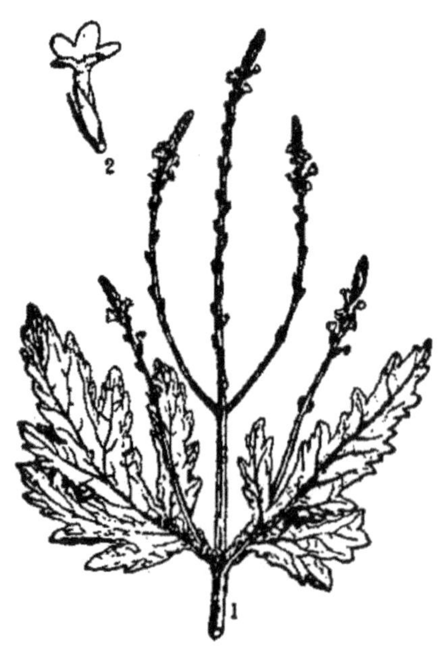

图 16 马鞭草(马鞭草科，马鞭草属)
Verbena officinalis L.
1. 花枝上部；2. 花。

治疗疟疾、感冒高热、早、中、晚期血吸虫病、闭经、月经不调、肝炎、肝硬变腹水、肾炎水肿、泌尿道感染和结石。

用法 常用五钱至一两，水煎服。治急性血吸虫病可将干草研细末，水泛为丸，每日用粗末三钱煎汤送丸剂三钱，分三次服。连服10天为一疗程。

植物特征 为多年生草本，高30～60厘米。茎方形，节上有毛。叶对生，不规则分裂，形似菊花叶。花小淡紫蓝色，集成穗状花序，呈马鞭状，长可达25厘米，故称“马鞭草”。果小，长圆形(图16)。

鹅不食草

（石胡荽、地胡椒、球子草）

来源和制剂 为菊科石胡荽属植物。药用全草，春夏可采。喜生于稻田、湿润草地或洼地。我国各省皆有分布。

鹅不食草膏：将鹅不食草研为细粉，10克加凡士林90克，加少许冰片和薄荷混匀。

50%鹅不食草滴鼻液：鲜鹅不食草50克捣烂，

用0.5%醋酸生理盐水100毫升浸泡2～4日，去渣取液，加防腐剂和甘油适量即得。

作用 性辛温。能通窍散湿、祛风消肿。抗疟。

用途及用法 用量三钱至五钱，鲜品三两，水煎服或外敷。

(1) 治间日疟：鲜品三两，水煎服。

(2) 治过敏性鼻炎、慢性鼻炎，用鹅不食草膏涂鼻粘膜或鹅不食草滴鼻液滴鼻。

(3) 治风湿性腰腿痛，用干品一至三钱或鲜品三至五钱，水煎服。

(4) 跌打骨折、毒蛇咬伤、鹅口疮、牛皮癣、鸡眼，将鲜品捣烂外敷局部。

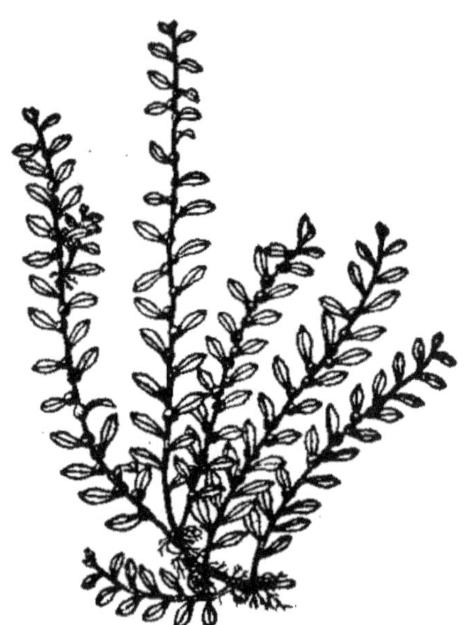

图 17 鹅不食草(菊科，石胡荽属)
Centipeda minima (L.)
A. Br. et Aschers.

植物特征 为一年生伏地草本，长8～20厘米，多分枝。茎纤细匍匐，着地后生根，有小毛，揉之有辛辣味。叶互生，倒披针形，长1～2厘米，边缘上有疏钝齿，无柄。头状花序腋生，球形花黄色，全为管状(图17)。

抗疟中药方

1. **处方** 常山三钱 草果三钱

用法 水煎，发作前2小时服。

2. **处方** 常山二钱 乌梅四个

用法 共研细末，分二次服，发病当日早上服一次，发病前1小时再服一次，温开水送下。

3. **主治** 疟疾发作，伴有呕吐。

处方 柴胡、常山各五钱 姜半夏三钱

用法 水煎，分三次冷服，在发病前一日的晚上服一次，发作前半日和两小时各服一次。

4. **处方** 倒扣草二两 槟榔四钱 红枣十个

用法 水煎，在发作前分3次温服。

5. **处方** 倒扣草八钱 马鞭草五钱

用法 水煎，每日一剂，连服3天。

疟疾的预防和根治

1. 药物预防　在流行季节进入疫区的集体单位可进行药物预防。一般采用乙胺嘧啶，每2周服一次。剂量：2岁以下不用。3～5岁2片，6～10岁4片，11～15岁6片，16岁以上8片。

2. 抗疟疗法

(1) 发作期治疗　对新病人和复发病人的根治可用氯喹和伯氨喹啉同服。方法如表4：

表 4

日期 / 药物剂量 / 年龄	第一天		第二天		第三天		第四天
	氯喹(片)	伯喹(片)	氯喹(片)	伯喹(片)	氯喹(片)	伯喹(片)	伯喹(片)
2岁以下	½	½	¼	½	¼	½	½
3～5岁	1	1	½	1	½	1	1
6～10岁	2	2	1	2	1	2	2
11～15岁	3	3	1½	3	1½	3	3
16岁以上	4	4	2	4	2	4	4

(2) 休止期治疗　为根绝传染源，凡二年内有疟疾史者，最好在每年冬春间再用药一次，作为休止期治疗。用法如表5:

表 5

日期 / 药物剂量 / 年龄	第一天		第二天		第三天	第四天
	乙氨嘧啶（片）	伯喹（片）	乙氨嘧啶（片）	伯喹（片）	伯喹（片）	伯喹（片）
2岁以下	1	½	1	½	½	½
3～5岁	2	1	2	1	1	1
6～10岁	4	2	4	2	2	2
11～15岁	6	3	6	3	3	3
16岁以上	8	4	8	4	4	4

(3) 针灸　在临床症状发作前4小时进行。取穴: 间使、陶道、或大椎、内关。留针30～60分钟，每5分钟加强手法一次。

4. 抗阿米巴病药

盐酸依米丁

(吐根碱，Emetini Hydrochloridum)

制剂 针剂：3% 1毫升(0.03克)/支。

作用 能杀灭溶组织阿米巴滋养体，对包囊无作用，故根治效力低。

用途 急性阿米巴痢疾急需控制症状者，阿米巴肝、脑、肺和肾脓肿。对肺吸虫病和肝吸虫病也有一定疗效。

用法 成人0.03克/次，2次/日；小儿0.5～1毫克/公斤/日，分1～2次，深部皮下注射，连续6～9天或连续6天后，剂量减半，再注射3天。重复治疗需间隔一个月。

副作用 本药排泄甚慢，容易蓄积中毒。中毒症状：(1)心肌受损最多见，表现为心动加速、心律不齐、心前区痛、血压降低，严重时心房颤动甚至发生心室颤动引起死亡；(2)恶心、呕吐、腹泻；(3)肌无力、肌痛、手足下垂等周围神经炎症状。

注意事项 (1)治疗期间病人应卧床休息。每次注射前应测量脉搏、血压和膝反射，如血压降至90毫米汞柱时应停药。发现心音钝弱、心率加快或心律不齐等变化时，应及时停药，改用其他抗阿米巴药，并给以大量维生素乙及丙，也可短期应用强的松；(2) 本药虽能控制急性阿米巴痢疾的症状，但不能根治，常转为慢性或包囊携带者，一般与喹碘方或卡巴胂合用；(3) 肝、肾病患者和体质衰弱者慎用，心脏病、孕妇及婴儿禁用；(4) 肌注可引起局部坏死，不能静注。

喹 碘 方

（药特灵，安痢生，Chiniofonum）

制剂 片剂：0.25克/片。

作用 能杀灭阿米巴滋养体，但比依米丁差，对包囊也有效。口服仅一小部分吸收，且在体内迅速破坏，故对肠外阿米巴无效。

用途 急性和慢性阿米巴痢疾，特别对慢性和包囊携带者效果好。急性期为迅速控制症状，可加用依米丁3～5日。

用法 口服：成人0.5～0.75克/次，小儿15毫克/公斤/次，3次/日，连服7日。重复治疗应间隔一周以上。

灌肠：用于慢性病人，用2.5%水溶液200毫升作保留灌肠，每晚一次，连续7日，此时口服量可减半。

副作用和注意事项 大剂量可引起腹泻、肝功能减退。碘过敏、甲状腺肿大、肝功能不良者慎用。

卡巴胂（Carbarsonum）

制剂 片剂：0.2克/片。

作用 能杀灭阿米巴滋养体，对包囊也有效。

用途 急性和慢性阿米巴痢疾，阴道滴虫病。

用法 口服：成人0.2克/次，2～3次/日；小儿8毫克/公斤/日，分三次服。10日为一疗程。重复治疗至少间隔2周。

灌肠：卡巴胂2克溶于2%小苏打（碳酸氢钠）液200毫升（儿童适当减量），睡前保留灌肠，隔日一次，共5次，灌肠当天停止口服。

治疗阴道滴虫：0.2～0.4克/次，每晚或隔晚一次，置入阴道深处。7日为一疗程。

副作用和注意事项 偶见皮疹、恶心、呕吐、腹泻。出现症状即应停药。肝、肾功能减退时忌用。

阿的平(Atebrinum)

可以控制阿米巴痢疾的急性症状，但比依米丁稍慢。成人每次0.1～0.2克，3次/日，连用7～10日。小儿1岁以下0.02克；1～4岁0.05克；5～8岁0.05～0.1克；8岁以上0.1克，3次/日(见151页)。

磷酸氯喹
(Chloroquini Phosphas)

对阿米巴的杀灭作用介于依米丁和卡巴胂之间，口服几乎全部在小肠吸收，肝内浓度很高，大肠内浓度低，因此对阿米巴肝炎和肝脓肿很有效，对阿米巴痢疾效果差。用法：开始2日，成人1.0～1.5克/日，分2～3次服；以后每日0.5克，分1～2次服，连服14～20日。小儿第1、2日20～30毫克/公斤/日，分2～3次服，以后10毫克/公斤/日，分1～2次服，连服14～20日。副作用见抗疟药。

巴龙霉素

对阿米巴原虫有杀灭作用，可用于治疗急性阿米巴痢疾(见30页)。

鸦胆子

来源 为苦木科鸦胆子属植物的干燥成熟果实。产于广东、广西等省。喜生于山坡处。

作用 性极苦寒，有毒。有杀虫、治痢、燥湿功能。有效成分存在于鸦胆子仁中，观察狗的实验性阿米巴病，用药后第二天大便中阿米巴原虫即行消失。临床应用治疗急性阿米巴痢疾，症状消失迅速；对慢性阿米巴痢疾及带阿米巴病人，疗效也较好。用鸦胆子仁治疗间日疟、三日疟和恶性疟，也有作用。

用途及用法 (1) 阿米巴痢疾，每次服子仁10～15粒(装胶囊或包馒头皮内服)，3次/日，连服一周为一疗程。灌肠用子仁20粒研碎，加1%小苏打液200毫升浸泡2小时，保留灌肠，隔日一次，4～5次。

(2) 疟疾，子仁服法同上。

(3) 早期血吸虫病，子仁服法同上，但疗程要适当延长。

(4) 疣子、鸡眼可先用小刀削去硬皮，以胶布保护正常皮肤，将子仁粉撒布在患处，上面再贴胶布固定。或用鸦胆子油局部涂敷。

副作用 常有胃疼、恶心、呕吐、腹部不适、坠腹、轻泻。

白头翁（奈何草）

来源 为毛茛科植物白头翁的干燥根部。产于内蒙古、黑龙江、吉林、辽宁、河北等省区。

作用 性苦寒。清热解毒、凉血止痢。能抑制阿米巴原虫生长繁殖。

用途和用法 治阿米巴痢疾，成人五钱至一两/日，小儿酌减，水煎分3次饭后服，连服4～7天。也可用煎剂保留灌肠，连续10日。菌痢及阿米巴痢疾治疗见34页黄柏附方。

大　蒜

有抗阿米巴作用，治疗阿米巴痢疾效果良好。每日用5～10%大蒜浸液灌肠，同时口服大蒜5克，多数病人于一周内大便恢复正常。除灌肠时肛门略灼痛外，无其他副作用。

5. 抗血丝虫病药

海群生（乙胺嗪，Hetrazanum）

制剂 片剂：50毫克/片。

作用和用途 对微丝蚴和成虫都有作用。使血液中的微丝蚴集中到肝脏的微血管中，被吞噬细胞所消灭。成虫在淋巴系统内被包围杀灭。用于治疗丝虫病。

用法 (1) 在流行区大规模普治时，可用短程疗法：1～1.5克/次，一次服完。

(2) 基层卫生所可用中剂量中疗程：0.3～0.5克/日，连服3日。

(3) 医院内可用七日疗法：成人0.2克/次，3次/日，小儿6毫克/公斤/日，分3次服，连服7日。对斑氏和马来丝虫病的效果不同，前者反应轻，剂量要大，复治次数要多。

副作用和注意事项 (1)头痛、无力、关节痛、恶心、呕吐较多见；(2) 畏寒、发热、皮疹、支气管哮喘和淋巴结肿大等过敏反应，由于大量幼虫和成虫死后释出异性蛋白引起，一般不妨碍治疗，可加用抗过敏药物；(3) 成虫死后可引起局部淋巴结肿大、淋巴管炎，多在用药1～2周后出现，数日后可自行消退。

卡 巴 胂

无条件用海群生的可用卡巴胂。对丝虫成虫有作用，但对微丝蚴无效。因对肝脏有损害不宜用于大规模防治。剂量0.5克/次，2次/日，连用10日(见164页)。

荠 菜

(粽子菜、菱角菜、枕头草)

来源 为十字花科荠菜属植物。药用全草，开花时连根拔。喜生于沟边、路旁、菜地、原野中的潮湿处。我国各地均有分布。

作用和用途 性甘淡微凉。能凉血止血、清热利水。实验证明有缩短动物凝血时间的作用。用于治丝虫乳糜尿、肺结核咳血、肾结核尿血、产后子宫出血、月经过多、肾炎水肿、感冒发烧、麻疹及肠炎腹泻。

用法 用量一至二两，鲜品四至八两，水煎服。

植物特征 一年或二年生草本，茎直立，高20～30厘米，上部有分枝，下部有白色绒毛。基生叶莲座状，平铺地面，有不规则羽状深裂，裂片有锯齿。茎生叶不分裂，常为矩圆形，基部下延抱茎。花小，顶生或腋生，白色。短角果扁平，倒三角形(图18)。

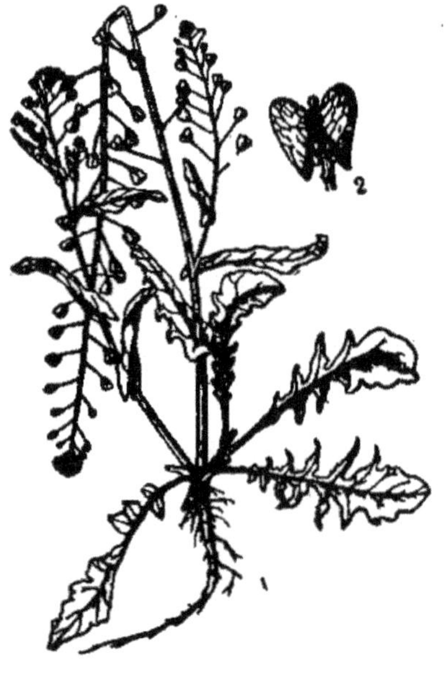

图 18 荠菜(十字花科，荠菜属)
Capsella bursa-pastoris (L.) Medic.
1. 植物全形；2. 果(放大)。

治丝虫病中药方

1. **主治** 丝虫病急性期，高烧，肢体起红线或片状红肿。

处方 威灵仙五钱 红糖二两 白酒少许。

用法 水煎，空腹顿服，连服2日。

2. **主治** 丝虫病发热期。

处方 炒苍术三钱 黄柏三钱 牛膝三钱 水煎服。

3. **处方** 槟榔三钱 陈皮二钱 木瓜二钱 吴茱萸一钱 紫苏叶二钱 桔梗二钱 生姜三片 水煎，清晨服。

4. **主治** 丝虫病阴囊肿大。

处方 红花三钱 槟榔四钱 归尾三两 炮山甲五钱 小茴一钱五分 泽泻二钱 花椒四钱 牛膝三钱 海藻三两 乌梅五钱 桂枝二钱 青皮一钱五分 桃仁三两

用法 浸酒五斤，一周后服用。成人每日二两，连用三周，不能吃酒者及小儿，可水煎服（按比例减药量）。

5. **主治** 丝虫橡皮肿。

处方 鲜刘寄奴根四两 水煎服，共用10～15日。孕妇忌服。

6. 抗黑热病药

斯锑黑克（葡萄糖酸锑钠，Stibii Natrii Gluconas）

制剂 针剂：6毫升（含五价锑0.6克）/支。

作用及用途 在体内能杀灭黑热病原虫。对黑热病的治愈率在90%以上。

用法 多采用6日疗法。成人6～9毫升/次，1次/日，连续6日。小儿总剂量120～200毫克五价锑（1.2～2.0毫升）/公斤，分为6份，1份/日。一般用静注，也可肌注。体弱者可隔日注射。

副作用 毒性低，多无不良反应。有的出现发热、咳嗽、恶心、呕吐、鼻出血，腹泻或腿痛，偶见白细胞减少，多在停药后2～3日消失。

注意事项 有肺炎、肺结核及严重心、肾、肝病者禁用。有大出血倾向、体温突然上升、白细胞突然减少或粒细胞减少时，应暂停注射。病情较重，有严重贫血或并发其他感染的，应先治疗并发症，积极给予支持疗法，待一般情况改善后，再用锑剂。

戊烷脒

(Pentamidini Isothionieum)

制剂 针剂: 0.2 克/支，0.3 克/支。

用途 用于斯锑黑克治疗无效或不能用锑剂的病人。

用法 成人0.15～0.20克/次；小儿3～5毫克/公斤/次。临用前配成含4% 戊脘脒的水溶液肌注，或与5%葡萄糖液混合后静注。1次/日，15～20次为一疗程。

副作用 有的有烧灼感、恶心、呕吐、头痛、头昏、腹痛、心悸等。偶有皮肤瘙痒、黄疸、气促、血压下降等。

三、解热及镇痛药

发热和疼痛都是症状，也是机体对病因的反应，医务人员应把这些现象“**看作入门的向导**”，进而掌握疾病的实质，并“**用全力找出它的主要矛盾**”，而不能只满足于“头痛医头，脚痛医脚”的症状治疗。

为了解除痛苦和避免疾病发展得更严重，适当地使用镇痛药和解热药是必要的。但医务人员和病人在同疾病作斗争中，首要的是 发扬 乐观主义和克服一切困难的精神。

— 174 —

1. 解热镇痛药

这类药都兼有两方面的作用: (1) 退热。作用于体温调节中枢，增加周围血流量和发汗，从而促进散热，使高热病人的体温下降，但对正常人的体温没有影响; (2) 中等强度的镇痛作用。对头痛、牙痛、肌痛、关节痛、痛经等有效，对平滑肌痉挛所引起的疼痛(例如胆绞痛、肠绞痛)几乎无效。

解热药只减轻症状，不能消除发热的原因; 而发热往往是一种自卫反应，一般不需用药物退热，只有当体温过高或伴有头痛、失眠、不安妨碍病人休息时，才应采用退热药。

几个解热镇痛药配在一起，可在一定程度上减轻副作用，解热镇痛药与巴比妥类镇静催眠药合用可加强镇痛效果。常用的复方见表 6:

解热镇痛

药名	每片（或支）成			
	阿斯匹林	非那西丁	氨基比林	安乃近
解热止痛片（复方阿斯匹林片，A.P.C片）	0.2268	0.162		
去痛片（索密痛片）		0.15	0.15	
解痛片（加当片，复方安乃近片）			0.185	0.315
散痛片（优散痛片）		0.125	0.1	
复方氨基比林片（凡拉蒙片）			0.2145	
氨非咖片（P.P.C片）		0.15	0.1	
小儿退热片	0.0567	0.041		
复方氨基比林注射液（止痛针）2毫升/支			0.143	
安痛定注射液 2毫升/支			0.1	

复　方　表　　　　　　　　　　　　表 6

份和含量（克）				用　　法
安替比林	咖啡因	苯巴比妥	巴比妥（或巴比妥钠）	
	0.035			1～2片/次，3次/日
	0.05	0.015		同上
				1片/次，3次/日
0.1	0.05			1～2片/次，3次/日
			0.0855	同上
	0.03			同上
				2～3岁，1片/次，4～6岁，1½片/次，7～12岁，2片/次，3次/日
			0.057	皮下注射或肌注，2毫升/次
0.04			0.018	同上

阿斯匹林

(乙酰水杨酸，醋柳酸，Aspirinum)

制剂 片剂：0.05克/片，0.1克/片，0.2克/片，0.3克/片，0.5克/片。

作用和用途 解热、镇痛、抗风湿。用于感冒、头痛、肌痛、风湿热、急性风湿性关节炎和类风湿性关节炎等。

用法 0.3～0.6克/次，3次/日，或需要时服一次。年老体弱者或体温在摄氏40°以上时宜用小量，以免大量出汗、体温骤降引起虚脱。

抗风湿：口服0.5～1.0克/次，3～6次/日，在吃饭当中服用，也可同服氢氧化铝或胃舒平1～2片以减少对胃的刺激。一般疗程3个月左右。小儿0.1克/公斤/日，分3次服，前3天先服半量以减少反应。

副作用和注意事项 可有恶心、呕吐。久服大剂量可刺激胃引起胃出血，并由于使凝血酶元减少引起全身出血倾向，后者可同服维生素K（2～4毫克/日）予以防止。偶可引起皮疹、血管神经性水肿、哮喘等。胃、十二指肠溃疡患者应与抗酸药同服。

中毒和解救 本药按照一般剂量使用时较安全，但在抗风湿治疗、长期大量使用或误服大量时，可出现急性中毒，表现为头痛、眩晕、耳鸣、视、听力减退、呕吐、大量发汗、谵妄等，甚至高热、脱水（有时伴有酸中毒）、虚脱、昏迷，而危及生命。解救方法：洗胃、导泻，口服大量碳酸氢钠及静滴 5% 葡萄糖和生理盐水(1:1 或 2:1，总量1000～1500 毫升)。如无明显的过度换气（即大呼吸），表明尚无由于二氧化碳排出过多而引起体液变碱性的情况存在，可以输入小量碳酸氢钠（200 毫克/公斤)，但要注意防止过量引起碱中毒。高热时用冷水或酒精擦身；注射维生素 K 防止出血；对症治疗。

非那西丁(Phenacetinum)

制剂 片剂：0.1 克/片，0.3 克/片。

作用和用途 解热镇痛。作用徐缓而持久，毒性低。用于头痛、肌肉痛、痛经、感冒及其他需退热的情况。与巴比妥类及水杨酸类合用，可增强镇痛效能。

用法 口服0.3～0.6克/次，3次/日。

副作用和注意事项 久用大量可致眩晕、发绀、呼吸困难。

扑热息痛

(对乙酰氨基酚，Paracetamolum)

制剂 片剂：0.5克/片。

作用和用途 非那西丁在体内大部分转变为扑热息痛而发挥解热镇痛作用，所以两药的作用相似，但扑热息痛很少产生发绀的副作用，这是它的优点。

用法 口服0.5克/次，3次/日。

氨基比林

(匹拉米洞，Amidopyrinum)

制剂 片剂：0.1克/片，0.2克/片，0.3克/片。

作用和用途 解热镇痛作用较强而持久，用于头痛、牙痛、关节痛、痛经和需退热的情况。与巴比妥类合用可增强作用。也用于不能耐受水杨酸治疗的风湿病人。某些结核病人经抗结核治疗后，体温仍长期不恢复正常，可小量短期应用。

用法 口服0.1～0.3克/次，1～3次/日。

副作用和注意事项 可有呕吐、皮疹(固定性、猩红热样、紫癜样及多形红斑样)、发热、口腔炎，少数人可引起急性粒细胞减少症，连续使用应注意查血象。一旦出现口腔炎或粒细胞减少，应即停药。

安乃近

(诺瓦尔精，Analginum)

制剂 片剂：0.5克/片；针剂：0.25克(1毫升)/支，0.5克(1毫升)/支，1克（2毫升)/支。滴鼻剂：可用针剂，以注射用水或凉开水稀释成10～20%即成。

作用和用途 安乃近是氨基比林和亚硫酸钠结合的化合物，易溶于水，作用较快，可作注射。其作用、用途及副作用与氨基比林相同。临床主要用于退热。

用法 口服0.5克/次，3次/日；肌注或皮下注射0.25～0.5克/次。小儿也用滴鼻剂退热，5岁以下每鼻孔1～2滴/次，必要时滴一次，大孩适当增加。

安替匹林
(非那宗，Antipyrinum)

本药有解热镇痛兼具轻微止痉作用，但易发生皮疹、发绀、消化不良、失眠、虚脱等，已少单独应用。剂量：口服0.3～0.5克/次。

复方奎宁注射液
(福白龙，Inj. Quinini Co.)

制剂 针剂：2毫升/支，含盐酸奎宁136毫克，咖啡因34毫克，乌拉坦28毫克。

作用和用途 解热镇痛作用较上述各药弱，过去曾用于各种高热的退热剂，现已少用。可用于控制疟疾的症状。局部封闭可治疗神经性皮炎。

用法 肌注2毫升/次。用等量注射用水稀释一倍，作局部环封治疗神经性皮炎，每隔4～5天一次，共作3～4次。

副作用和注意事项 注射局部可有肿痛，孕妇忌用。天冷如有结晶析出，可温热溶解后注射。

百乃定注射液

(握母拉丁，百热定，Inj. Panadini)

制剂 针剂: 2毫升/支。

作用和用途 本品为非特异性的免疫制剂，含非致病菌的菌体蛋白及胆汁浸出液等。能促进机体细胞的噬菌功能，增强抵抗力，对感染性疾病有一定退热作用。用于流行性感冒及不明原因的高热。

用法 皮下注射或肌注1～2毫升/次，1次/日。

注意事项 避光，保存在荫凉处。

【附】百尔定注射液(Inj. Paerdini) 为与百乃定注射液类似的制剂，作用、用法同百乃定。2毫升/支。

汉防己(粉防己)、广防己(木防己)和汉防己甲素(Tetrandrinum)

来源和制剂 汉防己为防己科多年生藤本植物粉防己的干燥根，主产于长江流域。含汉防己甲素、乙素、丙素等多种生物碱，其中甲素已提纯生产供临床应用。广防己为马兜铃科草质藤本植物广防己的干燥根，主产于两广。

盐酸汉防己甲素片剂：20毫克/片；针剂：30毫克(2毫升)/支。

作用和用途 防己性寒，味苦、辛。能祛风止痛、利水消肿。广防己的用途与汉防己基本相同。实验证明汉防己及其提出物有解热、镇痛、抗炎及降血压作用，临床多用于治疗关节风湿痛、神经痛等症，也用于高血压。

用法 (1) 汉防己甲素：口服0.02～0.08克/次，3次/日；肌注30毫克/次。

(2) 汉防己或广防己：①治关节痛、神经痛：防己三钱，威灵仙四钱，蚕砂三钱，鸡血藤五钱，水煎服；②治水肿：防己三钱，黄芪四钱，白朮三钱，甘草梢一钱五分，水煎服。

防　风

为伞形科植物防风的干燥根。主产于东北、内蒙、河北等省区。性温，味辛、甘；有解表祛风、解热镇痛作用。用于治风寒感冒、偏头痛、关节痛等，也用于止痒。配方每用干品一至三钱。治感冒：参见400页治风寒感冒5方；治偏头痛：防风二钱，白芷、川芎各一钱；治关节炎：防风二钱，羌活二钱，秦艽三钱，水煎服。

柴　　胡

本品为繖形科植物北柴胡及南柴胡(狭叶柴胡)的干燥根，全国很多地区均有分布。性微寒，味苦，有解热、镇痛及抗疟作用。治风热感冒见400页治风热感冒7方。治月经不调、痛经：柴胡、当归、芍药、香附各三钱，水煎服。

柴胡注射液常作退热药应用，静注5毫升/次，1～2次/日。5毫升/支。

荆芥(附荆芥穗)

本品为唇形科植物荆芥的干燥带花穗的地上全草。秋季采割荆芥时，趁鲜摘穗，微晒晾干后，即为荆芥穗。全国大部分地区均有分布。性温，味辛，发汗解表。主治风寒感冒，见400页治风寒感冒5方；因本品温性和缓，也可配凉性解表药及清热解毒药，如薄荷、银花、连翘等治风热感冒，见401页治风热感冒5方。

荆芥穗功用与荆芥相同，唯作用较强。可治风热感冒，急性咽炎：荆芥穗、防风各二钱，蝉蜕、桔梗、生甘草各一钱，水煎服。

石膏

本品为天然的硫酸钙矿石，白色有束状细纹，并有光泽，松软易碎。

主产于湖北、浙江、山东等省。

生石膏辛甘，大寒。有清凉解热的功效，用于急性热病具有高热、出汗、口渴、烦躁、肺热喘咳等症状者，见580页治乙型脑炎中药1～2方，65页治肺炎中药1方；也可用于牙龈肿痛及头痛。常用量一至三钱。体弱、食欲不佳且无发热者，不宜服本药。

生石膏在火中烧煅成熟石膏后，清凉解热作用减弱，一般作外用，有生肌收口的功效。

牡荆(五指风、五指柑)

来源　为马鞭草科牡荆属植物，药用叶、果和根，夏季采叶、秋季采果、四季均可采根。喜生于村边、路旁或田野山坡。另有一种马鞭草科黄荆植物，其形态和功能与本品基本相同，也作牡荆使用。

主产于我国长江以南地区。

作用和用途 根茎苦微辛，叶苦寒，果苦温。能解表散热。用于（1）感冒、流感；（2）咳嗽、哮喘；（3）肠炎、痢疾、中暑；（4）皮炎、湿疹、脚癣等。

用法 用量干品四至六钱，鲜叶一至二两，水煎服。咳嗽、哮喘用果煎水、研粉或制糖浆内服；

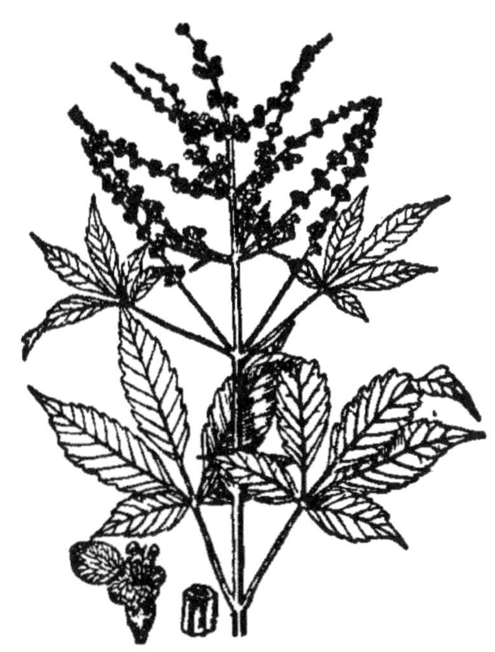

图 19 牡荆（马鞭草科，牡荆属）
Vitex cannabifolia Sieb. et Zucc.

皮肤病用叶煎水洗或外敷。

植物特征　落叶灌木，高2～5米，茎四棱形，分枝有柔毛，茎叶有香气。叶对生，掌状复叶，小叶3～5枚。中央一枚较大，边缘有齿。夏季枝顶开淡紫色小花，圆锥花序。果长圆形，熟时棕色（图19）。

七叶莲(鹅掌藤，汉桃叶)

来源　为五加科鹅掌柴属植物，药用根、茎、叶，全年可采。喜生于山谷或阴湿的疏林和岩石缝中。

主产于两广、贵州。

作用和用途　苦甘温，有止痛、镇静作用，用于风湿痛、外伤肿痛以及内脏痛（例如胆道蛔虫症引起的胆绞痛）。本品无副作用，无成瘾性。

用法　每用干品五钱水煎服或冲服。有些地区已做成针剂，每次肌注相当于10克（三钱）干叶的提出物，10分钟左右可止痛。鲜叶捣烂敷患处，可以外用止痛。

植物特征　常绿灌木，有特殊香气。茎圆形，有纵行细纹。叶互生，掌状复叶，常有小叶7片，故名七叶莲。小叶片长卵圆形，长9～16厘米，总叶柄长7～9厘米。春季开青白色小花，呈伞形花序。核果球形，熟时橙黄色（图20）。

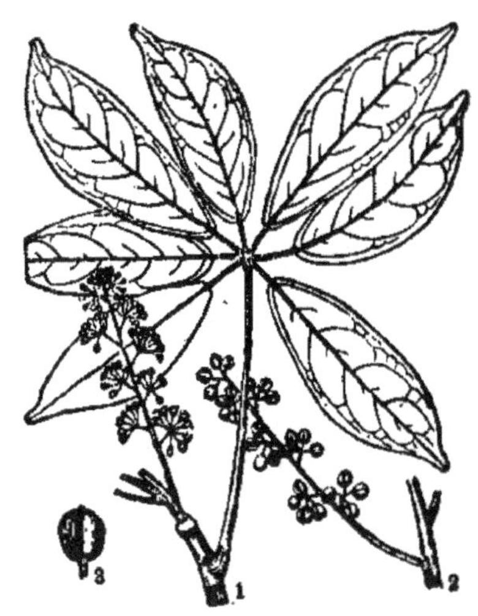

图 20　七叶莲（五加科，鹅掌柴属）
Scheffera arboricola Hayata
1. 花枝；2. 果枝；3. 果。

两　面　针

（两背针、山椒、野花椒、入地金牛）

来源　为芸香科花椒属植物，药用根、茎的皮，全年可采，多生于山野及灌木丛中。

我国广东、广西、湖南、云南、台湾等省区均有分布。

某些地区已有做成酊剂及针剂供临床应用。

作用和用途 辛、苦，微温。有较好的止痛作用，用于头痛、牙痛、神经痛、风湿痛及胃肠绞痛；注射后一般5～10分钟止痛。也用于毒蛇咬伤及破伤风。

用法 每用干根三至五钱水煎服，或用干粉五分，水冲服。注射用量：每次皮下注射相当于3克干根皮的提出物。还可用两面针五两，荜拨四两，曼陀罗一两，加90%酒精2斤浸泡7天，做成局麻用酊剂，涂皮肤、粘膜，用于拔牙及脓肿切开等小手术的局部麻醉。此外，本品干粉也外用于烧伤创面止痛。

副作用和注意事项 过量可致头晕、眼花、呕吐。要注意防止中毒。

植物特征 藤状灌木，高1～2米。枝、叶轴、小叶柄和叶的中脉两面均有小刺；叶互生，为奇数羽状复叶，有卵状小叶5～11片，有油点，边缘有浅齿。花腋生，白色。果球形，胡椒大，种子熟时黑色，有麻辣味。根皮黄色，常有褐色点状小斑，尝之有麻舌感(图21)。

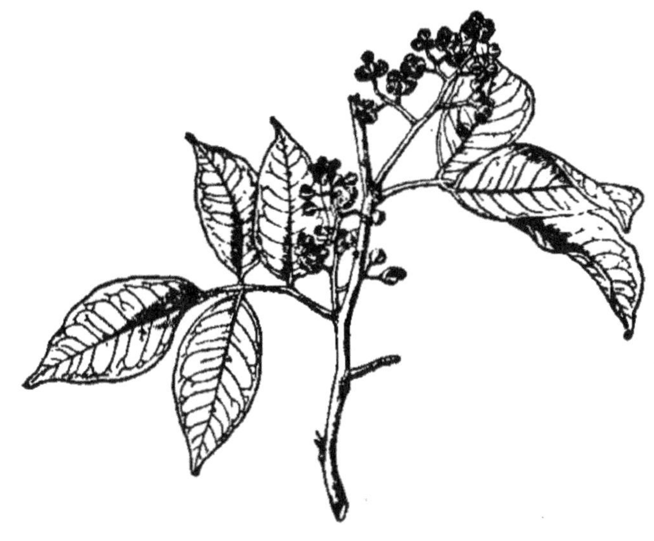

图 21 两面针(芸香科，花椒属)
Zanthoxylum nitidum(Roxb.) DC.

【附】单面针 为两面针之同科同属植物，也称疏刺两面针，为直立灌木，小叶片3～9个较两面针大，只背中脉一面有刺。效用与两面针基本相同。其20%酒浸液作粘膜表面局麻药，可代替地卡因，用于拔牙等手术。

九里香（千里香，月橘）

来源 为芸香科九里香属植物，药用叶，全年可采，阴干备用。

我国南方多有栽培。

作用和用途 微苦辛，微温。有表面麻醉及止痛作用，用于风湿痛、外伤肿痛、胃痛及毒蛇咬伤。其酒浸液涂粘膜表面，迅速出现局部麻醉作用，适用于口、咽部小手术，如扁桃体摘除术。

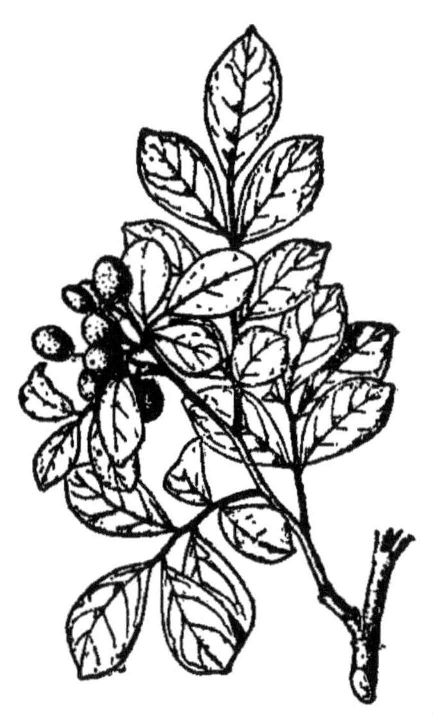

图 22 九里香(芸香科，九里香属)
Murraya paniculata(L.) Jack.

用法 每用干品一至三钱，水煎服；或用干粉一至三分，水冲服。外用鲜叶适量，捣烂敷患处。酒浸液(粘膜麻醉用)制法：鲜叶一斤，洗净，锤烂，加50%酒精1000毫升，浸泡24小时后，过滤即得。

植物特征 灌木，高1～3米，多分枝，木质坚硬，叶互生，为奇数羽状复叶，小叶3～9片互生排列，叶卵形或椭圆形，较大，嚼之辛辣麻舌。花白色，有浓香。果尖卵形，熟时红色(图22)。

凤 仙 花

(凤仙透骨草、指甲花、急性子)

来源 为凤仙花科凤仙花属植物，药用全草、花及种子(急性子)。

全国北至东北，南至两广都有栽培。

作用、用途和用法 全草及子苦辛温，有小毒。花性温，味甘。

(1) 全草能祛风湿、活血、止痛。主用于①慢性风湿性关节炎：凤仙花全草三钱，桑枝一两，木瓜三钱，水煎服；②跌打瘀血肿痛及蛇咬：本品三至五钱单味或配他药，水煎服，并用全草捣烂，局部外敷。

(2) 凤仙花子能通经。用于①经闭腹痛：研末，每服三分，2次/日；②催生：研末一钱，开水送服。

(3) 凤仙花能活血通经。用于①风湿关节痛、腰痛：干花研末，每服五分至一钱，黄酒冲服，2次/日；②月经不调：凤仙花五钱，益母草一两，菟丝子一两，水煎服(图23)。

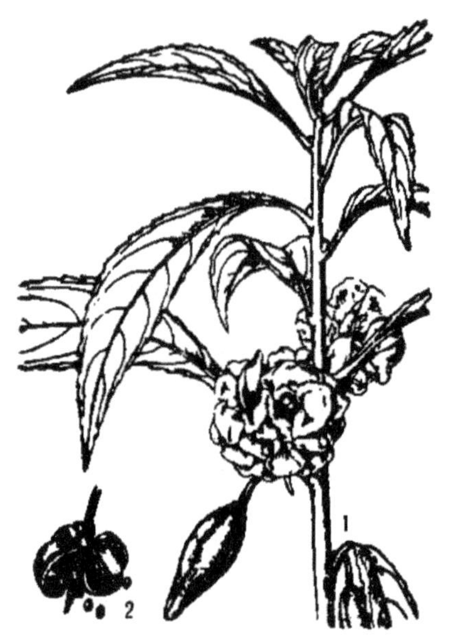

图 23　凤仙花(凤仙花科，凤仙花属)
Impatiens balsamina L.
1. 花果枝；2. 开裂的果。

2. 抗风湿药

水杨酸钠（Natrii Salicylas)

制剂 片剂: 0.3克/片。

作用 有显著的抗风湿作用。但对一般的发热和疼痛作用较弱。

用途 用于急性风湿病，使风湿热消退，风湿性关节炎的关节疼痛和肿胀显著减轻。也用于急、慢性痛风。

用法 口服0.9克/次，3～4次/日。与抗酸药同服，可减轻胃肠道反应。至控制症状后继续应用2周，并逐渐减量。

副作用和注意事项 常见恶心、呕吐、头痛、眩晕、耳鸣等，在治疗开始的3～4天出现，若继续用药，一般自然消退，但也有反应加剧的，则须暂停1～2天，等副作用消失后再给。出现精神紊乱、气急、皮疹、出血等严重反应时，必须停药。肝、肾病患者和孕妇慎用。

【附】水杨酸钠合剂 由水杨酸钠100克，碳酸氢钠60克，硫代硫酸钠1.2克，橙皮酊30毫升，浓薄荷水6毫升，蒸馏水适量，配成1000毫升，用于风湿性关节炎，10毫升/次，3～4次/日。

阿斯匹林

也用于风湿病。小儿风湿病常用。详见178页。

抗炎松(Antiflamisonum)

制剂 片剂：25毫克/片。

作用和用途 具有类固醇激素和阿斯匹林的综合作用。临床用于风湿热、风湿性关节炎，也可用于过敏性皮炎等。

用法 口服25～50毫克/次，4次/日。

保泰松（布他酮，Phenylbutazonum）

制剂 片剂：0.1克/片。

作用和用途 是氨基比林的同类药，其解热、镇痛作用较差，但能消除风湿性、类风湿性及痛风性关节炎的症状，促进痛风患者尿中排出尿酸；也用于其他原因不明发热的退热。用药期间可使钠、氯离子在体内蓄积。

用法 口服0.1～0.2克/次，3次/日，病情改善后，减少到0.1～0.2克/日。

副作用和注意事项 易引起水肿、恶心、呕吐、胃肠不适及皮疹。严重反应有血尿、肝炎、胃、十二指肠溃疡、粒细胞减少症及再生障碍性贫血，应即停药。长期服用注意查血象，如发现粒细胞减少症，可应用抗菌药预防感染。长期用药不可骤停。水肿、肝炎、高血压及溃疡病患者忌用。

氟灭酸（Acidum Flufenamicum）

制剂 片剂：0.1克/片，0.2克/片。

作用和用途 是一种非激素类的新型抗关节炎药，能迅速消除或缓解类风湿性及风湿性关节炎的症状。国内即将大量生产。

用法 口服0.2克/次，3次/日。

副作用 较水杨酸类药小，多数病人能耐受治疗剂量。可有轻度恶心、厌食、腹泻，偶见皮疹。

豨 莶 草

本品为菊科植物豨莶草的干燥全草，系野生，我国北部及南部各省分布很广。性寒，味苦，有小毒。有抗风湿作用，适用于慢性类风湿性关节炎及慢性关节风湿痛。用法：将药切碎或研为粗末，四钱至一两/日，水煎服；或加量浓煎加红糖适量熬膏，每服一汤匙（约10毫升），2次/日；或制成水丸，二钱/次，2次/日。本药可常服。配方：(1)豨莶草、臭梧桐各三钱，水煎服；或用豨莶草、臭梧桐各一斤，共研细末做成水丸(即豨桐丸)，每日早、晚各服3～4钱。(2)见203页治关节炎中药4方。

秦　艽

来源　为龙胆科植物秦艽的干燥根。系多年生野生草本，分布于东北、华北、西北及四川等地。

作用和用途　性平，味苦、辛，有抗风湿作用；其所含的秦艽生物碱甲能减轻动物的实验性"关节炎"。临床主要用于治风湿性关节炎和类风湿性关节炎。

用法　用量一钱五分至三钱，水煎服。

(1) 治关节炎见203页6方。

(2) 肺结核低烧、夜间盗汗：秦艽、地骨皮各三钱，青蒿、生甘草各二钱，水煎服。

拦地青（小叶买麻藤，脱节藤）

来源和制剂 为买麻藤科买麻藤属植物，药用藤茎，全年可采。生于山野林中或丘陵、村边的灌木丛中。

主产于福建、广东、广西、江西、湖南等省区。

片剂：用60%的酒精提取制成，折合原生药为1克/片。

作用和用途 苦温，祛风湿。其60%酒精提取物对实验性动物“关节炎”有效。临床能消除或缓解风湿性关节炎的症状，消肿、止痛、消除红斑等作用明显，无激素样副作用。

用法 用量干品二至三钱，鲜品五钱至一两，水煎服。酒提物片剂口服4～6片/次，3次/日，饭后服。

副作用 偶有头晕。

植物特征 为常绿大藤本，长10米以上，茎皮灰褐色，节膨大成膝状。叶对生，椭圆形，叶脉侧脉很细，在叶背连接成网状。花极小，穗状花序腋生。果卵圆形(图24)。

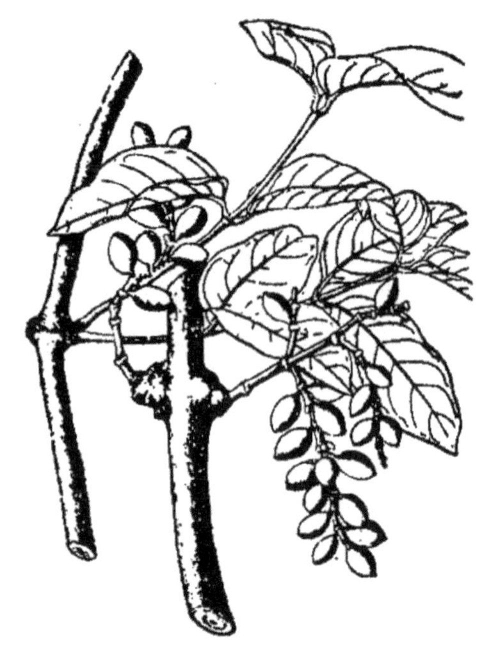

图 24 拦地青(买麻藤科，买麻藤属)
Gnetum parvifolium (Warb.) C. Y. Ching

八角枫（白锦条，白龙须，接骨木）

来源 为八角枫科八角枫属植物，药用茎、叶、根。夏季采嫩茎叶，全年采根。生于向阳的山地、丘陵地。

我国大部地区均有分布。

作用和用途 苦辛，微温，有小毒。有止痛及抗风湿作用。多用于治风湿痛、风湿麻木及跌打损伤。

用法 每用干须根一至二钱，或干根皮二至三钱，或干茎叶五钱，水煎服。也可并用他药浸酒内服。嫩茎叶捣烂外敷治跌打损伤。

副作用和注意事项 过量中毒可出现头晕、呕吐、眼花、四肢无力、发麻，呼吸困难，甚至心跳

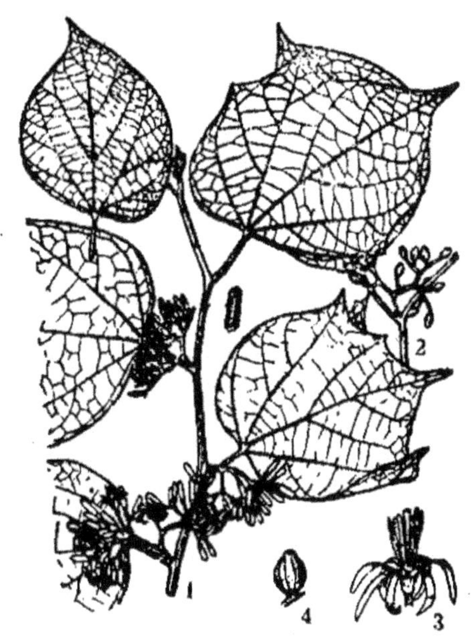

图 25 八角枫（八角枫科，八角枫属）
Alangium chinense (Lour.) Rehd.
1. 花枝；2. 果枝；3. 花；4. 核果。

停止。中毒时可用高锰酸钾液洗胃，硫酸镁导泻，注射肾上腺素，并以萝卜子三钱煎水内服解毒。本品活血作用强，孕妇禁用。

植物特征 落叶灌木或小乔木，树皮淡灰黄色，嫩枝有黄褐色茸毛。叶互生，圆形或阔卵形，全缘或3～7浅裂，基出3～5脉，基部常偏斜，有长柄。聚伞花序腋生，花白色或黄色，果卵形，熟时黑色。根白色多须，故名“白龙须”(图25)。

治关节炎中药方

1. 主治 风湿和类风湿性关节炎。

处方 青枫藤三钱 海风藤三钱 追地风三钱 千年健四钱 穿山甲三钱 五加皮四钱

用法 水煎服，或以黄酒1～2斤泡5～7天，每服一杯，2～3次/日。

2. 主治 风湿和类风湿性关节炎。

处方 透骨草五钱 追地风四钱 千年健四钱

用法 煎水熏洗，2次/日。

3. 主治 受寒或遇冷水，小腿转筋屈伸不得，关节疼痛。

处方 木瓜三钱 吴茱萸一钱 芍药三钱 桑

枝五钱　水煎服。

4. **主治**　手足发麻，不能屈伸。

处方　千年健半斤　伸筋草四两　豨莶草四两

用法　共研细粉，每服三钱，白酒送下，二次/日。

5. **主治**　关节红肿热痛，遇冷减轻。

处方　生石膏一两　知母三钱　甘草二钱　桂枝一钱五分　水煎服。

6. **主治**　风湿性或类风湿性关节炎。

处方　秦艽五钱　生甘草五钱　水煎服。

加减　游走性关节疼痛，加独活三钱；关节红肿热痛，加地骨皮五钱，防己三钱；慢性关节痛、拘挛，加当归三钱。

又：川芎、秦艽各三钱，细辛、生甘草各一钱，水煎服，治风湿性关节炎初起，发烧怕冷。

小活络丹

主治肢体疼痛，麻木抽筋，关节活动困难。蜜丸：1丸/次，1～2次/日。孕妇忌服。

伤湿止痛膏

主治关节肌肉酸痛，轻度碰损、肿痛、神经性皮炎、肌劳损等，敷贴患处。

消炎镇痛膏

由颠茄流浸膏、薄荷脑、龙脑、冬青油、樟脑、苯海拉明等制成胶布样膏药。主治：同伤湿止痛膏。外用，膏药敷贴患处。

3. 成瘾性镇痛药

成瘾性镇痛药的镇痛作用较强，对各种疼痛均有效；常用都会成瘾，必须严格控制使用。此类药无解热作用。

杜冷丁（盐酸哌替啶，利多尔，地美露，Dolantin）

制剂　片剂：25毫克/片，50毫克/片；针剂：50毫克(1毫升)/支，100毫克(2毫升)/支。

作用　(1) 镇痛作用为吗啡的1/8～1/10，维持2～4小时，比吗啡短；(2) 增加平滑肌张力的作用和吗啡相似，但较弱；可使总胆管括约肌痉挛，所以胆绞痛时不宜单独用本药；(3)抑制呼吸中枢；(4) 成瘾性较吗啡轻；(5) 镇静、镇咳作用较差；(6) 能增强巴比妥类药物的催眠作用。

用途 (1) 各种剧烈疼痛，如创伤、烧伤、烫伤、手术后疼痛等。术后用本药，一般无吗啡引起腹胀和尿潴留的缺点；(2) 强烈的肠、肾等内脏绞痛(胆绞痛多与阿托品同用)；(3)麻醉前给药；(4) 有时与氯丙嗪、非那根合用于“人工冬眠”。

用法 口服：50～100毫克/次，极量250毫克/次，600毫克/日。肌注：25～100毫克/次，极量150毫克/次，600毫克/日。两次用药间隔不宜少于4小时。

副作用和注意事项 (1)体内剧烈的疼痛是严重疾病的警告，在确诊前不宜乱用镇痛药，以免掩盖症状，延误诊断和治疗；(2)本药久用能成瘾；(3)可有头昏、头痛、出汗、口干、恶心、呕吐等副作用；(4) 过量时瞳孔放大、惊厥、心跳过速、幻觉、血压下降、呼吸抑制直至昏迷；(5) 小儿慎用；(6)有局部刺激性，不宜皮下注射。

安侬痛（安那度，Anadolum）

制剂 针剂：20毫克(1毫升)/支，40毫克(1毫升)/支。

作用 镇痛作用时间较短，兼有镇静作用。皮下注射后5分钟即见效，维持2小时。镇痛效力比杜冷丁弱，呼吸抑制轻微，但药物易透过胎盘。

用途 (1) 适用于需短时止痛的情况，如行小手术时；(2) 用于胃肠道、泌尿道等平滑肌痉挛性疼痛。

用法 皮下注射10～20毫克/次，极量：一日不超过60毫克。

副作用和注意事项 副作用与杜冷丁相似而较轻，如短暂而轻微的晕眩、无力或多汗。分娩时慎用。

盐酸吗啡(Morphini Hydrochloridum)

制剂 片剂：5毫克/片，10毫克/片；针剂：10毫克/支。

作用 (1) 抑制大脑皮层痛觉区，有强大的镇痛作用(维持6小时)；(2) 镇静；(3) 抑制咳嗽中枢而产生镇咳作用；(4) 抑制呼吸中枢；(5) 增加胃肠道、胆道、输尿管及支气管平滑肌的张力，并使总胆管括约肌痉挛。

用途 (1) 急性剧烈疼痛；(2)心脏性哮喘(急性左心衰竭时，由于脑组织血循环缓慢，二氧化碳蓄积，使呼吸中枢出现病态的兴奋，病人呼吸很费劲。吗啡可针对这种情况，消除由于呼吸中枢过份兴奋而造成的哮喘，并使病人安静)；(3)手术麻醉前给药。

用法 皮下注射或口服5～10毫克/次。极量：皮下注射20毫克/次，60毫克/日；口服30毫克/次，100毫克/日。

副作用和注意事项 (1) 容易成瘾，连续使用2周以上即能形成；(2) 便秘、眩晕、呕吐；(3) 肺原性心脏病及支气管哮喘禁用；(4) 急性左心衰竭应早期应用，晚期当出现呼吸衰竭时不宜使用；(5) 胆绞痛、肾绞痛时需与阿托品合用；(6) 婴儿及哺乳期妇女忌用，临产妇慎用；(7) 急性中毒在我国甚为罕见。中毒症状有：昏睡、呼吸缓慢（可慢到2～4次/分钟），瞳孔缩小成针尖样，进而呼吸中枢麻痹。

延胡索(元胡，玄胡)和延胡索乙素
(四氢巴马丁，Tetrahydro-palmatinum)

来源和制剂 延胡索为罂粟科植物延胡索的干燥块茎，多为栽培。

主产于浙江，山东、江苏，河北也产。

已从延胡索中提取出15种生物碱，延胡索乙素为其中的一种。延胡索乙素片剂：0.05克/片；针剂：60毫克(2毫升)/支，100毫克(2毫升)/支。

作用和用途 延胡索性温，味苦、微辛，能止痛。延胡索乙素有镇痛、镇静、催眠、降血压等作用。临床用于缓解各种胸腹部钝痛、痛经和神经痛等，延胡索乙素也用于暂时性失眠和高血压病。

用法 延胡索乙素：口服0.10～0.15毫克/次，2～6次/日；皮下注射60～100毫克/次。

中药延胡索一至三钱，作成煎剂或粉剂，一日内服用。

(1) 治胸脘疼痛、胃痛：延胡索、苦楝子各一两，研末，每服2钱，开水送服，2～3次/日，或用上二药各三钱，水煎服。也可用延胡索、香附各三钱，水煎服。

(2) 治神经痛、痛经：延胡索一两，当归五钱，肉桂二钱，共研细末，每服一钱，开水送服，2次/日。

(3) 治外伤瘀血肿痛：延胡索、当归、赤芍各三钱，水煎服。

副作用和注意事项 过量抑制呼吸，孕妇慎用。

金不换（华千金藤）

本品系防己科千金藤属草药，药用块根。性苦寒，有散瘀止痛作用。临床多用于胃及十二指肠溃疡疼痛、跌打肿痛、神经痛、牙痛等。每用干品三至五钱，水煎服；或研细末，每次三至五分，3次/日。近来各地已自金不换根中提取得延胡索乙素，作成片剂或针剂供临床使用。

金不换系木质大藤本，茎有条纹，灰白色；叶互生，盾状，背面灰白色，有掌状脉9条，嫩叶叶脉红色；花细小腋生；小扁果倒卵形，中间微凹；块根甚大，呈不规则球形，根皮褐色，大部暴露于地面(图26)。喜生于山腰干燥的石缝、峭壁间，多产于两广、云南、四川、湖北、浙江等省。全年可采。

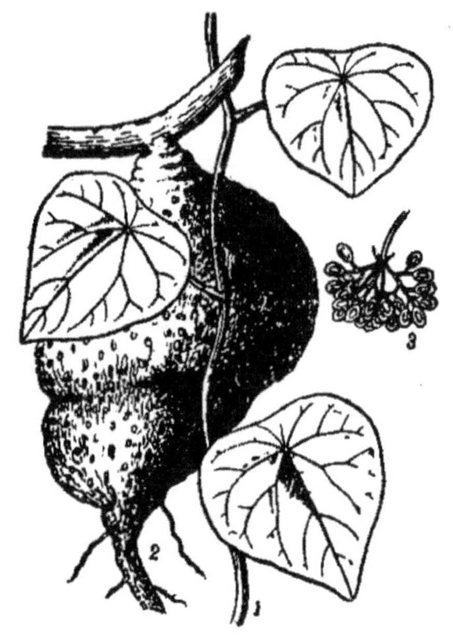

图 26　金不换(防己科，千金藤属)
Stephania sinica Diels
1. 枝叶；2. 块根；3. 核果。

—210—

四、镇静催眠药、安定药及抗癫痫药

镇静催眠药和安定药都是调节中枢神经系统活动的药物。用这些药物治疗神经、精神系统疾病，首先要

特别重视人的精神因素在发病过程和治疗过程中所起的巨大作用。广大医务工作者和病人必须用毛泽东思想武装头脑，树立战胜疾病的坚强信心，这样才能使作为外因的药物通过内因发挥它应有的作用。

1. 镇静催眠药

苯巴比妥

(鲁米那，Phenobarbitalum)

制剂 片剂：0.01克/片，0.015克/片，0.03克/片，0.1克/片；苯巴比妥钠注射液：0.1克(1毫升)/支，0.2克(2毫升)/支。

作用 具有一般巴比妥类药物的作用特点：小剂量有镇静作用，中等剂量催眠，大剂量抗惊厥，过量有麻醉作用，甚至抑制呼吸中枢。

此药是作用时间较长的催眠药(约6～8小时)，并具有较好的抗癫痫作用。药物吸收后，部分在肝脏破坏，部分经肾脏排出。

用途 (1)镇静；(2)抗惊厥，例如脑炎、脑膜炎、破伤风时出现的惊厥；(3)安眠，用于早醒失眠及屡眠屡醒患者；(4)大发作型癫痫。

用法 镇静：口服0.015～0.03克/次，3次/日；催眠：口服0.06～0.1克/次，睡前一次服；抗惊厥：肌注0.1～0.2克；抗癫痫：口服0.03～0.09克/次，3次/日；极量：0.25克/次，0.5克/

日。

副作用和注意事项 醒后精神不振及头晕，偶见皮疹、剥脱性皮炎、发热等反应，久用可成瘾，肝肾功能严重减退者慎用。

中毒和解救 中毒时昏睡、呼吸浅表、口唇青紫、脉弱、休克。解救方法：0.02～0.05%高锰酸钾洗胃，50%硫酸镁40毫升导泻，呼吸衰竭作人工呼吸，并静注印防己毒素1～3毫克/次，每15分钟一次，直至角膜及吞咽反射开始恢复，或肌肉出现轻微颤动后，改为每半小时肌注或静注3毫克，病人稍见苏醒或角膜反射完全恢复，即应停药。也可用其他兴奋剂，如肌注苯甲酸钠咖啡因0.25～0.5克、尼可刹米3毫升或麻黄素0.03克，每半小时一次，病人稍醒后再减量。

【附】印防己毒素 针剂3毫克/支，有兴奋中脑及延脑中枢的作用，是巴比妥类药物和水合氯醛中毒时较好的解救药，用时须注意过量能引起惊厥。用法如前述。

巴比妥(Barbitalum)

制剂 片剂：0.1克/片，0.3克/片。

作用和用途 为作用时间较长的催眠药，用于早醒失眠及屡眠屡醒患者。本药吸收后，几乎全部以未变形式经肾排出。

用法 口服0.3～0.6克，睡前一次服。极量：0.6克/次，1克/日。

副作用和注意事项 醒后精神不振及头晕，久用可成瘾，肝肾功能严重减退者慎用。中毒及解救见苯巴比妥。

阿米妥(异戊巴比妥，Amytal)

制剂 片剂：0.1克/片，0.1克/胶囊；阿米妥钠针剂：0.5克/支。

作用 为作用时间中等的催眠药(3～6小时)。作用较苯巴比妥快，吸收后，主要在肝脏破坏失效。

用途 (1)催眠，用于不易入睡的失眠患者；(2)抗惊厥。

用法 催眠：睡前口服0.1～0.2克，极量：0.2克/次，0.6克/日。抗惊：肌注或静注0.3～0.5克/次，极量：0.6克/次，1克/日。

副作用和注意事项 (1)久用可成瘾；(2)中毒

和解救同苯巴比妥；(3)肝功能严重减退者慎用；(4)注射用其钠盐，临用时将注射剂以注射用水溶解成5～10%，配好就用；(5)静注速度宜慢。

速可眠(司可巴比妥，Seconal)

制剂 0.1克/胶囊。

作用 为作用时间较短的催眠药（3小时以下)，服后15～20分钟即能入睡。吸收后，主要在肝脏破坏失效。

用途 催眠，适用于不易入睡的失眠患者。

用法 睡前一次口服0.1～0.2克。

副作用和注意事项 肝功能严重减退者慎用，中毒及解救同苯巴比妥。

水合氯醛(Chlorali Hydras)

制剂 水剂：10%溶液。

作用 催眠作用快，15～30分钟入睡，维持6～8小时，醒后无思睡头昏等不适。小剂量有镇静作用。

用途 催眠、抗惊。

用法 临睡前一次口服5～15毫升，一般服

10毫升。抗惊一般用灌肠法，15～20毫升稀释1～2倍后，一次灌入。

副作用和注意事项 久用可成瘾，大剂量抑制呼吸，并损伤肝、肾、心等器官，但服用治疗剂量一般很安全。心、肝、肾功能严重减退者慎用。中毒解救同苯巴比妥。

【附】水合氯醛合剂 含6.5%水合氯醛及6.5%溴化钠（或溴化钾），用于催眠，睡前一次服5～10毫升。

副醛(Paraldehydum)

本药为无色透明液体，有恶臭，其作用和用途同水合氯醛，毒性较低。缺点是服后有一部分药由肺排出，刺激呼吸道，且使呼气有恶臭。多用于抗惊厥。用法：肌注2～5毫升/次，静注1～2毫升/次，极量10毫升/日。也可灌肠给药，5～10毫升/次，用水稀释到30～50毫升。呼吸道及肝脏病患者慎用。针剂：2毫升/支，5毫升/支。

导眠能(Glutethimidum)

制剂 片剂：0.25克/片。

作用 催眠，口服后半至一小时入睡，作用4～6小时，可代替巴比妥类催眠药，或与巴比妥类交替使用。副作用较小，偶见恶心、头痛、皮疹。常服也能成瘾。急性中毒症状与巴比妥类中毒类似，但呼吸抑制较轻，休克较严重。

用法 临睡前一次口服0.25～0.5克。

安眠酮(海米那，Methaqualonum)

制剂 片剂：0.1克/片，0.2克/片。

作用和用途 本药为非巴比妥类的镇静、催眠药。服后迅速出现困倦、乏力，10～20分钟入睡，作用6～8小时，醒后无不快感。副作用较小，偶见皮疹及肢体发麻等反应。对其他催眠药已产生耐受性的失眠患者服本药往往仍能奏效。

用法 催眠：睡前口服0.1～0.2克；镇静：0.1克/次，3次/日。

溴化钾(Kalii Bromidum)和溴化钠(Natrii Bromidum)

制剂 水剂：10%溴化钾或溴化钠溶液。片剂：0.3克/片。

作用 加强大脑皮层抑制过程，产生镇静作用，也能使兴奋和抑制过程的平衡失调恢复正常。兼有抗癫痫作用。

用途 主要用于神经衰弱、癔病、失眠及精神兴奋状态。对大发作型癫痫也有一定作用，但已不常用。

用法 口服，10%溶液5～10毫升/次，3次/日或1～3片/次，3次/日。

副作用和注意事项 慢性积蓄中毒时出现记忆减弱，情绪抑郁、精神紊乱及皮疹。

【附】三溴片 每片含溴化钠0.12克，溴化钾0.12克，溴化铵0.06克。作用、用途同上。口服1～3片/次，3次/日。

三溴合剂 每100毫升内含溴化钠、溴化钾、溴化铵各2克。口服10毫升/次，3次/日。

咖啡因溴合剂

(巴甫洛夫合剂，Mistura Pavlovi)

制剂 片剂：每片含安钠咖0.02克，溴化钠0.3克；水剂的配方比例不一，可根据病人情况而改变，如抑制型者应加大咖啡因用量，兴奋型者应加大溴化物用量；一般为0.5～5%溴化钠溶液200毫升中，加入苯甲酸钠咖啡因0.05～1.0克。

作用和用途 溴化物加强抑制过程，咖啡因加强兴奋过程，两药适当地合用，能调节大脑功能，使兴奋与抑制间的平衡失调得到恢复。用于神经衰弱、失眠等。副作用同溴化物与咖啡因。

用法 口服1～2片/次，3次/日；或10～15毫升/次，3次/日，饭后服。

缬草(拔地麻)

本品为败酱科植物缬草的干燥根及根茎，产于华北、东北一带。性平，味微甘、苦，含挥发油约8%，对中枢神经系统有镇静作用，并有部分解痉作用。用于神经衰弱、神经过敏、癔病、胃肠道痉挛等症，此外还用于驱风、通经。

(1) 治神经衰弱、失眠等：一至二钱，水煎服；也可用缬草一两，浸泡于五两白酒饮服（一周量)。

(2) 治癔病：缬草三钱、陈皮一钱，水煎服。20%缬草酊2～5毫升/次，2～3次/日，温开水冲稀服。

合欢皮

本品为豆科植物合欢树(绒线花树，马樱花树)的干燥树皮，我国南北各地多有栽培。性平，味甘。能安神、止痛，临床用于神经衰弱、精神紧张、失眠。每次一钱五分至三钱，水煎服。

合欢花有芳香气，也有镇静作用，并能治咽喉疼痛，每次三钱，水煎服。

此外也有以卫矛科植物南蛇藤或明开夜合的蒴果作为合欢花入药，用量与豆科的合欢花同。

酸枣仁

本品为鼠李科植物酸枣的干燥成熟种子，主产于华北、辽宁等地。经用文火炒至微黄色并鼓起的，为炒枣仁。性平，味甘、酸。有镇静作用，可用于神经衰弱、心烦、心慌和失眠。单味每次三至五钱，研末吞服，或一两清水煎，临睡前服。配方见221页治神经衰弱中药1～3方。

朱砂(丹砂)

本品是天然的辰砂（硫化汞）矿石。主产于贵州、湖南、四川、广西、云南等省区。味甘，性微寒。有镇静安神，解毒防腐作用。

(1) 治神经衰弱、失眠、心悸：黄连二钱，生地黄、当归各三钱，甘草一钱，水煎，朱砂二分冲同服；或研细末，炼蜜为丸，朱砂为衣，水送服。

(2) 治中暑后烦渴，小便不利或暑湿泄泻：朱砂二分，滑石六钱，生甘草一钱，研末，每服二钱，1～2次/日。

注意本药不可过量或长期服用，以防汞中毒；本药不宜在火中烧煅。

治神经衰弱中药方

1. **主治** 头晕、心悸、失眠、神经衰弱。

处方 生地五钱 炒枣仁五钱 五味子三钱 合欢皮三钱 夜交藤五钱 远志三钱 茯神四钱 水煎服。

2. **主治** 神经衰弱引起的心跳、气短、失眠。

处方 炒枣仁一两 合欢花四钱 远志三钱 柏子仁三钱 水煎服。

3. **主治** 心烦、心慌、失眠、多汗、头晕。

处方 炒枣仁五钱 知母 茯苓各三钱 川芎

甘草各二钱　水煎服。

2. 安定药

冬眠灵(盐酸氯丙嗪，氯普吗嗪，Chlorpromazini Hydrochloridum)

制剂　片剂：5毫克/片，12.5毫克/片，25毫克/片；针剂：25毫克(1毫升)/支，50毫克(1毫升)/支。

作用　(1)抑制大脑皮层，出现镇静作用；(2)同时抑制皮层下中枢，出现嗜睡，并使基础代谢下降，引起"人工冬眠"状态；(3)作用于延髓，产生镇吐作用；(4)扩张血管，降低血压。

用途　(1)镇静；(2)止吐，用于各种原因引起的呕吐，但对晕船晕车引起的呕吐无效；(3)顽固性呃逆；(4)精神病(躁狂症、精神分裂症和更年期精神病等)；(5)人工冬眠和中暑降温；(6)加强催眠药、麻醉药、镇痛药和其他降压药的作用，例如与镇痛药合用，常用于肿瘤疼痛的止痛。

用法　(1)一般口服12.5～25毫克/次，3次/日。极量150毫克/次，600毫克/日。肌注25～50

毫克/次，必要时可静滴。极量100毫克/次，400毫克/日。

(2) 治疗精神病：可从口服25～50毫克/日开始，每日增加25～50毫克，直到200～300毫克/日，到症状消失时，再用此量巩固1～2个月，然后每日递减，直到100～150毫克/日，继续服此量2～3年以上。

(3) 简易人工冬眠：高热或连续抽搐时适当采用。肌注氯丙嗪和非那根各25～50毫克/次（小儿各1毫克/公斤/次），每4～6小时一次，使体温维持在摄氏38～39°之间。如降温不理想，可加用肌注安乃近0.25～0.5克，或配合冷水毛巾湿敷颈旁二侧、腋下、腹股沟等处，甚至湿敷全身（体温下降后，即停止湿敷）。躁动者，可加用苯巴比妥钠，成人肌注0.1～0.2克/次，小儿 5～8 毫克/公斤/次。

副作用和注意事项 一般副作用为药疹、皮炎(光敏性、接触性、剥脱性)、厌食、便秘、心率加快等，大剂量可引起四肢震颤。严重反应有立位性低血压(站立虚脱)、中毒性肝炎、黄疸、粒细胞减少症等，应立即停药，及时治疗。肝功能严重减退、中枢神经系统明显抑制、尿毒症及高血压伴有动脉硬化者慎用。

用药后起立要缓慢，注射后至少平卧1小时，以避免立位性低血压。本药有刺激性，静滴会发生血栓性静脉炎；肌注较痛，加1%盐酸普鲁卡因作深部注射能减轻疼痛。

中毒和解救 本药副作用虽多，但仍较安全。偶见误服大剂量后出现肌肉震颤、急性低血压、体温降低及中枢神经系统明显抑制，呈现人工冬眠及休克状态。此时宜静卧保暖，补充血容量（伴有心力衰竭者不补充），并用去甲肾上腺素（忌用肾上腺素）1～2毫克加入生理盐水或5～10%葡萄糖液100毫升内静滴，以纠正低血压。皮下注射苯甲酸钠咖啡因0.25～0.5克以对抗氯丙嗪的中枢抑制作用。肌肉震颤可口服安坦4毫克/次对抗。

奋 乃 静

（羟哌氯丙嗪，Perphenazinum）

为氯丙嗪的类似物，止吐作用及治疗精神病的作用较氯丙嗪强，镇静作用及立位性低血压、黄疸、皮疹等副作用均较氯丙嗪轻微或少见，但较易引起四肢震颤。用于治疗精神分裂症，口服4～16毫克/次，2～4次/日。2毫克/片。注意事项及中毒处理同氯丙嗪。大剂量易引起下颌关节松弛脱臼。

眠尔通(氨甲丙二酯，安宁片，安乐神，Meprobamatum)

制剂 片剂：0.2克/片。

作用 为作用缓和的中枢神经系统安定药。本药不是催眠药，但通过解除精神焦虑和松弛肌肉，为入眠创造了条件。

用途 用于神经官能症、轻度失眠，以及震颤麻痹和破伤风所致的肌肉紧张状态。

用法 口服0.2克/次，3次/日，或睡前一次服0.4克。

副作用和注意事项 较安全，大剂量可引起运动失调和血压下降。偶见皮疹、血小板和粒细胞减少症。久服可成瘾，故不宜长期大量服用；久服骤停可引起惊厥。

利眠宁(Librium)

制剂 片剂：5毫克/片，10毫克/片。

作用　安定作用与氯丙嗪相近，兼有松弛肌肉作用和抗惊厥作用。

用途　用于焦虑性和强迫性神经官能症、失眠。与其他抗癫痫药合用可抑制癫痫大小发作。

用法　镇静：口服5～10毫克/次，1～3次/日。催眠：10～20毫克睡前服。

副作用和注意事项　副作用比眠尔通稍大。有嗜睡、头痛、恶心、便秘等。大剂量引起共济失调（行走时突然跌跤），久服可成瘾，久服骤停可引起惊厥。偶见中毒性肝炎和粒细胞减少症。

安他乐（盐酸羟嗪，Hydroxyzini Hydrochloridum）

制剂　片剂：25毫克/片。

作用和用途　能抑制中枢神经系统。用于焦虑性神经官能症，对有情绪紧张的溃疡病、肠痉挛、心悸、心绞痛患者及过敏性反应也有疗效。

用法　口服25～50毫克/次，3次/日。

副作用　较少。

泰尔登(Tardanum)

作用类似冬眠灵。用于焦虑或抑郁状态、药物引起的精神症状及各种精神病，也用于止吐。副作用也和冬眠灵类似，包括肝脏损害、震颤、困睡、惊厥、皮炎及粒细胞减少症等。口服5～30毫克/次，3次/日。片剂：12.5毫克/片，25毫克/片。

3. 抗癫痫药

苯巴比妥

见212页镇静催眠药。

苯妥英钠

(大伦丁，Phenytoinum Natricum)

制剂 片剂：0.05克/片，0.1克/片；针剂：0.25克(5毫升)/支。

作用和用途 预防大发作型癫痫及精神运动性发作，对小发作型癫痫无效。也用于三叉神经痛、坐骨神经痛和某些类型的心律紊乱。本药无催眠作用。

用法 口服0.05～0.1克/次，3次/日，饭后服。极量0.3克/次，0.6克/日。肌肉注射0.1～0.25克，可中断连续性的癫痫发作。

副作用 约有15%病人有副作用，主要为眩晕、失眠、头痛、恶心、呕吐、厌食、牙龈增生、皮疹等。极少数患者出现紫癜或粒细胞减少症。

扑痫酮

(米苏林，去氧苯比妥，Primidonum)

制剂 片剂：0.25克/片。

作用和用途 对大发作型癫痫及精神运动性发作有效。

用法 开始口服0.05克/次，逐渐增加到0.25克/次，3次/日。极量：2克/日。

副作用和注意事项 有嗜睡、头昏、恶心、皮疹等副作用，大多短暂。偶见巨细胞型贫血，可用叶酸纠正。肝肾有病慎用。

三甲双酮(Trimethadionum)

制剂 片剂：0.15克/片，0.3克/胶囊。

作用和用途 防治小发作型癫痫。

用法 口服0.15～0.3克/次，3次/日。应通过实践找出每个病人的最适宜剂量。极量：0.5克/次。

副作用和注意事项 副作用较多，有畏光（发生率26%）、恶心、疲乏、头痛、皮疹等。严重者可引起粒细胞减少症（发生率13%）、再生障碍性贫血及肝肾功能损害。肝肾及造血功能严重减退者忌用。服药过程应定期查血、尿常规。

安坦(盐酸苯海索，Artane)

制剂 片剂：2毫克/片。

作用和用途 作用于中枢神经系统，解除横纹肌及平滑肌痉挛。用于各种震颤性麻痹症。有头晕、目眩及类似于阿托品的副作用。

用法 口服2～4毫克/次，3次/日，以后逐渐增至20毫克/日。

全蝎(蝎子，全虫)

本品为蝎子的全体，经在盐水中煮后，清水洗净晾干。性平，味甘、辛。所含蛋白质毒(蝎毒)具有麻醉及镇痉作用。用于小儿惊厥、抽搐、脑血管意外半身不遂等。

(1) 治四肢抽搐见232页抗惊厥中药1方。

(2) 治小儿惊厥：全蝎一至三个，僵蚕三钱，地龙二钱，水煎服。

(3) 治半身不遂：全蝎单味研末，每服五分，2次/日。

(4) 治破伤风，见639页1方及3方。

(5) 治癫痫，见813页医痫丸。

蜈蚣(百足虫，百脚)

本品为蜈蚣的干燥全体。性温，味辛，有毒。有抗惊厥及消炎、解疮毒作用。可治小儿惊厥、破伤风、癫痫、慢性溃疡等。常用量三至六分。

(1) 治小儿惊厥：蜈蚣五分，钩藤、僵蚕各三钱，全蝎一钱，地龙二钱，水煎服。

(2) 治四肢抽搐见232页抗惊厥中药1方。

(3) 治破伤风见640页3方。

(4) 治淋巴结结核溃烂可将蜈蚣与茶叶炒后共研末外敷，同时内服蜈蚣煎剂。

天南星(南星，山苞米，虎掌南星)

来源 为天南星科植物天南星的干燥球状块茎。

主产于四川、河南、湖北、贵州、云南等省。

(1) 制天南星：取净天南星十斤，加水浸泡，每天换水2～3次，至口尝无麻辣味时，放锅中加白矾、生姜片各一斤四两，水适量共煮透，至内无白心为度。捞出，晾半干时切片晒干。

(2) 胆南星：将南星研末，加入牛胆汁拌匀，浸没为度，日晒夜露，干则再加胆汁适量，如此3～4次，至变褐色，置牛胆中晒干，切块。

作用 性温，味苦、辛，有毒。能祛风痰、抗惊厥。制成胆南星后，燥性已减，变成凉性，多用于惊风抽搐。实验证明南星煎剂有祛痰及抗惊厥作用，并有镇静作用，能延长巴比妥类的催眠时间。

用途和用法 (1)慢性气管炎，支气管扩张，咳喘，吐浓痰：制天南星二钱，制半夏、桑白皮、桔梗各三钱，水煎服。

(2) 破伤风见639页1～3方。

(3) 高热抽搐及癫痫分别见下列3方及2方。

抗惊厥中药方

1. 主治 四肢抽搐，烦躁不安，角弓反张。

处方 蜈蚣 全蝎 朱砂 各等量。

用法 研成细粉，每次服二至五分，2次/日，温开水送服。

2. 主治 癫痫类惊厥，口吐白沫。

处方 胆南星三钱 菖蒲三钱 陈皮三钱 茯苓四钱 甘草三钱 清半夏三钱 竹茹三钱 赭石三钱 水煎温服。

3. 主治 发烧，牙关紧闭，手足抽搐，两眼上视，啼不出声，喉中有痰。

处方和用法 陈胆南星八份 朱砂二份研成细末备用，成人每次五分至一钱，用鲜菖蒲三钱，生姜三片，生石膏六钱，天竺黄三钱，水煎冲服。

癫痫的治疗

1. 对继发性癫痫，应找出病因(如脑炎、脑膜炎、脑瘤、脑寄生虫病、脑动脉硬化、脑外伤等)，进行病因治疗。

2. 对原发性癫痫或经病因治疗而仍沒有完全

消除发作的继发性癫痫，须合理安排工作，避免从事危险操作（如司机、电工、高空作业等），病人 生活要有规律，禁烟、酒等刺激物。

3. 癫痫抽搐后昏迷，针刺人中、涌泉，片刻可醒。也可针风池、内关、照海。发作后如有恶心、全身无力者，第二天可针刺内关、足三里。耳针选皮质下、心、神门的过敏点。

4. 癫痫发作间歇期可服上述抗惊厥中药2方；或服医痫丸，每次一钱，1～2次/日（孕妇慎服）。

5. 大发作型癫痫发作较频繁者（几个月才发作一次的可不服药），应长期服用苯巴比妥（0.03～0.09克/次，3次/日）或苯妥英钠（0.05～0.1克/次，3次/日），或配合两、三种药物治疗。剂量逐渐从小到大，服药种类从少到多，以能控制发作为限度。服药到停止发作1～2年后再逐渐减药。对上述二药反应较大或效果不好的，也可换服扑癫酮（0.05～0.25克/次，3次/日），或配用利眠宁（0.01克/次，3次/日）。

6. 癫痫连续发作不止的（癫痫持续状态），可选用下列注射剂：

(1) 苯巴比妥钠，肌注0.3～0.4克或苯妥英钠，肌注0.1～0.25克。

(2) 副醛，肌注2～5毫升。

(3) 阿米妥钠，肌注或静注0.5克（小儿5毫克/公斤/次）。静注时将药加于20～40毫升5～10%葡萄糖液或生理盐水中，缓慢注入，注意防止呼吸抑制，至抽搐停止，即刻停止注射。若注射完0.5克还没有控制抽搐，则必须换用其他药物。

7. 如发作时出现呼吸、循环障碍，应及时注射苯甲酸钠咖啡因0.5克，尼可刹米1.5毫升，必要时吸入氧气。

8. 小发作型癫痫发作频繁的，服用三甲双酮。

五、抗休克急救用药和中枢兴奋药

1. 抗休克急救用药

阿托品(Atropinum)

有解除血管痉挛、改善微血管循环的作用。在抢救感染中毒性休克时，应与其他抢救措施并用。在快速输液以恢复有效血循环量的同时，尽早使用阿托品。成人1～2毫克/次，小儿0.03～0.05毫克/公斤/次。每15～30分钟静注一次，2～3次后情况不见好转可逐渐加量，至情况好转时停药。副作用较大，常见皮肤潮红、烦躁不安、心率加快、瞳孔散大、视物不清、谵妄甚至高烧惊厥。可并用镇静剂。病情好转后及早减量或停药(见422页)。

六五四和六五四-2(654, 654-2)

654是我国发现的新药。用于治疗多种急、慢性疾病，安全有效。目前供临床应用的有：(1)654系自植物提取；(2) 654-2系化学合成。两者作用基本相同。用法也相同，唯654-2的副作用较654略大。

制剂 片剂：654-2片5毫克/片，10毫克/片；针剂：654氢溴酸盐和654-2盐酸盐都是5毫克(1毫升)/支，10毫克(1毫升)/支。

作用 有明显的松弛平滑肌作用，并有改善微血管循环的作用。但扩瞳和抑制腺体(如唾液腺)分泌的作用较弱。极少引起精神兴奋症状。口服吸收较差，注射后迅速从尿中排出。

用途 (1) 感染中毒性休克（如暴发型流脑和中毒型痢疾等）；(2) 眩晕病（包括美尼尔氏症）；(3)血管神经性头痛(包括偏头痛)；(4)各种神经痛(三叉神经痛、坐骨神经痛等)；(5) 脑血栓形成、脑血管痉挛或栓塞造成的瘫痪；(6) 中心性视网膜病变、视神经萎缩、视网膜色素变性、眼底动脉阻塞等眼底病变；(7) 血栓闭塞性脉管炎。

此外对耳聋（配合新针疗法）、平滑肌痉挛引起的绞痛、遗尿症等也有一定疗效。

用法 抢救感染中毒性休克时，应根据病情定剂量。成人静注 10～40 毫克/次，小儿 0.3～2 毫克/公斤/次。每隔 10～30 分钟可重复给药，情况不见好转可加量。至病情好转逐渐延长间隔时间，至停药。脑血栓时可将 654 加入 5% 葡萄糖盐水中，每天静滴 30～40 毫克。慢性病一般肌注 5～10 毫克/次，1～2 次/日，可连续注射一个月以上。严重的三叉神经痛有时须加大剂量到 15～20 毫克/次，肌注。治疗血栓闭塞性脉管炎时 10～15 毫克/次，1 次/日，静注效果较好。

口服量 5～10 毫克/次，3 次/日；或 20～30 毫克/次，1次/日。

副作用和注意事项 常有口干、皮肤发热、轻度扩瞳及视近物模糊，继续使用反应逐渐减轻。少数病人有暂时的心率加快、排尿困难、轻度腹胀和荨麻疹反应，停药后即逐渐消失。本药最好在饭前或饭后2小时注射，以免影响食欲。青光眼病人忌用。

肾上腺素(Adrenalinum)

制剂 针剂：0.1%1毫升(1毫克)/支。

作用 (1)兴奋心脏，使心收缩力加强，心率加快；(2)使皮肤、粘膜、腹腔的血管收缩，脑、心、肺的血管呈不同程度的扩张；(3)由于心跳加强、血管收缩而致血压升高(以收缩压上升为主)；(4)松弛平滑肌，解除支气管痉挛；(5)促进肝糖元分解，使血糖升高；(6)兴奋虹膜辐射肌，使瞳孔散大。

用途 (1)过敏性休克和其他过敏反应，如较重的血管神经性水肿、喉头水肿等；(2)心跳停止时的急救；(3)支气管哮喘发作；(4)与局部麻醉药同用，可延长麻醉时间，减少出血，在头面部手术多用。

用法 皮下注射：0.25～1毫克/次。抢救时静注：0.25～1毫克/次，用生理盐水或5～10%葡萄糖稀释1～5倍。心跳停止时心腔内注射：1毫克/次。极量1毫克/次。

副作用和注意事项 (1)有焦虑、恐惧、震颤、头痛、心悸；(2)用量过大或静脉注射后可引起血压急骤升高而发生脑溢血的危险；(3)也可发生心律不齐，严重的可引起心室纤颤而致死；(4)与环丙烷(麻醉药)同用可发生心律紊乱；(5)本药不是强心药，不能代替洋地黄类及强心灵等药治疗心力衰竭；(6)心脏病、高血压、糖尿病、洋地黄中毒和外伤性、出血性休克忌用；(7)触电后心跳停止前禁用。

中毒解救 主要是对症治疗。立即针刺合谷、安眠$_1$、安眠$_2$；静滴5～10%葡萄糖液，肌注镇静剂。血压高心率快时用利血平。心律不齐时用治疗心律不齐的药物(见313页)。

去甲肾上腺素(Noradrenalinum)

制剂 针剂：1毫克(1毫升)/支(即重酒石酸去甲肾上腺素2毫克)，2毫克(2毫升)/支(即重酒石酸去甲肾上腺素4毫克)。

作用 收缩小动脉和升高血压（收缩压和舒张压都上升）的作用较肾上腺素强，而兴奋心肌、扩张支气管和促进糖元分解的作用较弱。

用途 休克时升压用(出血性休克禁用)，如感染中毒性休克、过敏性休克、药物中毒和心肌梗塞等引起的休克。

用法 1～2毫克加入生理盐水、5～10%葡萄糖液或全血100毫升内静脉滴注，根据血压情况，掌握滴注速度，待血压升高到所需水平后，将浓度稀释或减慢静滴速度，以维持血压在正常范围内。如效果不好可加大浓度，最高可用至4毫克/100毫升。如仍无效，应换用其他升压药。

副作用和注意事项 (1) 抢救时长时间持续应用，可影响心排血量，损害肾功能，无尿时禁用；(2) 浓度高时，注射局部和周围发生反应性血管痉挛，局部皮肤苍白，时久可发生坏死。儿童应选粗大静脉注射。最好每12小时更换一次注射部位；(3) 注意防止药液外漏，以免引起组织坏死。如有外漏或出现注射部位苍白时，即刻热敷，及时用0.25%普鲁卡因10～15毫升局部封闭；(4)此药不宜与偏碱性液体如磺胺嘧啶钠、氨茶碱、谷氨酸钠等配伍，否则失效。在碱性情况下与含铁杂质的药物(如谷氨酸钠、乳酸钠等)相遇，即变紫色，升压作用减低；(5) 使用本药时必须守护病人，随时测量血压。过浓或速度过快，病人当时即感到心慌、头痛，应及时调整滴速，使血压保持在正常范围内。

阿　拉　明

(重酒石酸间羟胺，Aramine)

制剂　针剂：10毫克(1毫升)/支。

作用和用途　为拟肾上腺素药物。升压效果较去甲肾上腺素稍弱，但作用持久，有中等度加强心脏收缩的作用，且不致引起心律不齐，对肾动脉收缩作用弱于去甲肾上腺素。用于周围循环衰竭。

用法　肌注：10～20毫克/次，每1/2～2小时1次。静滴：10～40毫克加于葡萄糖液100～200毫升中，用量及滴速随血压改变而定。

注意事项 (1) 对心脏病、甲状腺机能亢进、糖尿病和高血压病人慎用；(2)出血性低血压禁用；(3) 与环丙烷同用易发生心律紊乱。

美速克新命(盐酸甲氧胺，Methoxamini Hydrochloridum)

制剂 针剂：20毫克(1毫升)/支。

作用和用途 为拟肾上腺素药物，使周围血管收缩，血压升高。升压作用较持久，但对心脏无直接作用。用于各种低血压症。也用于治疗心律不齐，对阵发性室上性心动过速效果较好。系通过升压而产生迷走神经兴奋，使心律得以纠正。

用法 肌注：10～20毫克/次，每1/2～2小时一次。静注：5～10毫克/次，抢救休克时，应严密观察血压反应。静滴：20毫克加于5～10%葡萄糖液100毫升中。治心律不齐时，除静滴外，也可以10毫克加于5～10%葡萄糖液20毫升中缓慢静注。注射时应听心律、测血压，当心律突然减慢转为窦性时，应即停止注射，以免发生心跳暂停。

副作用 可引起肾血管收缩。大剂量时偶可产生过度血压升高，且伴有头痛、恶心及呕吐等。

注意事项 甲状腺机能亢进、严重高血压病人忌用。

新福林

(新交感酚、新辛内弗林、苯肾上腺素,Phenylephedrini Hydrochloridum)

制剂 针剂: 10毫克(1毫升)/支。

作用 (1) 与去甲肾上腺素相仿,但作用较弱而持久,毒性也低;(2) 可使周围血管收缩而达到升压作用,但对中枢神经及心肌无兴奋作用;(3) 可反射地兴奋迷走神经,使心率减慢;(4) 有短暂的散瞳作用。

用途 (1) 感染中毒性和过敏性休克;(2) 室上性心动过速;(3) 防治全身麻醉及脊椎麻醉时的低血压。

用法 肌注: 5~10毫克/次,1~2小时一次。静注: 应缓慢,5~10毫克/次。静滴: 10~20毫克稀释于葡萄糖液100毫升中,用量及滴速随血压改变而定。也可以2.5毫克用生理盐水稀释至1毫升,每侧间使穴注射0.5毫升。

副作用和注意事项 偶有头晕、恶心。甲状腺机能亢进、高血压、心动徐缓、动脉硬化、心肌病和糖尿病人慎用。青光眼病人不宜用本药滴眼。心动过速病人用时应随时数心率。

2. 中枢兴奋药

尼可刹米
(可拉明，Nikethamidum)

制剂 针剂：0.25克（1毫升）/支，0.375克(1.5毫升)/支。

作用和用途 兴奋延髓，刺激呼吸中枢，使呼吸运动加深加快，用于中枢性呼吸及循环衰竭，对吗啡中毒所致的呼吸衰竭疗效最好。

用法 肌注或静注：0.25～0.5克/次，需要时可2～3小时重复一次。可与其他中枢兴奋药如苯甲酸钠咖啡因、山梗菜碱等交替使用。极量1.25克/次。

副作用和注意事项 大剂量可引起惊厥。小儿高热无呼吸衰竭时不宜使用，以免引起惊厥。

中毒解救 保持病人安静休息，兴奋性增高时用冬眠灵，惊厥时肌注阿米妥钠或苯巴比妥钠，也可用10%水合氯醛加水稀释一倍灌肠。较重病人静滴5～10%葡萄糖液，以加速排泄。

苯甲酸钠咖啡因

(安钠加，Caffeina et natrii Benzoas)

制剂 针剂：0.25克(1毫升)/支，0.5克(2毫升)/支。

作用 增强大脑皮层的兴奋性。兴奋延髓呼吸、血管运动中枢。

用途 (1) 中枢性呼吸和循环衰竭，如感染中毒、催眠药、麻醉药、镇痛药(吗啡)中毒所引起的呼吸衰竭；(2) 口服与溴化物合用，治疗神经官能症(见218页咖啡因溴合剂)。

用法 肌注或皮下注射：0.25～0.5克/次，根据病情，2～4小时后可重复注射。极量：0.8克/次，3克/日。

副作用、注意事项和中毒解救同尼可刹米。

盐酸山梗菜碱

(洛贝林，Lobelini Hydrochloridum)

制剂 针剂：3毫克(1毫升)/支，5毫克(1

毫升)/支。5毫克/支的是混悬液，不能静脉注射。

作用 刺激颈动脉体的化学感受器，反射性地兴奋呼吸中枢，对延脑的迷走神经中枢和血管运动中枢也有兴奋作用。本药兴奋呼吸中枢较其他兴奋药作用快而显著，较少引起惊厥。

用途 用于感染中毒、麻醉药、一氧化碳等引起的呼吸衰竭和新生儿窒息。

用法 肌注或静注：3～5毫克/次，静注应缓慢，2～3小时、必要时半小时可重复一次。可与其他中枢兴奋药如尼可刹米交替注射。

副作用 大剂量能引起心动过速、传导阻滞、呼吸抑制，有时可引起惊厥。

中毒解救 同尼可刹米。

野靛碱
(金链花碱，金雀花酮碱 Cytisinum)

制剂 1.5毫克(1毫升)/支。

作用和用法 能兴奋呼吸中枢。用于新生儿窒息，脑炎、脑膜炎及各种感染中毒以及药物引起的呼吸衰竭。

用法 肌注或静注1.5毫克/次。小儿0.75～

1.5 毫克/次。必要时 10～30 分钟可重复一次。

副作用和注意事项 有时可引起血压升高，用时注意量血压。在显著动脉硬化、高血压、大血管出血和肺水肿时忌用。

人 参

来源 为五加科植物人参的干燥根，栽培和野生。

主产于黑龙江、吉林、辽宁等省。

作用 性甘微苦温。有大补元气，生津安神的功能。实验证明：(1)对神经系统：有兴奋作用，治疗量能缩短神经反射的潜伏期，加快冲动的传导；(2)内分泌系统：能降低血糖，与胰岛素有协同作用，能促进性腺机能；(3)循环系统：能提高心脏的收缩力和频率，有强心作用。

用途 用于(1)虚脱，四肢凉，脉搏微弱；(2)低血压；(3)热性病后期体虚口渴，汗多。

用法 常用量：五分至三钱，水煎服。

(1)治疗虚脱、衰竭无力，脉细弱：用人参一至二钱，水煎 100～300 毫升，随时口服，一日内服完。

(2) 治疗虚脱、手足凉、血压下降：用人参一至二钱，制附子一至二钱，水煎服。

(3) 治疗四肢厥冷，血压低、汗多、热伤元气：用人参一至二钱，麦冬三钱，五味子一至二钱，水煎服。

注意事项 忌与藜芦、五灵脂同用。本药价格较贵，一般情况下用普通品。

附　子

来源和制剂 为毛茛科植物乌头经加工的干燥块状子根(主根是乌头)。

主产于四川、陕西、山西等省。

由于加工不同，有以下品种：

(1) 盐附子：将整个附子投入卤水(60%)与食盐(40%)的混合液中，浸泡数日，捞出晒至半干，再投入原浸液中，随时添加食盐，如此反复多次，至附子内外均有食盐结晶附着时，晒干即成。

(2) 黑顺片：将附子浸入卤液中(附子100斤需卤40斤，再加清水30斤)数日，连卤一同煮沸，至透心为止，捞出，清水漂净，不去皮纵切成约2分厚的片，再浸入稀卤液中，并加入黄糖及菜油炒成的调色剂，使附子染成浓茶色，再用清水漂洗至入口不麻舌时，取出蒸熟，再晒干即成。

(3) 白附片：加工方法与黑顺片略同，但不加调色剂，煮至透心后，剥去外皮，纵切成1分厚的片，清水中漂至不麻舌，取出蒸熟，晒干即成。

作用和用途 性辛、甘，大热，有大毒。能回阳补火，散寒除湿。主治大汗亡阳、暴泻脱阳、厥逆脉微。有溫里、散寒、助阳、祛风湿、止疼等功效。适用于手足冰冷、脉搏微弱、出冷汗等阳气亡失的症状。

用法 用量制附子八分至三钱，水煎服。

(1) 治受寒吐泻，大汗，肢冷，呈虚脱状：附子二钱，干姜二钱，炙甘草一钱，水煎服。

(2) 治关节疼，遇冷加重：附子一钱五，桂枝二钱，炒白朮三钱，炙甘草一钱，水煎服。

(3) 治腹冷痛，食少便稀，畏寒肢冷：附子一钱，肉桂一钱，干姜一钱，炒白朮三钱，水煎服。

(4) 治慢性肾炎，面白、浮肿、尿少：附子、干姜、肉桂各一钱，炒白朮三钱，炒黄芪四钱，水煎服。

感染中毒性休克的抢救

感染中毒性休克发生于严重的急性感染，小儿较成人易于发生。最常见的如：暴发型流行性脑脊髓膜炎(流脑)、中毒型痢疾、大叶肺炎、败血症、金黄色葡萄球菌肠炎等。以上各病除所用抗感染药物不同外，抗休克的处理原则是一致的。包括：(1)迅速恢复有效血循环量(补充液体及改善微血管循环)；(2)较快地调整血管紧张度，恢复正常血压；(3)有效地控制感染；(4)解毒、抗炎；(5)对症治疗。

现举休克型流脑的治疗为例：病人除一般脑膜炎症状外，同时有面色苍白、唇及指甲发绀、皮肤瘀斑、四肢皮肤发凉、发花、脉搏细弱或消失、血压下降。

1. 病人有以上症状时，立即针刺人中、中冲、内关，留针，间歇性刺激。

2. 在针刺同时迅速准备静脉输液以恢复有效

血循环量。

(1) 首批输液　目的是迅速恢复血循环量。用5%葡萄糖生理盐水，成人500毫升，小儿15～20毫升/公斤(总量不宜超过300毫升)在一小时内快速滴入。一般较轻的休克滴入后即可见好转。较重休克用量稍大。

重病人有条件时应首先静注碱性液，以后再输葡萄糖生理盐水。常用5%碳酸氢钠，成人100～200毫升，儿童5毫升/公斤；或11.20%乳酸钠，成人100～150毫升，儿童3毫升/公斤，(不稀释)可以较快地恢复有效循环量和纠正酸中毒。

严重休克，输入碱性液后，有条件时可输右旋糖酐，成人500毫升，小儿20毫升/公斤。无条件时，滴入5%葡萄糖盐水。

(2) 继续输液　目的是维持全日液体用量。经过首批输液后，病情如有改进，应继续滴入5%葡萄糖盐水(或生理盐水)，也可用右旋糖酐，直至症状明显改善(面色微红、四肢转温、脉搏有力、血压上升，叩诊膀胱中有尿或已排尿)，此时将5～10%葡萄糖液加入输液中，将瓶中所余液体稀释3～4倍。在每100毫升稀释液中加入10～15%氯化钾2毫升。治疗开始后24小时内液体总入量：成人2500～3000毫升，小儿80～100毫升/公斤。继续输液速度一般在80～100毫升/小时左右。

注意避免输液过多、过快而增加心脏负担。如有心力衰竭表现，可静注毒毛旋花子素K一次，成人0.25毫克/次，小儿0.007毫克/公斤/次。

3. 抗休克药物　感染中毒性休克有血管痉挛及微循环不良，应早期使用阿托品或六五四。

(1) 阿托品　在首批输液同时使用。成人1～2毫克/次，小儿0.03～0.05毫克/公斤/次。每15～30分钟从输液针头注入一次，注意观察治疗效果和副作用。如注射2、3次后不见好转，药量可加倍，并可根据病情需要逐步增加。当病人出现面色潮红、呼吸心率增快、烦躁易动而循环衰竭症状好转，嘴唇红润、脉搏有力、肢端温暖，即可停用阿托品。如此时血压仍低于正常，为了提高体内重要器官的血液供应，使机体不致长时间处在低血压状态，再度发生休克，在叩诊膀胱中有尿的情况下，可用去甲肾上腺素。

应用阿托品后，病人神志可由清醒转入半昏

迷，瞳孔散大，不能视物，常需数日才逐渐恢复。阿托品的副作用常有谵妄、躁动，需用镇静剂治疗。如有面色通红、皮肤潮红、心率加快时，应即停用阿托品。

(2) 六五四　作用同阿托品，但副作用较小。早期休克成人用10～20毫克/次，小儿0.3～0.5毫克/公斤/次。晚期休克成人20～40毫克/次，小儿0.5～2毫克/公斤/次。每10～20分钟静注一次，2～3次后不见好转剂量加倍，至面色转红、脉搏有力，血压上升后延长间隔时间至1/2～1小时。一般3～5次后即可延长间隔时间。

(3) 去甲肾上腺素　病人经过快速输液和阿托品(或六五四)治疗有所好转，但血压仍低时可改用本药。以1毫克加入正在输入的液体200毫升内，先缓慢静脉滴入5～10毫升，同时测血压，如不上升，可再加去甲肾上腺素1毫克，调整滴数，使血压维持正常。注意输入液体不可太多，必要时可再加浓去甲肾上腺素，但最高不得超过每100毫升液体含4毫克。用本药至少须维持6～8小时，血压稳定后逐渐减慢滴速，减少药量，至休克症状完全消失后停用，以免血压再度下降。此药可减少肾血流量，引起肾功能衰竭，无小便者忌用。

4. 抗感染　迅速控制感染是纠正休克的基础。可采用青霉素和磺胺嘧啶(或磺胺二甲基嘧啶)合并治疗。注射采用磺胺嘧啶钠。

青霉素成人200万～300万单位/日，小儿5万～10万单位/公斤/日。在开始输液时即将1/3～1/2量在首批输液中快速滴入。

磺胺药6～8克/日，小儿150～200毫克/公斤/日，首次可用一日量的1/3稀释成5%后静注，其余分次静滴或肌注。

休克不见好转、无尿者，用磺胺应谨慎，可单独用氯霉素3克/日，小儿50～80毫克/公斤/日，静滴、肌注或口服。至休克纠正，一般情况好转后，停用抗菌素(一般1～3日)，磺胺改为口服，共用5～7日。

5. 激素　可减轻中毒症状，增加升压药物的作用。一般用氢化可的松加入静脉输液中。成人200～400毫克/日，首次用100～200毫克，小儿5～10毫克/公斤/日。病情稳定即可停药。

中枢性呼吸衰竭（脑水肿）的抢救

感染引起的中枢性呼吸衰竭，多由于脑水肿、颅内压增高形成脑疝或脑干受压造成。治疗应以脱水疗法和解除脑血管痉挛为主。

现以脑型流脑和流行性乙型脑炎（乙脑）的脑水肿的抢救为例，其他原因引起的脑水肿的抢救略同。主要临床表现为：呼吸不整、快慢深浅不匀或反复出现呼吸暂停、双吸气、抽泣样呼吸以至呼吸停止。早期症状常表现为剧烈头痛、频繁呕吐、面色发灰、血压上升、瞳孔不等大、不圆、边缘不整，病情继续发展则出现神志突然昏迷或惊厥、阵发性或持续性肢体强直，有时四肢呈内旋状态。应早期诊断、早期处理，防止脑疝。如出现瞳孔不等大、一侧偏瘫或突然呼吸停止，说明已出现脑疝，需要快速紧急抢救。

1. 病人惊厥时立即针刺人中、合谷。重者加涌泉，同时肌注苯巴比妥钠0.2克（小儿6～8毫克/公斤）。

2. 脱水疗法　应及时采用，并限制液体入量，防止水分过多减低脱水药的作用。成人每日液体入量(包括全日口服和输液量)不超过2000毫升;小儿不超过60毫升/公斤/日(脱水药量不算在内)。

不同情况下脱水药物的选择:

(1) 一般脑水肿　首选25%山梨醇(因本药效果尚可,供应较多,价格较便宜)1～2克/公斤/次在20～30分钟内静脉注入,每6～8小时一次。或与50%葡萄糖液1克/公斤,交替用,每6小时一次,各2次。1～2日情况好转后,逐渐延长用药间隔。无条件用山梨醇时,可用从下列方法中选2～3种合并治疗:

①甘油1克/公斤,加等量生理盐水口服,1次/日。

②50%葡萄糖液1～2克/公斤,静注,每6～8小时一次。

③氨茶碱成人0.25克,小儿3毫克/公斤,与50%葡萄糖液混合静注,1～2次/日。

④口服醋氮酰胺成人0.5克/次,小儿10～30毫克/公斤/次,1～2次/日;或双氢克尿塞成人50～100毫克/次,小儿2～3毫克/公斤,1～2次/日。

⑤中药牵牛子一至二钱,水煎服,必要时连用2～3日。

(2) 重度脑水肿　用30%尿素1克/公斤和

25%山梨醇(或20%甘露醇)每6小时一次，两种交替静注。情况好转后，逐渐改为只用山梨醇，按一般脑水肿处理。

(3) 脑疝　呼吸停止时，立即静注30%尿素1克/公斤加20%甘露醇1～2克/公斤。同时并用阿托品或654和山梗菜碱或野靛碱静注。必要时在1～3小时内再重复用甘露醇一次，呼吸恢复后按重度脑水肿处理。

使用脱水药减轻脑水肿、降低颅内压时，必须有计划有步骤地进行，坚持连续应用，情况好转后逐步换药，以后逐渐延长用药间隔，逐渐停用。一般需要连用3～5日，不可间断。不规则的使用达不到脱水目的。

3. 解除脑血管痉挛　应早期用阿托品或654，用法及用量同抗休克治疗。

4. 控制感染　同休克型流脑。

5. 对症治疗　出现呼吸不规则或呼吸暂停时，可皮下或静脉注射下列药物：

(1) 山梗菜碱(洛贝林)　3～6毫克(1～2毫升)/次，2～3小时可重复使用。病情危重时，15～30分钟可重复。

(2) 野靛碱　成人1.5毫克(1毫升)/次，小儿0.75～1.5毫克/次，用法同上。

(3) 尼可刹米　0.375毫克(1.5毫升)/次。与山梗菜碱或野靛碱交替应用。呼吸停止时，立即进行口对口人工呼吸（见260页），同时静脉注射山梗菜碱3～6毫克或野靛碱1.5毫克。有条件时做气管插管加压人工呼吸。

【附】混合型流脑的抢救　暴发型流脑同时存在休克和脑水肿症状的称为混合型，因之情况更为严重。这时必须

对于病情进行冷静分析，二类症状中必有一类是突出的，是主要矛盾，即针对这一型进行抢救，同时适当照顾另一类症状的处理。例如以休克症状为主的，首先按休克型抢救，但抢救时输液量要适当减少，首批输液不变，休克情况好转后及时控制液体入量，配合用苯巴比妥钠以控制惊厥，需要时加用脱水药。以呼吸衰竭脑水肿症状为主的，主要按脑型抢救，配以阿托品及输液。

心跳骤停的急救

（附：溺水、触电的急救）

心跳骤停时病人生命危急，医务人员应该充分发扬“**救死扶伤**”的精神，分秒必争，积极抢救。心跳骤停的原因很多，常见于严重心脏病、窒息、麻醉意外、过敏性休克、触电、溺水等。处理方法：

1．立即进行体外心脏按摩（图 27）。方法是让病人平卧、背下放一硬板或移放地上。救护者站或跪在病人左侧，两手相迭，用手掌根部置其胸骨下方、剑突之上，借体重向下压陷约 2 厘米左右，然

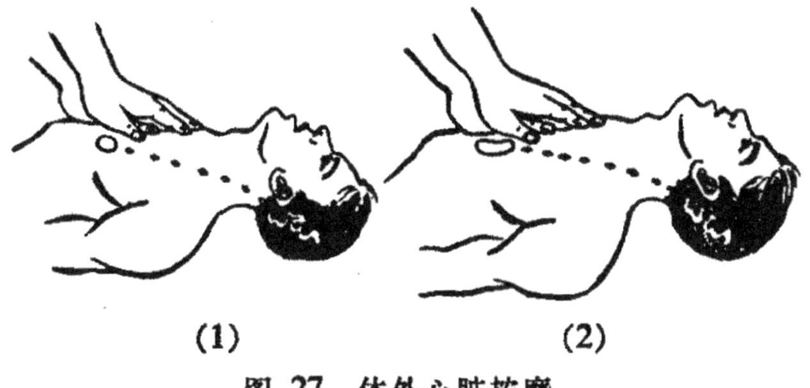

图 27 体外心脏按摩

后解除压力，让其胸部自行弹起。如此规律地进行60～80次/分。按摩时注意压力不可太大，以免造成胸部骨折或内脏损伤。按摩有效时，能摸到颈动脉和股动脉搏动。

2. 同时进行口对口人工呼吸(图28)。方法是让病人仰卧，救护者一手托起病人下颌，使其头尽量后仰，另手捏紧病人鼻孔。救护者深吸气后，紧对病人的口吹气。均匀地保持12～16次/分。救护者自己吸气时，应将病人鼻孔放松，使之呼气。

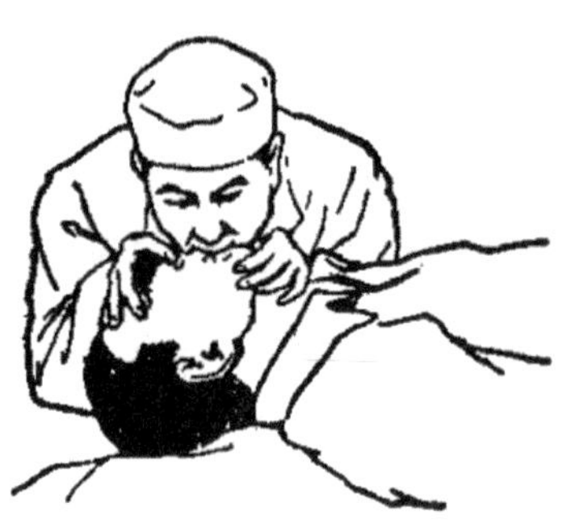

图 28 口对口人工呼吸

3. 心脏内注射肾上腺素0.5～1毫克(0.5～1毫升)；或异丙肾上腺素0.5～1.0毫克。

心脏内注射：部位选择左侧第四肋间隙，胸骨左缘外一指宽处。先用碘酒、酒精消毒皮肤，用长针头(8号以上)垂直刺入4～5厘米，年幼小儿不宜超过3厘米。刺入心腔时，有明显的穿通感。此时立即抽动针栓，如有回血表示已入心腔，即可注入药物。拔针后，压紧针眼2～3分钟。

4. 体外按摩3～5分钟情况不见好转而有条件时可立即作开胸心脏按摩。

5. 在急救的同时，可静注11.2%乳酸钠或5%碳酸氢钠，估计病人的体重按每公斤5%碳酸氢钠2毫升，11.2%乳酸钠1毫升给药。心跳停止时，可用以上药物20毫升，心内注射。

6. 心跳恢复后，继续维持血压和呼吸，血压低时，加用去甲肾上腺素静滴。

7. 心跳恢复后，适当应用脱水疗法以预防和控制脑水肿。可用20%甘露醇250毫升在20～30分钟内静脉注入，2～3次/日（见256页）。

【附】溺水的急救

1. 将患者从水中救出后，立即除去口鼻中的泥沙杂草等异物，把舌拉出口外，保持呼吸道通畅。

2. 排水　救护者一腿跪下，另腿向前屈膝，使患者俯卧于救护者屈曲的腿上，头放低，轻压其背，使水排出(图29)。

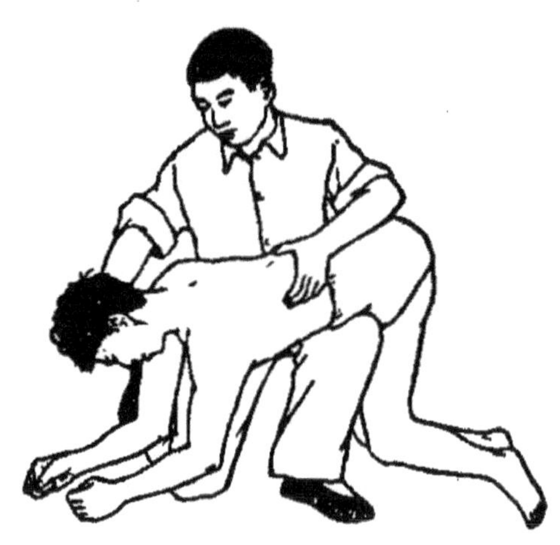

图 29 溺水的急救

3. 及早进行口对口人工呼吸，如救出时病人呼吸已停，则不经排水步骤，除去呼吸道阻塞后，立即进行人工呼吸。要坚持长时间进行，甚至十几个小时，不可轻易放弃。

4. 心跳停止的，应立即进行体外心脏按摩。

5. 呼吸和心跳恢复后，注意保暖，饮姜糖水或热茶。

6. 药物　同心跳骤停急救。

触电的急救

1. 立即切断电源。拉开电闸，或用木棍、竹竿将患者和电源分开。

2. 呼吸停止或微弱的，立即进行口对口人工呼吸。心跳也停的，同时进行体外心脏按摩，应长时间坚持进行。

3. 心跳未停前忌用肾上腺素和其他心脏兴奋剂。

中暑的解救

1. 将病人抬到阴凉通风处，解开衣带，平卧休息。

2. 针刺人中、合谷、内关、足三里、风池、十宣(放血)等。

3. 可用刮痧法

(1) 取一硬币或汤匙，以一边蘸菜油或清水，在患者身体一定部位，由上而下，从内到外反复地刮。直至皮肤出现约一寸宽的红斑为止。

(2) 刮痧部位　颈项部：自上而下刮5～6行。背部：先在脊柱正中线自上而下刮一行，再沿肋骨两侧，由内向外各刮3～4行。肩部：沿肩胛向外，左右各刮2～3行。胸部：先中线后两侧，与背部同，共刮5～7行。

(3) 注意事项　刮痧工具不可太粗糙或锐利，以防刮伤皮肤。刮时用力均匀，不可太重刮破表皮。刮痧行数多少，视情况而定，如痧色紫黑、易起水泡者应多刮；痧色鲜红不易出者可少刮。

4. 多喝清凉饮料或盐开水，服十滴水、人丹，或选用消暑中药1～3方，外用清凉油。

5. 高热者（摄氏39.5°以上）用冷水擦身、冷水湿敷全身或把病人浸入冷水内（如阴凉池塘或小水渠中），同时按摩四肢。无条件时可用冷水或冰水袋敷头及颈、腋、腹股沟大血管处。至体温降至38℃停用。如配合静滴或肌注冬眠灵25～50毫克，则降温效果更好，但须注意避免血压降到80毫米汞柱以下。

6. 头晕、头痛、恶心、呕吐服藿香正气丸或避瘟散，中暑昏倒可用韭菜汁或生姜汁滴鼻。

7. 周围循环衰竭的病人，如神志不清，可注射苯甲酸钠咖啡因0.25克或尼可刹米0.25克。血压降低的皮下注射肾上腺素或静滴去甲肾上腺素。

8. 严重中暑大量出汗的，可静滴5%葡萄糖氯化钠或生理盐水1000～1500毫升(小儿酌减)。

9. 有惊厥的，可用镇静剂如口服苯巴比妥

0.03～0.09克，或10%水合氯醛15～20毫升口服或灌肠，不能口服的，可肌注苯巴比妥钠0.2克。忌用吗啡、阿片和阿托品。

消暑中药方

1. **主治** 夏日伤暑引起发热、烦躁、口渴、尿少、恶心或腹泻。

处方 白扁豆一两（捣成细粉） 西瓜皮五两 白糖二两

用法 同捣成膏，水煎晾凉，加糖分二次服。

2. **主治** 中暑高热。

处方 鲜藿香叶一两 鲜扁豆叶一两 鲜荷叶一两

用法 捣烂以开水冲服。

3. **主治** 暑热，心烦口渴，尿黄而少。

处方 滑石六钱 甘草一钱

用法 共研细粉，用沸水冲汤晾凉，一次服下。

六、调节水、电解质、酸碱平衡的药物和血浆代用品

1. 补充水、电解质和热量的药物

等渗氯化钠注射液

(生理盐水 Inj. Natrii Chloridi)

制剂 氯化钠注射液500毫升/瓶。

作用 此液含氯化钠0.9%，为等渗性溶液*，可作为补充血容量和钠离子用。

用途 严重吐泻、大面积烧伤、大量出汗引起的缺盐性脱水；大量出血而又无法进行输血时，可暂时输入生理盐水维持血容量进行急救。

---

* 血浆内的蛋白质、盐类等物质，能从组织吸引水分进入血管，这种吸引力称为血浆渗透压。溶液渗透压的大小和所含的这些物质(溶质)的浓度成正比。浓度和血浆渗透压相等的称为等渗性溶液；比血浆淡的，渗透压较小，称为低渗性溶液；比血浆浓的，渗透压较大，称为高渗性溶液。

用法　静滴，也能皮下滴注。具体剂量应根据脱水及缺盐情况决定，一般可用 500～1000 毫升/次。禁食成人每日需500～1000毫升。

注意事项　(1) 肾脏病或心力衰竭时慎用或忌用，肺炎和水肿患者应注意静滴速度和输入量。过量注射可引起水肿（钠潴留）、钾丢失和氯供给过多，加重原有的酸中毒；(2) 静滴时要注意无菌操作，避免污染。夏季已开瓶的液体放置24小时后不宜再用，以免感染和输液反应。如已发生输液反应，可皮下注射肾上腺素或非那根，有高热时用退热药，烦躁时用镇静药。

【附】复方氯化钠注射液（林格氏液）　每1000毫升溶液中含氯化钠8.5克，氯化钾0.3克，氯化钙0.33克，为等渗性溶液。此液中所含的钾并不能满足身体缺钾时的需要，作用和用途同生理盐水。500毫升/瓶。

5%葡萄糖氯化钠注射液　每1000毫升溶液中含葡萄糖50克、氯化钠9克，静脉输入后，葡萄糖很快被分解利用，实际仍起等渗氯化钠液的作用。500毫升/瓶。

葡萄糖注射液(Inj. Glucosi)

制剂 5% 及 10% 葡萄糖液 500 毫升/瓶，25% 及 50% 葡萄糖液 20 毫升/支。

作用 5～10% 葡萄糖液补充水分和热量。高渗葡萄糖液静注通过高渗透压作用，在被肾脏排出时，带出一部分水分，从而产生暂时性利尿脱水作用。

用途 (1)重病人不能进食时，用以补充热量和水分；(2)用 5～10% 葡萄糖液补充因高热、昏迷不能饮水而引起的缺水；(3) 高渗葡萄糖液 (25%, 50%) 可用作利尿脱水剂，用于降低颅压和眼压；(4)纠正低血糖。

用法 (1) 5% 及 10% 葡萄糖液用静滴法，根据需要决定剂量。一般 500～1000 毫升/次，多与生理盐水同用，用一定量的生理盐水补充钠的不足，其余所需水分用 5～10% 葡萄糖液补充。禁食成人每日可补充生理盐水 500～1000 毫升，5～10% 葡萄糖液 1500～2000 毫升。

(2) 高渗葡萄糖液 40～100 毫升/次，静注。

注意事项 注射高渗葡萄糖时不可漏出血管

外，以免组织坏死。长期用高渗葡萄糖注射，可引起静脉炎而致栓塞。能进食的病人，注射高渗葡萄糖液无滋补意义，不宜滥用。

氯化钾 (Kalli Chloridum)

制剂 片剂：糖衣片0.25克/片，0.5克/片；针剂：10%10毫升/支，15%10毫升/支。

作用 钾离子的作用有：(1) 维持细胞新陈代谢；(2) 维持细胞内渗透压和酸碱平衡；(3) 保持神经传导功能和肌肉收缩能力；(4) 维持心肌收缩能力。

用途 (1) 防治以下情况引起的低血钾症：①严重吐泻不能进食；②禁食病人长期静脉输入不含钾的液体；③长期使用利尿剂；④长期用肾上腺皮质激素(如可的松、强的松等)；⑤大量放腹水后。(2) 洋地黄中毒。

用法 一般口服1克/次，化水服或用10%溶液10毫升/次，3次/日。小儿0.2～0.3克/公斤/日。症状明显的第一日可服4～8克，以后3～4克/日。小儿第一日0.3～0.4克/公斤/日，以后改为一般用量。血钾过低、病情危急或吐泻严重口服不易吸收的，可用静滴，浓度宜在0.3%(100毫升液体中加入10%氯化钾3毫升)以下。一般是在5～10%葡萄糖液500毫升中加10～15%氯化钾10毫升。小儿可将全日所需氯化钾量平均放在全日输液量中，配成0.3%以下的浓度持续静滴。

副作用和注意事项 (1)补钾过多或注射液浓度过大，能造成高血钾症，出现腹胀、周围循环衰竭及因抑制心脏而产生心率减慢甚至心脏停搏；(2)肾功能不全的慎用，尿少或无尿时忌用。脱水的病人一般先给不含钾的液体（也可给复方氯化钠注射液,因其含钾浓度低,不致引起高血钾症),等排尿后再补钾；(3)钠缺乏酸中毒时补钾，容易发生高血钾症，必须同时补充钠和纠正酸中毒；(4)静滴钾溶液刺激静脉可引起疼痛，氯化钾不宜太浓；(5)片剂口服有刺激性，最好用糖衣片或配成溶液服。

【附】 枸橼酸钾 作用同氯化钾，唯偏碱性，适用于缺钾同时有酸中毒的病人。只供口服，不能注射。通常配成10～20%溶液。用量1～2克/次，3次/日。

醋酸钾 作用、用法、用量同枸橼酸钾。

氯化钙(Calcii Chloridum)

制剂 针剂：5% 10毫升/支；10%溶液(口服用)。

作用 钙离子作用有：(1)保证骨骼的硬度和生长；(2)保持神经肌肉的正常反应性。人体缺钙时，出现神经及肌肉兴奋性增高；(3)加强大脑皮层的抑制过程；(4)减低毛细血管渗透性；(5)兴奋心脏，能加强洋地黄的毒性作用；(6)参与凝血过程；(7)对镁有拮抗作用。

用途 (1)对手足搐搦症：连续口服能较快提高血钙；静注能迅速消除症状，但注射快则引起心率减慢，较葡萄糖酸钙静注少用；(2)可用于皮肤瘙痒症、荨麻疹、湿疹、皮炎及多形渗出性红斑等；(3)治疗镁中毒。

用法 口服：10%氯化钙5～10毫升/次，3～4次/日，用水稀释2～3倍，饭后服。静注：5%溶液5～10毫升/次，用等量5～25%葡萄糖液稀释后，每分钟不超过2毫升缓慢注射。

副作用和注意事项 (1)口服对胃肠有刺激性，可引起呕吐，偶有呕血，故应饭后服；(2)静注时可用葡萄糖液稀释2～3倍，注射同时听心脏，以免心率过慢。因对组织有强刺激性，注意勿漏出血管外，如有外漏，应立即用0.25%普鲁卡因局部封闭；(3)在用洋地黄期间及用后一周内，一般不用钙剂；(4)本药不能肌注，溃疡病患者忌口服。

【附】氯化钙葡萄糖注射液 每10毫升中含有氯化钙0.5克、葡萄糖2.5克。作用与氯化钙注射液相同。10毫升/支。

葡萄糖酸钙(Calcii Gluconas)

制剂 片剂0.3克/片，0.5克/片；针剂：10% 10毫升/支。

作用和用途 同氯化钙，但含钙量较氯化钙低，对组织的刺激性较弱。注射剂较氯化钙安全，常与镇静剂并用控制手足搐搦症的发作。对荨麻疹、急性湿疹、皮炎、多形渗出性红斑等也有效。

用法 口服：1～2克/次，3次/日。静注：10% 10毫升/次。小儿手足搐搦症时5～10毫升/次，加等量5～25%葡萄糖液稀释后缓慢静注，速度每分钟不超过2毫升。或加入5～10%葡萄糖液20～50毫升中静滴。反复抽搐的，可重复注射1～2次，注意同时应用镇静剂。以后口服氯化钙或乳酸钙及维生素丁。

副作用和注意事项 (1)对组织有一定刺激性，注射时慎勿漏出血管外。如已漏出，应立即用普鲁卡因局部封闭；(2)用洋地黄时，禁忌同氯化钙。

乳酸钙(Calcii Lactas)

制剂 片剂：0.3克/片，0.5克/片。

用途 主要用于预防和治疗缺钙，如佝偻病、手足搐搦症、妊娠和哺乳期妇女。

用法 口服：0.3～1克/次，3次/日。

注意事项 须同时用维生素丁（剂量见545页维生素章），否则钙剂吸收不良。

【附】 多种钙片、钙素母 片剂：都是0.5克/片。此二种制剂味甘可口，小儿喜食，但含钙量较少，应服用乳酸钙的1.5～2倍量。

2. 纠正酸中毒的药物

乳酸钠注射液(Inj. Natrii Lactatis)

制剂 针剂：11.2% 20毫升/支。

作用和用途 为高渗碱性液体，在体内经肝脏氧化后，其钠离子和血中碳酸氢根离子生成碳酸氢钠。主要用于纠正酸中毒，同时也补充钠。

用法 3毫升/公斤/次，可提高二氧化碳结合力10体积%，可先用半量，以后根据病情再给其余半量。用时需加5～10%葡萄糖液5倍量稀释后(成为1.87%，系等渗性液体，即1/6克分子溶液)再静滴。成人可用1.87%溶液100～200毫升/次。

副作用和注意事项 防止过量造成碱中毒。肝病患者使用效果差，可用碳酸氢钠液。水肿患者慎用。注意不可用生理盐水或林格氏液代替葡萄糖液稀释本药(此法稀释后成为高渗性液体)。

碳酸氢钠注射液
(Inj. Natrii Bicarbonatis)

制剂 5%20毫升/支，4%200毫升/瓶。

作用和用途 为高渗碱性液体，用于：(1)纠正严重的酸中毒，因在严重酸中毒时肝脏对乳酸钠的氧化作用差；(2)感染中毒性休克；(3)早期脑栓塞。

用法 静滴5%溶液5毫升/公斤，可提高二氧化碳结合力10体积%。应根据酸中毒轻重决定用量，注射时加5～10%葡萄糖液2.5倍量稀释为1.4%的等渗溶液。可先注射所需量的1/2，观察效果后决定是否需要再注射。

治疗感染中毒性休克和脑栓塞，均用5%溶液，不稀释。剂量：成人100～200毫升/次，小儿5毫升/公斤/次。

副作用和注意事项 不宜与酸性药物配伍应用。过量能造成碱中毒。水肿患者慎用。本药对组织有刺激性，注射时慎勿漏出血管外，如已漏出，应立即停止输入，并及时用普鲁卡因局部封闭，以免引起组织坏死。轻度酸中毒不需输液的病人，或无条件输碱性液的，可口服小苏打(碳酸氢钠)片，0.25克/公斤，能提高二氧化碳结合力10体积%。可将全部需要量分3～5次口服。

补液疗法简介

为了适合农村条件，对于体液紊乱情况应根据临床作出正确的判断，避免依靠血液化学检查。为此必须详细询问病史，结合体格检查，分析病人有无脱水，酸、碱中毒，低钾，低钙情况及其程度，以便有的放矢，正确治疗。

在进行补液时，要时刻注意恢复病人本身的调节机能，尤其是肾功能。因为在输液前病人体内实际上已在不断地进行调节，所以不可操之过急、补充过多。在补液过程中，要密切观察病人，随时调整液量、速度和浓度。

常见体液紊乱的原因、临床表现和治疗原则

脱水

1. 原因　主要是摄入水分不足；丢失水分增加，如吐、泻、大量出汗等；丢失盐类，体内盐类减少，水分保留不住，如胃肠造瘘、长期腹泻失盐等。

2. 临床表现　按失水的多少，大致分为轻、中、重三度。判断脱水的程度，首先要详细询问病史，了解病人饮食摄入、大小便排出、出汗多少，以及短期内迅速消瘦等详细情况；并认真地进行体格检查。具体表现见表7：

表 7

脱水的临床表现

分度＼症状	精神	皮　肤	唇舌	小儿囟门	眼皮	眼窝	心音	指(趾)	尿量	脉搏	腹部
轻度	不振	丰满度略减	稍干	平或稍陷	略青	略青	尚可	温	略减	有力	平
中度	萎靡	干燥，松弛，弹性差，捏起不能立即平复	干燥，唾液少	明显凹陷	闭不严	下陷	钝	发凉	明显减少	速弱	腹凹陷
重度	意识朦胧	凉，弹性极差，捏起不易平复	干燥甚至皲裂，无唾液	深陷	半睁或全睁	深陷	钝、弱、甚或听不清	凉，发绀	几无	甚弱或摸不到	呈舟状

3．治疗原则　应按年龄、体重、脱水程度、有否酸碱中毒以及钾、钙的需要，统一考虑输液成份。补液量可参考表8：

开始治疗24小时内补液总量(毫升) 表8

年龄 \ 脱水程度		轻　度	中　度	重　度
儿童	2岁以下	120～150/公斤	150～180/公斤	180～200/公斤
	2～6岁	80～100/公斤	100～120/公斤	120～150/公斤
	7～14岁	60～80/公斤	80～100/公斤	100～120/公斤
成　人		2,000～2,500	2,500～3,000	3,000～3,500

酸碱平衡紊乱　临床上最常见的是代谢性酸中毒，其次是代谢性碱中毒。

1．代谢性酸中毒

(1) 原因　腹泻、肠瘘，婴儿严重呕吐，饥饿，内服酸性药物(如盐酸、氯化铵)过多，以及肾功能不全等。

(2) 临床表现　萎靡、嗜睡、重的可昏迷；早期呼吸深，呈叹息状，严重时呼吸深快，以致发生肺气肿。

(3) 治疗　主要是去除病因，治疗原发病。轻度酸中毒只补充葡萄糖液及适量生理盐水，供给热量，消除由于饥饿造成的酸中毒，同时恢复循环和肾功能，即可由肾脏排出酸性物质而得到纠正。较重的需用碱性液，常用的有乳酸钠和碳酸氢钠。市售都是浓的液体，临用前需稀释成等渗溶液。乳酸钠原浓度是11.2%，应用5～10%葡萄糖液（不能用生理盐水或复方氯化钠注射液等含钠的液体）稀释6倍，成为1.87%。碳酸氢钠原浓度是5%，应用5～10%葡萄糖液稀释3.5倍，成1.4%。一般一次输入稀释后的碱性液20毫升/公斤，过一小时不见好转，可再输10毫升/公斤。没有碱性液时，可在输葡萄糖液和生理盐水的同时口服小苏打，总量0.3克/公斤，分4～6次口服，每小时一次。

2．代谢性碱中毒

(1) 原因　长期或大量的呕吐，丢失胃酸；服过多的碱性药如小苏打等；严重缺钾以及长期用撒利汞或双氢克尿塞致排氯过多。

(2) 临床表现为呼吸减慢、表浅或暂停，兴奋性增高甚至发生手足搐搦。低钾引起的还同时有低钾症状。

(3) 治疗　补充足够的生理盐水，同时加用氯化钾，即可纠正。

钾代谢紊乱　常见的是低血钾症。

1. 原因　主要是钾丢失过多，如较长期(一周以上) 的吐、泻，胃肠减压和服利尿剂小便排钾过多。其次是摄入量不足，如不能进食的病人较大量地输入不含钾的液体。

2. 临床表现　萎靡、疲倦、嗜睡、重者神志不清甚至昏迷；肌肉无力、腹胀、食欲不振、恶心、呕吐、肠鸣音减少或消失、肠麻痹、尿潴溜、严重者呼吸肌麻痹，呼吸慢、浅、暂停、发绀；心音钝、第一心音弱、血压下降、心律紊乱；腱反射减弱或消失。其中精神萎靡、肌肉无力、腹胀、第一心音弱较早出现。

3. 治疗　应补钾，但需确知肾脏排尿功能正常，以免因肾功能不好而发生高血钾症(精神萎靡、腹胀、四肢凉、脉细弱、血压低、周围循环衰竭)。除严重缺钾和不能口服的病人可静脉或皮下滴注氯化钾外，一般应口服氯化钾。同时有酸中毒的最好用醋酸钾或枸橼酸钾。氯化钾成人 6～8 克/日，小儿250～350毫克/公斤/日，10%醋酸钾(或枸橼酸钾)3～4毫升/公斤/日，3～5日。至症状消失。静滴氯化钾：可用病人所需输入的液体将全日所需氯化钾稀释成0.1～0.3%浓度，平均分配在一日内滴入，至能口服时改为口服。能吃一般饮食的病人，除有腹泻者外，均可从食物中得到钾，不必另外补充。

钙代谢紊乱 主要是血钙降低。多因摄入不足及长期吐泻吸收减少引起。在补碱性液纠正酸中毒后，症状容易加重。主要表现是兴奋、烦躁、易惊、手足抽搐、婴儿可全身抽搐。治疗：在输液时口服钙片1克/次，3次/日。如输液过程中症状渐加重，可中途静注葡萄糖酸钙1克(参见559页)。

常用液体的使用方法

补液途径 能小量多次口服补液的，尽量利用口服。如口服不解决问题，可插胃管输液或皮下输液。胃管输液消毒简便，可用煮沸消毒胃管插入胃内，用开水冲药品，放滴瓶中滴入即可。事先可肌注冬眠灵防止呕吐，保证液体滴入。皮下输液不可太浓，不能输碳酸氢钠和比5%浓的葡萄糖液。静脉输液效果最快，对重度脱水和紧急情况是必需的，可以注射高渗液体、碳酸氢钠和高渗葡萄糖液，但需用消毒较严格的液体和滴器。

液体种类的选择 要根据病情需要。有酸中毒的，输液中要配以适量的碱性液体；有低血钾症的配以适量的氯化钾；有低钙的加输适量的葡萄糖酸钙。液体中钠氯的比例要按病情考虑。钠偏多氯偏少的液体偏碱性；钠偏少氯偏多的液体易加重酸中毒。

生理盐水中钠：氯＝1:1；1.87% 乳酸钠中无氯，相当于 1:0；而血中正常钠氯比例为 4:3。所以如长期大量补充生理盐水则容易血氯过高，而过多地补充碱性液，会引起血氯下降、碱中毒。

正常人胃液中有钠、盐酸和相当量的钾，大量或较长时间呕吐，会引起低氯低钾碱中毒，可以补充较多的生理盐水和一定量的氯化钾。严重的或较久的腹泻，肠道中碱性物质丢失较多，则应配合补充适量的碱性液体。长期饥饿能引起酸中毒和低血糖，应适当配合补充碱性液和较多的葡萄糖。

液体浓度的选择 所谓浓度是指含钠的多少。因葡萄糖液不含电解质，输入后葡萄糖很快被吸收和利用不能起到渗透压的作用。使用液体浓度要根据病情需要和输入途径统一考虑。应照顾到病人每日需要一定量的不含盐类的水分，不能全日只输生理盐水和碱性液等含钠的液体。

皮下输液浓度要小，以免刺激。常用为0.45%盐水在2.5%葡萄糖液中（由生理盐水和5%葡萄糖液等量配成）。

静脉输液中盐的用量可按病人需要考虑：如失盐严重可输2/3量生理盐水和1/3量葡萄糖液；如失盐不太多可输生理盐水和葡萄糖液各半；如失水为主失盐很少(例如因口服困难或高热引起的脱水）则可用1/4～1/3的生理盐水，其余量用葡萄糖液。有酸中毒的患者应将一定量的碱性液(5%碳酸氢钠用葡萄糖液稀释3～4倍或11.2%乳酸钠用葡萄糖液稀释6倍）代替其中等量的生理盐水。输液过程中应先输较浓的液体如生理盐水，迅速恢复循环量，以后逐渐冲淡。

补液速度 胃管输液速度小儿不超过15毫升/公斤/小时，成人不超过200毫升/小时，过快易引起呕吐。脱水情况好转后再减慢速度。

皮下输液，输入过快来不及吸收，局部肿胀不适，一般一次不超过300～500毫升。

静脉输液因直接注入血循环，要特别注意速度，过快心脏负担过重，过慢又不解决问题。在重度脱水时最初输液应快，以便迅速恢复血循环量。在半小时内输入生理盐水（或5%葡萄糖盐水或稀释后的碱性液）小儿20毫升/公斤，成人300～500毫升。以后即应减慢速度。将全日需要量的1/2在8小时输入，另1/2在其余16小时慢慢输入或慢慢口服。

补液举例

1. 病例　3岁男孩吐泻一星期，低热，大便水样有粘液，每日吐2～4次，饮食甚少，只喝少量水。3日来明显消瘦，周身无力，小便甚少。检查发育营养中等，呼吸稍深长，面色苍白，萎靡无力，皮肤松弛，弹力差，眼窝下陷，唇舌干，口周围发青，心音钝，腹凹，肠鸣音少，手足尖发凉，腱反射稍弱。诊断急性胃肠炎、中度脱水、酸中毒、低血钾症。

2. 补液方案　估计体重3岁×2+7=13公斤。

(1) 补液总量　110毫升/公斤(查表得)×13=1430毫升。

(2) 补含钠液量　110毫升/公斤之半，取60毫升/公斤×13=780毫升。

(3) 纠正酸中毒补充1.87%乳酸钠量　20毫升/公斤×13=260毫升(取整数，相当于11.2%乳酸钠40毫升加200毫升5～10%葡萄糖液)。

(4) 应补充生理盐水量=(所需含钠液量)-(应补充的1.87%乳酸钠量)。即:780-240=540毫升。为使用节约方便，可补充生理盐水一瓶500毫升。

(5) 纠正低血钾症　给氯化钾300毫克/公斤/日×13=3900毫克/日。可给10%氯化钾10毫升/次，4次/日。

(6) 应补充的不含钠液=(总液量)-(乳酸钠量)-(生理盐水量)。即:1430-40-500=890毫升（包括用来稀释11.2%乳酸钠的200毫升)。为方便和节约，可给5～10%葡萄糖液500毫升一瓶，余量可口服糖水400毫升。

故第一日实际用液量为:①静滴生理盐水500毫升一瓶、5～10%葡萄糖液500毫升一瓶、11.2%乳酸钠20毫升2支;②口服10%氯化钾40毫升、糖水400毫升。不另外进食或饮水。

3．具体补液方法　先输生理盐水（或5%葡萄糖盐水）500毫升一瓶，在半小时内输入20毫升/公斤，即20×13=260毫升（约半瓶），此时另取一瓶5～10%葡萄糖液500毫升，加入11.2%乳酸钠40毫升，用消毒皮管将此瓶和正在滴入的吊瓶串连起来，继续滴入。此时二瓶共有液体约800毫升。如按8小时输入总量之半，则此时起应在$7\frac{1}{2}$小时输入1430/2－260=455毫升，即在半小时内输入约半瓶盐水之后，应减慢速度，再用$7\frac{1}{2}$小时输入450毫升。平均每小时输入450÷7.5=60毫升。两瓶中的800毫升减去此450毫升，余350毫升，再另用7～8小时输入，然后拔下滴器。再将400毫升糖水少量多次口服，在8小时内服完。如此时病人已能进食，可改为米汤或粥喂入。在输液有小便后，每6小时给10%氯化钾10毫升口服。

3．脱　水　药

脱水药非人体正常代谢物质。快速输入静脉，利用其高浓度吸收组织（包括脑组织）中的水分到血循环中，然后从肾脏排出，起到脱水、利尿、减轻脑水肿和降低颅内压的作用。故此类药物必须快速输入，同时要限制全日液体入量，以免输入后被稀释而减低其吸水作用。

山梨醇注射液(Injectio Sorbitoli)

制剂 25% 250毫升/瓶。

作用 为渗透性利尿药，注入后经肾小球滤过，不为肾小管再吸收而排出，产生利尿作用。由于药液高渗透压的作用，使组织和脑实质脱水。静脉注射后半小时左右起脱水作用，可维持6～8小时。本药国产较多，价格较低，是一般脑水肿的首选药物。

用途 降低颅内压和眼内压，减轻脑水肿，也可用于心肾功能正常的水肿少尿。

用法 静注或快速滴注，成人250～500毫升(62.5～125克)/次，小儿1～2克/公斤/次，于20～30分钟内输入。为消退脑水肿，需每隔6～12小时重复一次。

副作用和注意事项 (1)注射过速可引起头痛、视力模糊、眩晕和注射部位疼痛；(2)心脏功能不全和虚弱患者慎用；(3)天冷时可能有结晶析出，可用热水(摄氏80度)溫热振摇溶解后再使用；

(4) 偶有血尿；(5) 有活动性颅内出血的病人，除在开颅手术中可用本药外，其他时间忌用；(6) 注意药液不可漏出血管外，漏出则用普鲁卡因局部封闭。

甘露醇注射液(Injectio Mannitoli)

制剂 20%溶液50毫升/支，20%溶液250毫升/瓶。

作用和用途 与山梨醇同，脱水作用较强但价格较贵。

用法、副作用和注意事项 同山梨醇。

尿素 (Urea)

制剂 30克(100毫升)/瓶，60克(250毫升)/瓶。

作用 同山梨醇。脱水作用快而强，但维持时间短，约3～4小时。注射3～4小时后，继发脑体积增大和颅内压反跳性回升，称为反跳现象。本药可应急需，但必须在注射后3～4小时注射其他脱水药物或50%葡萄糖液。

用途 脑水肿、脑疝、青光眼。

用法 0.5～1克/公斤/次。全量于20～30分钟内快速静滴或静注完。12小时后可重复给药。

副作用和注意事项 (1) 本药不稳定，须在使用前临时用10%葡萄糖注射液溶解，幷在24小时内用完；(2) 药液漏出血管外能引起局部红肿起泡，应及时用0.25%普鲁卡因局部封闭，幷热敷；(3) 如药物不纯、储存过久或溶液温度过低，注入体内后，可引起面色潮红，精神兴奋，轻度烦躁不安；(4) 偶有血尿和颅内出血；(5) 肾功能不良、血内氮质积留过多者忌用；(6) 注射3～4小时后有反跳现象。

牵牛子(黑白丑、喇叭花子)

来源 为旋花科植物牵牛或毛牵牛的干燥成熟种子。全国大部地区均有生产。

作用和用途 性苦寒有小毒，为峻泻逐水药。用作消顽固水肿。本药含牵牛子脂，内服能刺激肠蠕动，服后3小时即开始腹泻。

用法 一至二钱，水煎或研末服。

注意事项 对胃肠道有强烈刺激性，胃肠炎患者和孕妇忌服。畏巴豆，不能同用。

4. 血浆代用品

右旋糖酐注射液（Dextranum）

制剂 500毫升/瓶，内含6%右旋糖酐，0.9%氯化钠。

作用 为高分子化合物，平均分子量为5万～9万。主要有抗休克作用，用以维持血液渗透压和扩充血容量。

用途 用于需要全血、血浆、血清或白蛋白治疗的出血性、创伤性和烧伤性休克。

用法 一般给500～1000毫升/次。小儿20～30毫升/公斤/次。24小时内输入量超过1500毫升的，应适当补充全血。输入速度根据病情决定。

副作用和注意事项 少数病人有过敏反应。用量过多时，少数病人出血时间延长。肾病患者慎用。心力衰竭和有出血倾向的忌用。

低分子右旋糖酐注射液（通脉液）

制剂 250～500毫升/瓶，内含10%右旋糖酐，0.9%氯化钠或5%葡萄糖。

作用 平均分子量为1万~4.5万。主要是改善微血管循环，预防或消除红细胞聚积。

用途 血栓闭塞性脉管炎、心肌梗塞、脑血管栓塞、静脉炎、视网膜动静脉栓塞和感染中毒性休克。

用法 250~500毫升/次，小儿20~30毫升/公斤/次。静滴，开始30~40滴/分，以后逐渐增至100滴/分以下。

副作用 同右旋糖酐注射液。

注意事项 结核病及肾病患者慎用。

“四〇九”代血浆

制剂 500毫升/瓶，内含12%“409”粉，0.85%氯化钠。

作用 为大分子多醣。平均分子量1万左右。有扩充血容量的作用，可维持有效的循环量和恢复血压。

用途 对出血性休克、创伤性休克、感染中毒性休克及烧伤性休克都有一定的疗效，可代替部分全血或血浆。

用法 500~1500毫升/次，一般用静滴，速度根据病情决定。必要时可由动脉输入。

副作用 少数病人可能有过敏反应。

注意事项 严重肾病患者忌用。大量应用时，应交替输入适量全血。

水解蛋白注射液

制剂 针剂：5% 500毫升/瓶。

作用 为酪蛋白经酸水解制成。含人体所必需的多种氨基酸。制剂中含5%水解蛋白及5%葡萄糖。

用途 用于由各种原因（胃肠道疾病、烧伤、消耗性疾病、重症感染及肝、胰等疾病）引起的营养不良、蛋白质缺乏症。

用法 静滴，成人500～1000毫升/次，小儿250毫升/次。

副作用和注意事项 (1)注射后可出现倦睡感、食欲减退、颜面潮红、灼热等现象；(2) 静滴速度宜维持30～45滴/分钟，注射过快可引起恶心、呕吐、腹痛等；(3) 如有发热、痉挛或注射部位浮肿宜停药；(4) 反复在同一静脉注射，可发生静脉炎或形成血栓；(5) 不可用输过血浆的容器，因本品所含的微量钙离子会与血浆中的抗凝剂发生作用；(6) 磺胺类药物不能混入水解蛋白注射液，因两者相混会出沉淀；(7) 肝病患者慎用，肝昏迷和酸中毒患者忌用。

七、心血管药及利尿药

1. 强　心　药

目前临床上常用的强心药有洋地黄类药（洋地黄叶、洋地黄毒甙、地高辛及西地兰）、强心灵、毒毛旋花子素及铃兰。

洋地黄（毛地黄、毛地黄叶，Digitalis）

制剂　片剂：0.1克/片。

作用　本品是玄参科植物洋地黄（紫花洋地黄）的干叶或叶粉。直接作用于心肌，增强心肌收缩力，使心排血量增加，舒张期延长，淤血减轻，静脉压下降，反射性兴奋迷走神经，或直接抑制心内传导系统，使心率减慢。本药有蓄积性。

用途　（1）用于各种病因引起的充血性心力衰竭，但对心肌炎、慢性肺原性心脏病等引起的心力衰竭，一般疗效较差；（2）某些心律失常如心房纤颤和室上性心动过速等。

用法　一般治疗分两个步骤：先用饱和量，即在短期内给最适当的治疗剂量(即洋地黄化)，既足以充分发挥洋地黄的作用，而机体又能耐受的量。以后继续给维持量，即补充每日排出体外和在体内破坏的洋地黄量。洋地黄用量大小，因人而异，即使在同一病人的不同病程阶段也有差异，故用药期间应严密观察病情变化，灵活掌握。

饱和量：口服成人1.0～1.2克。小儿2岁以下30～40毫克/公斤，2岁以上20～30毫克/公斤。

(1) 快速饱和法　用于二周内未用过洋地黄类药物或其他强心药的急性或严重心力衰竭患者。成人0.2克/次，6小时一次，约5次可发生疗效(疗效指标：心慌气短好转、心率明显减慢、尿量增加、水肿减轻、肺内水泡音减少、肝脏缩小等)。小儿首次服饱和量的1/3～1/2，其余分3～4次，每4～6小时一次。

(2) 缓慢饱和法　用于二周内未用过强心药的轻型慢性心力衰竭患者。成人首次服0.2克，以后0.1克/次，3次/日，连服3～4日。小儿将饱和量平均分2～3日用完，首次量加倍。

(3) 蓄积法　用于二周内曾用过洋地黄类药或

其他强心药的轻型患者，但用药剂量不清楚的。成人0.1克/次，2～3次/日，直至发生疗效时改用维持量。如心力衰竭较重，二周内又曾服过强心药而用量不清楚的，可先给静注快速作用的强心剂，如西地兰0.2毫克溶于5～10%葡萄糖液20毫升内缓慢注入，注射后如果病情好转可改口服法。

维持量 成人每日0.05～0.1克。小儿为饱和量的1/10，一次/日。

副作用 毒性反应：(1) 食欲减退、恶心、呕吐、腹泻；(2) 黄视、头痛，甚至精神失常；(3) 心律失常，如心动过缓、期前收缩、阵发性心动过速、房室传导阻滞、心室纤颤，其中以期前收缩最多见，有时形成二联律和三联律。

中毒处理 由于洋地黄治疗剂量和中毒剂量非常相近，在用药过程中，往往会出现一些轻微毒性反应，可根据病情，减少用量或暂停1天，并口服氯化钾1克/次，3次/日。

若发生频繁呕吐、腹泻、精神失常或阵发性心动过速、频发期前收缩等显著毒性反应则应进行以下处理：

(1) 即刻停药；

(2) 口服氯化钾1～2克/次，3次/日，或氯化钾2～3克加5%葡萄糖液稀释成0.3%浓度，缓慢静滴。但如果发生第三度房室传导阻滞，心率很慢时不应给钾。

(3) 静滴氢化可的松。

(4) 心动过速或心律不齐可给利多卡因(见318页)。

(5) 心动过缓或第三度房室传导阻滞可皮下注射阿托品1～2毫克。

注意事项 (1) 本节所列出的各种洋地黄的剂量大都是平均的剂量，实际的应用剂量须按具体病人心力衰竭的严重程度、制剂的疗效及其他反应来决定；(2) 钙剂和麻黄素可增加洋地黄的毒性，在服药期或服药后一周内禁用。

洋地黄毒甙
(狄吉妥辛，Digitoxinum)

制剂 片剂：0.1毫克/片；针剂：0.2毫克(1毫升)/支。

作用和用途 作用同洋地黄叶。为洋地黄叶提纯制剂，效力固定，口服后在肠道内吸收完全，用量极小，为洋地黄叶的千分之一，故无胃肠道刺激作用(余同洋地黄叶)。

用法 口服，肌注或静注。饱和量：成人0.8～1.2毫克，平均1毫克。小儿2岁以下0.03～0.04毫克/公斤，2岁以上0.02～0.03毫克/公斤。不适于口服的病人可肌注。

维持量：成人每日0.05～0.1毫克，小儿为饱和量的1/10，1次/日。

副作用和注意事项 同洋地黄叶。

地高辛(狄戈辛，异羟基洋地黄毒甙，Digoxinum)

制剂 片剂：0.25毫克/片。

作用和用途 是毛花洋地黄的提纯甙。本药从肠道吸收较洋地黄叶快，其毒性消失和药力完全消失也较快(4～6天)，故给维持剂量时最好每日分为二次服用。

用法 饱和量：成人口服为1.5～2.5毫克，一般用2毫克。小儿2岁以下0.06～0.08毫克/公斤，2岁以上0.04～0.06毫克/公斤。

(1) 快速饱和法 成人首次0.75毫克，以后每6小时服0.5毫克，2～3次。小儿先给饱和量的1/3～1/2，其余分2～3次，每6小时一次。

(2) 缓慢饱和法　第一日0.5毫克/次，3次/日，以后0.25毫克/次，3次/日，1～2天。

维持量：成人0.25～0.5毫克/日，分1～2次/日。小儿为饱和量的1/4。

副作用和注意事项　同毛地黄叶，但蓄积性较小。

强心灵(黄夹甙)

制剂　片剂：0.25毫克/片；针剂：0.25毫克(1毫升)/支。

作用和用途　是一种国产的新强心药，是从夹竹桃科(Apocynaceae)植物黄花夹竹桃 (Thevetia peruviana Merr)的果仁中提制的强心甙。在我国，黄花夹竹桃的植物资源十分丰富。该植物中强心甙的含量较高，制备成本低，制剂规格容易控制，效价稳定性高。

强心灵的特点是：作用迅速，蓄积作用和副作用较小。

适用于治疗各种心脏病引起的心力衰竭，对左心衰竭疗效较显著。也用于纠正阵发性室上性心动过速和阵发性心房纤颤。注射液与毒毛旋花子素K的疗效相似，适用于心力衰竭的抢救，可作为一种常备急救药。片剂与地高辛的疗效相似，可代替地高辛作为一种快速口服强心药。

用法 静注：适用于治疗急性心力衰竭及阵发性心律不齐。初次使用本药静注，一般限于一周内未用过洋地黄类制剂或其他强心药者。0.25毫克稀释于5～10%葡萄糖液20毫升内，于5～10分钟内缓慢注入。根据病情可于4～12小时后重复注射一次，24小时内不超过2次为宜。

口服：饱和量约为1.5～2毫克，0.25毫克/次，3次/日，共3日；或4次/日，共2日。维持量为0.25～0.5毫克/日，0.25毫克/次，1～2次/日。如近期用过其他强心药，本品初次用量应适当减少。

副作用和注意事项 与洋地黄类制剂的副作用相似。(1) 用药后偶可发生恶心、呕吐、头晕、倦怠思睡，或出现室性或房性期前收缩等心律不齐，于停药短期内可自行消失；(2) 已有或疑有洋地黄毒性反应者及心室纤颤者禁用；(3) 缩窄性心包炎、出血性休克、白喉等均不宜使用；(4) 不适合用洋地黄的病情也不宜用本药；(5) 慢性肺原性心脏病和心肌病的病人较易出现副作用，用药时宜从小量开始，严密观察。

毛花丙甙

(西地兰 Lanatosidum C, Cedilanid)

制剂 针剂：0.4毫克(2毫升)/支。

作用和用途 是从毛花洋地黄提出的一种快速作用的强心剂，但作用比毒毛旋花子素稍慢，作用消失时间3～6日，适用于急性心力衰竭。

用法 静注：第一次0.4～0.8毫克，加于20～40毫升5～10%葡萄糖液内缓慢静注，必要时4～6小时后再给0.2～0.4毫克，总量1.2～1.6毫克。小儿总量2岁以下0.04～0.06毫克/公斤，2岁以上0.02～0.04毫克/公斤。

一般不作肌注，但如心力衰竭严重，静注又有困难时，可用肌注，用量同静注法。

副作用 同洋地黄叶，蓄积性较小。

毒毛旋花子素 K

（康毗箭毒子素，Strophanthinum K）

制剂 针剂：0.25 毫克/支。

作用和用途 是从夹竹桃科植物毒毛旋花（Strophanthus kombe）的种子中提出的一种强心制剂。作用同洋地黄叶。本药作用甚快，排泄也快，注射后 1/2～2 小时即可发挥最大作用，24～72 小时作用消失。适合于急性病例（如急性肺水肿）及对其他洋地黄制剂疗效不佳的病例。动脉硬化性心脏病病人发生心力衰竭，如心率不快，可优先选用本药。

用法 开始 0.25 毫克/次，稀释于 20～40 毫升葡萄糖液内缓慢静注（10 分钟以上），必要时 2～4 小时重复给 0.125～0.25 毫克，总量 0.5 毫克。病情好转后可改用口服的洋地黄制剂，并给适合的饱和量。小儿 0.007～0.01 毫克/公斤/次。

副作用 同洋地黄叶，蓄积性较小。

注意事项 (1) 1～2 周内用过洋地黄的病人忌用或慎用；(2) 毒毛旋花子素 G 是从另一种毒毛旋花（Strophanthus gratus）的种子中提出的，作用和用法与毒毛旋花子素K相似，但毒性和效力均较毒毛旋花子素K大，故用药剂量应减少1/3～1/2。

铃兰(铃当花、小芦藜)和铃兰毒甙

来源和制剂 是百合科植物铃兰的干燥花或全草。春秋采集。常群生于山坡、林下、村边、灌木丛间。主产于我国东北各省。

铃兰毒甙针剂：0.1毫克(1毫升)/支。

作用 味甘苦，性温，有毒。能温阳利水，有明显强心利尿作用。有效成分为铃兰毒甙(Convallatoxin)，强心作用类似洋地黄，但较强。其根部效力最强，叶较差。蓄积作用和对心传导系统的抑制作用比洋地黄小。口服吸收不佳。

用途 用于急慢性充血性心力衰竭、阵发性心动过速和克山病的心力衰竭。

用法 铃兰毒甙饱和量：成人0.2～0.3毫克，在24小时内分2～3次注入。0.1毫克/次，用5～10%葡萄糖液20毫升稀释，于5～6分钟内缓慢静注。静注一次后20～25分钟即发挥作用，可维持8～15小时。当心力衰竭有所控制后，改为维持量0.05～0.1毫克/次，1次/日。

无条件用铃兰毒甙时，用铃兰干品口服，每服二分，每日三次。

副作用和注意事项 (1) 毒性同洋地黄，但较小。用药期间应密切观察病情变化，以免过量；(2) 克山病病人用本药易诱发室性期前收缩，应用

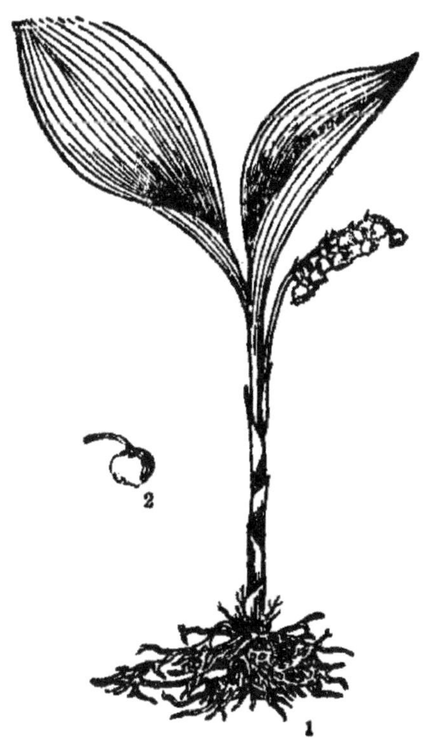

图 30 铃兰(百合科)
Convallaria keiskei Miq.
1. 植物全株；2. 果。

较小剂量；(3) 急性心肌炎、心内膜炎病人忌用。

植物特征 多年生草本，高约30厘米，全株平滑无毛。根茎横走，多须根。叶基生，通常2片，有长柄，呈鞘状，下部包有数个鞘状的膜质鳞片，叶片椭圆形，有弧形脉。花葶由根茎伸出，上生下垂的铃状小白花，成总状花序，花瓣6片，有香气。浆果球形，熟时红色，花期5～6月(图30)。

万年青(白河车、千年蕴)

来源 为百合科万年青属植物，药用根茎。

江苏、浙江、四川等南方各省多有栽培。

作用和用途 甘苦寒。能强心利尿，清热解毒，止血。实验证明万年青根的强心作用与洋地黄相似，但作用比洋地黄大三倍，蓄积作用也较强。曾从成都产万年青根中提出三种结晶性配糖体：甲素、乙素、丙素，均有显著的强心作用。万年青叶也有强心作用。

本品也用于咯血、吐血、咽炎、扁桃体炎的治疗。

用法 (1) 强心：成人每日六钱至一两二钱，7～10日为一疗程。小儿饱和量为五分至一钱/公斤。

(2) 咯血、吐血、咽炎、扁桃体炎：用鲜根五钱至一两，洗净捣烂，取汁服或煎服。

注意事项 (1) 用量过多可发生完全性房室传导阻滞，也常有呕吐；(2) 本品与卷柏科万年青不同，后者无强心作用。

植物特征 地下根茎粗短，叶簇生，直立，厚革质，有光泽，长一尺左右。夏季从叶丛中抽出花茎，长不足2寸，粗壮，顶生许多淡黄色小花。浆果球形，熟时红色，内含种子1～3粒(图31)。

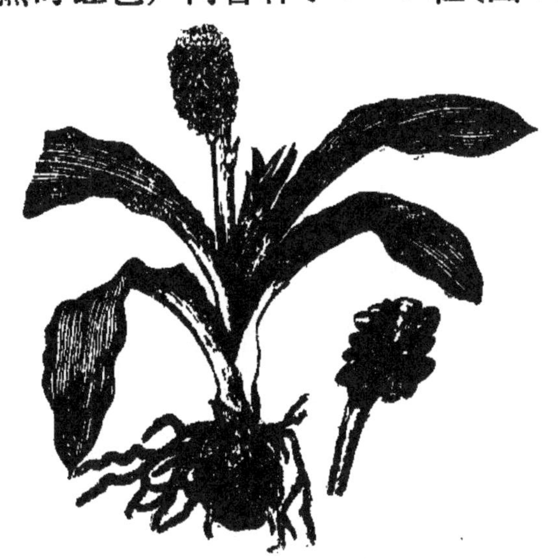

图 31 万年青(百合科，万年青属)
Rhodea japonica Roth

2. 血管扩张药

硝酸甘油

(三硝酸甘油酯 Nitroglycerinum)

制剂 片剂：0.3毫克/片，0.6毫克/片。

作用 松弛血管平滑肌，扩张小动脉和冠状动脉。

用途 主要用于治疗心绞痛，发作时含于舌下，2～3分钟后即自舌下粘膜吸收而生效，可持续25～40分钟。心绞痛发作较频繁的病人，在大便前含用可预防发作。

用法 0.3～0.6毫克/次，发作时含于舌下。

副作用和注意事项 头胀、头内跳痛、心跳加快，偶可昏厥。初次用药先含半片，可减少副作用，以后再增至1片。本药不宜吞服，青光眼病人忌用。

亚硝酸异戊酯(Amylis Nitris)

制剂 玻管：0.2毫升/支，吸入用。

作用 有扩张小动脉和冠状动脉的作用。

用途 同硝酸甘油，但作用较快，吸入后10～15秒钟即生效，持续10分钟。主要用于心绞痛剧烈发作。也可用于氰化物中毒、胆绞痛、哮喘等。

用法 必要时可将盛药的小玻管裹在手巾内挤碎吸入，0.2毫升/次。

副作用 头痛、发热、颜面和皮肤发红、眼压增高，大剂量应用可因变性血红蛋白产生过多而致缺氧，可静注美蓝解毒，病情严重时应给氧及输血。

注意事项 青光眼病人忌用。

长效硝酸甘油(硝酸戊四醇酯 Pentaerythritoli Tetranitras)

制剂 片剂：10毫克/片。

作用和用途 能缓解冠状动脉痉挛，作用缓慢而持久。用药30分钟后生效，维持5小时。适用于防治心绞痛。

用法 口服10～20毫克/次，3次/日。

副作用和注意事项 可有头痛、视力紊乱、昏睡、恶心、呼吸短促等。青光眼病人忌用。

复方硝酸甘油

(复方四硝酸五赤藓醇 Nitropent Co.)

制剂 每片含硝酸甘油0.5毫克，四硝酸五赤藓醇20毫克。

作用和用途 同硝酸甘油，作用快而持久。

用法 口服或口含，1片/次，3次/日。

罂粟碱(Papaverina)

制剂 片剂：0.03克/片；针剂：0.03克/支。

作用 (1)解除动脉平滑肌的痉挛，如冠状动脉和肺动脉痉挛；(2)可抑制心肌兴奋性。

用途 (1)动脉痉挛和动脉栓塞症；心绞痛病人如用硝酸甘油效果不佳时可服本药；(2)心脏期前收缩及室性心动过速。

用法 口服：0.03～0.06克/次，3次/日。皮下或肌注：0.03～0.06克/次。

副作用和注意事项 一般不作静注，因静注过速或过量时可致心律紊乱甚至死亡。

氨茶碱

本药有扩张冠状动脉和增加冠状循环血流的作用，所以常被用于治疗心绞痛和心脏性水肿。但由于氨茶碱一方面使冠状动脉扩张，同时又增强心肌的收缩力，使心肌负担加重，因而降低了改善心肌相对性血液供应不足的功效。此外，口服吸收差，如将剂量增到起明显作用时，常出现恶心、呕吐、胃部不适等副作用。

一般口服0.1～0.2克/次，3次/日。如心绞痛发作较剧烈并伴有阵发性呼吸困难时，需快速给药，可用0.25～0.5克溶于5～10%葡萄糖液10～20毫升内，在5分钟内缓慢静注。

烟酸（尼古丁酸、维生素 PP. Acidum Nicotinicum）

制剂 片剂：50毫克/片，100毫克/片；针剂：20毫克(2毫升)/支。

作用和用途 烟酸在体内变成烟酰胺，为机体代谢中不可缺少的辅酶，缺乏时能产生糙皮病。本品有使皮肤小血管扩张的作用，但对脑血管和冠状动脉是否有扩张作用尚缺乏明确根据。本品除用于防治糙皮病外，以往常用于治疗脑血管和冠状动脉病变，但因临床疗效也不著，现已较少应用。在眼科疾病中应用较广。

用法 口服50～100毫克/次，3次/日。静滴80～100毫克，加于100～200毫升5～10%葡萄糖液中，用于脑血栓形成。

副作用和注意事项 可出现皮肤发红发热发痒感，荨麻疹、心悸、恶心及呕吐等，如饭后服，可使反应减少。烟酰胺无扩张血管的作用。

治心绞痛中药方

1. **主治** 心绞痛。

处方 瓜蒌六钱 薤白 丹参 鸡血藤 玉金各三钱 当归 红花 降香 法夏 茯苓各二钱 水煎服。

2. **主治** 心绞痛。

处方 宽胸丸：良姜 玄胡 檀香各一两五 荜拨三两 细辛五钱 冰片八钱(研细另兑)

用法 共研细末，炼蜜丸，每丸一钱重，1丸/次，2次/日。

3. 主治 动脉硬化性心脏病，伴心力衰竭症状，四肢厥冷。

处方 干姜 制附片 生甘草各二至三钱 水煎服。

3. 抗心律不齐药

奎尼丁 (Quinidinum)

制剂 片剂：0.2 克/片。

作用 可延长心肌的不应期，降低应激性、传导性和心肌收缩力。

用途 用于心房纤颤、心房震颤、阵发性心动过速及频发的期前收缩。

用法 口服：第一天 0.2 克，每 2 小时一次，连续 5 次；如无效而又无明显毒性反应，第二天增加到 0.3 克；第三天 0.4 克，每 2 小时一次，连续 5 次。每日总量一般不宜超过 2 克。恢复正常心律后，改给维持量 0.2～0.4 克/日。

副作用 有恶心、呕吐及腹泻，头痛、耳鸣、视觉障碍等，特异体质者服药后可有呼吸困难、发绀、心室纤颤和心室停搏。

注意事项 (1)用于纠正心房纤颤、心房震颤时，应先给洋地黄饱和量；(2)心律恢复正常可改为维持量；若服3～4日无效或有毒性反应者，应停药；(3)每次给药前应仔细观察心律和血压改变，并避免夜间给药，在白天给药量较大时，夜间也应注意心律及血压；(4)患心房纤颤的病人，用药过程中，当心律转至正常时，可能诱发心房内血栓脱落，产生栓塞性病变，如脑栓塞、肠系膜动脉栓塞等，应严密观察；(5)有应用奎尼丁指征，但血压偏低或处于休克状态的病人，宜先提高血压纠正休克之后再用，如血压偏低是由于心动过速、心脏排血量小所造成，则应一面提高血压，一面使用奎尼丁；(6)严重心肌损害的病人忌用。

盐酸普鲁卡因酰胺
(Procainamidi Hydrochloridum)

制剂 片剂：0.125克/片，0.25克/片；针剂：0.1克(1毫升)/支。

作用 能延长心房的不应期，降低心房到心室的传导性及心肌的应激性。但对心肌收缩力的抑制不如奎尼丁显著。

用途 阵发性心动过速、频发期前收缩（对室性期前收缩疗效较好）、心房纤颤和心房震颤。

用法 口服：0.5～0.75克/次，3～4次/日。心律正常后逐渐减至0.25克/次，2～3次/日。

静滴：0.5～1克溶于5%葡萄糖100毫升溶液内，开始10～30分钟内点滴速度可适当加快，于1小时内滴完。无效者，1小时后可再给一次。24小时内总量不超过2克。静脉滴注，仅限于病情紧急情况，如室性阵发性心动过速，尤其在并发有急性心肌梗塞或其他严重心脏病者。应经常注意血压、心率改变，心律恢复后即可停止滴注。

肌注：0.5～1克/次。

副作用 （1）有厌食、呕吐、恶心及腹泻；（2）特异体质表现发冷发热、关节痛、皮疹、粒细胞减少症；（3）偶有幻听、幻视、精神抑郁等；（4）静注可致血压下降，发生虚脱，应严密观察血压、心律和心率变化。

注意事项 （1）心房纤颤及心房震颤的病例，如心室率较快，宜先用洋地黄类强心药，控制心室率在70～80次/分后，再用本药或奎尼丁；（2）用药三天后，如仍未恢复窦性心律或心动过速不停止，应考虑换药；(3) 有用普鲁卡因酰胺的指征但血压偏低者，可先用升压药(如阿拉明)，提高血压后再用；(4) 严重心力衰竭、完全性房室传导阻滞、束支传导阻滞或肝肾功能严重损害者忌用。

心得安(恩得洛 Propranololum Hydrochloridum, Inderal)

制剂 片剂：10毫克/片，20毫克/片；针剂：5毫克(5毫升)/支。

作用和用途 有对抗肾上腺素及异丙肾上腺素兴奋心肌的作用，使心率减慢。可用于多种原因所致的心律紊乱，如房性及室性期前收缩（效果较好)、窦性及室上性心动过速及心房纤颤等，室性心动过速应慎用。锑剂所致的心律紊乱，当其他药物无效时，可试用本药。本药也有降压作用，但不引起立位性低血压。

用法 口服：10～20毫克/次，2～3次/日。剂量必须根据病人心律、心率和血压的变化而及时调整。为降压用：5毫克/次，4次/日，1～2周后增1/4量，在严密观察下可逐渐增至160毫克/日。

静滴宜慎用，2.5～5毫克稀释于5～10%葡萄糖液100毫升內，约10～15分钟內滴完。滴注过程中必须严密观察血压、心率和心律变化，随时调节滴速。

副作用及注意事项 (1) 可使血压下降、心率減慢，幷可引起乏力、嗜睡、头晕、昏厥、恶心、腹胀及皮疹等副作用；(2) 心源性休克、低血压、窦性心动过缓、房室传导阻滞、支气管哮喘和过敏性鼻炎病人忌用；充血性心力衰竭病人（继发于心动过速者除外），须待心衰控制后始可服本药；(3) 有增加洋地黄毒性的作用，故在已洋地黄化而心脏高度扩大，心率又较不平稳者禁用；(4) 不可与乙醚、氯仿、单氨氧化酶抑制剂(如异丙基异烟肼等)合用。

阿 托 品

能解除迷走神经对心脏的抑制，使心率加快，用于三度房室传导阻滞及阿-斯综合症。

三度房室传导阻滞可口服0.3毫克/次，3～6次/日，或皮下注射0.5毫克/次，按病情于4～6小时可重复一次。

阿-斯综合症时静注阿托品1～2毫克/次，每

1/2～1小时注射一次，共3～4次。停止发作2～3小时后，改为皮下注射0.5毫克/次，每4～6小时一次，停止发作后48小时即可停药(见422页)。

异丙肾上腺素

能增加心脏收缩力和心排血量，并兴奋心脏的窦房结和房室结。也可使小血管扩张，脉压加大。

在第三度房室传导阻滞，心率低于40次/分时，可静脉滴注0.5～1毫克溶于200～300毫升5～10%葡萄糖液内，缓慢持续滴注。

在发生心脏骤停时，可于心腔内注射0.5～1.0毫克。

在治疗休克时如采用去甲肾上腺素，血压有所提高，但脉压太小时，可应用小量异丙肾上腺素(0.1～0.2毫克/100毫升)(见386页)。

利多卡因

目前作为治疗室性心律不齐的首选药物。主要用于室性心动过速及频发室性期前收缩。其作用较普鲁卡因酰胺为著，不抑制心肌收缩力，不使血压降低。本药作用时间短，无蓄积性，在组织内扩散能力较大，故可反复使用。

用法：静注 1～3 毫克/公斤/次，注射速度宜较快，如无效，10～15 分钟后可重复注射一次，量同前；并可同时静滴 100 毫克，加于 100～200 毫升 5～10% 葡萄糖液内较快滴入。一般一次治疗总量为 4～6 毫克/公斤。

本法副作用少。静注时可有麻醉样感觉，头晕、眼发黑，若将药加入静滴小壶内滴入，可使此项症状减轻(见 628 页麻醉药节)。

4. 降 血 压 药

利血平(血安平，Reserpinum)

制剂　片剂：0.1 毫克/片，0.25 毫克/片；针剂 1 毫克(1 毫升)/支。

作用和用途　利血平是萝芙木的主要生物碱，具有镇静、降压和减慢心率的作用。降压作用缓和而持久，无耐药性。主要用于治疗早期和中期高血压，有效率达 60～70%；严重高血压需与其他降压药合并应用。也可治疗精神病和荨麻疹。

用法　口服：0.125～0.25 毫克/次，2～3 次/

日；精神病需用大剂量，3～5毫克/日。

肌注：1～2毫克/次，注射后1小时左右出现降压作用，6～12小时后根据病情需要可重复注射。

副作用和注意事项 较常出现的副作用是鼻塞、嗜睡、乏力、心率过慢、口干和腹泻。个别病人可出现恶梦和情绪改变等现象。大剂量可引起震颤麻痹症和精神抑郁症。利血平毒性极微，可长期应用，但应注意用药剂量，一日量以不超过0.5毫克为宜。若剂量为0.25毫克/次，3次/日，有半数以上的病人出现副作用。降压作用并不因剂量增加而加强。胃、十二指肠溃疡病人用利血平后可引起出血，故应慎用。

降压灵（萝芙木，Verticilum）

制剂 片剂：4毫克/片。

作用和用途 降压灵是由国产夹竹桃科萝芙木属植物(Rauwolfia verticillata(L.)Baill)提取的总生物碱，主要降压成分是利血平，故作用和利血平相似，但较缓和。本品除有降压作用外，对其他主要症状如头痛、头晕、耳鸣、心悸等可有不同程度的改善，因此深受病人欢迎。现市售的降压灵主要有两种，即云南降压灵（8毫克中含利血平约0.08毫克）和广西降压灵（8毫克中含利血平在0.02毫克以下）。前者的降压作用比后者强。二者均适用于早期高血压。

用法 口服8毫克/次，3次/日。血压稳定后改为4毫克/次。

副作用 极微，偶可出现鼻塞、口干、乏力。

双氢克尿塞

为利尿降压药，有利尿、排盐和降压作用，能加强其他降压药的降压效力，与其他降压药合用，治疗中度和严重高血压。口服12.5～25毫克/次，2～3次/日。副作用和注意事项见336页。

肼苯达嗪

（肼酞嗪， Hydralazinum, Apresoline）

制剂 片剂：12.5毫克/片，25毫克/片。

作用和用途 能抑制血管运动中枢和扩张外周血管，并能部分对抗体内升压物质。具有降压和加速心率的作用，其特点是舒张压下降较著和能增加肾血流量，因此适用于肾型高血压和舒张压较高的病人。

用法 口服常用量 12.5～25 毫克/次，3～4 次/日，酌情递增，可每日每剂增 10 毫克。例如：第一日 10 毫克/次，4 次/日；第二日 20 毫克/次，4 次/日；第三日 30 毫克/次，4 次/日；如此类推，最大量可增至 100 毫克/次，4 次/日。一般用量不超过 50～75 毫克/次，3～4 次/日。

副作用和注意事项 本药易产生耐受性。也易产生副作用，如头痛、头晕、恶心、心悸及立位性低血压，因此服药期间应测立位血压（先平卧测血压，然后站立测血压，血压计放的高度与患者的心脏在同一水平）。长期大剂量应用，可引起类风湿性关节炎和红斑狼疮样反应。目前很少单独应用此药，主要与其他药合用。对心动过速、冠状动脉病变、脑血管硬化和心功能不全的病人不宜应用。

双肼苯达嗪

（血压达静 Dihydralazinum）

制剂 片剂：12.5 毫克/片，25 毫克/片。

作用和用途 同肼苯达嗪。与利血平或双氢克尿塞合用效果较好。

用法 口服常用量12.5～25毫克/次，3～4次/日，产生耐受性后，可加大到50～75毫克/次，3次/日。

副作用 同肼苯达嗪，但较轻。

【附】安达血平（爱达芬 Adelserpinum）每片含利血平0.1毫克，双肼苯达嗪10毫克。作用和用途同利血平和双肼苯达嗪。降压效果较好，副作用小，可用以治疗各期高血压，为常用的降压合剂。用法：口服1片/次，3次/日，无效时可加大到2片/次，3次/日。

降压静 每片含利血平0.1毫克，双肼苯达嗪10毫克，双氢克尿塞12.5毫克。口服1片/次，3次/日，无效时可加大到2片/次，3次/日。作用和用途与安达血平相同。

胍乙啶

（依斯迈林，Guanethidinum）

制剂 片剂：10毫克/片，25毫克/片。

作用和用途 是一种交感神经末梢阻滞剂，能使交感神经（支配血管壁、心脏及其他器官）末梢中去甲肾上腺素量锐减，阻断末梢的传导，因而产生降压作用，作用强而持久。能产生轻度耐药性。适用于严重高血压，多与其他降压药合用。

用法 开始时口服10毫克/次。根据血压（包括立位血压)情况，可逐渐增加到20～40毫克/日，1次/日。

副作用和注意事项 副作用也是由于交感神经末梢被阻滞所引起，常有腹泻、头晕、头痛、乏力、阳萎，立位性低血压所引起的晕倒等，因此服药过程中应测立位血压，并应向病人说明，服药后不应突然站起，以免因血压骤降而晕倒。如站起时感头晕，应即卧下，再慢慢站起。本药引起血压下降过剧时，可引起心排出量和肾血流量减少。因此肾功能不全，冠状血管供血不足及心功能不全时应慎用。因嗜铬细胞瘤引起的高血压禁用。

优降宁(Pargyline)

制剂 片剂：10毫克/片。

作用 (1) 具体降压机制尚不清楚，但降压作用强而持久，能产生立位性低血压；(2) 有兴奋中枢神经的作用，在改善自觉症状方面有较好效果；

(3) 与利血平合用可消除利血平抑制中枢神经所引起的副作用。

用途 中期高血压可以单独应用，或与萝芙木制剂合用；严重高血压可与胍乙啶合用。

用法 开始口服 10～20 毫克/日，1 次/日，以后加大到 20 毫克/次，2 次/日。

副作用和注意事项 副作用较少，常见有口干、口苦、失眠及因立位性低血压所引起的头晕和摔倒，应注意测立位血压，个别病人出现肌痛。注意调整剂量和合用镇静剂，这些副作用均可消除。高血压病人合并急性心肌梗塞时禁用，有严重心绞痛者慎用。

安 血 定

（喷妥林胺，Pentolinii Tartras）

制剂 片剂：20 毫克/片，40 毫克/片。

作用和用途 其降压作用是因交感神经节阻断所引起。适用于严重高血压及恶性高血压。

用法 口服 20 毫克/次，3 次/日。因本药易产生耐受性，以后可根据耐受情况增量，如每周增加 10 毫克/日。

副作用 常见的有视力模糊、口干、头晕、便秘、排尿困难、阳萎、立位性低血压所致眩晕等。用药过程中注意测立位血压。

六烴季銨

(Hexamethonium, 简称 C_6)

制剂 针剂：25毫克(1毫升)/支。

作用、用途和副作用 和安血定同。作用快，持续时间短。用于严重高血压和急进型高血压。

用法 肌注：5～10毫克/次，以后逐渐增加到50毫克/次。静滴：25毫克溶于5%葡萄糖250毫升，滴注速度每分钟不超过0.5毫克。

注意事项 本药易产生耐药性，老年人尤须慎用，冠状动脉、脑血管和肾动脉硬化、青光眼、尿毒症等患者忌用。用药过程中注意严密观察血压。

地巴唑(Dibazolum)

制剂 片剂：10毫克/片，20毫克/片；针剂：10毫克(1毫升)/支。

作用和用途 使外周血管扩张，具有解痉和兴奋脊髓作用，降压作用不明显。用于高血压脑血管痉挛、心绞痛、妊娠毒血症和神经炎等。

用法 口服：降压、解痉用20毫克/次，3次/日；神经系统疾患用10毫克/次，3次/日。静注：脑血管痉挛用10～20毫克/次。

猪毛菜（扎蓬棵、茨蓬）

来源和制剂 为藜科猪毛菜属植物。药用全草，夏秋采割。喜生于砂质土、砂丘、草原、石质山坡、宅旁路边砂地上。

主产于东北、西北、华北。

“增尔寿片”为已制成的片剂。

作用和用法 味淡、性平。能降低血压。治疗高血压：每日五钱至一两，水煎服或当茶喝，连服6个月为一疗程。

植物特征 一年生草本，高一米左右，茎多数由基部分枝，绿或草绿色。叶互生，线状圆柱形，肉质。花通常生于枝顶端，排列成长穗状，或单生于叶腋。果实为球形，种子倒卵形。东北猪毛菜又名刺沙蓬，与扎蓬棵不同种，作用相同。茎有白绿色条纹，叶先端锐尖，花生于叶腋，果期花被有发达横生的翅(图32)。

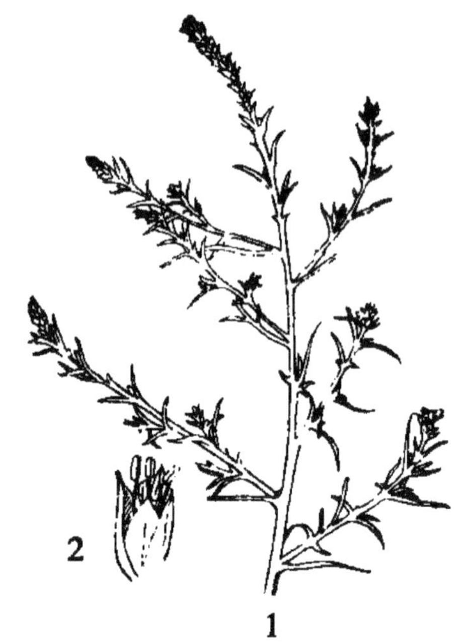

图 32 猪毛菜(藜科，猪毛菜属)
Salso la Collina Pall.
1．花枝；2．花。

罗布麻(红麻、红柳子、茶叶花)

来源 为夹竹桃科植物罗布麻的干燥地上全草。夏季采集。喜生于河溪及池沼的水边湿地。

产于辽宁、吉林、内蒙、甘肃、新疆、陕西、山西、山东、河南、河北、江苏、安徽等省。

作用和用途 苦甘微寒。能清热去火，平肝熄风。主治肝火盛的高血压病，头痛眩晕、惊痫抽搐。有轻度降血压作用，同时能使症状减轻，睡眠改善。

用法 用量一钱半至三钱。开水泡，当茶喝。

植物特征 多年生草本，高1～1.5米。茎细，暗红色，被白粉，节间长，含白色乳汁。叶对生，有短柄，叶片长圆披针形，钝头、有短突尖，基部圆形，无毛。聚伞花序生在茎顶和分枝的顶端；花粉红色，基部筒状，上部5裂。蓇葖果细长角状。

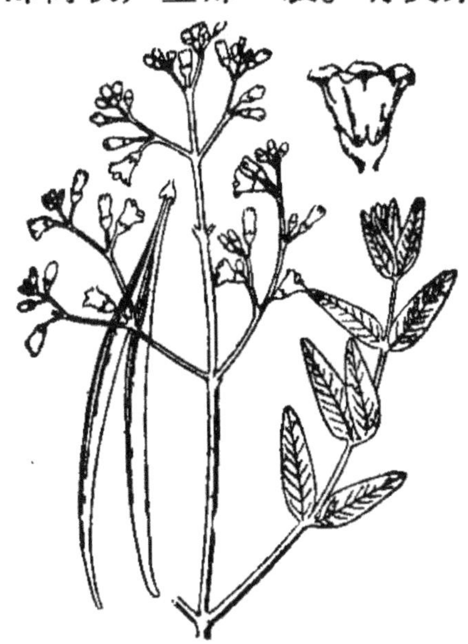

图 33 罗布麻（夹竹桃科，茶叶花属）
Apocynum lancifolium Russan

种子多数，顶生一簇白色细长毛。花期6～7月，果期8～9月(图33)。

青葙子(草决明、鸡冠苋)

来源 为苋科青葙属植物，药用种子和全草。夏秋采集。喜生于荒地、村边、耕地上。

全国各地均产，东北也有栽培。

作用和用途 性苦微寒。种子能清肝明目，降血压；全草清热利湿。

用法 用量一钱五分至三钱，水煎服。

(1) 高血压：用子一至三钱，水煎服。

(2) 急性结膜炎：青葙子三钱，菊花二钱，龙胆草二钱，水煎服。

(3) 支气管炎、胃肠炎、皮肤湿疹：单味青葙子五钱，水煎服。

植物特征 为一年生直立草本，高约1米。茎淡红色，有纵条纹。叶互生，长披针形，质薄，长5～12厘米，宽3～5厘米。顶生穗状花序，花很小，初开时淡红色，后变白色，上部粉红，花密生茎顶，成毛笔状。果实熟时横裂，上半脱落如帽。种子细小，扁圆形，黑色，有光泽即青葙子(图34)。

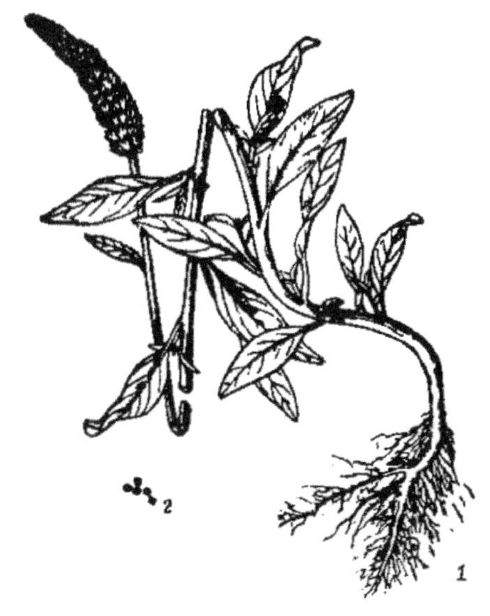

图 34 青葙子(苋科，青葙属)
Celosia argentea L.
1. 植物全形；2. 种子。

本品与苏木科山扁豆属的草决明(又名假绿豆)非同一植物。草决明也用于高血压、肝炎和习惯性便秘。

夏枯草(夏枯头、白花草)

来源 为唇形科多年生植物夏枯草的干燥果穗或全草。

我国除青海、新疆外，全国各地均有。

作用和用途 性寒、味苦辛。能清肝火，散郁结。治目赤珠痛，肝风头痛头晕，瘰疬乳痈。

用法 用量三至五钱，水煎服。

(1) 高血压病，头痛、眩晕、口苦、嗓子干：夏枯草五钱，开水沏，当茶喝；或夏枯草、菊花、黄芩各三钱，水煎服。

(2) 颈淋巴结结核(未破)：夏枯草一两，水煎服；或用夏枯草膏(见826页中成药表)贴局部。

(3) 急性黄疸型或无黄疸型传染性肝炎：夏枯草一两，大枣五钱(切开)，水煎服。

臭梧桐(八角梧桐、矮桐子)

来源 为马鞭草科植物海州常山的叶。

我国黄河以南都有分布。主产于江苏、浙江。

作用和用途 味苦、性温。舒筋活血、祛风止痒。主治头痛、筋络不利、半身不遂、风湿痛、周身痒。

用法 用量三至六钱或鲜品一至二两，水煎服。根也可供药用，用量酌增。

(1) 风湿痛、高血压：臭梧桐五钱，水煎服；

或配豨莶草八两，共研细末，用蜜做丸(豨桐丸)，每日早、晚各服四钱。

(2) 治稻田皮炎：单味煎汤，在下田劳动前后洗脚洗手；或配鱼腥草适量共煎洗。

钩藤(双钩藤，金钩藤)

来源 为茜草科植物钩藤或华钩藤的干燥带钩的茎枝。

主产于两广、湖南、江西、福建、浙江等省，华钩藤主产于湖北、四川、云南、贵州等省。

作用和用途 味甘，性微寒。有镇静、抗惊厥及降血压作用。用于小儿发热抽搐，成人头晕目眩，头痛等症，并能使高血压病人的头痛、头晕，肢体发麻等症状消退。

用法 用量二至五钱，水煎服(后下)。

(1) 治小儿发热抽搐：钩藤、金银花各三钱，薄荷一钱(后下)，菊花、地龙各二钱，水煎服。

(2) 高血压、头晕、目眩、头痛：钩藤、桑叶、菊花、夏枯草各三钱，水煎服。

桑寄生(寄生、槲寄生、北寄生)

来源 为桑寄生科植物槲寄生的干燥带叶的茎枝。常寄生于榆、桦、槲柳、桑、枫、杨等树上。

全国大部地区都有分布。主产于河北、河南、辽宁、黑龙江、吉林、内蒙古等省。

作用和用途 味苦、性平。能祛风湿、补肝肾、强筋骨、安胎催乳。治腰肌劳损、四肢麻木、高血压、浮肿、胎动不安、缺乳。

用法 用量三至五钱，水煎服。

(1) 风湿性关节炎，关节或腰腿酸痛：桑寄生、独活、秦艽、当归各三钱，水煎服。

(2) 轻度高血压、头痛头晕：桑寄生一两，水煎服；或配臭梧桐、钩藤各三钱，水煎服。

(3) 冻伤：桑寄生软膏外涂局部患处。

【附】桑寄生软膏 桑寄生浸膏3克、甘油10克、氧化锌粉2克、凡士林35克，调匀即成。

治高血压中药方

1. **主治** 高血压，头晕、头痛。

处方 夏枯草五钱 生白芍三钱 桑寄生一两

生黄芩二钱

用法 先将前三味加三杯水，煎约半小时，后再加生黄芩煎五分钟，每日早晚各服一次。

2. **主治** 高血压。

处方 猪或牛、羊苦胆汁四两 绿豆粉二两

用法 将上二味拌匀，阴干或焙干，每次服二钱，2次/日。

3. **主治** 高血压，头晕，目眩。

处方 桑寄生一两 苦丁茶五钱 荷叶三钱 钩藤四钱 草决明五钱 水煎服。

4. 鲜野菊花一两 车前子五钱 鲜小蓟草一两 玉米须一两 水煎服。

5. 芹菜根十个 大枣十个 水煎服。

6. 青木香研末，装胶囊内，每服二至四分，3次/日，服一周后可渐加到每次服六至七分。

5. 利 尿 药

双氢克尿塞（双氢氯噻嗪，双氢氯散疾 Hydrochlorothiazidum）

制剂 片剂：25毫克/片。

作用和用途　(1) 抑制肾小管对钠和氯离子的再吸收，在排盐的同时，发生利尿作用，同时钾排出也增加；(2) 降血压作用：与降压灵、利血平合用，能增强后者的降压效果。用于各种类型的水肿和高血压病。

用法　(1) 利尿用：口服50～100毫克/次，隔日一次或每周2～3次。

(2) 降压用：口服12.5～25毫克/次，2～3次/日。

副作用　低血钾症(见281页)、恶心、呕吐、皮疹、光感性皮炎及黄疸等。

注意事项　长期服用本药时，应多吃含钾量高的食物如蔬菜及山楂等，并补钾(10%氯化钾) 2～3克/日；不应过分严格限制食盐入量。肝肾功能减退者宜慎用。

氯噻酮 (Chlorthalidonum)

制剂　片剂：50毫克/片，100毫克/片。

作用和用途　为利尿降压药。作用机制与双氢克尿塞相似，但作用较持久，较少引起低血钾症。主要用于治疗充血性心力衰竭、慢性肾炎、经前期综合症及应用肾上腺皮质激素等所引起的水肿。对中度高血压的降压作用也较显著。常与降压药合用，可加强各种降压药的降压效果。

用法 口服100毫克，隔日一次，部分病人可服150～200毫克，隔日一次。

副作用及注意事项 乏力、轻度恶心、呕吐、头晕及头痛。长期服用也可引起低血钾症，应注意补钾。偶有发生粒细胞减少或血小板减少和紫癜者。孕妇忌服。

撒利汞（汞撒利，Salyrgan）

制剂 针剂：1毫升/支，2毫升/支。

作用和用途 抑制肾小管对氯和钠离子的再吸收，肾脏排出氯、钠离子的同时，携带出大量水分，起到利尿作用。本药的排氯作用大于排钠作用，而使血浆趋向于碱性。主要治疗心脏性和肝脏性水肿。

用法 肌注：0.5～2毫升/次，1～2次/周。

副作用 (1) 大量利尿后，应注意出现低钠症状(如食欲减退、头晕、乏力、精神不振、谵妄，甚至昏迷）和低氯性碱中毒。发生低氯性碱中毒时本药的利尿效果就会减弱。如果在注射撒利汞前连服3天氯化铵，1克/次,3次/日，可使血中氯离子增高，造成高氯性酸中毒条件，加强利尿作用；(2)可有头痛、发热、口腔炎、皮疹、腹泻等，初次剂量应小，约0.5～1.0毫升。

注意事项 (1)用药前及用药期间应检查尿常规，如尿比重在1.015以下，或有多量蛋白及出现红细胞时，应即停用；(2)有肾脏病者忌用；(3)避免短期内多次应用，以免发生汞中毒。

【附】汞撒利茶碱注射液 含撒利汞10%，茶碱5%。针剂：1毫升/支，2毫升/支。本剂比单纯撒利汞注射液的作用好。肌注：1～2毫升/次。

醋氮酰胺（乙酰唑胺，Diamox）

制剂 片剂：0.25克/片。

作用和用途 抑制肾小管中碳酸酐酶作用，减少肾小管中氢离子和钠离子的交换，使大量的钠携带水分由肾脏排出，起利尿作用。常用于治疗心源性水肿。也有减少眼球房水及脑脊液产生的作用，因此可用于治疗青光眼、脑水肿及脑积水。

用法 (1)利尿：口服0.25～0.5克/次，1次/

日，3～4日后停服本药，再口服双氢克尿塞可加强利尿；如水肿较明显，则可肌注撒利汞。

(2) 青光眼及脑水肿：口服0.25克/次，3次/日。

副作用 副作用少，有时产生倦睡、面部和手足麻木。长期服用可因其排出碱性尿和钾离子而发生代谢性酸中毒和低血钾症，需加服氯化钾。肝昏迷、肾和肾上腺皮质功能严重减退者忌用。

氨苯喋啶(三氨喋呤，Triamterenum)

制剂 片剂：50毫克/片。

作用 抑制远端肾小管对钠、氯离子的重吸收，起利尿作用。不增加钾的排泄。

用途 心力衰竭、肝硬变及慢性肾炎等引起的顽固性水肿。尤适于对氯噻嗪类无效的病例。

用法 口服50～100毫克/次，3次/日，隔日或连续应用。如连续应用时，可减少钾盐用量。一般连续服用7日为一疗程，可停5～7日后重复应用。与双氢克尿塞50～100毫克/日合用，疗效显著。

副作用和注意事项 有恶心、呕吐。服药期间尿呈淡蓝色萤光。如与安体舒通长期合用，可产生高血钾症(见341页)，因此需严密观察，及时停药。

氯化铵(Ammonii Chloridum)

制剂 片剂：0.3克/片；水剂：10%每100毫升含氯化铵10克。

作用和用途 口服后肾小管内氯离子浓度增加，排出时携带钠和水而产生利尿作用。单用本药利尿作用较弱，多在应用汞利尿剂前服氯化铵2～3天，加强汞剂利尿效果。用于心、肾性水肿。本品也作祛痰药用，见368页。

用法 口服0.6～1.5克/次，3次/日，饭后服。

副作用和注意事项 恶心、呕吐、口渴和高氯性酸中毒。溃疡病、代谢性酸中毒忌用，肝肾功能严重损害病人慎用。肝昏迷前期忌用，以免诱发肝昏迷。

安体舒通
(螺旋内酯，Antisteronum)

制剂 20毫克(微粒)/胶囊，0.1克/胶囊。

作用和用途 体内醛固酮（一种由肾上腺分泌的激素）有促进远端肾小管重吸收钠的作用。本药有对抗醛固酮的作用，从而增加钠、氯和水的排泄。用于各种由于醛固酮增加而引起的顽固性水肿，如慢性充血性心力衰竭、肝硬变水肿、慢性肾炎或肾病综合征水肿；也用于恶性高血压，可增加降压药的效果。

用法 口服10～30毫克(微粒制剂)/次，3次/日。用药5～7日后如效果不满意，可加用双氢克尿塞或汞利尿剂。本药一般连续应用不超过2～4周。

副作用和注意事项 少数病人可引起头痛、困倦，偶见皮疹。长期应用可产生低血钠、高血钾症(早期有恶心、呕吐、极度疲乏无力、四肢苍白、冷湿、疼痛，心动过缓、心律不齐、嗜睡等，严重时周围循环衰竭，甚至心脏停跳)，用药期间必须严密观察加以防止。肾功能衰竭的忌用。20毫克的微粒制剂与100毫克的普通制剂疗效相仿。

车　前　子

来源 为车前科植物车前的干燥成熟种子及全

草，全国各地均产。

作用和用途 性寒味甘。能利尿通淋，祛痰止咳，清热解毒。能治(1)水肿、小便不利、尿路结石；(2)泌尿道感染、尿频、尿急、尿道痛、血尿；(3)肺热咳嗽痰多，咯痰不爽。

用法 用量：子二至四钱，或全草三至五钱，水煎服。

(1)水肿：用单味子或全草，或车前子、茯苓皮、泽泻、白术各三钱，水煎服。

(2)泌尿道感染：用单味全草或子，水煎或研末冲服。每服粉末二钱，2次/日。或用车前子、滑石、萹蓄各二钱，甘草梢一钱五分，水煎服。

(3)肺热咳嗽：车前子、白前、桑白皮、杏仁各二钱，水煎服。

(4)治疮疖疔毒：鲜草捣烂外敷。

猪苓

来源 为多孔菌科寄生植物猪苓的干燥菌核。

主产于陕西、河南、山西、河北、四川、云南等省。

作用和用途 味甘、淡，性平。利水渗湿。治小便不利，水肿胀满，带下，泌尿道感染。

用法 用量三至五钱，水煎服。

(1) 治水肿、小便不利，见349页五苓散。

(2) 热淋、尿急、尿频、尿道痛：猪苓三钱，木通二钱，萹蓄、车前子各三钱，水煎服。

泽　泻

来源 为泽泻科植物泽泻的干燥块茎。野生或栽培于温暖潮湿有水的地方。

主产于四川、福建等省。

作用 味甘、性寒，能利尿渗湿泻火。

用途和用法 用量二至四钱，水煎服。

(1) 急性肾炎(尿少、浮肿明显者)：泽泻、茯苓、猪苓、车前子各四钱，水煎服。

(2) 慢性肾炎、头晕：泽泻、白朮各三钱，菊花四钱，水煎服。

(3) 消化不良、腹泻、肠鸣、尿少：泽泻、苍朮、茯苓各三钱，陈皮二钱，水煎服。

茯　苓

来源 为多孔菌科寄生植物茯苓的干燥菌核。

常寄生在赤松或马尾松等树的根上。栽培或野生。

主产于安徽、江西、江苏、浙江、湖北、陕西、河南等省。

按取用部分不同可分为：(1) 茯苓皮，系削下的外皮；(2) 赤茯苓，系除去茯苓皮后，再切下外层或内部的淡红色部分；(3) 白茯苓(片)，系切去赤茯苓后的白色部分切片而成；(4) 茯神，切去白茯苓后中间抱木心而生的白色部分。

作用和用途 味甘淡，性平。利尿、渗湿、健脾、安神。茯苓皮以利尿消肿为主，白茯苓渗湿、健脾，赤茯苓偏于清利湿热，茯神宁心安神。用于(1) 腹水、四肢浮肿；(2) 慢性胃炎、脾胃虚弱；(3) 神经衰弱。

用法 用量三至五钱，水煎服。

(1) 治腹水、浮肿见下述治水肿中药方。

(2) 治慢性胃炎、恶心、胃口不好、心慌、头昏：茯苓四钱，桂枝、白术各三钱，甘草一钱，水煎服。

玉 米 须

为玉米(玉蜀黍)的花柱。我国很多地区大面积播种。

性平，味甘。有利尿、降血压、退黄、消肿作用。用量五钱至一两，水煎服。

(1) 治急慢性肾炎水肿、尿少、高血压，单味水煎服。

(2) 治胆囊炎、胆道结石及黄疸型肝炎：玉米须、茵陈各一两，水煎服。

(3) 尿路结石：鲜玉米根、叶各二两，水煎服。

鸭 跖 草
（竹节菜、竹叶菜、碧蝉蛇）

来源 为鸭跖草科鸭跖草属植物，药用全草，全年可采。喜生于潮湿的荒地、田边、山野、屋后。

分布于全国各地。

作用和用途 性微寒，味甘、淡，能清热解毒，利水消肿。主用于(1)心脏性、肾炎性和晚期血吸虫病水肿；(2)肠炎、腹泻、早期血吸虫病及锑剂引起的发热；(3)急性咽炎、扁桃体炎。

用法 用量干品五分至一两，鲜品一至二两，水煎服。

植物特征 为多年生草本，长30～60厘米。茎肉质圆而多汁，多分枝，匍匐或斜卧，有节，节上生不定根， 全草披疏毛。叶互生， 叶片象小的竹叶，长4～8厘米。花腋生或顶生，紫蓝色， 3～4朵生在一个花苞内。果扁椭圆形，熟时裂开(图35)。

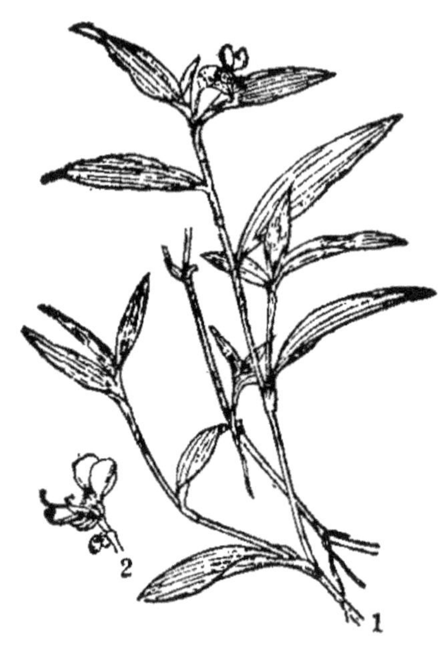

图 35 鸭跖草(鸭跖草科，鸭趾草属)
Commelina communis L.

崩　大　碗

（落得打、积雪草、破铜钱、雷公根）

来源　为伞形科积雪草属植物，药用全草。夏秋采集。喜生于田野、沟边、草地等阴湿处。

主产于广东、广西、湖南、江苏等省。

本品不是有毒植物雷公藤之根。

作用和用途　性苦辛寒，能利尿消肿，清热解毒，活血止血。用于(1)泌尿道感染（利尿）及结石；(2)感冒、扁桃体炎、支气管炎；(3)腹痛、吐泻；(4)吐血、尿血等。

用法　用量鲜品二至八两，干品一至二两，水煎服。泌尿道结石宜用较大量，水煎当茶喝；腹痛吐泻可用鲜品一两捣烂，以米泔水冲服；吐血尿血可用雷公根一两，生蒲黄三钱，生地五钱，水煎服。

植物特征　多年生匍匐草本。茎细长，节上生根。叶常3～4片簇生节上，有长柄，肾圆形，边缘有钝齿，宽约4厘米，基部凹心形。花小，淡紫红色，数朵生叶腋间。果实扁圆形（图36）。

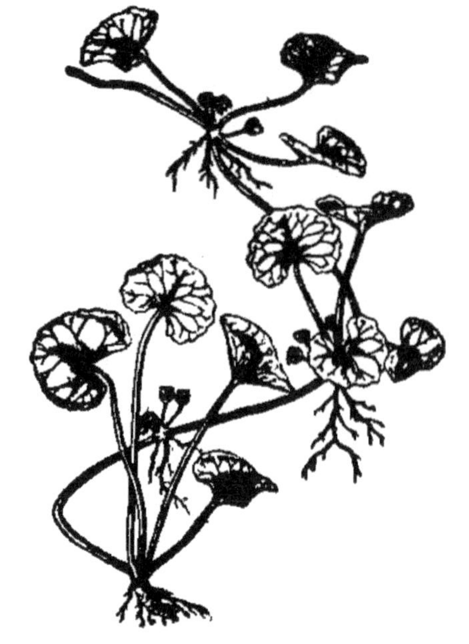

图 36 崩大碗(伞形科，积雪草属)
Centella asiatica (L.) Urban

治水肿中药方

1. **主治** 肾性水肿，也用于肝性水肿。

处方 白茅根四两，煎水当茶喝。

2. **主治** 浮肿。

处方 黑丑二两。

用法 研末备用。每服一钱，2次/日，生姜水送服。体弱，孕妇禁用。

3. **主治** 浮肿(利小便)。

处方 五皮饮：桑白皮三至五钱 陈皮三钱 茯苓皮五钱 生姜皮三钱 大腹皮三至五钱，水煎服。

4. **主治** 肾炎、有血尿、浮肿。

处方 黄芪四钱 白术三钱 茯苓三钱 生地四钱 木通二钱 黄芩三钱 小蓟一两 藕节五钱 地榆三钱 车前子四钱，水煎服。

5. **主治** 消肿、止吐。

处方 五苓散：茯苓 猪苓 白术各一两五 泽泻二两五 肉桂一两五

用法 共研细末，每服二钱，2次/日，孕妇忌服。

治肾炎中药方

1. **主治** 急性肾炎，尿血，浮肿。

处方 金银花三钱 连翘三钱 茯苓皮三钱 大腹皮三钱 冬瓜皮三钱 白茅根三钱 茜草三钱 大小蓟四钱 水煎服。

2. **主治** 急性肾炎恢复期，气虚。

处方 黄芪四钱 党参三钱 茯苓三钱 牡蛎

五钱　丹参三钱　地榆(炭)三钱　水煎服。

3. 主治　急性肾炎恢复期：肾虚、尿血、食欲不振。

处方　茯苓三钱　旱莲草三钱　女贞子三钱　山药三钱　侧柏炭三钱　建曲三钱　通草一钱　水煎服。

4. 主治　急性肾炎消肿后，尿蛋白及红细胞长期不消失者。

处方　连翘三钱　金银花五钱　生地三钱　玄参三钱　当归三钱　赤小豆一两　白茅根一两　蒲黄炭五钱　生甘草一钱　水煎服。

5. 主治　慢性肾炎。

处方　生黄芪五钱　党参四钱　白朮三钱　茯苓三钱　干生地四钱　山药五钱　金樱子五钱　枸杞子四钱　黄芩三钱　菟丝子四钱　水煎服。

6. 卤碱疗法

卤碱是　　　　　　　　　　我国工人发现的新药。它具有简、便、廉、验等特点，对克山病和其他多种常见病有良好的疗效。**"群众是真正的英雄"**，卤碱疗法是我国工农兵群众活学活用毛泽东思想取得的又一伟大成就。

卤碱(卤干、“681”)

制剂 海盐卤碱的主要成份为镁，含二氯化镁70%以上，其次有氯化钠、氯化钾、硫酸镁、硫酸钠、溴化钠、氧化镁等。岩盐卤碱的主要成份为钙。以上二类卤碱都含有微量锂、铝、锶、铁、鈷、汞、砷、硒、碘等元素。

目前常用的卤碱剂型有粉剂、片剂（0.5克/片）、糖浆剂(20%)、注射剂(5%、10%、20%，5毫升及10毫升/支)、软膏(5～10%)、洗剂(2～20%)、眼药水（0.5～1%）。直接用卤水也可制成以上剂型。

作用 常用的以镁为主的海盐卤碱具有利尿、消肿、扩张冠状动脉和外周血管、降低血压、减慢心率、抑制心肌收缩，和改善睡眠、祛痰、止喘、增进食欲等作用。以钙为主的岩盐卤碱也有利尿、扩张冠状动脉的作用，对肢体血管血流量的增加较明显，但无明显降压、减慢心率的作用，对心肌收缩的抑制作用也很弱。

用途 对慢性克山病和大骨节病疗效较好。对地方性甲状腺肿、支气管哮喘、慢性支气管炎、肺原性心脏病、高血压、脑血管意外、风湿病、关节炎、慢性肾炎、慢性胃炎、迁延型肝炎、肝硬变等也有效；尚可外用治疗湿疹等皮肤病。

用法 口服先自小剂量(1克/次)开始，逐渐增到1.5～3克/次，3次/日。开水溶化后，饭后服，以减轻对胃的刺激。儿童1～1.5克/次，3次/日。疗程视病情而定，一般1～3个月。肌注：成人0.25克(5%溶液5毫升)/次，1～2次/日。静注：成人0.5克/次，用5～10%葡萄糖20毫升稀释后缓慢注入。静滴：0.5克稀释于200毫升5～10%葡萄糖液内缓慢滴入，1～2次/日。

副作用 口服常有腹泻，有时出现胃灼热感，偶见口干、腹胀、头晕、皮疹等。注射速度过快易引起恶心。

注意事项 (1)将粉剂以少量开水溶化，稍凉后服下。切忌将药粉倒入口内，以免烧伤口腔粘膜。服药后若有胃烧灼感，可多饮水。静脉注射时有发热感觉，速度宜慢（不少于5分钟）；(2)轻泻不需处理，数日即可恢复，重者减少药量，岩盐卤碱并不引起腹泻；(3)服药的最初几天，大骨节病、关节炎等病的症状可能暂时加重，应坚持服药，4～5天后即消失；(4) 慢性克山病心功能四级患者，宜合并应用其他药物。

制法 将卤块打碎，放入无破损的搪瓷盆内，加水后，加热溶化。用四至六层纱布或二层白布过滤后，以急火煎熬，至沸腾后减小火力，使保持平稳沸腾，勿搅拌。待水分全部蒸干，逸出之刺激性气体基本蒸发完了，底层已成白色固体物时即成。每斤卤水约出卤碱三两半左右。将熬成的卤碱碾成粉末，装瓶密封，干燥保存备用(本药易吸潮)。

心力衰竭的治疗

心力衰竭的病情常较复杂，医务人员应加以全面分析，针对主要矛盾进行认眞细致的诊治工作；在用药过程中，应严密观察病情变化，及时调整药物及剂量，以免中毒反应的发生。

各种原因所致的心力衰竭，除病因治疗外，一般的治疗大致相同，主要从三方面着手：(1) 减轻心脏的负担：应适当注意休息，避免发热感染等；

(2) 控制体内钠盐和水分的潴留：低盐饮食，适当应用利尿药；(3) 增加心脏的排血量：合理应用强心药。

1. 休息 一般心力衰竭的病人，应适当注意休息，在某些轻度心衰的患者，仅经过适当的休息后，即可控制。对较重或重度病人，就需要根据具体情况卧床休息，同时也应动静结合，进行适当活动，以利心衰的好转。此外可服镇静剂，如溴剂、苯巴比妥等药物。精神极度不安或严重呼吸困难(左心衰竭)时，有条件可适当给以吗啡。大便秘结应给予轻泻剂或灌肠，以免由于排便困难而增加心脏负担。

2. 食盐的限制 应少吃食盐（钠盐），一般多采取菜内不加食盐，进餐时可蘸少量盐水以调味。水肿消退后，可酌情增加食盐；如已限制食盐量，则可不必过分限制水量。饮食除限制食盐外，还应小量多餐，避免过饱。

3. 利尿剂的应用 目前常用的利尿剂有双氢克尿塞、氯噻酮、醋氮酰胺、氨苯喋啶、汞剂及氨茶碱等。

一般心力衰竭的病人常先用双氢克尿塞50～

100毫克，隔日一次，或每周2～3次，同时加服10%氯化钾或10%枸橼酸钾，10毫升/次，3次/日。效果不好时可加用氨苯喋啶或醋氮酰胺，也可用氯噻酮代替双氢克尿塞。对严重的水肿，如肾功能无严重损害时，可肌注撒利汞或汞撒利茶碱，每周1～2次，但注射次数不宜过多。为加强汞剂的疗效，可于注射汞剂前3天口服醋氮酰胺0.25～0.5克，一次/日，或氯化铵1克/次，3次/日；也可于肌注汞剂后半至一小时，再注射氨茶碱（0.25克肌注或加在5～10%葡萄糖100毫升内静滴），以增加肾血流量，因而加强利尿作用。

4. 强心药的应用　主要作用是增强心肌的收缩力，使心脏的排血量增加，并间接地使心率减慢。心衰病人用强心药后，心功能得到改善，因此静脉淤血、水肿和呼吸困难等症状都可逐渐消失。下面以洋地黄为例，说明具体用法。

一般慢性心力衰竭，应给予药效持久的洋地黄，如洋地黄叶或洋地黄毒甙。采用缓慢饱和法，例如洋地黄叶0.1克/次，3次/日，共3～4天（饱和量约1～1.2克）；或洋地黄毒甙0.1毫克/次，3次/日，共3～4天（饱和量约0.8～1.2毫克）。

如心衰较严重，可采用快速饱和法，选用作用迅速的制剂，在12～48小时内使患者得到最适当的治疗剂量，如地高辛，首次0.75毫克，以后每6小时一次，0.5毫克/次，总量约2毫克。在特别严重或紧急情况，如急性肺水肿，可采用静脉给药法，如西地兰或毒毛旋花子素K，以后为维持洋地黄的作用，应改为口服维持量(用法、剂量见强心药)。

在实际应用时，应分析具体情况，以便找出适合于每个患者的洋地黄饱和量及维持量。并注意下列几点:

(1) 心衰严重者，其需要量比心衰轻者需要量略大，但前者耐受量常反而降低，最易出现毒性反应。

(2) 年龄大、低血钾者对洋地黄耐受力差，伴有肾功能障碍者也较易出现洋地黄毒性反应。

(3) 在较长期服用维持剂量过程中，可能出现洋地黄量不足或发生洋地黄毒性反应，此时应进行仔细观察和做出准确的判断，如确定病人无洋地黄毒性反应，而患者的心衰表现又有恶化的趋势，应在严密观察下每日增加1～2次的维持量，或继服原来的维持量外，再加用疗效迅速的制剂如地高辛，每日加服1～2次，每次0.25毫克，用药后如心功能得到改善，但却发生厌食、恶心、心律不齐等任何一个症状，说明用药已过量，即应停止加量，并针对毒性症状进行处理(见297页强心药)、多数病人在应用加大剂量2～3日后，可有心功能改善表现，以后可继续服用洋地黄维持量。器质性心脏病病人发生慢性心力衰竭后，往往需要长期服用洋地黄(或其他强心药)维持量，如无特殊原因，不应停药。

5. 急性左心衰竭的处理　病情较急，需要积极抢救。

(1) 病人采取半卧位。

(2) 吸氧，如有条件时可加压给氧，并可吸入95%酒精。

(3) 皮下注射吗啡8～10毫克或杜冷丁25～50毫克，必要时4～6小时再注射一次。

(4) 左心衰竭心率快的，特别是心房纤颤而心室率快的，西地兰减慢心率较明显，应选用西地兰，即使在已洋地黄化的病人，心率过快，仍可谨慎使用西地兰0.2毫克静注，也可重复使用。

(5) 动脉硬化性心脏病及心肌梗塞等引起的左

心衰竭，心率一般不很快，如近二周内未用过强心药，应优先选用毒毛旋花子素K。

(6) 注射作用快而有效的利尿药如汞撒利茶碱等。

6. 其他治疗　(1)如心衰合并急性感染，常见为上呼吸道感染及肺炎等，应积极用抗菌药物，如板蓝根、榄核莲、青霉素或四环素等控制感染，否则心力衰竭难以控制。

(2) 如有肺水肿、肺梗塞、肺炎时，可给氧气吸入。

7. 心力衰竭的预防　器质性心脏病一旦发生心衰，常很严重，因此预防心力衰竭复发非常重要。

预防措施有　(1) 应适当休息，避免过劳和情绪的激动；(2)防治呼吸道感染；(3)应少吃食盐。静脉输液输血应慎重，勿过多过速；(4) 已婚的妇女，如已发生过心力衰竭，应避孕；(5)定期检查，严密观察病情变化。

克山病的治疗

克山病是一种以心肌坏死为主的全身性疾病，

根据其起病和临床表现，分为急型、亚急型、潜在型和慢型。

急型：起病急遽，病情发展迅速，如不抢救严重的在24小时左右死亡，主要表现是急性心源性休克和心律紊乱。亚急型：起病也较急，病情发展快，一般1～3日，主要表现是周围循环衰竭和急性心力衰竭。潜在型：平时无临床症状（有的病人有急型病史），体检和心电图检查有异常，可以出现急性发作或转为慢型。慢型：在克山病区居住3个月以上，有充血性心力衰竭的症状，有的有急型病史。慢型病人可急性发作，急性发作多由感冒诱发。

1．急型（及急性发作）的治疗　最重要的是及时诊断、抓紧治疗、争分夺秒、防止转成慢型。治疗原则是：减轻心脏负担、改善循环和心肌营养、控制心肌坏死。要及时抢救心源性休克，防止及纠正心力衰竭，调整心律紊乱。

(1) 抢救心源性休克　一经确诊立即针刺内关、神门，同时静脉注射大剂量10～12.5%维生素丙，首剂成人7.5～10克，小儿2.5～5克，1～2小时后重复注射一次，如病情已好转可给半量，以后可按病情需要，每2～4小时注射5～10克。

连续用药3～4次后，如血压稳定在90毫米汞柱以上、心律恢复正常，可间隔4～8小时静注一次，第一日(24小时)用量30～50克。第二日注射3～4次。以后每日静注一次5～10克/次。全程7日左右。早期轻症病人，如刚出现呕吐、手足凉、面色苍白，可及早注射维生素丙，5克/次，2～3次/日，次日再注射一次即可痊愈。

对于病情危重、呕吐次数多估计可能有低血糖的病人，可在注射维生素丙时，适当加入25～50%葡萄糖液20～40毫升。

(2) 为了使病人得到休息，应早用镇静剂。冬眠灵效果较好，既能让病人安睡，又可止吐，并减少氧消耗量。也可用苯巴比妥钠肌注。

(3) 伴有心动过速和心律不齐的病人，按一般心脏病纠正心律不齐进行治疗。对于频发室性期前收缩可在静注维生素丙时，加入氢化可的松25～50毫克，常有良好效果。频发室性期前收缩和心动过速可用利多卡因静注，或0.25～0.5%普鲁卡因(过敏试验阴性者)200～300毫升/次，静滴，每分钟20滴，同时口服或静滴氯化钾。如病人无低血压，可口服普鲁卡因酰胺，1.5～3.0克/日，或0.25～

0.5克加入葡萄糖液内缓慢静滴，必要时每4小时一次，直到心率接近正常改为口服。

心率慢和一、二度房室传导阻滞者，可加用阿托品0.5毫克/次，静注。第三度房室传导阻滞可静滴氢化可的松100～200毫克（加于5%葡萄糖液200毫升内）。若心律在20～30次/分以下或并有阿-斯综合症时，应立即进行抢救，作体外心脏按摩，静注阿托品0.5～2毫克/次，同时以1～3毫克加于100～200毫升5～25%葡萄糖中静滴；如仍不恢复心跳时，即用1:1000肾上腺素1～2毫升心腔内注射，或用异丙肾上腺素0.5～1毫克加于100～200毫升5～20%葡萄糖中静滴，20～40滴/分，心率增到50次/分左右或出现心律不齐，应减慢滴注速度到10～15滴/分，并维持心率在50次/分左右，待心律恢复至窦性后（心率60次/分以上）24小时即可停药。心律过慢时也可用异丙肾上腺素静滴防止出现阿-斯综合征。

（4）有呼吸困难发绀的，有条件时应吸氧。

（5）伴有上呼吸道炎症或其他感染的，应及时治疗。

2. 亚急型的治疗

(1) 抢救心源性休克，同急型治疗。

(2) 抢救急性心力衰竭

①毒毛旋花子素K：首次0.125～0.25毫克加入25～50%葡萄糖液20毫升，与维生素丙混合静注，于10分钟注完。如病情不见好转，必要时每8～12小时可再用0.125毫克，以后每日0.25～0.5毫克。情况稳定后改为口服洋地黄类药物（见295页）。

②无条件用毒毛旋花子素K时，也可用强心灵、地高辛、洋地黄毒甙等(见295～300页)。

③对急性左心衰竭(肺水肿)病人，除上述处理外，如无低血压可缓慢静注氨茶碱0.25克（小儿2～3毫克/公斤）；如无呼吸衰竭，有条件时可用吗啡10毫克/次，皮下注射。

④利尿剂　有浮肿者应在用强心药的同时用利尿剂。一般多用双氢克尿塞，效果不好时用醋氮酰胺，顽固的用撒利汞。用法同心力衰竭处理(见354页)。

(3) 其他治疗同急型。

3. 潜在型的治疗

(1) 合理安排生活，适当组织参加轻劳动。

(2) 口服卤碱片1～2克/次，3次/日，饭后服。

(3) 积极预防呼吸道感染。

(4) 患病妇女应避孕。

4. 慢型的治疗

(1) 注意休息、低盐饮食、预防呼吸道感染，有了感染及时治疗。

(2) 卤碱疗法　坚持长期服用卤碱，对各级心功能的病人都有效。有利尿及减少急性发作的作用。用法同潜在型。无腹泻者，可用到3克/次，3次/日。

(3) 洋地黄和利尿剂的应用　同心力衰竭的治疗(见353页)。

(4) 有心律不齐者及时治疗(见治疗心律不齐药物313页)。

高血压病的治疗

医务人员和病人

正确对待疾病，增强与疾病作斗争的决心和信心，相互配合，战胜疾病。

1. 一般治疗

(1) 劳逸结合：一般高血压病人不需要长期休

息，尽可能安排力所能及的劳动和工作，做好劳逸结合。长期休息会影响病人情绪，对战胜疾病不利。除非有特殊情况，如血压过高和脑血管意外等，则应另作安排。

(2) 有失眠时，可用新针疗法或服镇静催眠药(如溴化钾或小量苯巴比妥)，但不宜经常服。

(3) 饮食宜低盐，每日约3～4克。少喝酒，肥胖的需节制食量。尽可能不吸烟。

2. 中草药治疗　见治高血压中药方(334页)，根据病情选方；也可以罗布麻、臭梧桐、猪毛菜等单味煎服或配其他药服(见有关单味药介绍)。

3. 新医疗法　(1)新针　主穴：曲池；备穴：合谷、太冲、足三里、印堂。失眠和食欲不振加足三里及安眠$_2$，头痛头晕加印堂。

(2) 耳针　血压高针降压沟，也可耳尖放血或降压沟放血；头痛针肾上腺区、皮质下区；心悸失眠针心脏区；尿少夜尿针肾区、膀胱区；偏瘫或四肢麻木针皮质下区及肢体区。

(3) 挑治疗法　从大椎开始向下每个椎间正中挑1个，共挑7个，另外再挑2个安眠$_2$。每周挑2～3次，共约2周即可见效。

方法：用一个较粗的针（如做针线活的针那样粗），在要挑的部位挑起表皮（不要穿过真皮），针尖穿透表皮，用刀片将挑起的皮切断，再用生姜擦局部，然后用手指挤 3～5 次，放出一点血即可。

此法治疗时较痛，但疗效较好，应说服病人采用。本法也用于头部多发性毛囊炎或疖肿，经挑治 5～7 次，可获得明显效果。

2. 药物治疗　应因人而异，不同病人对不同药物反应不同。因此，医务人员在治疗过程中，要高度负责和做过细的工作，与病人密切配合，找出每个病人的治疗规律。现在多趋向于合并用药，因为作用机制不同的降压药合并应用，可减少用药量，减轻副作用，提高降压效力。

(1) 早期高血压（130～140/90 毫米汞柱）　若无症状，可密切观察血压情况，暂不服药；若有症状可先用新针治疗，或服中草药、降压灵、小剂量利血平。

(2) 中期（中等度）高血压（舒张压 90～110 毫米汞柱）　除继续用新针治疗外，可用安达血平和降压静，或单用优降宁。若血压下降不满意，可加用安血定或小量胍乙啶。

(3) 严重高血压(舒张压120毫米汞柱以上) 可用利血平和胍乙啶。血压仍不降时加用优降宁。也可于曲池穴注射利血平。方法：取利血平0.5毫克，以注射用水或生理盐水稀释至2毫升，每侧曲池注入1毫升。也可用六烃季铵穴位注射。

(4) 急进型高血压　应采用降压和镇静措施而以降压为主。肌注25%硫酸镁10毫升及0.5～1毫克利血平或曲池穴注射，肌注或静注(或静滴)六烃季铵口服双氢克尿塞、安达血平及胍乙啶，也可服安血定。治疗过程中严密观察血压变化，随时调整药物，必要时利血平可重复注射。

高血压脑病发作时，应积极采用降血压及解痉挛的药物。可肌注25%硫酸镁10毫升，肌注或静注1%地巴唑溶液2毫升，利血平曲池穴注射或肌注。同时应静注高渗葡萄糖液或甘露醇以减轻脑水肿。也可肌注或静注六烃季铵。治疗过程中应严密观察血压变化，当血压降至160～180/100毫米汞柱左右，即可改为口服降压药维持。

八、呼吸系统药物

1. 祛 痰 药

复方甘草合剂(棕色合剂)

制剂 水剂；片剂：有含阿片及不含阿片的两种。

作用和用途 有祛痰、止咳作用。用于一般咳嗽。

用法 口服3～6片/次，或10毫升/次，3次/日。

副作用 久用可发生便秘。

配制方法 (1) 处方：甘草流浸膏12毫升，亚硝酸乙酯醑3毫升，酒石酸锑钾0.024克，甘油

12克，复方樟脑酊12毫升，蒸餾水加至100毫升。(2)配法：取甘草流浸膏与甘油混合，加蒸餾水50毫升稀释后，加酒石酸銻钾的水溶液（取酒石酸銻钾，加热蒸餾水2毫升溶解制成），随加随搅拌，最后加复方樟脑酊、亚硝酸乙酯醑，再添加蒸餾水至全量，搅匀即得。

氯化銨
（氯化錏，Ammonii Chloridum）

能增加呼吸道粘膜的分泌，使粘稠的痰稀薄，容易咳出。用于呼吸道炎症痰稠难咳出时。口服0.3～0.6克/次，3次/日。水剂：10%，片剂：0.3克/片（见340页利尿药）。

【附】棕氨合剂（含氨棕色合剂，止咳片） 祛痰作用较复方甘草合剂稍强。口服4～6片/次，或10毫升/次，3次/日。水剂：每100毫升棕色合剂加氯化銨3克。

咳停片 有祛痰镇咳作用，能增加呼吸道粘液的分泌，用于呼吸道炎症有粘稠分泌液不易咳出时。每片含氯化銨0.025克，桔梗流浸膏0.03毫升，远志流浸膏0.03毫升，贝母粉0.02克。口服：1～3片/次，3次/日。

吐根糖浆（Syr. Ipecacuanhae）

制剂 水剂：每100毫升含吐根7克。

作用和用途 刺激胃粘膜，反射地引起呼吸道粘膜分泌物增加，稀释痰液，起祛痰作用。大剂量有催吐作用。

用法 口服祛痰量：0.5～1.5毫升/次，3次/日。催吐量：5～10毫升/次，3次/日。

注意事项 心脏病人慎用。

桔　梗

来源 为桔梗科植物桔梗的干燥根。

全国大部分地区均有生产。

作用和用途 性苦辛平。有宣肺、祛痰、排脓功能。为刺激性祛痰药，能促进支气管粘膜分泌。用于咳嗽痰多、喘息、肋膜炎、咽喉炎。常与甘草配用。

用法 用量一至三钱，水煎服。

(1) 治支气管炎：见治支气管炎中药2方。

(2) 治咽喉肿痛、扁桃体炎：桔梗二钱，银花、连翘各三钱，生甘草一钱，水煎服。

【附】复方桔梗片 含桔梗、远志、款冬花、甘草流浸膏。为祛痰止咳药。口服1～3片/次，2～3次/日。

咳嗽糖浆 含桔梗、桑白皮、沙参、贝母、薄荷。有祛痰止咳作用。用于咳嗽、多痰、支气管炎。口服4～8毫升/次，每3～4小时一次。儿童1岁以内5～20滴/次，1～2岁20～30滴/次，2～10岁1.5～4毫升/次。

复方白松糖浆 含稀桔梗流浸膏、白松流浸膏、贝母流浸膏、氯化铵、盐酸麻黄碱。有祛痰止咳作用。用于感冒、咳嗽、支气管炎。口服10毫升/次，3～4次/日。

前　胡

来源 为伞形科植物前胡的干燥根。

我国陕西、广西、安徽、河南、浙江、江苏等省区均有生产。

作用和用途 性苦辛微寒。有疏风清热、下气化痰功能。为刺激性祛痰药，能促进呼吸道粘膜分泌。适用于感冒发热、头痛、咳嗽、支气管炎等。

用法　用量二至三钱，水煎服。治感冒痰多、气急，可用前胡、薄荷、桔梗各二钱，牛蒡子、杏仁各三钱，水煎服。

杏　仁

来源　为蔷薇科植物杏或山杏的成熟种仁。

我国大部地区均有栽培和野生。

作用和用途　性苦温，有化痰止咳、降气润肠功能。含苦杏仁甙，服后分解，产生氢氰酸。适用于支气管炎、咳嗽、哮喘等。

用法　用量二至三钱，水煎服。用法参见祛痰中药2方及治支气管炎中药2方。

注意事项　苦杏仁如研末服或嚼烂吃时，不可过量，以免中毒。

半　夏

来源　为天南星科植物半夏的干燥块茎。

我国产区很广，以湖北、湖南、安徽及云南产品质优。

炮制方法　本药有毒，必须加工炮制，才能服用。先洗净，去外皮，晒干。

(1) 法半夏：用凉水浸漂净半夏，泡10天后，如起白沫时，每100斤加白矾2斤，泡1天后再换水，至口尝无麻辣感时，取出晾干。

(2) 姜半夏：按上法浸泡，至口尝无麻辣感后，另取生姜切片煎汤，加白矾与半夏共煮透（每100斤半夏用生姜25斤、白矾12斤8两。夏季用矾14斤8两），取出时至六成干，闷润后切片，晾干。

(3) 清半夏：按上法浸泡至口尝无麻辣感后，加白矾用水煮透(每100斤半夏用白矾12斤8两，夏季用矾14斤8两)，取出晾至六成干，闷润后切片，晾干。

作用和用途 性辛温。能化痰、止咳、止吐、燥湿。可用于妊娠呕吐及咳嗽多痰。

用法 用量二至三钱，水煎服。

(1) 治慢性咳嗽、痰多：半夏、陈皮各二钱，茯苓四钱，甘草一钱，水煎服。

(2) 治妊娠呕吐、胃寒呕吐、锑剂等药物中毒呕吐：半夏、紫苏各三钱，生姜一钱五分，水煎分3～4次服。

注意事项 不能与乌头、草乌同用。

甘　草

来源　为豆科植物甘草的干燥根皮及根茎。

主产于我国华北、东北和西北等地。

作用和用途　性甘平。有补中益气、解毒、祛痰的功能。(1) 本品所含的甘草酸，水解后产生甘草次酸，有类似肾上腺皮质激素的作用，能影响水和电解质代谢，促进钠盐和水在体内潴留和钾的排出，可用于轻症肾上腺皮质功能不全(阿狄森氏病)；(2) 有抗胃酸和对胃肠平滑肌解痉的作用，用于溃疡病；(3) 有解毒消炎作用；(4) 有祛痰滑润作用，能缓解咳嗽。

用法　用量一至三钱，水煎服。多配合其他药味使用(见583页治小儿肺炎中药方)。

注意事项　甘草制剂如甘草流浸膏等，遇强酸、重金属盐、钙盐会发生沉淀，配伍应注意。甘草反大戟、芫花、甘遂、海藻，不能同用。

【附】苏菲咳糖浆　每1000毫升含甘草流浸膏50毫升、百部10克、桔梗30克、桑白皮16克、盐酸麻黄碱0.5克。有祛痰止咳作用。5～10毫升/次，3次/日。

远　志

来源　为远志科植物远志及宽叶远志的干燥根。

主产于山西、陕西、河北、河南、山东、內蒙、安徽等省区。

作用和用途　性苦溫辛。能补心肾、安神、化痰。为强壮药，又能刺激支气管使粘液分泌增多，用作祛痰药，适用于咳嗽、痰多、支气管炎、睡眠不好、健忘。

用法　用量一至三钱，水煎服。

(1) 治咳嗽痰多：远志二钱，紫菀三钱，桔梗、生甘草各一钱，杏仁三钱，水煎服。

(2) 治心悸不眠，健忘：远志二钱，丹参、麦冬、酸枣仁各三钱，菖蒲一钱，水煎服。

副作用　大量內服可引起恶心、呕吐。

【附】远志酊　含远志流浸膏20%，加60%酒精适量。口服2～5毫升/次，2～3次/日。

远志糖浆　含远志流浸膏20%、氨水1%。口服2～8毫升/次，2～3次/日。

酸浆(红姑娘、锦灯笼、灯笼草)

来源 为茄科酸浆属植物。药用成熟的果实(包括花萼部分),于秋季花萼(果实外皮)转红时采集。喜生于田野村边旷地的草丛中。

我国各地多有分布。

作用和用途 苦凉、性平、味酸,清热解毒,祛痰止咳。用于感冒发热、咽喉肿痛,急性气管炎等。

用法 用量二至三钱,水煎服。

(1) 急性气管炎,咳嗽气喘:酸浆、陈皮各二钱,水煎服。

(2) 急性咽炎,咽部红肿或溃疡,干痛:见耳鼻喉科中药方。

(3) 湿疮肿毒:鲜品捣烂外敷或煎水洗。

注意事项 孕妇忌服。

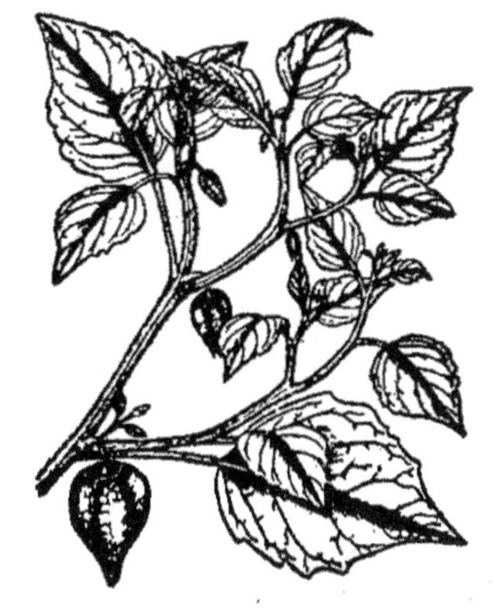

图 37 酸浆(茄科,酸浆属)
Physalis minima L.

植物特征 一年生

直立多分枝草本，高40～90厘米；叶互生，似辣椒叶，有柔毛，边缘有小齿。黄花单生于叶腋，花萼膨大呈灯笼状，故名“灯笼草”(图37)。

瓜子金(小远志，黄瓜仁草)

来源 为远志科小远志属植物，药用全草，夏秋采集。喜生于丘陵、坡地、旷野草丛中。

产于两广、湖南、浙江、江苏、山东、贵州、四川、河北等地。

作用和用途 辛苦微温，活血散瘀，化痰止咳。用于咽喉痛、胸痛咳嗽、祛痰。

用法 干品二至五钱，水煎服。外用干粉调植物油涂患处。

植物特征 多年

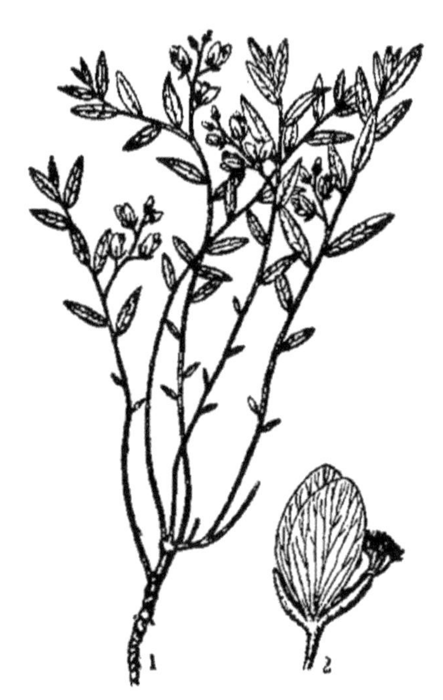

图38 瓜子金(远志科,远志属)
Polygala japonica Houtt.
1. 植物全形；2. 花之侧面。

生草本，茎自根部丛生，有多数分枝，高约10～30厘米。叶互生，卵形至卵状披针形，叶柄短；花腋生，白紫色；果卵状，马鞍形(图38)。

祛痰中药方

1. 主治 痰少，咳不出。

处方 梨(或鲜水萝卜)一个 冰糖(或白糖)适量。

用法 将梨子从顶部挖空，放入冰糖，蒸熟后分2次吃完。

2. 主治 咳嗽、吐痰。去热痰。

处方 桑白皮三钱 杏仁三钱 水煎服。

3. 主治 咳嗽气逆，去寒痰，痰多胸闷，食欲不振。

处方 苏子三钱 萝卜子四钱 白芥子三钱 水煎服。

4. 主治 配合汤药，用于慢性支气管炎多热痰的病人。

处方 蛇胆(或鸡、猪胆) 陈皮各适量。

用法 将陈皮研末，用胆汁拌后焙干备用。每次五分，3次/日，连服3～5日。

橘红丸(片)

主治咳嗽痰多，胸满气短；多用于支气管炎或肺炎恢复期病人。蜜丸：1～2丸/次，片：4片/次，2次/日。

二 陈 丸

主治咳嗽痰多，胸胀腹满，多用于支气管炎恢复期病人。蜜丸：2丸/次，水丸：2～3钱/次；1～2次/日。

通宣理肺丸(片)

主治上感咳嗽。蜜丸：1～2丸/次，片：4片/次；2次/日。

2. 镇咳药

咳嗽是呼吸道受刺激时发生的一种自卫反应，可以将痰液或其他异物咳出，从而使呼吸道通畅。所以，治疗咳嗽一般多用祛痰药而不用镇咳药。只有当痰液不多而有频繁的刺激性干咳，影响病人休息时，才短期应用镇咳药，保证病人休息。镇咳药不宜用于多痰病人，以免影响痰的咳出，不利于控制感染。

咳必清(托克拉斯，Toclase)

制剂 片剂：25毫克/片。

作用和用途 为非成瘾性合成镇咳药，有中枢性镇咳作用，同时有阿托品样和局部麻醉作用。用于急性上呼吸道炎症的刺激性咳嗽和百日咳。

用法 口服25毫克/次，3次/日。

副作用 可有轻度头痛、头晕、口干、恶心、及腹胀等不适，偶有偏头痛。

注意事项 痰多及心功能不全伴有肺郁血的咳嗽病人忌用。

【附】复方咳必清糖浆 10毫升内含咳必清0.02克，氯化铵0.3克。10毫升/次，3次/日。

咳 美 芬
(Caramiphen Ethani Disulfonatum)

制剂 片剂：0.01克/片；复方咳美芬糖浆：100毫升/瓶。

作用 与咳必清类似，有阿托品样及局麻作用，并能解除横纹肌及平滑肌的痉挛，轻度扩张支气管。减低咳嗽中枢的敏感性。镇咳作用可维持4小时。

用途 用于剧咳、帕金森氏病、各种震颤性麻痹症。

用法 口服：0.01～0.02克/次，3次/日。一般先用0.01克/次，如疗效不好，也可增大至0.04克/次。

副作用 可有口苦、口干、口麻、头晕、乏力、胸闷等，偶有胃部烧灼感、恶心、上腹疼痛、便秘、药疹及过敏性皮炎。也有因痰液变稠而难于咳出者。

磷酸可待因

(甲基吗啡，Codeinae Phosphas)

制剂 片剂：0.015克/片，0.03克/片；针剂：0.015克(1毫升)/支，0.03克(1毫升)/支；糖浆：0.5% 10毫升。

作用和用途 为成瘾性止痛镇咳药。其镇静、镇咳和镇痛作用虽较吗啡小，但副作用也较小。临床多用于刺激性干咳或咳血患者，也用于止痛。

用法 口服或皮下注射0.015～0.03克/次，糖浆2～5毫升/次。刺激性咳嗽影响睡眠时睡前服。口服极量0.1克/次，0.25克/日。

副作用 成瘾性较吗啡小，但也不宜滥用。

百 部

来源 为百部科植物直立百部、蔓生百部及对叶百部的干燥块根。

主产于我国江淮流域和广东、福建、台湾等省。

作用和用途 性苦甘，微温。内服为止咳药，用于百日咳。外用为杀虫药，对头虱、阴虱、体虱以及虱卵有特效。也可用于杀蝇和农业害虫。酊剂外用有止痒作用，常用于荨麻疹和皮肤瘙痒症。

用法 内服二至三钱，也可外用。

(1) 治咳嗽、喉痒、痰少：百部、荆芥、白前、桔梗各三钱水煎服；或百部、桔梗、生甘草各二钱水煎服。

(2) 治百日咳：单味水煎，冲白糖服，每日三钱。

(3) 治蛲虫：见144页治蛲虫中药2～4方。

(4) 灭虱、蝇、蛆、孑孓、臭虫、疥虫等见713页。

【附】止咳糖浆　含麻黄、杏仁、南沙参、百部、白前、黄芩、非那根和苯甲酸钠。为止咳定喘药。口服10毫升/次，3次/日。小儿酌减。

3. 止　喘　药

氨茶碱(Aminophyllinum)

制剂　片剂：0.05克/片，0.1克/片；针剂：肌注用0.125克(2毫升)/支，0.25克(2毫升)/支，0.5克(2毫升)/支；静注用0.25克（10毫升)/支。

作用　(1) 舒张支气管平滑肌和心脏冠状血管，增强心肌收缩力；(2) 减少肾小管对电解质的重吸收，也增加肾小球的过滤率，产生利尿作用。

用途　治疗支气管哮喘，也用于心绞痛、心脏性水肿和心脏性哮喘。多与其他药配合使用。

用法　口服：0.1～0.2克/次，3次/日。肌注：0.25～0.5克/次（需加2%普鲁卡因1毫升，以减轻局部疼痛)，必要时用。静注：0.25克/次（用供静注用针剂)，以葡萄糖注射液20～40毫升稀释后缓慢注入(于5～10分钟内)，或以5%葡萄糖注射液100～200毫升稀释后缓慢滴入。

副作用和注意事项 口服可有恶心、呕吐。静注过速，浓度过高，可使心肌过度兴奋而发生心悸、惊厥、血压剧降等严重反应，应慎用。急性心肌梗塞伴有血压显著降低的病人忌用。

【附】复方茶碱片 每片含茶碱0.025克，可可碱0.025克，咖啡因0.015克，非那西丁0.1克，西拉米洞0.1克，苯巴比妥0.01克，颠茄浸膏0.002克，盐酸麻黄素0.01克。用于喘息，1片/次，2次/日。

肾上腺素(Adrenalina)

松弛支气管平滑肌，兴奋心脏，并收缩皮肤、粘膜和腹腔内脏的血管。用于治疗支气管哮喘、过敏性休克及其他过敏性疾病。用法：皮下注射0.25～0.5毫升/次，1/2～3小时后可重复注射。也可用油剂，作用维持时间较长。油剂肾上腺素2毫克(1毫升)/支。其他参见238页急救用药。

盐酸麻黄素(盐酸麻黄碱，Ephedrinae Hydrochloridum)

制剂 片剂：0.025克/片；针剂：0.03克/支，0.05克/支。

作用 (1)松弛支气管平滑肌；(2)升压作用慢而持久；(3)中枢兴奋作用较肾上腺素强。

用途 用于支气管哮喘，脊髓麻醉时低血压的防治。用0.5～1%溶液滴鼻可减轻鼻塞。

用法 口服0.025克/次，2～3次/日。需要时皮下或肌注0.03克/次。

副作用 兴奋、失眠、心悸、出汗、头痛。长期服用易产生耐药性。

注意事项 (1)用药后数小时内如需用肾上腺素时，应减少后者用量；(2)与鲁米那合用可减少副作用；(3)高血压、冠状动脉硬化性心脏病及甲状腺机能亢进者忌用；(4)小儿滴鼻浓度宜稍淡。

【附】复方麻黄素片 有解除支气管痉挛作用和中枢兴奋的副作用。其作用和副作用均较麻黄素弱。适用于支气管哮喘。每片含盐酸麻黄素25毫克，无水茶碱0.118克，苯巴比妥15毫克。口服

1片/次，3次/日。

百喘朋(咳喘片) 有扩张支气管及抗过敏作用，用于哮喘、过敏性疾病。每片含盐酸麻黄素25毫克，盐酸苯海拉明25毫克。口服1～2片/次，3次/日。

非 那 根

(异丙嗪，Promethazinum)

本药有较强的抗过敏作用，但中枢安定作用较氯丙嗪弱。治疗支气管哮喘时可与氨茶碱合用，以增加疗效。一般口服12.5～25毫克/次，3次/日。哮喘严重时：肌注或静滴25～50毫克/次。此时不能与氨茶碱混合，因混合后发生沉淀（参见557页抗过敏药）。

【附】非那根伤风止咳露 每100毫升含非那根0.1克、愈创木酚磺酸钾2.5克、氯化铵1.0克、枸橼酸0.6克、枸橼酸钠1.0克。有止咳、化痰、止喘作用。100毫升/瓶。

异丙肾上腺素
(喘息定、治喘灵，Isoprenalinum)

制剂 片剂：10毫克/片；气雾剂：0.5%硫酸异丙肾上腺素20毫升/瓶；针剂：1毫克(2毫升)/支，静滴用。

作用和用途 显著扩张支气管，用于支气管哮喘。兴奋心脏的作用较肾上腺素强，并能扩张外周血管，改善血循环，用于抗休克治疗、急救和心脏房室传导阻滞。

用法 止喘，舌下含服10毫克/次，3次/日；喷雾吸入。

副作用 心悸、头昏、食欲不振、恶心、口干等。

注意事项 (1)忌与肾上腺素同用；(2)心绞痛、心肌梗塞、甲状腺机能亢进者忌用。

喘定(二羟丙基茶碱，
甘油茶碱，Neothylline)

制剂 片剂：0.1克/片，0.2克/片。

作用和用途 扩张支气管和血管。与氨茶碱相似，但对胃肠道刺激性较小。用于支气管哮喘。

用法 口服0.1～0.2克/次，3次/日。

副作用和注意事项 副作用小，少数有一过性口干，长期用会产生耐药性。不宜与氨茶碱同用。

喘咳宁(奥索克新，Orthoxine)

制剂 片剂：50毫克/片。

作用和用途 有显著的扩张支气管和松弛平滑肌的作用。用于支气管哮喘，对过敏性鼻炎、急性荨麻疹等也有效。

用法 口服成人0.05～0.1克/次，3次/日。小儿5岁以上25～50毫克/次，3次/日。

副作用和注意事项 偶有口干、恶心等。

麻　黄

来源 为麻黄科植物草麻黄或木贼麻黄的干茎与枝。含麻黄素等生物碱约1～2.5%，还含大量麻黄油。

主产于华北、西北、四川、西藏、黄河流域及江南各省。

作用和用途 性辛温微苦。有发汗解表、平喘利水的功能。本品所含的麻黄素有松弛支气管平滑肌、收缩血管、升压和中枢兴奋的作用，麻黄油有发汗作用。主要用于治疗支气管喘息、肺炎、支气管炎等。

麻黄根有止汗作用。

用法 用量五分至三钱，水煎服。

(1) 治疗喘息及肺炎：参见治支气管炎中药2方，治小儿肺炎1～2方。

(2) 治慢性支气管炎：麻黄一钱，干姜、细辛各五分，姜半夏三钱，水煎服。

(3) 治自汗、盗汗：麻黄根一钱，生牡蛎五钱，浮小麦三钱，水煎服。

地龙(蚯蚓)

来源 为蚯蚓的干燥全体。

全国各地均有分布。

作用和用途 性寒味咸。有清热、定惊、止喘、利尿功能。实验证明本品有一定的舒张支气管、解除痉挛、解热和降血压作用。可用于气喘、支气管痉挛、高热和尿少。

用法 用量一钱五至三钱，水煎服；如研末或压片吞服，每次用五分。

(1) 治气喘：用单味地龙三钱水煎服；或以适量干地龙研末，每服一钱，2 次/日；或用干地龙、生甘草等量，共研细末，每次一钱至一钱五分，2 次/日。

(2) 治高血压：同上。

(3) 治高热抽搐：地龙三钱，全蝎一钱，钩藤、银花各四钱，连翘三钱，水煎服。

鸡　　血

制剂　糖浆：35% 鸡血糖浆；片剂 0.45～0.5 克/片；粉剂：鸡血粉。

作用和用途　对于鸡血的作用机制现正在研究中。根据北京某医院多数病例观察，鸡血对支气管炎和支气管哮喘有很好的疗效；对溃疡病、慢性胃肠炎、夜尿、慢性肝炎、功能性子宫出血、风湿性和类风湿性关节炎、神经官能症及风湿性肌痛等都有较好疗效。一般使用 7～20 日后显效。

用法　粉剂或片剂：1～1.5 克(2～3 片)/次，2 次/日；小儿 3 岁以下 0.3～0.5 克/次，2 次/日，3 岁以上 0.5～1 克/次，2 次/日。早晚空腹服。糖浆：成人及3岁以上儿童10毫升/次，2次/日。上述剂量可酌情加减。

副作用 除鸡血糖浆略有腥味，少数病人服后感恶心外，无其他副作用。

注意事项 (1) 鸡血口服效果较好，但注射易引起过敏性休克或其他过敏反应，应避免注射；(2) 长期服用鸡血骤然停止，部分病人症状有轻度反复，故应采取逐步减量的方法。

【附】配制方法 (1) 鸡血粉或片：选健康活泼无腹泻的公鸡，拔去翅膀下的毛，暴露出静脉。消毒皮肤，用消毒注射器取血。每次可取15～20毫升，隔10～15天后可再取。也可杀鸡时取血。将取得的鸡血立即放入装有1/10量抗凝剂(配制方法见后)的容器内，不断摇动，铺于平底瓷盘内晒干，刮下粉末或压成片口服。大量制作时，最好用四层纱布过滤，并加防腐剂（放冷后100毫升中加0.15克尼泊金，尼泊金应先溶于95%酒精2.5毫升中)。

(2) 35%鸡血糖浆：白糖40克，加适量冷开水煮沸，加入尼泊金0.15克、磺胺脒0.1克，继续加热溶解后放冷备用。将已过滤的抗凝鸡血37

毫升放上述糖浆中搅匀，加95%酒精2.5毫升和适量香精，再加冷开水至100毫升。

抗凝剂的配制：取枸橼酸钠10克和枸橼酸0.74克，加适量水煮沸溶解，加冷开水至100毫升。

哮喘菌苗

由呼吸道常见的三种细菌即甲型链球菌、奈瑟氏球菌及白色葡萄球菌经培养和灭活后制成。

制剂 针剂：0.5毫升/支(3亿菌/毫升、6亿菌/毫升、9亿菌/毫升)。

作用及用途 主要用于治疗经常因上呼吸道感染引起的支气管哮喘(哮喘性支气管炎)。也可用于反复发作的感冒、扁桃体炎、过敏性鼻炎、慢性支气管炎等。

用法 6岁或6岁以下儿童用含菌3亿个/毫升的，6岁以上儿童及成人应用含菌6亿个/毫升的。成人及儿童初次注射均从0.05毫升开始，皮下注射，每周一次。如无局部或全身反应，以后可加量，剂量参看表9，每周一次，以0.5毫升为最高维持量。

哮喘菌苗注射剂量　　表 9

12岁以下儿童	第1～2周	第3～4周	第5～6周	第7～8周	第9～10周	第11～12周	第13～14周	第15～16周	第17～18周	第19～20周
	0.05	0.10	0.15	0.20	0.25	0.30	0.35	0.40	0.45	0.50
12岁以上及成人	第1周	第2周	第3周	第4周	第5周	第6周	第7周	第8周	第9周	第10～20周
	0.05	0.10	0.15	0.20	0.25	0.30	0.35	0.40	0.45	0.50

也可每周注射 2～3 次，也可持续增加至 1 毫升，根据病人反应及效果增减剂量。

一般在发作季节前一个月开始注射，注射一个发作季节为一疗程，也可终年注射，但在缓解季节内(多数是夏季)可暂停注射。

注意事项　(1)注射后如局部红肿或疼痛，则下次的剂量不宜增加，直到无局部反应方可再加量，或酌情用生理盐水稀释 10 倍后按上表同量注射；(2) 注射后激发或加重哮喘或引起发热者，应稀释 10 倍继续按原容量注射；(3)在哮喘发作期内，根据发作轻重，可暂停注射一次或适当减少剂量；(4)有严重肺气肿或长期应用肾上腺皮质激素者，菌苗疗效极差；(5)菌苗不宜与其他预防注射同时使用，以防反应；(6)应保存于2～10°冷暗处，有效期为一年；(7)使用前应摇匀，安瓿打开后只用一次，不能保留；(8)有急慢性传染病、活动性肺结核、肝炎、全身性过敏性皮疹和肾炎等病时忌用。

止喘中药方

1. 主治 慢性支气管炎引起的哮喘；病人体质较好。

处方 麻黄一钱五分 苦杏仁三钱 生甘草一钱 水煎服。

2. 主治 支气管哮喘，痰多、胸闷。

处方 炒苏子三钱 葶藶子二钱 白芥子三钱

用法 研成细粉，生姜汤送下，二钱/次,2次/日。

3. 主治 支气管哮喘；病人体质较虚弱。

处方 五味子四两 鸡蛋七个

用法 先将五味子煮烂，然后放入鸡蛋，用罐密封，浸泡约10天，直至蛋皮变软，取出鸡蛋，煮熟剥去外壳，每日吃一个。忌食生冷油腻。

4. **主治** 支气管哮喘及慢性支气管炎哮喘发作。

处方 麻黄二钱 白果(银杏)五钱 黄柏三钱 茶叶一钱

用法 水煎，用冰糖五钱冲服，2次/日，临睡前或发作时各服一次。本药有成方即“平喘宁”。

5. **主治** 慢性支气管炎引起的哮喘；体虚。

处方 苏子三钱 陈皮二钱 姜半夏三钱 当归二钱 前胡二钱 肉桂三至五分(或桂枝二钱) 生甘草一钱 生姜三片 水煎服。

6. **主治** 哮喘遇气候冷即发作。

处方 蔓陀罗花或叶、生甘草各等份。

用法 共焙干切细，卷成烟卷备用。哮喘发作时当烟吸。喘缓解即停吸。不可连续吸，以防中毒。

7. **处方** 生白芥子末二至三钱（或用胡椒粉代替)。

用法 温水调成糊状，敷于大椎、身柱、膏肓、肺俞、天突穴上，每穴约2厘米大小，0.5厘米厚，上盖油纸，用胶布固定。每次贴1小时，1～2次/周。可连续治疗1～2个月。

止嗽定喘丸

主治慢性支气管哮喘。水丸：2钱/次，2次/日。

4. 氧及土法制氧

氧(Oxygen)

制剂 无色、无味、无臭气体，一般盛于压缩钢筒内。

作用和用途 氧是人体代谢时刻需要的物质。氧气吸入后，通过血液循环达到周身，满足组织细胞的需要，组织经过氧化排出废物二氧化碳。人体缺氧到一定程度生命就不能维持。本品主要用于各种缺氧情况如：窒息、肺炎、肺水肿、哮喘、心力衰竭、周围循环衰竭、呼吸衰竭、麻醉药中毒和一氧化碳中毒等，也可用于驱蛔虫。

用法 (1)治疗缺氧：氧气吸入装置包括洗气瓶和导管。用时打开开关，氧气通过洗气瓶从导管逸出，根据病情调整流速至300～1000毫升/分。一般多用鼻管或漏斗给氧，必要时可加压用氧。

(2) 驱蛔虫：清晨空腹插胃管慢慢输入氧气。剂量：（年龄＋1）×100毫升，最大量不超过1200毫升。输入后卧床2～3小时。

注意事项 消化道溃疡、胃肠出血病人忌用氧气驱虫。

土法制氧

原理 漂白粉中的次氯酸钙，在一定温度下，遇微量鈷盐（如硝酸鈷）即产生氧气。一斤漂白粉，可产生95～98%浓度的氧气20000毫升左右。如以300毫升/分速度供给，可维持用氧一小时。

装置 如图39。

操作 临用时将漂白粉300～500克放热水瓶中，加入热开水1000毫升左右，用干净细木棍轻轻搅匀后，投入0.1～0.2克硝酸鈷，（预先用5～10毫升水溶解），塞紧瓶塞，立即有氧气放出。经过"2"～"5"瓶的洗滤后，即成为可供医用的氧气。氧气产生速度开始每分钟大于1000毫升，中间均匀，最后渐慢至每分钟不到300毫升。如果需要均匀给氧，在最初将调节夹调紧至所需速度，余气自然贮气球中，发生速度减慢后，再打开调节夹适当

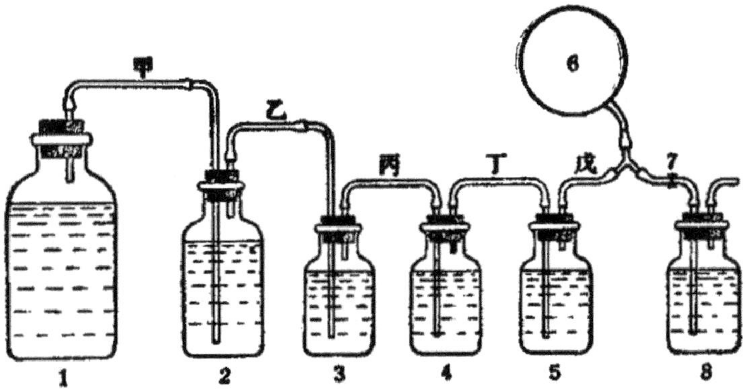

图 39　土法制氧装置

“1”为5磅热水瓶，作为反应器，发生氧气。

“2”为大口玻璃瓶。直径在10厘米以上，高17厘米以上，加清水至10～12厘米高。甲管粗1厘米左右，深入瓶“2”液面下8～9厘米。瓶“2”供初步洗滤，冷却气体，缓冲气压之用。

“3”、“4”、“5”瓶是直径在6厘米以上，高11厘米以上的大口瓶。瓶“3”、“4”中加清水至8厘米处，并各加1/10量的普通熟石灰。瓶“5”只加清水至8厘米高。

乙、丙、丁、戊各管内径3毫米左右。进入管深入瓶内液面下7厘米左右。出气管应高于液面2厘米以上。“3”、“4”、“5”瓶皆供洗滤气体用。不宜改变瓶和管的大小及液面深浅，以免影响效果。

“6”为橡皮气球，与出气管戊相通，用调节夹“7”调节吸入气体速度，所余气体即贮于橡皮球内。

“8”为大口玻瓶，内装清水，标示流量。

各瓶均用大橡皮塞塞紧，避免漏气。

放出。如需连续给氧数小时，可用二个热水瓶，交替使用。

注意事项 (1) 新装配的橡胶塞、橡皮管受热后，常挥发出橡胶味，混于氧气中，有刺激性。故在装配前应先将橡胶塞、管用石灰乳煮沸 3～4 小时，去味后再用，或用软木塞代替橡胶塞。有条件时，可在"5"瓶后面另加一小瓶颗粒活性炭，更可保证氧气的纯净；(2) 每次操作前应检查通气管道是否有阻塞或漏气处；(3) 漂白粉和热水不宜加得太多，保持液面和玻璃管口一定的距离，以免液体流出堵塞玻管；(4) 水温越高发生氧气的速度越快。鈷盐用量越大发生氧气越快，但不能超过 0.25 克，否则含氯量有所增加；(5) 化学反应开始后，勿再摇动热水瓶，以免沉渣堵塞管道，造成崩溅；(6) 每发生一次氧气后，"2"瓶中的水要更换一次。"3"、"4"、"5"瓶中的水可连用 11 小时。

5. 防治感冒中药方

中医根据感冒的症状，分为"风寒"与"风热"二种，在治疗用药上也不同。风寒感冒：怕冷、头痛、鼻塞、流涕，热轻无汗，四肢酸痛，治疗用辛温发散药；风热感冒：发热、头痛、喉痛、怕风、无汗或有汗，口干，治疗用辛凉解表药。

预防感冒方

1. 主治　流感初起，或预防。可于流感流行期服用，或某些慢性病人接触感冒患者后服用。

处方　板蓝根六钱

用法　煎汤当茶喝，连服3～5日。

2. 主治　同1方。多用于暑天预防感冒。

处方　鲜藿香三钱　鲜佩兰三钱　薄荷一钱

用法　开水沏，当茶喝，连服3～5日。

治风寒感冒方

1. 处方　淡豆豉三钱　连须葱头五个切碎　生姜三片

用法　水煎，乘热服下。出汗后避风寒，并忌生冷油腻食物。

2. 处方　生姜数片　红糖半两　茶叶一钱　水煎服。

3. 处方　白菜根三至五个，去老皮切片　大葱胡

三个　生姜三片　红糖二钱

用法　水煎前三味，后加入红糖温服。

4. **处方**　苏叶　生姜各二钱　香菜（元荽）一把　水煎服。

5. **主治**　外感风寒，怕冷无汗，身痛。

处方　荆芥　防风各三钱　水煎温服。

治风热感冒方

1. **处方**　霜桑叶三钱　西河柳三钱　薄荷三钱

用法　水煎乘热服下，忌油腻辛辣食物。

2. **主治**　风热感冒，发热、怕风、咽干。

处方　金银花一两　板蓝根五钱　鸭梨（或生水萝卜）一个

用法　水煎前二味，鸭梨(或生水萝卜)取汁兑入温服，1～2次/日。

3. **主治**　风热感冒，发热、头痛、口渴。

处方　羌活三至五钱　板蓝根一两　蒲公英一两　水煎服，1～2剂/日。

4. **主治**　风热感冒，发热、咽痛较重。

处方　大青叶一两　板蓝根一两　贯众三至五钱　水煎，乘热服下。

5. 主治　风热感冒，发热、头痛、咽痛。

处方　银花三至五钱　连翘三至五钱　大青叶五钱　板蓝根五钱　薄荷二钱　荆芥二钱　水煎服。

6. 主治　风热感冒，怕冷、发热、咳嗽。

处方　板蓝根六钱　柴胡三钱　苏叶三钱　百部三钱　水煎服。

7. 主治　风热感冒，咳嗽、咽痛、发热较久。

处方　葛根　柴胡　沙参各三钱　山豆根四钱　生石膏四钱　水煎服。

8. 主治　夏季风热感冒，发热、头痛。

处方　青蒿一两　薄荷三钱　生甘草二钱

用法　将药切碎，水煎去渣，分2～3次服。

9. 主治　风热感冒，发热、无汗。

处方　水蜈蚣一两　葛根三至五钱　绿豆（碾碎）一两　水煎服。

10. 主治　风热感冒，小便少色深。

处方　野菊花五钱　崩大碗五钱　紫苏二钱　地胆草三钱　水煎服。

【附】水蜈蚣　为莎草科水蜈蚣属多年生草本，高约15～25厘米。根茎近圆柱形，细长有节，匍匐平卧于地下，象蜈蚣，故称“水蜈蚣”(图40)。叶线形，光滑，亮绿色，柔软。花序顶生球形，淡绿色或白色，下有三片叶状苞片。生于沟边、洼地，我国南方各省多见。药用全草，全年可采。主治感冒、支气管炎、咽喉炎等。每用干品一至二两，水煎服，也可制成糖浆治小儿百日咳。

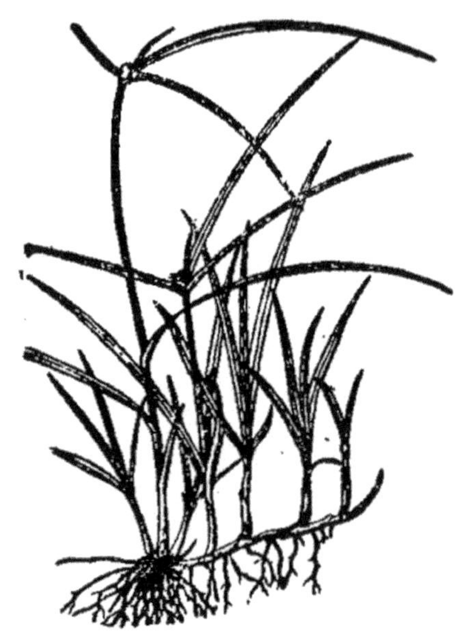

图 40 水蜈蚣(莎草科，水蜈蚣属)
Kyllinga brevifolia Rottb.

【附】地胆草（地胆头、草鞋根） 为菊科地胆草属多年生草本，高30～40厘米，茎粗，全株有毛。叶多根生，伏地，矩圆状披针形，边缘有浅齿。花淡紫色，头状花序，集生枝顶。果纺锤形，有硬刺毛4～6枚(图41)。喜生于田埂、路旁。我国南方各省均有。药用全草，春夏秋三季采集。主治感冒、肾炎、肝炎，用量五钱至一两，水煎服。鲜品捣烂也可敷蛇伤、疖肿。

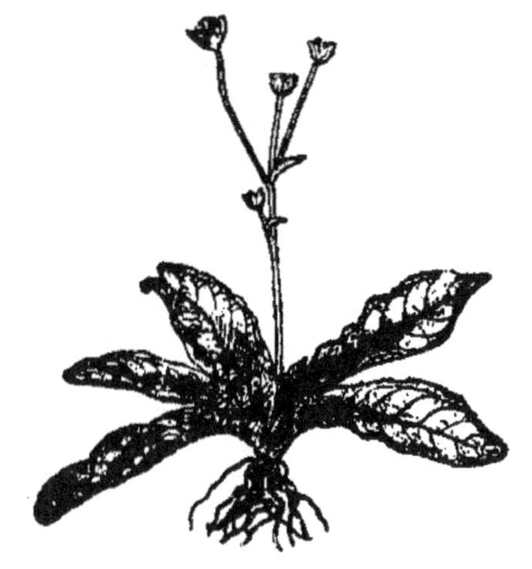

图 41　地胆草(菊科，地胆草属)
Elephantopus scaber L.

桑菊感冒片

用于感冒发热，头痛咽痛。4～6片/次，2次/日。

银翘解毒片(丸)

用于风热感冒，怕冷发热、头痛、咳嗽、咽痛。片：4～6片/次，蜜丸：1～2丸/次，2次/日。

藿香正气片(丸)

用于暑天感冒，畏寒发热，头痛、吐泻、腹胀。片：4片/次，蜜丸：1～2丸/次，2次/日。

上感冲剂

用于上呼吸道感染，急性扁桃体炎。1～2包/次，每4～8小时1次，用热开水冲服。

6. 治支气管炎中药方

1. **主治** 急性支气管炎，咳嗽。

处方 金银花三钱 天冬三钱 枇杷叶五钱 桑枝五钱 陈皮三钱 水煎服。

2. **主治** 急性支气管炎或肺炎，发热、咳嗽、喘息。

处方 麻黄二钱 生石膏一两 苦杏仁三钱

甘草二钱　白前三钱　百部二钱　桔梗三钱　黄芩三钱　水煎服。

3. 主治　急、慢性支气管炎。

处方　柴胡五钱　板蓝根五钱　百部三钱　枇杷叶五钱　炒远志五钱　水煎服。

4. 主治　慢性支气管炎。

处方　枇杷叶一两　冰糖(或白糖)一两

用法　将枇杷叶刷去毛，洗净加水浓煎取汁，再加冰糖浓缩，每日一剂，分二次服。

5. 主治　慢性支气管炎。

处方　百部三钱　白及三钱　沙参三钱　百合三钱　五味子三钱　水煎服。

二母宁嗽丸

有清热化痰，止嗽作用。主治支气管炎，咳嗽痰多黄，咽干胸满。丸：2丸/次，2次/日；片：4片/次，2次/日。

气管炎丸

有散风祛痰、止咳定喘作用。主治慢性支气管炎，伴有哮喘。水丸：30粒/次，2次/日。

7. 治肺脓疡中药方

1. **主治** 肺脓疡急性期或支气管扩张。

处方 鲜鱼腥草一两，煎汤频服。或鱼腥草四钱 金银花一两 水煎服。

2. **主治** 同上。

处方 百合五钱 蒲公英一两 板蓝根五钱 水煎服。

3. **主治** 肺脓疡或支气管扩张，多痰。

处方 金银花一两 连翘八钱 蒲公英一两 苇茎五钱 生苡仁一两 冬瓜仁一两 桃仁三钱 桔梗三钱 鱼腥草一两 生甘草二钱 水煎服。

4. **主治** 肺脓疡或支气管扩张，恢复期体虚。

处方 当归 生黄芪各五钱 党参 五味子各三钱 麦冬 桑白皮各四钱 黄芩二钱 百部 半夏各三钱 生苡仁一两。

用法 共研细末，每服三钱，3次/日，生姜水送服。

支气管炎的治疗

1. 急性支气管炎的治疗

(1) 一般治疗　避免着凉和烟尘刺激，注意适当休息，多饮开水。

(2) 新针疗法　主穴取天突、丰隆。备穴取喘息、足三里。痰多用丰隆，咳嗽不止加喘息，体弱失眠加足三里。

(3) 中药治疗　以宣肺止咳、清热化痰为主。可根据病情选用治支气管炎中药方1～3方，并结合症状，加用其他中药，如祛痰、止咳、止喘中药。

(4) 抗菌药物　一般不需用，如有发热痰黄，可服磺胺类药或注射青霉素，病情重时可加注链霉素或口服四环素族药物。

(5) 对症治疗　①发热头痛时，用薄荷一钱煎服，或用阿斯匹林，多喝水；②咳嗽痰多时可用复方甘草片或棕色合剂或棕氨合剂，咳重影响睡眠时，可于睡前加用咳必清或镇静剂；③伴有气急、痉咳或哮喘者，可加用氨茶碱或麻黄素。

(6) 应做到彻底治愈以免转成慢性。

(7) 预防　加强体格锻炼，讲究卫生，避免受寒伤风感冒。

2. 慢性支气管炎的治疗

(1) 根治病因，并注意避免着凉及烟尘刺激，不宜吸烟。

(2) 新医疗法　①新针：参阅急性支气管炎；②耳针：可用肺、肾上腺；平喘、神门；食道、枕等区；③拔火罐：取背部肺俞、心俞、膈俞，并可拔移走罐；④外治法：用白芥子、轻粉、白芷各三钱，共研末，用姜汁作饼二块，贴肺俞或前后心皮肤上，外用橡皮膏固定，每周换一次。

(3) 中药治疗　以宣肺平喘，健脾利湿，止咳化痰为主。可选用治支气管炎中药方3～5方（405页），或服橘红丸每次二钱，早晚各一次，或二陈丸，2丸/次，2次/日。

(4) 抗菌药物　合并急性感染时可服磺胺类药或抗菌素。

(5) 对症治疗　①止咳祛痰必要时加用复方甘草合剂或棕氨合剂，咳重用咳必清25毫克，2～3次/日；②喘息者必要时加用氨茶碱或麻黄素；③并发心力衰竭者宜用强心利尿药物。

(6) 预防　①对急性支气管炎应早日彻底治愈，以免转成慢性；②加强劳动防护，避免吸入刺激性化学物质和粉尘等；③病人不应吸烟。

支气管哮喘的治疗

1．一般发作的治疗

(1) 新医疗法

新针疗法：主穴喘息、膻中、中喘、定喘。备穴天突、丰隆、足三里。任选2～3穴，轮流针刺。

耳针疗法：主穴平喘、肺、肾上腺。配穴神门、枕。

埋线疗法：八华穴埋线。在哮喘发作时效果更好。也可采用上述新针疗法的穴位，每次2～3穴，每周一次，轮流选用。

割治疗法：膻中穴或食指第一指节掌面正中部位。

(2) 中草药治疗　主要是宣肺平喘，有热的清热，久病气虚的要补虚。可参阅前述止喘中药方，根据病情选方。也可服地龙粉，每次一钱，2次/日；或服止咳定喘丸，2丸/次，2次/日。

(3) 必要时服解痉和抗过敏药物，解除小支气管痉挛，使呼吸道通畅。可根据病情选用：氨茶碱、非那根、朴尔敏、喘息定、复方麻黄素（剂量参见药物剂量表）。并服小量镇静剂如苯巴比妥、冬眠灵等，有良好作用。

哮喘不能缓解或较重的患者，可皮下注射1:1000肾上腺素0.25～0.5毫升（也可于合谷穴注射0.1～0.2毫升）或肌注非那根25～50毫克。同时用异丙肾上腺素0.5～1%溶液喷雾吸入。也可用氨茶碱0.25克肌注，或加葡萄糖20毫升缓慢静注。哮喘好转后再改口服药。对反复发作但哮喘不重的病人，可以较长期口服氨茶碱、麻黄素或抗组织胺类药物。

(4) 抗感染　本病除发生感染或哮喘持续状态外，一般不需用抗菌药物。需要时可肌注橄核莲注射液2毫升/次，2次/日；或肌注青霉素40万单位/次，2次/日。必要时肌注链霉素0.5克/次，2次/日；也可口服土霉素或四环素0.25～0.5克/次，4次/日。对哮喘性支气管炎的治疗，关键在于及早控制感染。

(5) 卤碱疗法　对本病有一定疗效。口服片剂1.5～2克/次，3次/日，也可用至3～4克/次，3次/日（先由小剂量开始）。病情较重或不能口服者可注射，0.5～1克/次，用5～50%葡萄糖液20毫升稀释后缓慢静注，或加入5～10%葡萄糖液200

—410—

毫升中静滴，1 次/日，连续10次为一疗程（详见351页）。

(6) 鸡血疗法　对本病有较好疗效。尤其是对慢性反复发作，连续多年，其他治疗无效的，常有较好疗效。一般在用后3～4周可出现疗效，以后坚持较长期应用，病情稳定后，逐渐减量，缓慢停药。用法、剂量详见389页。

(7) 哮喘菌苗　对治疗和预防哮喘均有良好效果，尤对哮喘性支气管炎效果更显著。

2. 哮喘严重而顽固，用上述药物不能缓解时（哮喘持续状态），可加用下列措施：氨茶碱0.25～0.5克加于5～10%葡萄糖液250～500毫升中静滴；口服强的松5～15毫克/次，2～3次/日，或氢化可的松100～200毫克加于5～10%葡萄糖液250～500毫升中静滴。待哮喘缓解后停药，以后可改用口服抗过敏和解痉药，也可并用中药和新医疗法。此类患者常合并有细菌感染，特别在用激素时，有使感染扩散的趋势，应及时加用抗菌素。同时配合应用镇静剂（如苯巴比妥，水合氯醛等）及祛痰药，忌用吗啡。

3. 预防　(1) 避免着凉、感冒及支气管感染等；(2) 找出过敏原因，尽量避免接触过敏原；避免过度劳累；(3) 使病人解除对本病的思想负担，加强身体锻炼，树立战胜疾病的信心。

肺原性心脏病的治疗

由于肺部疾病而引起的心脏病，称为肺原性心脏病。常见原因有长期的慢性支气管炎、支气管哮喘及支气管扩张，此外广泛的肺结核、矽肺及胸膜粘连等慢性肺部疾患，均可引起肺气肿，继而肺循环阻力增加，招致右心室肥厚，以至形成肺原性心脏病。

1. 抗菌药物　预防和及时控制呼吸道感染十分重要。当临床上有呼吸道感染可疑时，即应及早使用有效的抗感染药物，至感染完全控制稳定后停药。

2. 支气管扩张药　合并有哮喘的病人，可口服或静滴氨茶碱，并以1%麻黄素或0.5%异丙肾上腺素溶液喷雾吸入。心率快的病人慎用。

3. 对缺氧与二氧化碳潴留的处理　对昏迷前期病人，必须密切观察神志、呼吸及血压等改变，以便及时进行抢救。

有条件时间歇给氧，每隔半小时吸氧半小时。如持续吸氧，反会抑制呼吸运动，使二氧化碳潴留加重，而产生二氧化碳麻醉现象。当病人出现嗜睡，呼吸困难和紫绀加重，咳嗽反射减弱（肺内罗音并未减少）时，应尽早进行人工呼吸，有条件时可行气管切开或气管插管，用人工呼吸器辅助呼吸，以纠正缺氧，吸去气管内的分泌物，改善通气功能。同时给呼吸兴奋剂，如肌注或静滴尼可刹米和洛贝林或苯甲酸钠咖啡因，以兴奋呼吸中枢。此时必须禁用吗啡与巴比妥类药物，使用其他镇静剂或安定药时，也应特别慎重。

4. 新医疗法

(1) 新针：咳嗽气短取曲池、曲泽、内关；下肢浮肿取阳陵泉、阴陵泉、照海。

(2) 耳针：咳嗽气短针肺区；心悸浮肿针肾区及心区；利尿针膀胱区。

5. 心力衰竭的治疗　治疗原则基本与充血性心力衰竭同(见353页心力衰竭的治疗)，但使用洋地黄时应慎重，因此类病人对洋地黄耐受性低，易出现毒性反应，故给药饱和不宜过速，用量不宜过大，一般病人仅用至饱和量的2/3，在2～3天内服完。心率降至100次/分以下即可。

6. 激素的应用　心力衰竭难以控制时，可用激素，有助于病情好转，一般口服强的松5～10毫克/次，2～3次/日，或静滴氢化可的松100毫克/次，好转后即应减量停药。应与抗菌药物并用。

肺脓疡的治疗

1. 一般治疗

(1) 发热时休息，退热后病变未痊愈前免重体力劳动。

(2) 体位引流，早晚至少2次，每次20～30分钟，所用体位取决于病变的部位，应使病变部位较气管或喉部为高，以利痰的排出(病人往往可通过实践找出某一体位最利于排痰，就可采取此体位作引流)。饭后不宜进行体位引流。

(3) 口服祛痰剂及维生素等。

2. 抗菌药物　应早期大量应用。常用青霉素120～200万单位/日，分3～4次肌注，持续1～2个月或更长，待症状体征完全消失或胸部X线检查(如有条件检查时)示病变完全消失时停药。因慢性肺脓疡常有混合感染，故常与磺胺药、链霉素或四环素族药合并使用一阶段，青霉素也可作气管内腔滴入，方法：用灭菌生理盐水10～20毫升，溶解青霉素10～20万单位，在颈前甲状软骨下环甲膜的中点垂直进针，直刺气管内，穿通后，先缓慢滴入表面麻醉药(如地卡因)几滴，然后再缓慢滴入青霉素，并让病人向患侧卧30分钟。每日或隔日一次，共2～4周。

3. 中药　对本病效果较好，应及早与上述药物合并使用。急性期，痰黄稠、腐臭、发热者，治宜清热解毒，可选用治肺脓疡中药1～3方之一。慢性期，咯痰、胸闷或有微热者，应补气养阴，清热排脓，可用治肺脓疡中药4方。

4. 外科治疗　如经上述内科治疗数周效果不佳，应考虑外科手术治疗。

九、消化系统药物

1. 抗酸药

小苏打

(碳酸氢钠，Natrii Bicarbonas)

制剂 片剂：0.3克/片，0.5克/片。

作用 中和胃酸，作用快而短促。

用途 治疗胃酸过多、胃和十二指肠溃疡、酸中毒，使尿变碱性（服用磺胺类药时并用本药，利用其产生碱性尿的作用，而免除磺胺类药在泌尿道中析出结晶）。

用法 口服：0.5～1.0克/次，3次/日，饭后服。

副作用和注意事项 (1)中和胃酸时产生二氧化碳，可刺激胃液分泌，引起继发性胃酸增加和胃胀气、故不宜长期服用；(2)长期大量服用可引起碱中毒、应及时停药；(3)一般治溃疡病时常与解痉药同服。

【附】西皮氏粉Ⅰ号　每包含碳酸氢钠、氧化镁各0.6克。1包/次，3次/日，饭后服。本粉可引起腹泻，应与Ⅱ号粉交替服。

西皮氏粉Ⅱ号　每包含碳酸氢钠1.8克和次碳酸铋0.3克。1包/次，3次/日，饭后服。本粉可引起便秘，应与Ⅰ号粉交替服。

健胃片(龙胆苏打片)　每片含龙胆0.075克，小苏打0.175克。0.25克/片。能刺激胃液分泌，帮助消化，增进食欲，中和胃酸。用于消化不良、食欲不振。2～4片/次，3次/日，饭后服。

大黄苏打片　每片含大黄粉0.15克，小苏打0.15克，薄荷油适量。有制酸和健胃作用，大剂量时能刺激肠壁起缓泻作用。用于消化不良、胃酸过多、食欲不振、大便不畅。1～3片/次，3次/日，饭后服。

小儿消食片　每片含小苏打0.15克，大黄粉0.075克，茴香油0.003克。用于小儿消化不好，大便不通。每次量：1岁以内半片，1～2岁1片，3～5岁1片半，6～9岁2片，10岁以上3片，3次/日，饭后服。

氢氧化铝（Aluminii Hydroxydum）

制剂 片剂：0.3克/片，0.5克/片；凝胶剂：4%100毫升。

作用 中和胃酸，有收敛作用，保护溃疡面。口服后不吸收。

用途 治疗胃酸过多、胃和十二指肠溃疡。

用法 氢氧化铝片：0.6～0.9克/次，3～4次/日，饭前咬碎服。4%氢氧化铝凝胶剂：10毫升/次，3～4次/日，饭前服。

副作用和注意事项 可妨碍磷的吸收及引起便秘，不宜长期大量服用。胃出血时，可用凝胶剂，不宜用片剂，因片剂可与血液结成凝块阻塞肠道。

【附】胃可必舒粉（胃可舒）每80克内含氢氧化铝32克，碳酸钙20克，碳酸镁12克，小苏打16克，颠茄浸膏0.2克，薄荷油适量。用于胃酸过多、胃痛、胃和十二指肠溃疡。口服：0.5克(一平茶匙)/次，3～4次/日。

胃 舒 平

（复方氢氧化铝，Gastropine）

制剂 每片含干燥氢氧化铝凝胶0.2克，三硅酸镁0.2克，颠茄浸膏0.0026克。0.5克/片。

作用和用途　中和胃酸和解痉作用。是较好的抗酸药，效力持久，副作用少。治疗胃痛、胃酸过多、胃和十二指肠溃疡。

用法　2～4片/次，3～4次/日，饭前或胃痛发作时，咬碎服。

副作用　可引起便秘。

氧 化 镁

（煅制镁，Magnesii Oxydum）

制剂　片剂：0.2克/片。

作用和用途　抗酸作用强而持久，不产生二氧化碳是其优点。本药有缓泻作用。用于胃酸过多、胃和十二指肠溃疡。

用法　0.2～1.0克/次，3次/日，饭后服。

乌贼骨（海螵蛸、墨鱼骨）

来源　是乌贼科动物乌贼的骨状内壳。

主产于浙江、江苏、广东、山东等省。

作用和用途　性微温、味咸。含磷酸钙、碳酸钙、胶质及氯化钠等，有止血、制酸、收敛、止带等作用。用于治疗溃疡病，内脏出血、妇女崩漏及赤白带等病。

用法 用量一至四钱，水煎服。

(1) 溃疡病，胃痛、吐酸、烧心：乌贼骨研末，每服一钱，饭前开水送服，3次/日；或加生甘草等量，研末同服；便秘时可用乌贼骨一钱、大黄一两，共研细末，每服一钱，3次/日。

(2) 溃疡病出血，肺出血：乌贼骨、白及各三钱，共研细末，每服二钱，2次/日，温开水送服。

(3) 妇女血崩：乌贼骨三钱、茜草炭三钱、牡蛎四钱，水煎服。

(4) 赤白带：乌贼骨二钱、白芷一钱、茜草炭二钱，研末，温开水送服，或水煎服。

副作用和注意事项 多服可引起便秘。治胃病时如无本品，可以鸡蛋壳代替。

维生素U（甲基甲硫氨基酸）

制剂 片剂：50毫克/片。

作用和用途 非抗酸药。能促使溃疡缩小和愈合。用于胃和十二指肠溃疡、慢性胃炎。

用法 50～100毫克/次，3次/日，饭后服。

抗酸中药方

1. 主治 胃痛、发胀、吐酸水。

处方 鸡蛋壳(去内衣)

用法 将壳洗净，放瓦上焙黄，研为细末，每服二至三分，3次/日，饭后开水送服。

另方：鸡蛋壳、小蚌壳各等份，烧灰存性，加糖少许，每服钱半，3次/日，开水送服。

2. 主治 慢性胃炎、溃疡病、吐酸水。

处方 明矾一粒（黄豆大小），1粒/次，3次/日。

3. 主治 胃痛吐酸(高酸性胃炎)。

处方 乌贼骨八份　延胡索一份　枯矾四份　蜂蜜六份

用法 前三味药共研细末，炼蜜为丸，每丸三钱，1丸/次，3次/日，饭后服。

4. 主治 慢性胃炎(肥大性胃炎)、溃疡病、胃酸增多。

处方 瓦楞子　甘草各等份

用法 共研细末，每服一至三钱，3次/日。

2. 解 痉 药

阿托品（Atropina）

制剂 片剂：0.3毫克/片；针剂：0.5毫克/支，1毫克/支，2毫克/支，5毫克/支，10毫克/支。

作用 (1) 对平滑肌有较强的解痉挛作用；(2) 可抑制汗腺、唾液腺、泪腺、支气管腺体和胃液的分泌；(3) 可阻断迷走神经对心脏的抑制，使心率加速；(4) 治疗量可兴奋呼吸中枢，大剂量可兴奋中枢神经系统；(5) 散瞳、升高眼压和使睫状肌麻痹(视近物模糊)；(6) 感染中毒性休克时，大剂量使用可改善微血管循环。

用途 (1) 胃肠痉挛引起的疼痛，肾绞痛和胆绞痛；(2)感染中毒性休克；(3)麻醉前给药，抑制支气管腺体分泌；(4)有机磷农药中毒；(5)锑剂中毒和洋地黄中毒引起的阿-斯综合症；(6)虹膜睫状体炎。

用法 口服：0.3～0.6毫克/次。皮下注射：0.5毫克/次。极量：1毫克/次，3毫克/日。抗感染中毒性休克用量较大(见235页)。

副作用和注意事项 常有口干、面红，重时瞳孔散大、皮肤潮红干燥、心率加快、兴奋、烦躁、谵语、惊厥，甚至转入抑制状态。青光眼病人禁用。

中毒解救 口服阿托品中毒时可洗胃，给硫酸镁导泻，以清除未吸收的阿托品。兴奋时口服苯巴比妥或肌注苯巴比妥钠。抑制时注射尼可刹米或苯甲酸钠咖啡因。

颠茄（Belladonna）

制剂 颠茄浸膏片：8毫克/片，15毫克/片，30毫克/片；酊剂：100毫升/瓶。

作用和用途 具有阿托品的作用，但较弱。用于解除胃肠绞痛、止吐、止泻。

用法 片剂：口服8～24毫克/次，3次/日；极量：50毫克/次，150毫克/日。颠茄酊：0.3～1毫升/次；极量：1.5毫升/次，4.5毫升/日。配成5%溶液，10毫升/次，3次/日。

副作用和注意事项 同阿托品，但较轻。青光眼病人忌用。酊剂最好配成5%（颠茄酊5毫升加蒸餾水至100毫升)再发给病人，以免误服过量中毒。

东莨菪碱（Scopolamina）

制剂 氢溴酸东莨菪碱片：0.2毫克/片，0.3毫克/片；氢溴酸东莨菪碱注射液：0.3毫克/支，0.5毫克/支。

作用 与阿托品相似，但抑制腺体分泌作用较强，对中枢有明显的镇静作用，对胃肠、支气管平滑肌的解痉作用不及阿托品。

用途 (1)晕车、晕船、止吐；(2)震颤麻痹症；(3)麻醉前给药；(4)胃肠痉挛；(5)狂燥性精神病。

用法 口服：0.3毫克/次，3次/日。极量：0.6毫克/次，2毫克/日。皮下注射：0.3～0.5毫克/次。极量：0.5毫克/次，1.5毫克/日。

副作用和注意事项 口干、畏光、视力模糊、眩晕、嗜睡，过敏时能引起咽喉水肿。中毒时可出现谵妄、不安和惊厥。可肌注苯巴比妥钠或用水合氯醛灌肠，解除中毒症状。青光眼病人忌用。

普鲁本辛(溴化丙胺太林，Propanthelini Bromidum)

制剂 片剂：15毫克/片。

作用和用途 具有阿托品样作用，有解痉和抑制腺体分泌的作用。用于胃和十二指肠溃疡、胃炎、胃肠痉挛、多汗症、妊娠呕吐等。

用法 口服15毫克/次，3～4次/日，饭前服。

副作用和注意事项 较阿托品、溴本辛的副作用小。可有轻微口干、视力模糊、小便不畅、便秘、头痛、心悸等，适当减量，症状即可消失。手术前不宜用。青光眼和心脏病病人慎用。

溴本辛(Methanthelini Bromidum)

制剂 片剂：50毫克/片。

作用和用途 同普鲁本辛。

用法 50毫克/次，3～4次/日，可增至2～3片/次。

副作用和注意事项 副作用比普鲁本辛大。过量有瞳孔散大、口渴、排尿困难等，适当减量即可消失。无力性肠绞痛、肠狭窄、贲门痉挛、器质性幽门梗阻、冠状动脉机能不全、心力衰竭及青光眼等病人忌用。手术前不宜服用。本药副作用虽较普鲁本辛大，但价较廉，临床上可适当选用。

安 胃 灵

(溴甲安弥，Antrenyl Bromide)

制剂 片剂：5毫克/片。

作用和用途 有类似阿托品样作用，能抑制胃肠道的痉挛和分泌。用于胃和十二指肠溃疡、慢性胃炎。较普鲁本辛作用快而毒性小。

用法 口服5毫克/次，3～4次/日。

副作用和注意事项 与阿托品相似。

曼陀罗(曼陀罗花，洋金花)

来源和制剂 为茄科曼陀罗属植物。药用花、果、叶。夏季采集。喜生于旷野、路边、田边、村前屋后(图42)。

主产于华南地区，江苏、浙江也有栽培。

曼陀罗酊：含0.025%的莨菪碱类生物碱。500毫升/瓶。

作用和用途 苦辛温，有大毒。含生物碱0.2～

0.7%，主要为莨菪碱，其余为东莨菪碱及阿托品。能平喘、止咳、镇痛。主治因支气管痉挛而引起的哮喘，胃肠及胆道痉挛性绞痛，胃酸过多等。

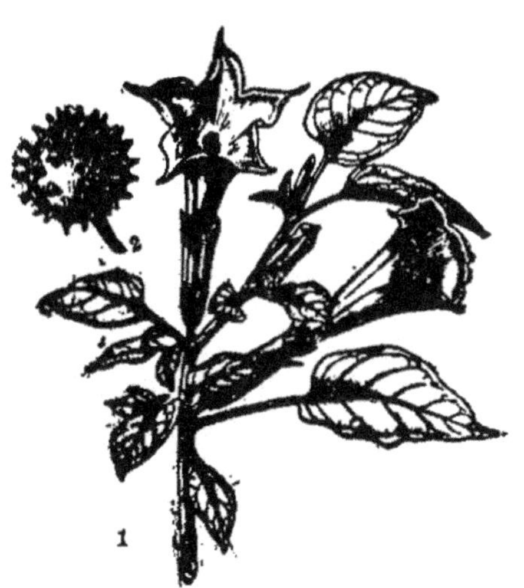

图 42 曼陀罗（茄科，曼陀罗属）
Datura metel L.
1. 花枝；2. 果。

用法 用量一至三分。

(1) 哮喘：用干花少许，切碎成丝，和烟丝拌匀，点燃作烟吸，每日吸 2～3 次。

(2) 胃痛：干叶三分，水煎服。

(3) 跌打损伤、蛇咬伤、疔疮：用鲜叶捣烂敷局部，或用根配散治跌打骨折。

曼陀罗酊常用量：口服 0.3～2 毫升/次，1～4 毫升/日。极量：口服 2 毫升/次，6 毫升/日。

中毒解救 本品有剧毒，内服要慎重。中毒与解救同阿托品。

3. 助消化药

胃蛋白酶(蛋白酵素，胃液素，百布圣，Pepsinum)

制剂 片剂：0.1/片。

作用 能消化蛋白质，使凝固的蛋白质分解为消化蛋白质（蛋白胨）。在有稀盐酸时，消化力最强，因此常用含有稀盐酸的胃蛋白酶合剂。

用途 消化不良、食欲不振、胃液缺乏。

用法 片剂：0.3～0.6克/次，3次/日，饭前服。

注意事项 片剂吸潮容易结块，效力降低，应密闭凉处保存。

【附】胃蛋白酶合剂 每10毫升含胃蛋白酶0.2或0.3克，稀盐酸0.1毫升，糖浆2毫升。口服10毫升/次，3次/日，饭前服。

但食妥(液剂) 主要成分：每100毫升内含淀粉酶2.14克，胃蛋白酶0.57克。口服10毫升/次，3次/日，饭前服。

胰酶（Pancreatinum）

制剂 片剂：0.3克/片。

作用 含胰淀粉酶、胰蛋白酶和胰脂肪酶，有消化脂肪、蛋白质和淀粉的作用。

用途 用于消化不良，胰腺疾病引起的消化障碍和腹泻等。

用法 口服0.6～0.9克/次，3次/日，饭后服。

注意事项 为防止被胃酸破坏，常做成肠衣片或与小苏打同服。

乳酶生（表飞鸣，Bioferminum）

制剂 片剂：0.3克/片。

作用 是活的乳酸杆菌制剂。能分解醣类产生乳酸，使肠内酸性增高，从而抑制肠内腐败菌的繁殖，并防止蛋白质发酵，从而减轻肠内胀气。

用途 消化不良、肠胀气、小儿腹泻。

用法 口服0.6～0.9克/次，3次/日。

注意事项 不宜与吸着剂（如活性炭）、鞣酸蛋白、酊剂并用，以免降低效力。受热、吸潮效力降低。

酵母片(干酵母,食母生, Yeast)

制剂 片剂: 0.3克/片, 0.5克/片; 食母生片: 含酵母0.2克/片。

作用 是麦酒酵母菌的干燥菌体, 含维生素乙1、乙2、烟酸等, 能助消化。

用途 用于食欲不振, 脂肪肝, 维生素乙缺乏所引起的多发性神经炎、糙皮病等的辅助治疗。

用法 1～3克/次, 3次/日, 咬碎服。

龙胆大黄合剂

制剂 水剂: 100毫升/瓶。

作用和用途 龙胆能刺激胃液分泌, 有健胃作用。大黄为苦味健胃剂, 并有缓泻作用。用于食欲不振、消化不良。

用法 10毫升/次, 3次/日, 饭前服。

姜(生姜, 鲜姜, 老姜)

来源 为姜科多年生植物姜的根茎。均为栽培。生姜切片晒干为干姜片。

作用和用途 辛微温。能发汗、散寒气、健胃、止呕、化痰、解毒。用于治疗风寒感冒，发热恶寒，头痛鼻塞，咳嗽有痰，腹痛呕吐。

用法 用量鲜品一至三钱，干姜五分至钱半，水煎服。

(1) 风寒感冒或雨淋后引起的怕冷、发热、腹冷痛等症：干姜五分，红糖适量，水煎服。

(2) 受寒引起的呕吐，咳嗽痰稀：生姜一钱，陈皮、半夏各二钱，水煎服。

陈皮(橘子皮)

为橘子的果皮。经阴干或晒干后入药。性味苦辛温。能和胃健脾，宽胸化痰，降逆止呕。主治气滞不舒，脾胃不和，膨闷胀满，咳嗽吐痰，呕吐呃逆。用量：一至三钱，水煎服。气虚者不宜多服。

木香(广木香)

为菊科植物云木香的干燥根。产于云南西北部，四川及北京有栽培。此外四川所产菊科川木香的根也作药用。性味辛苦温。能行气止痛，健胃消胀。主治消化不良，气滞腹胀，痢疾腹痛等。用量八分至二钱，水煎服。

鸡內金(鸡肫皮)

为鸡胃壁(土名肫子)的黃色內膜。其表面浅黃色或暗黃色。內壁多皱纹，质脆，易破碎。性味甘平。主治停食胀满，反胃呕吐，消化不良及遗尿。用量一至三钱，水煎服。脾弱无积者忌用。

山楂(红果)

为蔷薇科植物山里红（北山楂）和野山楂（南山楂）的干燥成熟果实。北山楂普遍栽培，主产于山东、河北、河南、辽宁等省。南山楂多为野生，主产于江苏、浙江、云南、四川等省。性酸甘温。能破气散瘀，消食化积。用于消化不良、产后瘀血腹胀。用量：二至四钱，水煎服。

麦　芽

为成熟的大麦，经发芽后干燥者。性甘微寒。有和中健胃、清气除满作用。炒用可退乳。用于治疗饮食积滞、胃腹胀满、食欲不佳、小儿乳积吐奶、乳汁胀满(见610～611页生乳及退乳中药方)。用量：三至四钱，水煎服。

神　　粬

为用面粉、麸皮和药物混合后经发酵而成。性甘辛温。能消食化积，健脾养胃。用于治疗消化不良、腹泻和痢疾。用量三至五钱，水煎服。山楂、麦芽、神粬等量混合，即为焦三仙。

助消化中药方

主治　脾胃虚弱、食欲不振、胃脘疼痛、恶心呕吐、倦怠无力、大便溏泻。

处方　党参三钱　苍朮二钱　半夏二钱　陈皮三钱　扁豆三钱　莱菔子三钱　鸡内金二钱　焦三仙六钱　水煎服。

4. 治胃病中药方

治急性胃肠炎中药方

1. 主治　急性胃肠炎初起，突然腹痛，上吐下泻，口渴，尿赤，发热或无热。

处方　藿香三钱　黄连　生姜各钱半　水煎

服。也可以马尾连或黄柏代替黄连，干姜代替生姜，用量减半。

2. **主治** 急性胃肠炎。

处方 老柚子皮三钱 茶叶二钱 生姜二片

水煎服。

3. **主治** 急性胃肠炎，泻次不多，恶心呕吐较重。

处方 伏龙肝一两，煎汤，取澄清液服。（注：伏龙肝即烧柴草的灶心土。烧煤的灶心土有毒，不能用。）

治胃炎、溃疡病中药方

1. **主治** 溃疡病、胃痛。

处方 甘草一斤

用法 研末，每服一钱半，3次/日，连服三周。

2. **主治** 溃疡病(治十二指肠溃疡效果较好)。

处方 广木香 香橼(或陈皮) 高良姜 鸡内金 荜拨各三钱

用法 共研细末，每服一钱，3次/日。

3. **主治** 溃疡病、吐酸。

处方 广木香 高良姜各三钱 西皮氏粉（I

号)四两

用法 共研细末，每服一钱，3次/日。

4. **主治** 溃疡病合并上消化道出血。

处方 乌贼骨 花蕊石 白及 地榆炭 煅牡蛎各三钱

用法 共研细末，每服一钱，3次/日，温开水送服。

5. **主治** 胃痛、喜暖喜按、呕吐清水。

处方 高良姜一两五 吴茱萸四两 胡椒一两

用法 共研细末，每服一钱，2次/日。

6. **主治** 消化障碍引起呕吐。

处方 炒柿蒂七个 伏龙肝一两 生姜三钱，水煎后放入少许醋和白糖，分二至三次温服。

急性胃肠炎的治疗

1. 一般治疗 (1)饮食：禁食或吃米汤、面汤或稀粥，多喝水。

(2)补液：脱水严重的给静滴生理盐水(或复方氯化钠溶液)和5～10%葡萄糖液各1000～1500毫升。

2. 新医疗法 宜首先采用。(1)新针：中脘、内关、足三里。

(2)耳针：胃肠区过敏点。

3. 中草药治疗　见治急性胃肠炎中药方，根据病情选方。

4. 抗菌药物　病情较重的可并服黄连素0.2～0.3克/次，3次/日，或磺胺脒2克/次，4次/日。

5. 对症治疗　(1)保暖。

(2)腹痛时，可用热水袋、炒热的砂子或粗盐包好放腹部热敷，口服颠茄片1～2片/次或5%颠茄酊10毫升/次，3次/日。重的可临时口服复方樟脑酊4毫升，或皮下注射阿托品0.5毫克(或口服0.3～0.6毫克)一次。

(3)腹泻重时，服鞣酸蛋白0.9克/次或矽炭银0.9克/次，3次/日。

慢性胃炎的治疗

1. 一般治疗　①除去病因；②饮食：吃无刺激、易消化食物。

2. 新医疗法　效果较好，应推广使用。

(1)新针：中脘、足三里、内庭；配穴：内关、阳陵泉。

(2)耳针：胃区过敏点。

(3)埋线疗法：如上二法效果不好，可用本法，取穴中脘、胃俞。

(4)穴位结扎：适用于反复发作的病人。以下几组穴位每次取一组：足三里，中脘；足三里、上脘；胃俞、下脘；胃俞、三阴交，每次间隔10日。

3. 中草药治疗　根据病情选用治胃炎、溃疡病中药方5、6方及抗酸中药方2～4方，也可服香砂养胃丸，3钱/次，2次/日。

4. 对症治疗　胃痛和吐酸时用胃舒平、安胃灵或颠茄片，也可腹部热敷；胃痛严重的皮下注射阿托品；胃酸缺乏时用胃蛋白酶合剂。

胃、十二指肠溃疡的治疗

2. 一般治疗　(1)注意生活的规律性和适当的休息。

(2) 饮食疗法：吃易消化而无刺激性的食物，忌生冷酸辣；饮食规律，有条件时少量多餐，切忌暴饮暴食。

3. 新医疗法　有一定疗效，应作为本病综合治疗中的一个重要方面。

(1) 新针：取穴中脘、内关、足三里；腹胀加天枢，绞痛加内关。

(2) 耳针：胃区及小肠区、皮质下区。

(3) 水罐疗法：可配合应用，拔中脘穴。

(4) 埋线疗法：病情较重或反复发作的用本法。双侧肾俞透脾俞，中脘透上脘。

(5) 经络疗法：取脾俞、胃俞。

4. 中草药治疗　根据病情选用治胃炎、溃疡病中药方1～3方及抗酸中药方1～4方。

5. 对症治疗　以解痉抗酸为主。

(1) 抗酸药：可选用胃舒平、氢氧化铝、胃可必舒粉等。

(2) 解痉药物：可选用颠茄、阿托品等药。

6. 合并症的治疗

(1)上消化道出血　①轻的可吃少量流质饮食，重的禁食并静脉输液；②卧床休息；③氢氧化铝凝胶10毫升/次，3～4次/日；④中草药：见治胃炎、溃疡病中药方4方，或用土大黄二至三钱，水煎后凉服；⑤止血剂：维生素K_3 4毫克/次，肌注，2次/日；安得诺新5～10毫克/次，肌注，需要时4小时后可重复注射；⑥严密观察血压、脉搏、呼吸以及出血情况，如经过上述治疗，仍大量出血，应输血，必要时及早手术治疗。

（2）溃疡穿孔：应急诊手术治疗。

（3）幽门梗阻：每日睡前洗胃，必要时手术治疗。

7．溃疡病病人经过上述综合治疗效果不好时可考虑外科手术治疗。

5．泻　　药

双醋酚汀（一轻松，Bisatin）

制剂　片剂：5毫克/片，10毫克/片。

作用　在肠内分解为酚汀和醋酸，酚汀能刺激肠壁，使肠蠕动增加而有缓泻作用。因其分解较慢，故主要作用于大肠。服药后6～10小时开始排便。性温和，副作用少。

用途　治便秘。

用法　成人5～15毫克/次(一般用10毫克)，

睡前服。小儿1.25～5毫克/次。

酚酞(Phenolphthaleinum)

制剂 0.1克/片。

作用和用途 能刺激大肠引起缓泻，作用温和，服药后4～8小时排出软便。用于治便秘。

用法 成人口服0.1～0.2克/次。小儿0.05克/次，睡前服。

副作用和注意事项 偶有皮疹(固定性药疹)、过敏性肠炎和出血倾向。此药部分可由肠道吸收，故不应长期服用，以免蓄积中毒。

【附】果导片 每片含酚酞0.05克。

硫酸镁(硫苦，泻盐)

制剂 粉剂：500克/包；针剂：1克(10% 10毫升)/支，2克(10% 20毫升)/支，2.5克(25%10毫升)/支。

作用和用途 (1)口服后，不易吸收，通过高渗作用使肠内液体增多，容积增大，刺激肠蠕动增强，产生腹泻，服药4～8小时排出水样便；(2)刺激十二指肠粘膜，反射地使总胆管括约肌弛缓，胆囊排空，有利胆汁排泄；(3) 注射硫酸镁能抑制中枢神经和降低血压。口服用于导泻、利胆，注射用于高血压脑病和子痫，也用于治疗心绞痛。

用法 导泻：口服5～20克/次（或50%硫酸镁20～30毫升），同时多喝水；利胆：口服2～5克/次，3次/日，饭前或二餐间服；治高血压：肌注25%溶液5～10毫升/次，或以此量用5～10%葡萄糖液稀释成5～10%溶液缓慢静滴，或稀释于10～20毫升5～10%葡萄糖液内缓慢静注。小儿可用1～3%溶液100毫升缓慢静滴，待血压接近正常时即停注。注射过程中严密观察呼吸及血压，如出现呼吸和心跳抑制等中毒症状，应即停止滴注，进行抢救。治心绞痛：发作频繁而其他治疗效果不著时，可静注10%溶液10毫升(稀释于10毫升5～10%葡萄糖液内缓慢注入)，1次/日，连注10日，对伴有高血压的病人效果较好。

副作用和注意事项 注射量过大，发生呼吸和心跳抑制时，可用静注10%氯化钙5～10毫升解救，因钙有对抗镁的作用。伤寒、腹膜炎、肠梗阻、胃肠道出血病人和孕妇禁用口服。

液体石蜡

(石蜡油，Paraffinum Liquidum)

制剂 油剂：500毫升/瓶。

作用和用途 是一种矿物油，在肠内不吸收，对肠壁和粪便起润滑作用，并能阻碍肠中水分的吸收，因而使大便软化。用于治便秘。

用法 口服15～30毫升/次，睡前服。

注意事项 长期服用可影响胡萝卜素（是体内制造维生素甲的原料）、维生素甲、丁和K以及钙、磷的吸收，造成这些物质的缺乏。

甘油栓 (Suppositoria Glycerini)

制剂 成人用：3克/支，2克/支；小儿用：1.5克/支。

作用和用途 本栓剂塞入肛门内溶解后可刺激直肠壁，引起排便，并有滑润作用。用于治便秘。

用法 肛门内塞一支，保留半小时后再入厕，效果较好。

注意事项 密闭放凉处保存。

如无甘油栓，可用肥皂削成小条塞肛门内，或削老生姜一小条，用纸包好放火灰内煨热，去纸，涂上植物油后塞入肛门内。

番　泻　叶

本品为豆科植物尖叶番泻树或狭叶番叶树的干燥小叶。有缓泻作用，可刺激大肠而致泻。用于慢性便秘。但可反射地引起盆腔充血，故痔疮、月经期病人忌用。用量: 2 克/日，用沸水冲泡后当茶喝。2 克/包。

大黄（川军，生军）

来源　为蓼科植物唐古特大黄及本属其他种植物的干燥根茎。

主产于青海、甘肃、四川等省，此外西藏自治区昌都等地也产。

作用和用途　性苦寒。能刺激大肠，促进蠕动而引起缓泻，并有健胃和收敛作用。对葡萄球菌和某些革兰氏阴性杆菌有一定的抑菌作用。用于治疗便秘、痢疾、黄疸、疮毒等。

用法　用量一至三钱，水煎服。

(1) 大便燥结: 大黄三钱，枳实钱半，厚朴二钱，元明粉三钱，水煎服(但不宜久煎)。

(2)急性传染性肝炎、黄疸、便秘：大黄二钱，茵陈四钱，栀子(焦)三钱，水煎服。

(3)痢疾：大黄二钱，槟榔五钱，木香钱半，黄连五分，水煎服。

(4)烫伤和疮毒：前者可用大黄研末用麻油调敷，后者可用茶叶或醋调敷。

望江南(羊角豆，野扁豆)

来源 属苏木科山扁豆属植物。药用全草或种子，夏季采叶，秋季采种子。喜生于旷野荒地、杂木林及草丛中，也有栽培。

主产于长江以南各地，华北也有分布。

作用和用途 性平味苦。能解毒、健胃、通便。用于习惯性便秘、伤食胃痛及毒蛇咬伤。

用法 用量三至五钱，水煎服。

(1)慢性胃肠炎、习惯性便秘、消化不良：种子五钱至一两，炒微黄稍研碎，加水煎服，连服十余日。

(2)毒蛇咬伤：鲜茎叶一至二两，水煎服。外用鲜茎叶捣烂敷伤口周围。

植物特征 多年生草本，约1米高。茎有棱，常带紫红色。叶互生，偶数羽状复叶，有4～5对小叶，小叶呈长卵形，叶柄基部有突起的腺体一个，叶脉常带紫红色。花黄色。荚果长而扁，两面有红色条纹，内有种子30～40粒(图43)。

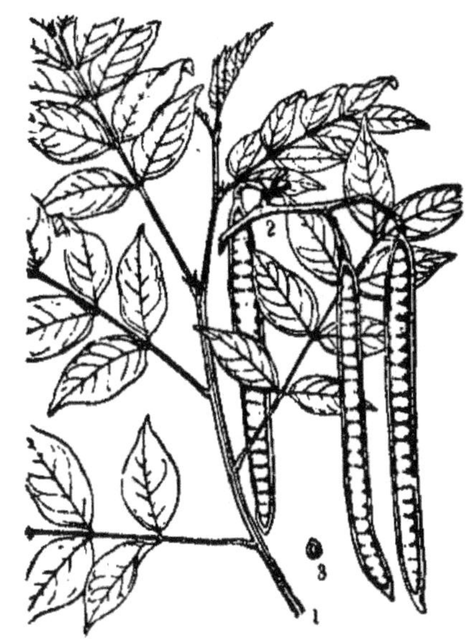

图43 望江南(苏木科，山扁豆属)
Cassia occidentalis L.
1. 枝叶；2. 果；3. 种子。

治便秘中药方

1. 主治 习惯性便秘。

处方 蜂蜜一两 食盐二钱 加水一杯冲服。

2\. **主治** 便秘，体质较好者用。

处方 大黄三钱 瓜蒌一两 水煎服。

3\. **主治** 便秘，老年人及体虚者用。

处方 当归三钱 火麻仁五钱

用法 水煎，去渣，加蜂蜜五钱调匀，一次服下。

4\. **主治** 便秘。

处方 炒苏子一两 火麻仁五钱

用法 水浸，研汁，和米煮粥吃。

麻仁滋脾丸

能润肠通便，缓泻，用于习惯性便秘及久病虚症便秘。2丸/次，2次/日。

开胸顺气丸

能消食逐水，用于胸腹胀满、二便不畅。每服二钱，2次/日。

6. 止 泻 药

鞣酸蛋白(Albumini Tannas)

制剂 片剂: 0.3克/片。

作用和用途 在肠内分解释出鞣酸，有收敛作用，保护肠粘膜，使肠粘膜表层血管收缩而减少肠液的分泌，并使肠蠕动减弱，产生止泻作用。用于腹泻、胃肠炎。

用法 口服3～5片/次，3次/日，饭前服。

次碳酸铋

(碱式碳酸铋，Bismuthi Subcarbonas)

制剂 片剂: 0.3克/片。

作用和用途 有收敛、保护胃肠粘膜、止泻的作用。用于腹泻、慢性胃肠炎、胃和十二指肠溃疡。

用法 口服0.3～0.9克/次，3次/日。

【附】止泻片 每片含次碳酸铋0.3克、鞣酸蛋白0.2克。0.5克/片。有收敛、止泻作用。用于消化不良引起的腹泻。用量2～3片/次，3次/

日，饭前空腹服。

矽炭银(硅炭银，Argysical)

制剂　每片含高岭土0.24克，药用炭0.06克，氯化银0.0015克。0.3克/片。

作用和用途　在肠内有吸着、收敛作用。治疗腹泻、胃肠炎、肠胃胀气。

用法　口服2～4片/次，3～4次/日，饭前空腹服。

药用炭片(活性炭)

制剂　片剂：0.15克/片，0.3克/片，0.5克/片。宜存放在干燥处。

作用和用途　能吸附肠内化学刺激物和细菌毒素，有止泻作用。但营养成分和消化酶也被吸附是此药的缺点。用于胃肠胀气、腹泻。

用法　口服1～3克/次。

复方樟脑酊
(Tinctura Camphorae Co.)

制剂　1000毫升内含：樟脑3克，阿片酊50

毫升，苯甲酸5克，八角茴香油3毫升，酒精(60%)适量。10毫升/瓶。

作用和用途 有止泻、镇痛和止咳作用。用于较剧烈的腹泻和腹痛，但有明显肠道感染和疑有外科急腹症的不用。

用法 口服2~5毫升/次。

注意事项 内含阿片酊，有成瘾性，不宜长期服用。

止泻中药方

1. **主治** 水泻。

处方 鲜车前草二两，水煎服。

2. **主治** 水泻。

处方 炒苍朮五钱 车前子一两

用法 共研细末，每服三钱，3次/日。

3. **主治** 慢性肠炎所致腹泻。

处方 肉豆蔻(煨)一两 木香三钱半 诃子(煨)三钱 五味子二两 吴茱萸五钱

用法 先将五味子与吴茱萸炒黄共研细末，每服二钱，2次/日。

7. 肝病用药

肝泰乐

(葡萄糖醛酸内酯，Glucurolactonum)

能与肝内和肠内某些毒物结合而排出，起解毒作用。用于肝炎、肝硬变等，作为辅助治疗。口服0.1～0.2克/次，3次/日。片剂50毫克/片，100毫克/片。

【附】肝荣片 含葡萄糖醛酸内酯和维生素丙，作用与肝泰乐相似。2～4片/次，3次/日。

复方胆碱

制剂 糖衣片0.15克/片，胶囊0.03克/粒。胶囊每粒含重酒石酸胆碱0.15克，蛋氨酸0.066克，维生素乙$_{12}$ 4微克，肝粉0.084克；针剂：2毫升/支。

作用和用途 胆碱为维生素乙族中的一种，能使积存在肝内的脂肪变成易于吸收的磷脂。本成分缺乏时，肝内可有脂肪蓄积。用于肝炎、脂肪肝及早期肝硬变等，作为辅助治疗。

用法　糖衣片2～4片/次，3次/日；胶囊1～2粒/次，3次/日。肝昏迷时禁用。肌注：1支/次，1～2次/日。

蛋氨酸(甲硫氨基酸，Methioninum)

有去脂解毒作用。用于脂肪肝、慢性肝炎、肝硬变，以及由于砷剂及巴比妥类药引起的中毒性肝炎等。肝昏迷病人禁用。口服1～2克/次，3次/日。片剂0.25克/片。

谷氨酸

(麸氨酸，Acidum Glutamicum)

制剂　片剂：0.5克/片；谷氨酸钠针剂：28.75% 20毫升(5.75克)/支。

作用　能与血氨结合，成为无害的谷氨酰胺，由尿排出。并参与脑蛋白质代谢和糖代谢，促进氧化过程，改善中枢神经系统的机能。

用途　用于治疗血氨增高所致的肝昏迷、严重肝功能不全。也可用于精神分裂症、癫痫小发作。

用法　(1)用于治疗肝昏迷或昏迷前期(但效果尚不十分肯定)：谷氨酸钠或谷氨酸钾23克/日(即

28.75% 80毫升)，溶于5～10%葡萄糖液1000毫升中静滴，少数病人也可用到46克/日。为预防肝昏迷可口服3～5克/次，3～4次/日。

(2) 治癫痫：2～3克/次，3～4次/日。

副作用 静滴过快时，可引起流涎、潮红和呕吐，大量口服可有恶心、呕吐、腹泻等。肾功能不全、无尿的病人慎用或忌用。

γ-氨酪酸(γ-氨基丁酸，Acidum γ-Amino-butyricum)

制剂 片剂：0.25克/片；针剂：1克(20% 5毫升)/支。

作用和用途 有降低血氨作用。可用于治疗肝昏迷，也可作尿毒症、催眠药及煤气中毒等引起昏睡的苏醒剂。口服用于脑血管障碍引起的偏瘫、记忆力障碍、语言障碍等。

用法 1～4克/日，用5%葡萄糖500毫升稀释后缓慢静滴。口服1克/次，3～4次/日。

副作用和注意事项 (1) 部分病人静滴时有胸闷、气急、头昏、恶心等反应，停药后即消失；(2) 此药必须稀释后缓慢静滴，如滴注过快会引起血压急剧下降，甚至造成休克死亡。

茵陈(茵陈蒿)

来源 为菊科植物茵陈的干燥幼苗。系多年生草本。

全国大部地区均有分布，主产于安徽、江西、陕西、江苏、浙江等省。

作用和用途 苦辛微寒。能清湿热退黄。主要用于治疗急性和慢性肝炎。

用法 用量五至八钱，水煎服。配方见治肝炎中药1～6及8方。

虎杖(活血龙、大叶蛇总管)

来源 为蓼科蓼属植物。药用干燥根，8～11月采集。喜生于山沟溪边林下阴湿地方。

产于长江以南各地和山东、陕西、河南等省。

作用和用途 微温味酸。有活血、止血、利湿退黄、收敛止血作用。用于肝炎、黄疸及烧伤。

用法 每用干品三钱至一两，水煎服。

(1) 黄疸、胆囊结石：干品一两，或加丝瓜络(炒焦)，水煎服。

(2) 慢性肝炎：三至五钱，水煎服。

(3) 水火烫伤：根煨炭(严重者加地榆炭)研细粉，用鸡蛋清或植物油调匀，涂创面。

植物特征 多年生草本，高1～2米，茎直立中空，表面有紫色斑点，并有白色纵纹，节明显，并有一层薄膜包着。叶互生，阔卵形或卵状椭圆形。花白色或淡红色，顶生或腋生圆锥花序。根茎木质，在地下蔓延肥大。果为三角形，褐色(图44)。

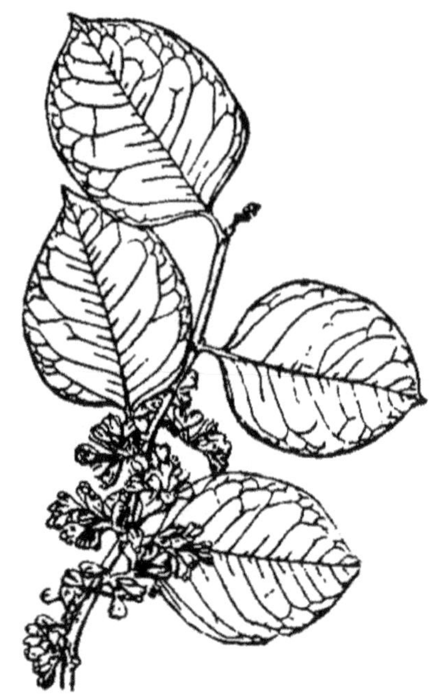

图 44 虎杖(蓼科，蓼属)
Polygonum cuspidatum Sieb. et Zucc.

马蹄金(落地金钱，黄胆草)

来源 为旋花科马蹄金属植物。药用全草，夏秋采集。喜生于路边、墙角、田边阴湿的地方。

产于我国江南各地。

作用和用途 辛平。能清热利湿，解毒散瘀，止痛。用于治急性黄疸型肝炎、胆囊炎、肾炎等。

用法 用量干品五钱至一两，鲜品一至四两，水煎服。

(1) 湿热黄疸：单味水煎，热重于湿者用白糖调服，湿重于热者用烧酒一小盏冲服，连服10日为一疗程。

(2) 肾炎水肿：单味水煎，并用鲜草捣烂敷脐部，1次/日，7日为一疗程。

植物特征 多年生纤弱伏地草本，节上生根；叶互生，圆形或肾形，状似马蹄，基出脉7～9条；白色小花，腋生；蒴果膜质，球形，内有种子2粒（图45）。

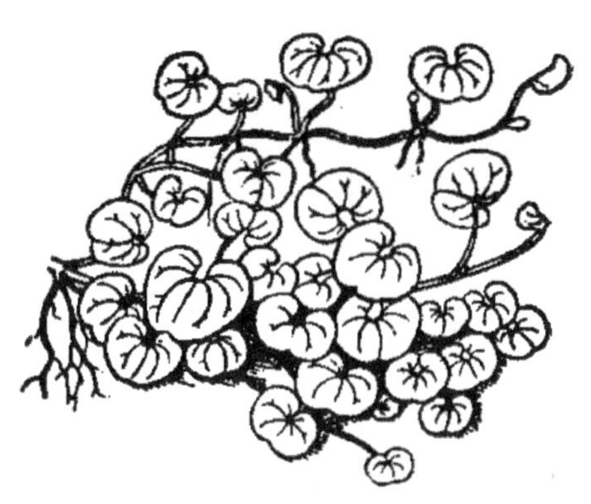

图45 马蹄金（旋花科，马蹄金属）
Dichondra repens Forst.

田基黄（地耳草）

来源 为金丝桃科金丝桃属植物，药用全草，夏秋采集。喜生于田基、沟边潮湿草丛中。

多产于我国南部。

作用和用途 甘淡平。能清热解毒，消肿止痛，利尿活血。本品10%煎液对金黄色葡萄球菌及链球菌有抑菌作用。用于急慢性肝炎，早期肝硬化，肝区疼痛，阑尾炎等。

用法 单味干品五钱至一两，鲜品一至二两，水煎服。治湿热黄疸也可加用山栀子四钱，车前子五钱，白茅根四钱，水煎服。

植物特征 一年生矮小纤弱草本，高5～30厘米，茎稍呈四方形。叶对生卵形，基部抱茎，基出三脉，有微小黑色腺点。花黄色，腋生或顶生。果长圆形，成熟时裂开成三瓣(图46)。

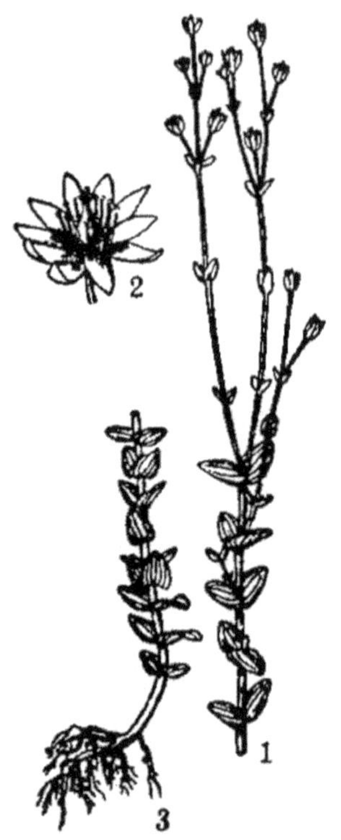

图46 田基黄(金丝桃科，金丝桃属) Hypericum japonicum Thunb.
1.植物上部；2.花；3.植物下部。

治肝炎中药方

1. **主治** 传染性肝炎，黄疸初期。

处方 茵陈四钱 焦栀子三钱 黄柏三钱 豆卷三钱 玉金一钱 焦楂三钱 通草一钱 水煎服。

2. **主治** 黄疸型传染性肝炎。

处方 茵陈蒿汤：茵陈五钱 大黄三钱 栀子(炒)三钱 白茅根一两 水煎服。

3. **主治** 急性黄疸型传染性肝炎。

处方 茵陈二两 红枣二两 水煎服(吃枣喝汤)。

4. **主治** 急性黄疸型传染性肝炎。

处方 茵陈六钱 栀子三钱 板蓝根五钱 蒲公英五钱 车前子四钱 六一散五钱 金银花六钱 鲜茅根一两 水煎服。

加减 发热加黄芩五钱，连翘五钱，大青叶四钱；腹泻加苍、白朮各三钱，泽泻三钱；腹胀加陈皮、枳壳各二钱；便秘加大黄二钱，元明粉(冲)五钱；食欲不振加焦三仙一两，鸡內金三钱；呕吐加藿香三钱，佩兰三钱，生姜二钱；肝痛加赤芍五钱，元胡三钱，川楝子三钱。

5. **主治** 急性黄疸型传染性肝炎。

处方 传肝冲剂(每包20克)：茵陈蒿 海金砂 山栀 甘草

用法 成人1包/次，2次/日，开水冲服，小儿半包/次，2次/日。

6. **主治** 无黄疸型传染性肝炎(初期)。

处方 茵陈五钱 藿香三钱 佩兰三钱 黄芩三钱 板蓝根六钱 蒲公英五钱 白朮三钱 厚朴三钱 车前子(包)五钱 木香二钱 水煎服。

加减 可参考治肝炎中药4方。

7. **主治** 慢性肝炎。

处方 黛矾散：青黛三钱 明矾二两

用法 共研细末，成人三分/次，3次/日，开水冲服，幼儿一分/次，3次/日。

8. **主治** 慢性传染性肝炎，黄疸、尿少、腹胀、腿肿。

处方 茵陈四钱 白朮 泽泻 猪苓 茯苓各三钱 桂枝二钱 水煎服。

治肝硬变中药方

1. **主治** 肝硬变腹水。

处方 黄芪五钱 炒白朮三钱 猪苓五钱 泽泻五钱 桃仁三钱 葶藶子五钱 车前子五钱 水煎服。

2. **主治** 肝硬变腹水。

处方 生黄芪五钱 茵陈五钱 茯苓皮五钱 泽泻五钱 白朮四钱 党参五钱 陈皮三钱 木通一钱 冬瓜皮子各五钱 车前子(包)五钱 防己三钱 大腹皮子各五钱 水煎服。

3. **主治** 肝脾肿大。

处方 丹参一两 红花五钱 穿山甲五钱 鳖甲五钱 陈皮三钱 三棱钱半 莪朮钱半

用法 共研细末，一至二钱/次，3次/日，饭前温开水冲服。

4. 陈葫芦壳 通天草 大红枣各一两 水煎服。

5. 丝瓜络三钱 生苡仁五钱 竹茹五钱 水煎服。

6. **处方** 黑丑四两 小茴香一两

用法 共研细末，一至二钱/次，2次/日，温开水或生姜汤送服，见利尿消肿即停服。

肝硬变的治疗

本病的治疗，应以中草药为主，适当注意营养和休息。并应以新针及利尿剂等配合治疗。

1. 一般治疗 (1) 多吃豆制品，鸡蛋和糖类，少吃脂肪，忌酒。

(2) 禁用吗啡、巴比妥类麻醉安眠药和胂剂。

(3) 食物勿过硬，口服较大片剂时应研成粉末服，以免磨破食道及胃底的曲张静脉引起出血。

2. 中草药治疗 见治肝硬变中药方1～6方，根据病情选方，也可用卤碱疗法。

3. 腹水的治疗 (1) 低盐饮食。

(2) 利尿剂：双氢克尿塞50～100毫克/次，1次/日，间断使用，同时服氯化钾1克/次，3次/日。必要时肌注撒利汞1～2毫升/次，每周1～2次。利尿效果不佳时可用双氢克尿塞加氨苯喋啶或安体舒通；或三者并用，此时就不必加服钾盐。

(3) 中草药：见治肝硬变中药1、2及6方。

(4) 新针：取穴水分、复溜，配穴肾俞、足三里、阳陵泉。

4. 合并症的治疗

(1) 肝昏迷 ①低蛋白、低盐饮食，忌用含氨药物如氯化铵等；②静滴谷氨酸钠(见451页)及葡萄糖液；③应用抗菌药物抑制肠道细菌，以减少氨的产生(肠道细菌能分解含氨物质而产生氨)。常用药物为新霉素0.5～1.0克/次，4次/日；或四环素0.25～0.5克/次，4次/日，或静滴四环素1.0克/日。用药期间注意预防二重感染；④积极治疗上消化道出血及感染。

(2) 食道及胃底静脉曲张破裂出血 ①出血量小的按一般上消化道出血治疗(见438页溃疡病的治疗)，如量较大，有条件时应迅速插入三腔管压迫止血；②脑垂体后叶素10～20单位稀释于500毫升的10%葡萄糖液内缓慢静滴；③必要时输血；④吐血停止后如病人一般情况尚好(无黄疸、无明显腹水)，可考虑外科手术治疗。

8. 利胆药

去氢胆酸
(Acidum Dehydrocholicum)

制剂 片剂: 0.25克/片。

作用和用途 可刺激胆汁分泌，使胆汁变稀，易于排至肠道，帮助脂肪的消化和吸收。也能帮助脂溶性维生素(如维生素K)在肠内的吸收。用于慢性胆囊、胆道疾病及胆囊造瘘长期引流的病人。口服0.25克/次，3次/日。胆道完全梗阻和肝肾功能衰竭者忌用。

胆酸钠(Natrii Tauroglycocholas)

制剂 胶囊: 0.2克/粒。

作用和用途 可刺激胆汁的分泌，帮助脂肪的消化与吸收。用于胆囊造瘘长期引流的病人及胆质缺乏、脂肪消化不良、胆囊炎的病人。

用法 口服0.2克/次，3次/日。总胆管阻塞时忌用。可用猪胆粉代替本药。

硫 酸 镁

口服有利胆作用(见441页)。

龙胆泻肝汤

主治 利胆、清热、去湿、利尿。

处方 龙胆草一钱 黄芩二钱 炒栀子三钱 泽泻二钱 木通一钱 车前子三钱 当归三钱 生地三钱 柴胡三钱 甘草一钱 水煎服。

十、造血系统药物

1. 抗贫血药

硫酸亚铁

(硫酸低铁，Ferrosi Sulfas)

制剂 片剂：0.3克/片。

作用 制造血红蛋白的原料。

用途 用于慢性失血、营养不良、钩虫病和妊娠等原因引起的缺铁性贫血。

用法 0.3～0.6克/次，3次/日，饭后服。最好与维生素丙并用。

副作用 常见消化道副作用如食欲减退、恶心、呕吐、腹泻等。

注意事项 饭后服可减少消化道副作用。忌与含有鞣酸的物质（如茶叶）同服，以免影响铁的吸收。

枸橼酸铁铵

（柠檬酸铁铵，Ferri Ammonii Citras）

制剂 每100毫升内含柠檬酸铁铵10克。

作用和用途 与硫酸亚铁相同。本药为三价铁，较硫酸亚铁难吸收。适用于儿童，或服硫酸亚铁副作用严重的病人。

用法 口服10毫升/次，3次/日，饭后服。最好与维生素丙并用。

叶　　酸

（维生素Bc, Acidum Folicum）

制剂 5毫克/片；针剂：15毫克（1.5% 1毫升）/支。

作用和用途 作为辅酶，参与核酸的代谢，用于妊娠期、婴儿期巨幼细胞型贫血。

用法 口服：10毫克/次，3次/日。肌注：10～20毫克/日，1次/日。

维生素乙$_{12}$

(氰钴铵, Vitaminum B_{12})

制剂 针剂: 15微克/支, 50微克/支, 100微克/支, 500微克/支, 1000微克/支。

作用 参与核酸的合成和氨基酸、糖和脂肪的代谢, 保持有髓鞘神经纤维功能的完整性, 尙有保护肝脏, 预防脂肪变性的作用。对恶性贫血能同时改善血象和神经系统症状。

用途 恶性贫血, 某些营养性巨细胞型贫血, 肝炎, 肝硬变, 多发性神经炎等。

用法 肌注: 50~100微克/次, 每日或隔日一次。

肝　　精

(肝注射液, Extractum Hepatis)

制剂 片剂: 0.125克/片; 针剂: 1毫升(5单位)/支, 10毫升(50单位)/支。

作用 具有维生素B_{12}及叶酸的作用。

用途 巨幼细胞型贫血、恶性贫血等。

用法 肌注: 巨幼细胞型贫血1~2毫升/次,

1 次/日。口服：2～10 片/次，3 次/日。

注意事项 长期使用应注意过敏反应。对缺铁性贫血无效。本药不宜滥用。

氯化钴(Cobalti Chloridum)

制剂 片剂：20 毫克/片，40 毫克/片；水剂：300 毫克/100 毫升。

作用 刺激骨髓制造红细胞。对儿童患者疗效较佳。

用途 儿童再生障碍性贫血、肾性贫血。

用法 片剂：20～40 毫克/次，3 次/日，饭后服。水剂：10～20 毫升/次，3 次/日，饭后服。以上两种制剂用药时间以 3～4 个月为宜。

副作用 厌食、恶心、呕吐、色素沉着、毛发增生、甲状腺肿大及心率加快。

丙酸睾丸酮(Testosteroni Propionas)

刺激骨髓制造红细胞。治疗成人再生障碍性贫血及女性血液病患者的月经过多。100 毫克/次，肌注，每日或隔日一次，持续 6 个月以上。使用初期可引起血红蛋白短时间下降，勿停药，可继续用药(见528页)。

治贫血中药方

1. **处方** 黑木耳一两 红枣三十个

用法 煮服，2次/日。

2. 当归 黄芪 生地 熟地各五钱 水煎服。

3. **主治** 钩虫病引起的贫血。

处方 皂矾一两 炒熟黑豆半斤

用法 共研细末，炼蜜丸。每服三至五钱，2次/日，淡姜汤送下，忌茶水。

4. **主治** 缺铁性贫血。

处方 枣矾散：皂矾（油炒）一两 焦红枣（去核）四两

用法 共研细末，每服一钱，3次/日。忌茶水。

5. **主治** 小儿再生障碍性贫血。

处方 首乌三至五钱 党参三至五钱 生地 当归 白芍 茯苓 泽泻 山药 山萸肉 丹皮 鹿角胶 黄精各三钱 甘草二钱 水煎服。

6. **主治** 成人再生障碍性贫血。

处方 首乌 补骨脂 菟丝子 党参 枸杞子

各五钱　生地　熟地　当归　菟蓉　阿胶各三钱　肉桂五分　甘草一钱　水煎服。

7. **主治**　再生障碍性贫血。

处方　紫河车(即胎盘)一个

用法　洗净，焙干，为末，每服三钱，当归、黄芪、首乌各五钱，煎水冲服，3次/日。

治过敏性紫癜中药方

1. 大枣。成人每服生大枣二十枚，3次/日。小儿每天煮大枣三十枚，枣肉连汤分3次服。

2. 土大黄三钱，水煎服。适于血小板减少性紫癜。

2. 止　血　药

维生素 K_3（亚硫酸钠甲萘醌）

制剂　片剂：2毫克/片；针剂：4毫克/支。由人工合成。

作用和用途　为肝内合成凝血酶元的必需物质。用于阻塞性黄疸、肝硬变、胆瘘病人、新生儿自然出血症、长期服抗菌素引起的腹泻，以及服过量双香豆素、水杨酸等所致凝血酶元过低引起的出血。

用法 口服2～4毫克/次，2～3次/日。肌注：4毫克/次，1～3次/日。

副作用 可引起溶血性贫血、高胆红素血病和肝细胞的损害。

维生素K_1

由植物提取。作用和用途同维生素K_3，作用较维生素K_3迅速。肌注或静注：10毫克/次，1～2次/日。静注可引起面部潮红、出汗、胸闷。一般不用静脉注射，用时应缓慢注射。新生儿应用后，可引起血胆红素增高。针剂：10毫克(1毫升)/支。

凝血质 (Thromboplastinum)

制剂 针剂：15毫克(2毫升)/支

作用和用途 促进凝血过程，使凝血酶元变成凝血酶。用于治疗各种出血。

用法 肌注7.5～15毫克/次。局部止血可用纱布或棉花浸润本药，敷于出血部位。

注意事项 用前需摇匀。不可静注，以免发生血栓。

安得诺新（安络血，Adrenosin）

制剂 片剂：1毫克/片，2.5毫克/片，5毫克/片；针剂：5毫克（1毫升）/支，10毫克（2毫升）/支。

作用 为肾上腺色素缩氨脲水杨酸钠。能增加毛细血管的抵抗力，但不影响血压和心跳。

用途 治疗毛细血管损伤所致出血，如紫癜、鼻出血、视网膜出血等及其他出血病。也可用于荨麻疹。

用法 口服：2.5～5毫克/次，3次/日。肌注：10毫克/次，2次/日。紧急时5～10毫克/次，每2～4小时一次，出血缓解后改口服。

副作用和注意事项 副作用少，但可因对水杨酸钠过敏而出现副作用。肾上腺色素对癫痫病人可引起异常脑电活动，大量服用时，对正常人也可引起精神紊乱，因此对有癫痫史和精神病史的患者慎用。

6-氨基己酸（Acidum 6-Amino-Caproicum, E. A. C. A）

制剂 片剂：0.5克/片；针剂：2克(10毫升)/支。

作用 阻碍纤维蛋白溶酶元活化成为纤维蛋白溶酶，从而抑制纤维蛋白的溶解，达到止血作用。

用途 用于由纤维蛋白溶解亢进引起的出血和渗血，特别是外科大型手术出血、妇产科出血、肺出血及上消化道出血。手术早期用药或作术前预防性用药，可以减少手术渗血。

用法 口服：2克/次，3～4次/日。静滴：4～6克溶于生理盐水或5%葡萄糖100毫升内或血液内，15～30分钟滴完。持续剂量为每小时1克，维持12～24小时或更久，依病情而定。

副作用 偶有腹泻、腹部不适、结膜溢血、鼻塞、皮疹、低血压、呕吐、胃灼热感及利尿等。

注意事项 (1) 排泄较快，需给维持量；(2) 泌尿科术后有血尿的病人应慎用，以免形成凝块，造成尿路阻塞；(3) 有血栓形成倾向或过去有栓塞性血管病者禁用或慎用。

对羧基苄胺（Acidum Para Aminomethyl Benzoicum）

制剂 针剂：100毫克(10毫升)/支。

作用 具有很强的抗血纤维蛋白溶解作用，适用于血纤维蛋白溶解亢进所引起的各种出血情况。

用途 同6-氨基己酸，但其抗纤维蛋白溶解的能力比6-氨基己酸大4～5倍。

用法 0.1～0.2克/次，缓慢静注，2～3次/日。

止血敏（止血定，Dicynone）

制剂 片剂：0.25克/片；针剂：0.25克(2毫升)/支。

作用 能促使血小板循环量增加，增强血小板机能和血小板粘附性，减低血管通透性。

用途 治疗由于血管脆弱引起的出血，预防脑溢血、眼底出血、鼻出血，以及用于其他出血性疾病的预防和治疗。

用法 口服：0.5～1克/次，2～3次/日。肌注和静注：250～750毫克/次，2次/日。

血凝

制剂 片剂：2.5毫克/片；0.25%溶液。

作用和用途 有迅速凝血作用，对毛细血管损伤引起的出血有良好效果，也可用于鼻出血、痔出血、消化道出血及月经过多等。

用法 口服10～20毫克/次，3～4次/日，或4～8毫升/次，3～4次/日。

硫酸精蛋白(Protamini Sulfas)

制剂 针剂：50毫克(5毫升)/支，100毫克(10毫升)/支。

作用和用途 能与肝素结合，使之迅速失效。用于治疗因使用肝素过量所引起的出血及自发性出血等。

用法 静脉注射。用于抗肝素过量：剂量与最后一次使用的肝素量相同；但一次用量不应超过50毫克，3～10分钟内缓慢注射。抗自发性出血：5～8毫克/公斤/日，分2次给予，间隔6小时，每次用300～500毫升氯化钠注射液稀释；连续使用不能超过3日。

明胶海绵止血剂

制剂 用优质明胶制成。每块 6×2×0.5 立方厘米。

作用 促进局部血液凝固，有较好的止血作用，且能被组织吸收。

用途 用于各种外科手术止血及外伤急救止血。

用法 在无菌条件下打开纸包，切成需要的形状和大小，轻轻揉搓后敷于需止血部位。或先放入生理盐水溶液中，取出挤净溶液后，敷于出血处，按压 2 分钟以上，直至血液凝固为止。如遇患者有出血性素质，可将明胶海绵先浸入凝血酶溶液（代替生理盐水）中，然后取出挤干，敷于出血部位。

注意事项 本品为灭菌制品，打开后不宜重新消毒，因会延长明胶海绵被组织吸收的时间。

云 南 白 药

制剂 中药粉剂：2 克/瓶。

作用和用途 有止血作用，用于内脏出血及外用止血。

用法 口服0.3～0.6克/次，3次/日。小儿2岁以上0.03克/次，5岁以上0.06克/次。出血或月经过多者，以开水调服，瘀血肿痛者以酒调服。

注意事项 服药24小时内忌食酸辣生冷食物。孕妇忌服。

仙鹤草(龙芽草)和仙鹤草素（Agrimonium)

来源和制剂 仙鹤草为蔷薇科龙芽草属多年生草本，药用地上全草。

主产于浙江、江苏、湖北等地。

仙鹤草素为由仙鹤草中提取的一种色素的钠盐。片剂：20毫克/片；针剂：10毫克(5毫升)/支，10毫克(1毫升)/支。

作用和用途 味苦涩，性微温，有止血功能。用于治疗鼻出血、吐血、肺结核咯血、便血、尿血、子宫出血及内脏出血等。

用法 干品用量三至五钱，可单味煎服，或用仙鹤草、藕节、侧柏炭各三钱水煎服。

仙鹤草素：口服20～60毫克/次，3次/日；肌注10毫克/次，2次/日。

副作用和注意事项 少数病人可发生心跳、颜面潮红与发热感。注射时不可与其他药物混合用。

三七(人参三七)

来源 为五加科植物。每茎上生七叶，下生三根，故名三七。药用干燥根。多系栽培。

主产于广西、广东、云南、福建、山东等省区。广西产的外皮间有带竹节纹者，称田三七或竹节三七，最佳。

作用和用途 甘苦微温，能止血化瘀，消肿止痛。用于吐血、衄血、尿血、月经过多、产后流血不止等。

用法 常用一至三钱，水煎服。也可研末涂伤处止血。

【附】土三七(菊三七) 为菊科三七草属多年生草本植物。药用根、叶，7～10月采集。北方栽培，南方野生。

性平味淡，用于吐血、咯血、解毒消肿及止痛。用法：干品一至三钱，鲜品一两，水煎服。外用治乳腺炎、关节扭伤，鲜叶洗净，捣烂敷患处，或以根磨酒外擦。

蒲黄(蒲草棒)

来源 为香蒲科植物。香蒲雄花如烛顶，花粉入药。生长于池沼、水边。

全国除新疆、两广外，各省区均有分布。

作用和用途 性平味甘。能止痛、活血、止血。生蒲黄有活血、行瘀、利尿作用；炒蒲黄(蒲黄炭)有止血功能。主治吐血、衄血、尿血、崩漏等。

用法 干品一至三钱，水煎服或研末冲服。(1)痛经：生蒲黄、五灵脂各三钱，水煎服。(2)功能性子宫出血：蒲黄炭、莲房炭各五钱，水煎服。

白 茅 根

来源 为禾本科多年生草本植物。药用部分为白色根茎，故名白茅根，也称茅根。生长于原野山坡。

全国各地均产，黄河以南尤为普遍。

作用和用途 性甘寒味苦。能止血、凉血，也有清热利尿作用。适用于热病性发热、烦渴、肺热咳嗽、痰中带血、鼻出血，也用于急性肾炎。

用法 常用鲜品一至二两，干品三至五钱，水煎服。肾炎浮肿少尿：鲜白茅根、西瓜皮各一两，玉米须三钱，赤小豆四钱，水煎服。

白　　及

来源　为兰科植物白及的干燥块茎。

主产于长江流域及陕西、河南等地，贵州、云南、广东也产。

作用和用途　甘涩微寒，有止血、消肿、生肌功效，尤以止肺血效显著。用于治肺结核咯血及支气管扩张咯血；外敷可治冻疮。

用法　常用一至三钱，水煎服，或研粉分2～3次服。

(1) 支气管扩张咯血也可用白及粉一两，竹节三七五钱，搅拌和匀，每服一钱，2～3次/日。

(2)冻疮初起未溃破：白及粉五钱，猪油二两，将猪油炼化加白及，调匀敷患处，2次/日。

地　　榆

来源　属蔷薇科植物，药用干燥根和根茎。生长于山野阴坡。

我国各地均有分布。

地榆炭制法：以微火(沙炭灰)炒地榆，俟其色变黄，移至热锅中继续加大火炒，至表面变黑为止，研粉，过筛，留细粉备用。

作用　味苦酸，性寒。实验证明，本品(1)对金黄色葡萄球菌及多种杆菌(大肠杆菌、绿脓杆菌、结核杆菌等)有一定抑制作用；(2)含鞣酸，有收敛、止血作用。

用途和用法　用量二至五钱，水煎服。

(1)烧伤：地榆炭，以植物油调敷，1～2次/日。

(2)胃十二指肠溃疡出血、痔出血：生地榆四钱，水煎服，连服7～10天。

(3)痢疾便血：苍朮(泔浸炒)三钱，地榆一钱(炒黑)，水煎服(苍朮地榆汤)。

紫珠草(止血草)

来源与制剂　为马鞭草科植物，药用叶及嫩枝，夏秋采集。喜生于山坡林地。

我国南方各地均有分布。

制剂　2～4%溶液，针剂2毫升/支。

作用和用途　味淡性平，有止血、解毒作用。

常用于各种内出血，如肺出血、胃出血，也用于外伤出血等。

用法 单味干品二至五钱，水煎服，或研细粉吞服，每次五分至一钱，3～6 次/日。

紫珠草溶液：口服 10 毫升/次，3～4 次/日；注射剂 2 毫升/次，2～3 次/日，肌注。

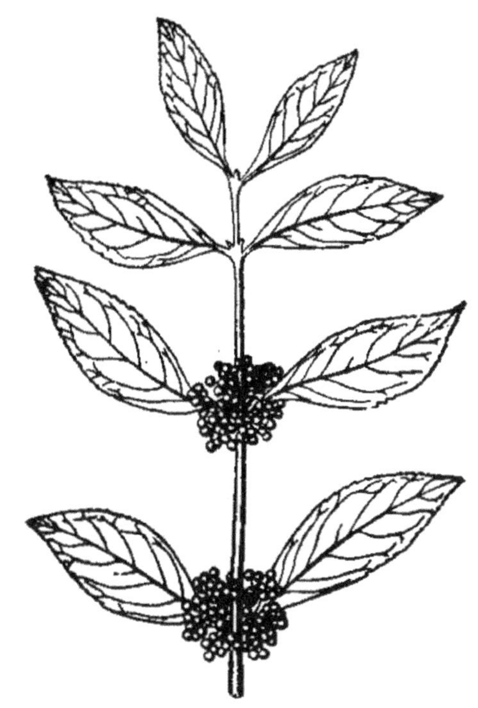

图 47 紫珠草(马鞭草科，紫珠属)
Callicarpa dichotoma Lour.

植物特征 为落叶灌木，高2米左右，小枝披黄褐色茸毛。叶对生，有短柄，叶片狭卵形，面披细毛，边缘有细齿，叶背有黄褐色腺点。秋季开紫色小花，聚成伞状。果实为球形浆果，紫色，具光泽(图47)。

土大黄(酸模，羊蹄，羊蹄根)

来源 为蓼科植物酸模及同属他种植物。药用干燥根。喜生于田间、路旁、河湖沿岸潮湿的地方，秋冬采集。

我国东北、华北及长江流域一带均有分布。

作用和用途 性寒味酸苦，有凉血、止血、清热、通便、杀虫等作用。用于各种内出血、紫癜症、便秘、水肿等。

用法 干品二至三钱，或鲜根五钱至一两，水煎服。治各种内出血及大便秘结。也有做成针剂，供注射止血用。鲜根洗净加醋磨汁涂患处，治体癣。

植物特征 多年生草本，高60～150厘米，茎直立，粗壮有节。根粗壮，黄色。根出叶丛生，叶片狭长有柄，边缘波状皱折。茎生叶互生，叶柄基部抱茎，叶鞘膜质。圆锥花序，顶生并腋生，密生多数淡绿色小花。瘦果具三棱，有翅(图48)。

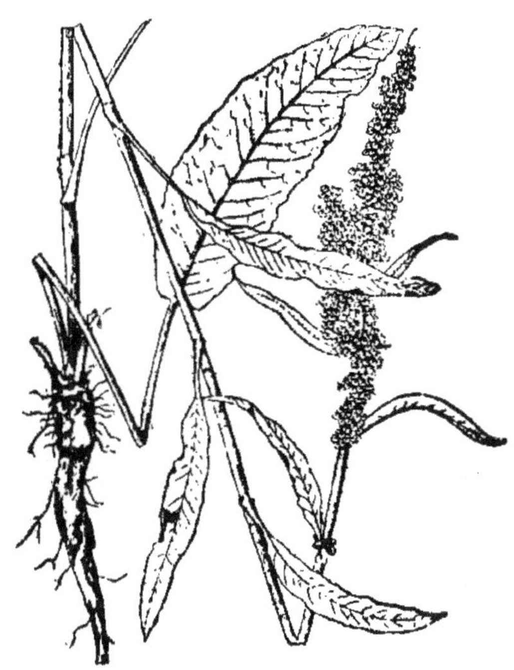

图 48 土大黄(蓼科，酸模属)
Rumex crispus L.

血见愁(铁苋菜，海蚌含珠)

来源 为大戟科铁苋菜属植物，药用全草，夏季开花前采集。喜生于旷野、田边、路旁较湿润地方。

分布于河北及黄河流域至珠江流域各省。

作用和用途 性冷微甘苦。止血、清热解毒，收敛止泻。用于(1)各种出血，如鼻衄、吐血、便血；(2)细菌性痢疾、急性阿米巴痢疾和急性肠炎。

用法 干品五钱至一两，或鲜品一至二两，水煎服。治肠道感染也可用鲜血见愁、鲜马齿苋各一两，水煎服。

植物特征 一年生草本，高40～60厘米。茎直立，有毛。叶互生，有长柄，卵状菱形或椭圆形，边缘有钝齿。花序腋生，雄花序穗状，雌花序藏于对合的叶状苞片内，故名海蚌含珠。果小，三角状半圆形，表面有毛（图49）。

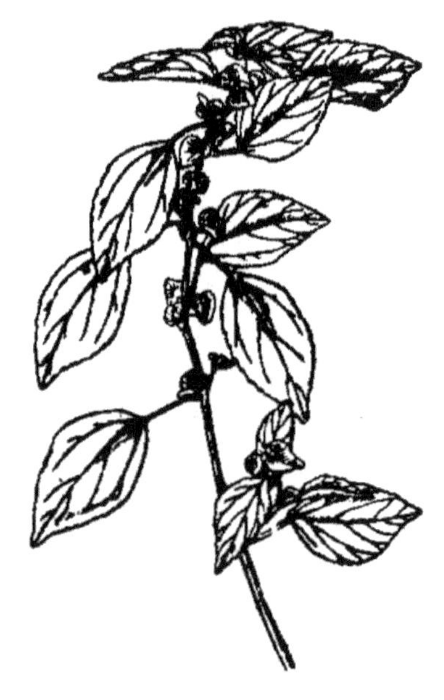

图 49 血见愁（大戟科，铁苋属）
Acalypha australis L.

各地以“血见愁”为名的中草药有许多种，用时应注意区别。

— 484 —

旱莲草(鳢肠，墨旱莲，墨菜)

来源 为菊科鳢肠属植物，药用全草，7～9月采集。喜生于塘边、沟旁、草地田野等湿润处。

全国大部地区都有分布。

作用和用途 甘酸微寒。凉血止血，清肝热，补肾阴。用于各种出血，如衄血、吐血、肺结核咯血、胃肠道出血、尿血、子宫功能性出血等。

用法 干品三钱至一两，水煎服。胃肠出血也可用鲜旱莲草与仙鹤草各一两，水煎服；尿血用鲜车前草与旱莲草各二两，同捣烂绞汁服；子宫功能性出血见613页4方；外伤出血用鲜草捣烂外敷或干粉外敷。

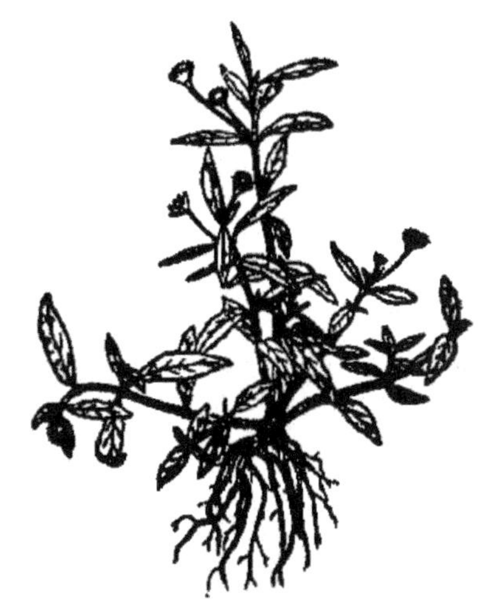

图 50 旱莲草(菊科，鳢肠属)
Eclipta alba (L.) Hassk.

植物特征 一年生半伏地草本，全株有粗毛，高约60厘米，枝条红褐色，揉碎后汁液变黑色，故名“墨菜”；叶对生，长披针形，梢有锯齿，两面均有白色短粗毛；头状花序单生于叶腋或顶生，花白色，中央为管状花，外层两列为舌状花，花序形如莲蓬，所以叫“旱莲草”(图 50)。

茜　　草

来源　为茜草科茜草属植物。药用根。秋、冬、春季采集。喜生长于山坡、林内、灌木丛中。

我国大部地区均有分布。

作用和用途　苦酸微寒。能活血、止血、通经活络，散瘀止痛。用于咯血、衄血、便血、闭经、月经困难、跌打损伤、疮疡肿痛等。

用法　每用干品二至三钱，水煎服。止血多炒炭用。

植物特征　多年生草质藤本。茎四方形，长1～3米，有倒生毛刺；叶轮生，呈卵状披针形，长约5厘米，宽2厘米，叶面有倒刺；花淡黄，腋生及顶生，集成疏散圆锥花序；果球形，熟时黑色，多汁；根细长，红褐色(图 51)。

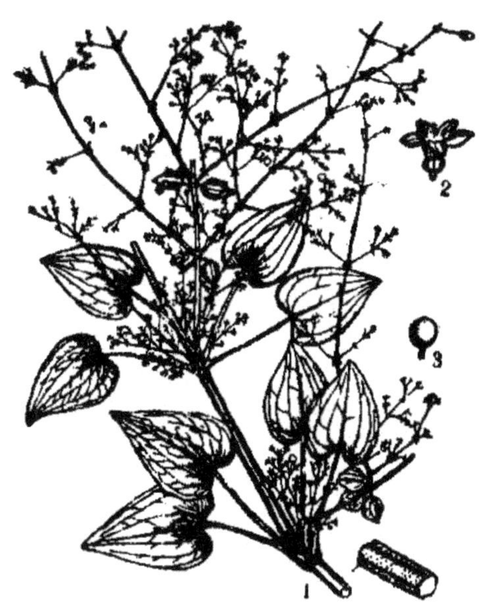

图 51　茜草(茜草科，茜草属)
Rubia cordifolia L.
1. 花果枝；2. 花；3. 果实(放大)。

止血中药方

1. 主治　吐血、咯血。

处方　鲜大蓟(俗称刺儿菜)一斤或干大蓟一两。

用法　将鲜大蓟捣烂，用布包好，挤出药汁，分2次服。干大蓟，研成细粉，加糖，分2次服。

2. 主治　胃出血，大口吐血。

处方 花蕊石三钱 白及二钱

用法 研成细粉，分2次服。

3. **主治** 咯血。

处方 生地一两 鲜茅根一两 藕节五钱

用法 水煎服，2次/日。也可单味用。

4. **主治** 以咯血为主。

处方 鲜藕节十枚 白茅根一两半 百草霜三钱(即烧柴禾的锅底烟灰) 白及二两

用法 水煎冷服，2次/日。

5. **主治** 便血。

处方 棕榈炭一两 柿饼炭四两

用法 研成细粉或水煎服，2次/日。

6. **主治** 便血(痔出血)。

处方 炒槐花(或槐米)五钱 焦地榆三钱

用法 水煎温服，3次/日。

3. 抗凝血药

枸橼酸钠 (Natrii Citras)

制剂 0.25克(10毫升)/支。

作用和用途 能与血中钙离子结合生成枸橼酸

钙，使血液中钙离子减少，凝血作用受到抑制，因而起抗凝血作用。输血时常用作抗凝剂。

用法 每100毫升全血中加2.5%枸橼酸钠溶液15毫升或5%溶液加10毫升混匀。

肝素(Heparinum)

制剂 针剂：12500单位(1毫升)/支。

作用与用途 能妨碍凝血致活酶的形成，对抗凝血酶，消除血小板的凝集作用，延长血凝时间。用于输血或防治血栓形成和栓塞。

用法 深部肌注：10000～12500单位/次，每8～12小时一次，或视病情需要。静滴：5000单位加入5%葡萄糖溶液或生理盐水100毫升中滴注，速度20～30滴/分钟。

副作用和注意事项 (1)用药过多时可导致自发性出血，每次注射前应测定凝血时间。

(2) 如注射后引起严重出血，可静注硫酸精蛋白急救，1毫克硫酸精蛋白可中和130单位肝素。

(3) 禁用于出血性素质和伴有凝血延缓的各种疾病。

(4) 肝脏病和严重高血压病人慎用。

(5) 肌肉注射刺激性大，应选用较细针头(4号半到5号)，作深部肌注，并可加2% 盐酸普鲁卡因。

(6) 皮下注射效力较差，口服无效。

十一、抗肿瘤药物及抗白血病药物

氮　芥

(盐酸氮芥，Nitrogen Mustard)

制剂　针剂：10毫克/支。

作用　其氯乙胺基具有明显抑制肿瘤的作用，可使瘤细胞的脱氧核糖核酸变性，抑制核分裂。

用途　恶性淋巴瘤，包括何杰金氏病、淋巴肉瘤和网织细胞肉瘤等，效果较好；对肺癌、癌性胸腹水也有效；鼻咽癌用半身循环阻断法有良好效果。

用法　静注：4～5毫克(0.1毫克/公斤)/次，2～3次/周，总量30～60毫克。此药不能直接推入静脉，宜用静脉冲入法。每次注药前先给非那根或冬眠灵，如睡前注射同时用催眠药，可减轻胃肠道反应。

静脉冲入法：先用5%葡萄糖液或生理盐水200毫升左右作静脉滴注，再把用生理盐水10毫升溶好的氮芥由近针端的胶皮管处注入（应用细针头），同时快速静滴，使大量液体冲入，以减少氮芥对血管的刺激。

半身循环阻断法：静脉注射氮芥时，腹部以沙袋和止血带加压以暂时阻断腹主动脉血流，使上半身药物浓度提高，骨盆及下肢骨髓不受药物的抑制作用。

胸腹腔注射：每次5～10毫克，以生理盐水10毫升稀释。每周一次，总量不定。此药也可作动脉内注射。

氮芥开瓶后必须在10分钟内注入体内，否则失效。

副作用 (1) 药液漏出血管外可引起局部组织坏死；(2) 栓塞性静脉炎；(3) 恶心、呕吐；(4) 白细胞和血小板减少。因此在用药期间需经常查血象，如白细胞低于3000或血小板低于10万，应停药或减量(此点也适用于其他化学抗肿瘤药)；(5) 皮疹。

注意事项 本药毒性大，用药时医生应密切观察。药液漏出血管外可引起局部软组织肿胀、疼痛、坏死，经久不愈。故注射时慎勿漏于血管外。如发生此种情况，应立即以1.3%硫代硫酸钠溶液(无硫代硫酸钠时可以生理盐水代替)注射于局部软组织。或以0.5～1%普鲁卡因局部封闭，并以冰袋敷局部6～12小时，再涂氢化可的松软膏。

氧化氮芥

(盐酸氧氮芥，癌得平，Nitromin)

制剂 针剂：50毫克/支。

作用和用途 此药在组织内逐渐还原成氮芥，其氯乙胺基具有明显抑制肿瘤细胞的作用。对恶性淋巴瘤、肺癌、乳腺癌、胃癌、癌性胸腹水有效。对绒癌、卵巢癌也有一定疗效。也用于治疗肾病综合征。

用法 静注：成人50毫克/次，加生理盐水10毫升溶解，隔日或1次/日，总量500～1000毫克。小儿每次0.5～1毫克/公斤。也可肌注，剂量与静注同。胸腹腔注射：100毫克/次，每周1～2次，总量500毫克。

副作用和注意事项 食欲不振、恶心、呕吐、白细胞和血小板减少等，少数病人反应较重。氧化氮芥的毒性作用出现较缓慢，后作用大，骨髓抑制多在治疗后期出现，应予注意。此药不能与维生素丙等还原剂混合使用。

环磷酰胺(癌得星，Endoxan)

制剂 针剂：100毫克/支，200毫克/支；片剂：50毫克/片。

作用和用途 药物进入体内后被肿瘤组织中过量的磷酸酶水解，释放出氮芥基团，而具有抑制肿瘤的作用。

治疗恶性淋巴瘤、神经母细胞瘤、多发性骨髓瘤、睾丸精原细胞瘤效果较好；对肺癌、肾母细胞瘤、鼻咽癌、乳腺癌、急性白血病、蕈样霉菌病等也有效。

用法 静注：成人200毫克/次，加生理盐水10毫升溶解，每日或隔日一次，总量6～8克为一疗程。小儿每次2～4毫克/公斤。如病情需要，血象正常，间隔4～6周以上可给第二程治疗。片剂可口服，剂量同静注，但疗效不如静注，多用于小儿。胸腹腔注射：200～600毫克/次，每周1～3次。

副作用与注意事项 毒性反应较轻，有食欲不振、恶心、脱发、白细胞和血小板减少，偶有尿频、血尿、肝功能损害、幻视等。发现严重反应时应停药。此药溶解后最好在半小时内使用，不宜超过3小时。

噻 嗪 派

(三乙烯硫代磷酰胺，Thio-TEPA)

制剂 针剂：10毫克/支。

作用和用途 对瘤细胞的核酸合成有抑制作用。治疗乳腺癌、卵巢癌效果较好；对胃癌、肝癌、宫颈癌、肺癌、恶性黑色素瘤也有一定疗效。

用法 静注或肌注：成人10毫克/次，用注射用水或生理盐水10毫升溶解，连用5日后，改为每周3次，总量200～300毫克。小儿每次0.2毫克/公斤。胸腹腔注射：20～40毫克/次，每周1～2次。

副作用和注意事项 食欲不振、恶心、白细胞和血小板减少等，一般较轻。药物过期变质则不易溶化，表明药品产生聚合作用，不能使用。

氮 甲

(N-甲，N-甲酰溶肉瘤素)

制剂 片剂：50毫克/片。

作用和用途 为我国自己创制的抗肿瘤药，作用同氮芥。对睾丸精原细胞瘤、卵巢无性细胞瘤、多发性骨髓瘤效果较好，恶性淋巴瘤也有效。

用法 150～200毫克/日，3～4毫克/公斤/日，与冬眠灵或非那根25毫克睡前一次同服可减轻副作用。也可分3～4次服，总量4～6克。

副作用 食欲不振、恶心、白细胞和血小板减少等，一般反应较轻。

抗瘤氨酸
（合14，异氨基溶肉瘤素）

制剂 片剂：25毫克/片。

作用和用途 为我国自己创制的抗肿瘤药，作用同氮芥。用于慢性粒细胞白血病、恶性淋巴瘤、精原细胞瘤；对骨转移癌有一定的止痛效果。

用法 口服25毫克/日，总量400～1000毫克，与碳酸氢钠（每次1克）同服可减少胃肠反应。

副作用和注意事项 乏力、食欲不振、恶心、轻度腹泻、白细胞和血小板减少等。治疗慢性粒细胞白血病时，如白细胞降至1～2万，应停药观察。

甲氧芳芥（3P，甲氧基溶肉瘤素）

为我国自己创制的抗肿瘤药。用法为每日口服

25毫克，总量1～2克，与碳酸氢钠(每次1克)同服可减少胃肠反应。其他同抗瘤氨酸。

癌抑散(亚胺醌，A139)

制剂 针剂: 10毫克/支。

作用和用途 其乙烯亚胺基具有抑制肿瘤细胞的作用。用于恶性淋巴瘤、胃肠道腺癌和乳癌。

用法 静注10毫克/次，用生理盐水10毫升溶解，每日或隔日一次，总量200～400毫克。

副作用和注意事项 食欲不振、恶心、呕吐、栓塞性静脉炎、白细胞和血小板减少。本药刺激性大，如注入皮下，可致组织坏死。本药溶解后应在半小时内使用，如溶液混浊即不能用。

氟尿嘧啶

(5-氟尿嘧啶，5-Fluorouracilum, 5-FU)

制剂 针剂: 250毫克(5毫升)/支。

作用和用途 为抗代谢药，与体内尿嘧啶发生竞争性作用，抑制核酸合成。对绒癌和恶性葡萄胎效果较好，对结肠癌、直肠癌、胃癌有效，食管癌、肝癌、胰腺癌、乳腺癌、宫颈癌、头颈部癌也有一定效果。

用法 静注：成人250～500毫克/次，直接注射(原液)或加生理盐水10毫升稀释后静注，隔日一次，总量5～7.5克。小儿每次5～10毫克/公斤。

静滴：500～1000毫克/次，加5%葡萄糖液500～1000毫升，慢滴6小时，1次/日，也可隔日一次，总量10克左右。此外还可作动脉插管或肿瘤内注射。

绒癌：每次25毫克/公斤，静滴，1次/日，10次左右为一疗程。

副作用和注意事项 食欲不振、恶心、呕吐、腹泻、白细胞和血小板减少等，严重者可出现血性腹泻和严重骨髓抑制，应立即停药。此外尚可发生颈、面部皮疹或脱发反应。病人一般情况衰竭者慎用。静滴较静注毒性反应轻。

氨甲喋呤

(氨甲基叶酸，Methotrexate，MTX)

制剂 片剂：5毫克/片，10毫克/片。

作用和用途 为抗代谢药，与体内叶酸发生竞争性作用，抑制核酸合成。治疗急性白血病、绒癌、恶性葡萄胎。

用法 白血病：成人5～10毫克/日，小儿0.1毫克/公斤/日，2岁以下1.25毫克/日，2～6岁2.5毫克/日，6岁以上5毫克/日，1次/日，总量视骨髓情况而定，一般为50～150毫克左右。

绒癌：一般10～30毫克/日，1次/日，共服5日，以后视病人反应而定。也有注射剂，供动脉插管滴注用。

副作用和注意事项 口炎、腹泻、脱发、骨髓抑制等。口炎时可与多种维生素或复合维生素乙合用。出现严重反应时须停药。

6-巯基嘌呤
(乐疾宁，6-Mercaptopurinum，6-MP)

制剂 片剂：25毫克/片，50毫克/片。

作用和用途 为抗代谢药，与体内次黄嘌呤发生竞争性作用，抑制核酸合成。用于急性白血病、绒癌、恶性葡萄胎效果较好。

用法 急性白血病：2.5毫克/公斤/日，一次服，也可分 2～3 次服，需根据白细胞变化随时调整用药量，如白细胞逐渐下降应减量至 1～2 毫克/公斤/日，如明显降低应停药。疗程一般 3～6 周。

绒癌：口服 6 毫克/公斤/日，连用 10 日为一疗程。

副作用和注意事项 白细胞和血小板减少，食欲不振、恶心、呕吐、口腔炎、腹泻等。此药对骨髓抑制作用较大，用药时应密切注意血象。

马 利 兰

（白消安，白血福恩，Myleran）

制剂 片剂：2 毫克/片。

作用和用途 能抑制粒细胞生长。治疗慢性粒细胞白血病效果较好。

用法 口服 4～8 毫克/日，早饭前一次服，或分 3 次服。如白细胞 10 万以上开始用 8 毫克/日，5～10 万用 6 毫克/日，2～5 万用 4 毫克/日。白细胞下降后随时调整剂量，降至 1 万左右改为维持量或停药。维持量：0.5～4 毫克/次，一般为 2～4 毫克，每日或每 2～3 日服一次。

副作用 毒性反应不多见，可有食欲不振、恶心、骨髓抑制等。

苯丁酸氮芥(瘤可宁，Leukeran)

用于慢性淋巴细胞性白血病，淋巴肉瘤等。口服0.1～0.3毫克/公斤/日。成人一般5毫克/次，3次/日，饭前服。用药后2～6周始显效，显效时应减量。总量400～500毫克。疗程结束后可视血象情况给予维持量0.03～0.1/公斤/日。本药能产生积蓄中毒，使血液淋巴细胞下降、肝功能损害。2.5毫克/片。

自力霉素
(丝裂霉素，Mitomycinum C.)

新制的肿瘤抗菌素。对胃癌、贲门癌有效，对恶性淋巴瘤、慢性粒细胞白血病、乳腺癌、肺癌、肝癌、绒毛膜上皮癌、宫颈癌等有一定效果。静脉注射：2～4毫克/次(以生理盐水10毫升溶解)，每周2～3次，总量40～60毫克。胸腹腔注射：2～4毫克/次，每周1～2次，总量酌情。本药对白细胞、血小板抑制较重，可引起皮下、消化道及肺出血，应注意。静脉注射时勿漏出血管外，以免引起局部软组织坏死，倘漏出血管外，处理方法同氮芥。

抗肿瘤药物的临床选择

目前治疗肿瘤的手段主要为手术、放射和药物。现有抗肿瘤化疗药物一般还不能达到根治目的，一些早期病变局限的病人应争取手术治疗或综合治疗。现有抗肿瘤化疗药物均有毒性，须根据病情具体掌握，不能滥用。下表（表10）仅供临床选药时的参考。

表 10

病　种	首选药	次选药
急性白血病		
儿童	氨甲喋呤	6-巯基嘌呤、肾上腺皮质激素、环磷酰胺
成人	6-巯基嘌呤	氨甲喋呤、肾上腺皮质激素、环磷酰胺
慢性白血病		6-巯基嘌呤、抗瘤氨酸、甲氧芳芥
粒细胞性	马利兰	
淋巴细胞性	苯丁酸氮芥	环磷酰胺、肾上腺皮质激素、自力霉素

病种	首选药	次选药
恶性淋巴瘤(包括淋巴肉瘤、何杰金氏病、网织细胞肉瘤等)	氮芥、环磷酰胺	氧化氮芥、氮甲、苯丁酸氮芥、甲氧芳芥、抗瘤氨酸、肾上腺皮质激素、癌抑散。
精原细胞瘤	氮甲	环磷酰胺、甲氧芳芥、抗瘤氨酸、氮芥、氧化氮芥
乳腺癌	噻嗒派、性激素	氟尿嘧啶、环磷酰胺、自力霉素、癌抑散
肺癌	氮芥、环磷酰胺	氧化氮芥、噻嗒派、自力霉素
卵巢癌	噻嗒派	苯丁酸氮芥、环磷酰胺、氟尿嘧啶、癌抑散
绒癌	氨甲喋呤、6-巯基嘌呤	氟尿嘧啶、氧化氮芥
子宫颈癌	氟尿嘧啶、氨甲喋呤	噻嗒派、自力霉素

病　种	首选药	次　选　药
胃癌、贲门癌	自力霉素、氟尿嘧啶	噻嗒派、氧化氮芥
胰腺癌	氟尿嘧啶	自力霉素
肠癌	氟尿嘧啶	噻嗒派、自力霉素、癌抑散
肝癌	氟尿嘧啶、自力霉素	噻嗒派
恶性黑色素瘤	噻嗒派	
鼻咽癌	氮芥(半身阻断法)	环磷酰胺
头颈部癌瘤	氮芥、氟尿嘧啶、氨甲喋呤(动脉插管给药)	氧化氮芥、噻嗒派、环磷酰胺

十二、激素类药物

在使用激素类药物时，必须全面了解和分析病情，严格掌握适应症，正确使用。要防止滥用，避免产生不良反应和严重并发症，以便使此类药物在某些疾病的抢救与治疗中起到应有的作用。

— 506 —

1. 肾上腺皮质激素和促肾上腺皮质激素

强 的 松

（泼尼松，去氢可的松，Prednisonum）

制剂 片剂：5毫克/片。

作用 (1)抑制结缔组织增生，降低毛细血管壁和细胞膜的通透性，减少炎性渗出；还能抑制组织胺及其他毒性物质的形成和释放；具有抗毒和抗过敏作用。临床上主要是根据这些作用治疗疾病的；(2)使血液中嗜酸性白细胞和淋巴细胞减少，白细胞及中性粒细胞增加；(3)促使蛋白质转变为糖元，减少组织对葡萄糖的利用，因而肝糖元及血糖都增加；又由于使肾小管对葡萄糖的重吸收减少，因此可出现糖尿；(4)抑制蛋白质的合成，引起肌无力；(5)增加胃液分泌，促进食欲；(6)增强中枢神经系统的兴奋性；(7)促进水钠潴留，增加钾的排泄，使细胞外液增加；(8)使血压增高。

强的松是目前临床上最常用的激素，因其对水钠潴留和促进钾排泄作用较可的松小，抗炎及抗过敏作用较强，副作用较少，故长期应用时应首选本药。

用途和用法 强的松除用于表11所列举的疾病之外，尚可用于：(1)感染中毒性休克和严重的过敏性疾患；(2)胶原性疾患；(3)肾病综合征，急性虹膜睫状体炎等眼科疾患；(4)急性淋巴性白血病，恶性肿瘤发热，网织细胞增多症等；(5)急性和慢性肾上腺皮质功能不全。

上述(1)项内疾病，如过敏性休克、急性喉头水肿等病，一般不用口服法而首先选用氢化可的松静滴法治疗。胶原性疾患(包括系统性红斑狼疮、皮肌炎、结节性动脉周围炎、硬皮病等)、肾病综合症、天疱疮和上述(4)项疾病应用强的松后，可以控制或缓解症状，但停药症状易复发。用药剂量要大，疗程要长，是这几种病治疗的特殊之处。

一般用量10～15毫克/次，2～4次/日。因病种、病情轻重所需疗程长短不同，开始所需剂量很悬殊，故列表供参考，见表11。

副作用 大剂量或长期应用，可产生：(1)类柯兴氏综合征的表现，如在躯干、颈背部和面部脂肪增多，皮肤变薄，面部多毛，发生痤疮，大腿腰

表 11

应用强的松(强的松龙)剂量参考表

用法 适应症	开始剂量(全日量)5毫克/片	最高剂量维持日数	全疗程*	注意事项(参阅510页)
过敏性紫癜(胃肠型)重症多形性红斑药疹(伴有药物热)	8~12片	5~7日	14~20日	严重病例可与氢化可的松静滴并用。症状控制之后，减药
结核性脑膜炎，结核性腹膜炎，结核性心包炎	4~6片	2~4周	6~8周	每服一周后，全日量减服1片，减完为止。必须与抗结核治疗并用
支气管哮喘持续状态	8~12片	2~3日	2~3周	症状控制后，全日量减2~3片，经3~5日后再减2片，5日后再减1片

适应症 \ 用法	开始剂量(全日量)5毫克/片	最高剂量维持日数	全疗程*	注意事项(参阅511页)
急性风湿病，风湿性心肌炎，血小板减少性紫癜	8～12片	4～5日	1～3月	症状控制后，每周全日量减服$1\frac{1}{2}$～2片至4片/日时，每周减服1片
剥脱性皮炎药疹(伴发中毒性肝炎)	12～16片	5～7日	6～8周	症状控制后，全日量减服2片，以后每5日减服1～$1\frac{1}{2}$片

* 1. “全疗程”是指开始用药至停服日期；2. 全疗程需根据病情变化可延长或缩短。

部或臀部发生紫斑纹，无力，高血压；(2)精神兴奋，甚至发生精神病；(3)胃、十二指肠溃疡，甚至出血穿孔；(4)糖尿病；(5)水肿(可的松多见)；(6)骨质疏松、脱钙或骨折；(7)容易并发细菌或霉菌感染；(8)由于抑制脑垂体促肾上腺皮质激素产生，间接影响正常的肾上腺皮质功能，使肾上腺皮质功能不全。

注意事项 在大多数情况下应用强的松，只能缓解病情，不能根治。如使用不当，可发生并发症，延误病情，引起极严重的后果。故应严格掌握适应症，正确使用，并应注意：(1)本药可使潜在的感染病灶(如结核、化脓性病灶)活动和扩散，但临床症状不明显，易于忽视，应特别注意及时控制；(2)一般感染不用皮质激素类药物。急性感染中毒时，必须与有效的抗感染药物并用，并应及时减量和停用；(3)尽量避免长期或大剂量用药；(4)停药时，应逐渐减量，避免骤停引起原病复发，甚至加重；(4)长期应用者，给促肾上腺皮质激素(12.5单位/次，1～2次/周)，以防肾上腺皮质功能减退；(5)肺结核、胃和十二指肠溃疡、精神病、高血压、糖尿病或心肾病者慎用，水痘、带状疱疹患者忌用；(6)长期应用宜限制食盐摄入量，补充氯化钾，1克/次，2～3次/日；(7)已经长期应用强的松的外科病人，在手术时及手术后3～4天内往往需要加量，以防止肾上腺皮质功能不全；一般外科病人应尽量不用，以免影响伤口愈合；(8)出现胃酸过多或长期应用时应加服制酸药；长期大量用药宜增加蛋白饮食，以补偿蛋白质的分解，并适当加服钙剂及维生素丁，防止脱钙及抽搐。

强的松龙

(氢化泼尼松，Prednisolonum)

作用、用途、服法、副作用和注意事项同强的松。因本药疗效并不超过强的松，而价格较贵，故口服不常用。其优点为可静滴。静滴每次10～25毫克溶于5～10%葡萄糖500毫升中。片剂: 5毫克/片；针剂: 10毫克(2毫升)/支，注射用氢化泼尼松琥珀酸钠33.45毫克相当于氢化泼尼松25毫克。

地塞米松

(甲氟烯索，氟美松，Dexamethasonum)

制剂 片剂: 0.75毫克/片。

作用和用途 同强的松，对控制皮肤过敏和炎症的功效较著。较大剂量服用，易引起糖尿及类柯兴氏综合征。对水钠潴留和促进钾排泄作用甚小。

用法 同强的松。一般剂量口服0.75毫克～1.5毫克/次，2～4次/日。

副作用和注意事项 同强的松。因较易引起精神症状和精神病，故不适于长期服用。有癔病史和精神病史者最好不用，以免引起精神病的发作。

可的松(醋酸可的松，Cortisoni Acetas)

本药与强的松比较，对水钠的潴留和促进钾排泄作用都较明显，因此易引起水肿。临床疗效不如强的松，副作用也大，价格较贵，故已很少口服应用。

作用、用途、口服用法、副作用及注意事项同强的松。一般口服剂量：25毫克～75毫克/次，2～4次/日。注射用法见醋酸氢化可的松混悬液。片剂：25毫克/片；针剂(混悬液)：250毫克(2.5%10毫升)/瓶。

氢化可的松(Injectio Hydrocortisonum)

制剂 针剂：10毫克(2毫升)/支，25毫克(5毫升)/支，50毫克(10毫升)/支，100毫克(20毫升)/支；氢化可的松琥珀酸钠135毫克/支，相当氢化可的松100毫克。

作用和用途 与强的松同。但水、钠潴留，促进钾排泄较强的松显著。可以静滴，故在抢救危重中毒性感染时能迅速起到退热、解毒和缓解症状的作用，还能加强机体对升压药的反应。

用法 静滴100～200毫克/次，1～2次/日。以5～10%葡萄糖液500毫升稀释后使用。同时加用维生素丙500～1000毫克静滴，有保持肾上腺皮质功能和减轻变态反应作用。

副作用和注意事项 与强的松同。

醋酸氢化可的松混悬液
(Injectio Hydrocortisoni Acetas)

制剂 针剂：125毫克(5毫升)/瓶。

作用和用途 与强的松同。本药局部、鞘内和胸腔内注射，有抗炎和防止粘连形成的作用。用于结核性、化脓性脑膜炎，结核性胸膜炎和脓胸等，局部用于腱鞘炎、肩关节周围炎、腱鞘囊肿、急慢性扭伤、肌腱劳损、结节性痒疹和扁平苔癣（口腔粘膜）等。

用法 (1)关节腔内注射，1～2毫升/次；鞘内或胸腔内注射1毫升/次(小儿10毫克/次)；局部软组织内注射，按照疼痛范围决定用量，一般0.2～2.0毫升/次，每7日注射一次。

(2) 加等量0.5～1%奴佛卡因（普鲁卡因）溶液注射，可以避免疼痛，也可节省药品。

(3) 结节性痒疹及扁平苔癣在病损部皮内或皮下(较浅)注射，用量同上，隔4～5日一次。

副作用和注意事项 (1)单独用醋酸氢化可的松注射后，往往先有痛感反应，逐渐缓解才起止痛、止痒作用；(2)有明显化脓性感染部位，不宜在该处或附近注射。

促肾上腺皮质激素（促皮质素，Corticotropinum, A. C. T. H.）

制剂 针剂：25单位(毫克)/支，50单位(毫克)/支。

作用 使肾上腺皮质增生，刺激肾上腺皮质制造并释放肾上腺皮质激素。

用途 与强的松同，但对原发性肾上腺皮质机能减退者，如慢性肾上腺皮质功能不全无效，需用强的松。本药可作为皮质激素治疗的辅助剂，有预防肾上腺皮质功能减退的作用。

用法 肌注：12.5～25单位/次，2次/日。静滴：12.5～25单位溶于5～10%葡萄糖液500毫升，滴注6～8小时，1次/日。每周2次，可防止肾上腺皮质功能减退。

副作用和注意事项　与强的松同。因本药由动物组织提取，可发生过敏反应如：发热、荨麻疹、血管神经性水肿，甚至引起过敏性休克。本药忌与氯化钾、谷氨酸钠等药混合静滴，避免加入生理盐水中。

【附】皮质激素使用剂量对换参考表(表12)

(以强的松为标准)　　表 12

药　名	剂　量	相当于强的松的量
强的松龙	5毫克	5毫克
地塞米松	0.75毫克	5毫克
可的松	25毫克	5毫克
醋酸氢化可的松片	20毫克	5毫克
氢化可的松	口服25毫克	5毫克
	静滴100毫克	20毫克
促肾上腺皮质激素	静滴(水剂)5毫克	10毫克
	肌注(乳胶)5毫克	5毫克

2. 甲状腺及抗甲状腺药物

甲状腺干制剂(Thyroideum)

制剂 片剂: 30毫克/片，60毫克/片。

作用 (1)促进机体新陈代谢; (2)促进骨胳生长发育与分化。

用途 (1)克汀病(先天性甲状腺机能减退)、粘液水肿及其他甲状腺机能减退症; (2)治疗甲状腺机能亢进时与抗甲状腺药并用，以抑制垂体促甲状腺激素之分泌; (3)垂体性突眼。

用法 (1)粘液性水肿: 宜小剂量开始,每日口服不超过15～30毫克，以后逐渐增加至每日90～180毫克，病情稳定后，改用维持量,每日60～120毫克。

(2) 克汀病: 治疗愈早愈好，对已有明显发育障碍者效果不好，剂量按年龄而定: 1岁以内8～15毫克/日,1～2岁20～45毫克/日,2岁以上30～120毫克/日，分3次服。用药时密切观察及时调整剂量，要长期服用，到青年以后。

副作用和注意事项 本药在体内有蓄积作用，

增减药量时需逐步施行。药量过多时，可有甲状腺机能亢进症状，常见有多汗、消瘦、脉快而不规则，神经兴奋性增高等。

甲基硫氧嘧啶(Methylthiouracilum)和丙基硫氧嘧啶(Propylthiouracilum)

制剂 片剂：甲基硫氧嘧啶50毫克/片，100毫克/片；丙基硫氧嘧啶50毫克/片。

作用和用途 抑制甲状腺素的合成。用于甲状腺机能亢进、甲状腺危象、毒性甲状腺肿的手术前准备。

用法 口服两药剂量相同，成人均为100毫克/次，3～4次/日，症状缓解后，改用维持量50～100毫克/日，如有甲状腺功能低减、甲状腺进行性增大引起压迫症、眼球进行性突出等，应减少药量或暂时停药。小儿开始0.05～0.15克/日，分3次，症状体征消失后，酌减至0.025～0.05克/日。

副作用和注意事项 副作用大都发生在用药后第3～8周，如白细胞减少、药热、皮疹、唾液腺及颈淋巴结肿大，其中以白细胞减少最为严重，故需经常查血象。孕妇及哺乳妇女慎用。丙基硫氧嘧啶比甲基硫氧嘧啶的副作用小。

他巴唑(Tapazole)

本药作用较丙基硫氧嘧啶约大10倍，疗效快而持久，副作用少，5毫克/片，口服10～15毫克/次，3次/日。症状减轻后，用维持量5～10毫克/日，4～6个月为一疗程。副作用和注意事项与甲基硫氧嘧啶同。

碘化钾和碘化钠

制剂 碘化钾：片剂0.5克/片。

作用 (1)对毒性甲状腺肿的作用可能是通过抑制垂体前叶促甲状腺素的分泌或抑制甲状腺素的释放；(2)对梅毒树胶肿的作用是碘吸收后聚积在肉芽组织内，使树胶肿易于吸收、软化和消散；(3)碘刺激支气管粘液分泌，使粘稠痰稀释，易咳出，故有祛痰作用。

用途 (1)作为抗甲状腺药物，自有硫氧嘧啶类药物后，碘剂治疗已少单独应用，仅用于单纯性甲状腺肿的防治、毒性甲状腺肿术前准备、手术后暂时性治疗和甲状腺危象；(2)驱梅辅助治疗(见118

页)；(3)治疗苞子丝菌病和着色芽生菌病等(见109页)；(4)作祛痰剂应用。

用法 (1)预防单纯性甲状腺肿：每日食用含碘食盐约6克，配方是每10公斤食盐中加碘化钾或碘化钠1克(碘易挥发，注意保存)。

(2) 治疗单纯性甲状腺肿：口服碘化钾或碘化钠10～15毫克/日，连续服用数月。

(3) 毒性甲状腺肿：用硫氧嘧啶类药控制病情后，在手术前2～3周加服碘剂以减少甲状腺充血。

副作用和注意事项 (1)毛囊炎、口内铜腥味、喉部烧灼感、鼻炎、额窦炎、唾液腺肿大、咳嗽、皮疹；(2)偶见过敏病人，用药后立刻或几小时内发生上呼吸道充血，甚至发生喉头水肿而引起窒息；(3)活动性结核病忌用。

【附】复方碘溶液 配方：碘5克，碘化钾10克，加冷开水(或蒸馏水)100毫升。治疗单纯性甲状腺肿，口服2～5滴/次，1～2次/日饭后服，连服数月。

防治单纯性甲状腺肿中药方

1. 处方 昆布五钱 海藻五钱 牡蛎五钱

用法 水煎服，连服1～$1\frac{1}{2}$月。

2. 海带一至二两当菜吃，1次/日，连吃1～2月。对轻度单纯性甲状腺肿有效。每周吃海带2～3次，对缺碘食盐地区居民有预防作用。

3. 性激素类药物

己烯雌酚(乙菧酚, Diethylstilbestrolum, Stilbestrol)

制剂 片剂: 0.1毫克/片，0.25毫克/片，0.5毫克/片，1毫克/片；针剂: 1毫克(1毫升)/支，2毫克(1毫升)/支。

作用 系人工合成，有类似雌激素作用。(1)促使女性性器官及第二性征增生发育；(2)使子宫内膜及阴道上皮增生；(3)小剂量刺激、大剂量抑制垂体前叶促性腺激素及催乳激素的分泌；(4)刺激子宫收缩，增加强度和频率；(5)使钠及水潴留，促进胆固醇代谢，调节血管舒张功能；(6)在体内有促进能量代谢，骨化过程；(7)刺激乳腺管的增生等。

用途和用法 (1)垂体性或卵巢性闭经: 小剂

量己烯雌酚(每日剂量不超过0.25毫克)刺激垂体前叶分泌促性腺激素。

(2) 用于人工周期: ①口服己烯雌酚0.25毫克/日，连续20天，待月经后再用同法治疗，共3周期；②口服己烯雌酚0.25毫克/日，连续20天，继用黄体酮10毫克/日，肌注5天，待月经后再用同法治疗，共3周期；③如用己烯雌酚反应大者，可改用雌二醇1毫克肌注，隔3日一次，共6～7次，待月经后同法治疗，共3周期。如需加用黄体酮治疗者，在周期第21天起注射，剂量同上。

(3) 月经周期延长和子宫发育欠佳: 可用小剂量雌激素持续刺激促性腺激素。口服己烯雌酚0.1～0.2毫克/日，持续半年，经期停服。

(4) 功能性子宫出血: 用大剂量雌激素抑制垂体分泌过多的促性腺激素，此法较适用于青春期功能性子宫出血，当出血不止时，可先用雌二醇，月经后再改用己烯雌酚和黄体酮人工周期3个月。用法同前。

(5) 不育症: 因子宫发育小及宫颈分泌物稠少而形成的不育，用小剂量雌激素促使宫颈粘液稀薄，精子易透入，于月经后每日口服己烯雌酚0.1

毫克，共 15 天，3～6 个月。

(6) 绝经期综合症：先用己烯雌酚 0.25 毫克/日，症状控制后改为 0.1 毫克/日。可同时每日舌下含服甲基睾丸酮 5～10 毫克，效果更好，可使子宫出血机会减少。

(7) 退奶：大剂量抑制垂体分泌催乳素。口服己烯雌酚 5 毫克/次，2～3 次/日，3～5 天；或肌注 1 次/日，4 毫克/次，3～5 天。

(8) 稽留流产（妊娠 7 个月以内死胎，于二个月或以上仍未娩出）：子宫在妊娠 8 周以上大小，可用雌激素，口服己烯雌酚 5 毫克，3 次/日，5～7 天为一疗程，停药 5 天，如无效可重复一疗程。在某些子宫较大者，可于应用己烯雌酚一疗程后并用催产素引产。

(9) 老年性阴道炎：雌激素使阴道上皮增生，增强局部对病菌的抵抗力。局部坐药，每晚 1～2 片(每片含己烯雌酚 0.2 毫克)，共 7 天。

(10) 前列腺癌、男性乳癌、绝经 10 年以上的女性乳癌：可用己烯雌酚 6～10 毫克/日，分 3 次口服，共 2～3 个月。

副作用和注意事项 大剂量易发生恶心、呕吐、厌食，长期使用可出现子宫出血和子宫肥大。在某种情况下雌激素与癌肿发生有关，所以除前列腺癌等情况外，肿瘤患者忌用，肝功能不良者慎用。

雌二醇（求偶二醇，Estradiolum）

制剂 针剂：1毫克/支，2毫克/支，5毫克/支。

用途和用法 作用同己烯雌酚，但同剂量的雌二醇比己烯雌酚作用稍强。功能性子宫出血不止时，每日肌注雌二醇4～6毫克，待血止后逐渐减量，每日减1毫克，减量至1毫克/日后，改为隔日1毫克，用药至血止后第21天停用，继用黄体酮10毫克/日，肌注5天。月经后改用己烯雌酚和黄体酮人工周期3个月。

黄体酮

（助孕素，Progesteronum, Progestin）

制剂 针剂：10毫克/支，20毫克/支。

作用 (1) 使已在雌激素作用基础上的子宫内膜腺体增殖及分泌；(2) 对抗雌激素，大剂量抑制排卵及抑制垂体功能；(3) 降低子宫对催产素及雌激素的敏感性，使胎儿安全生长；(4) 刺激乳腺发育；(5) 大剂量有利尿作用。

用途和用法

(1) 功能性子宫出血：出血不止时可用黄体酮作为药物性刮宫而达到止血作用。黄体酮 10～20 毫克肌注，1 次/日，5～7 次。可合并丙酸睾丸酮以减少出血量。血止后，每月于周期第 21 天开始注射黄体酮 10～20 毫克，1 次/日，5～7 天，共 3 周期。

(2) 闭经：先用黄体酮 10～20 毫克/日，5 天，可有撤退性出血，如果不发生撤退性出血，可能是子宫内膜疾病引起的闭经(如子宫内膜结核等)或是由于雌激素水平过低，可配合雌激素作人工周期来鉴别，如为后者，则有出血可以继续作人工周期，3 周期为一疗程。

(3) 先兆流产或习惯性流产：每日肌注黄体酮 10～20 毫克，直至症状消失后再巩固几天（用于早期流产）。

(4) 痛经：黄体酮能减低子宫肌肉紧张度。于月经前肌注黄体酮 10 毫克，1 次/日，共 5 天。

(5) 经前紧张综合症：月经前肌注黄体酮10～20毫克，每日或隔日一次，共5次。症状较重者可加用雄激素。

妊娠素（Ethisteronum）

制剂 片剂：10毫克/片。

作用和用途 本药效力为黄体酮的1/5。口服可用于治疗先兆流产，10毫克/次，3次/日，至出血停止再巩固几天；用于痛经，可在月经前用药，10毫克/次，3次/日，共5天。治疗闭经、功能性子宫出血时，可以代替黄体酮。

安宫黄体酮（醋酸甲孕酮，Medoxy-Progesteroni Acetas）

制剂 片剂：1毫克/片，2毫克/片，5毫克/片。

作用 与黄体酮相似，疗效比黄体酮约强50倍。能促进子宫内膜的增殖分泌，完成受孕准备，有保护胎体作用，大剂量抑制排卵。

用途和用法 (1) 先兆流产：口服5～10毫克/次，2～3次/日，症状消失后再巩固几天。

(2) 习惯性流产：妊娠初3个月，10毫克/日；4～6个月，20毫克/日；6个月以上，40毫克/日。

(3) 痛经和子宫内膜异位症：4毫克/日，月经第6天开始内服，共20天。

副作用和注意事项 少数患者出现恶心、头昏、困倦、皮疹、奶胀、以及体内激素调节不平衡而发生阴道出血。高血压，肝肾功能不佳者不宜使用。

甲基睾丸酮(Methyltestosteronum)

制剂 片剂：5毫克/片。

作用 (1) 促进男性性器官及第二性征的发育、成熟和保持；(2) 小剂量中和、对抗雌性激素，大剂量抑制卵巢和垂体功能；(3) 抑制子宫内膜生长，大剂量促使内膜萎缩；(4) 促进蛋白质合成。

用途 (1) 男性性功能不全；(2) 各种类型功能性子宫出血，子宫肌瘤，月经过多，子宫内膜异位症，经前紧张综合症；(3) 儿童生长障碍；(4) 骨质疏松症；(5) 晚期乳癌或合并骨转移；(6) 其他内科疾患如消耗性疾病，急性或慢性肾功能衰竭或尿毒症，再生障碍性贫血。

用法 舌下含服5～10毫克/次，2次/日。

(1) 月经过多或子宫肌瘤：对抗雌激素，减少出血量。甲基睾丸酮10～20毫克/日，舌下含服，每月剂量不超过300毫克，以免产生男性化。或用丙酸睾丸酮25～50毫克肌注，每周2次，每月6～7次。

(2) 子宫内膜异位症：对抗雌激素，抑制异位内膜生长。甲基睾丸酮10～20毫克/日，舌下含服，3～6个月。

(3) 老年性骨质疏松症：促进骨质形成，使钙磷沉积。甲基睾丸酮10毫克/日，舌下含服，或丙酸睾丸酮25毫克肌注，每周2～3次，3～6个月。

副作用和注意事项 剂量过大可引起妇女男性化，钠潴留水肿，阻塞性黄疸。青年妇女使用时应慎重，肝功能不佳者禁用。口服后由肠道吸收经肝脏破坏，故应舌下含服。

丙酸睾丸酮 (Testosteroni Propionas)

制剂 针剂：10毫克/支，25毫克/支，50毫克/支。

作用和用途 同甲基睾丸酮。

用法 参阅甲基睾丸酮。但用于功能性子宫出血不止时，用黄体酮作药物性刮宫，并用雄激素可减少撤退性出血量，口服效果慢，一般均用注射剂。黄体酮10～20毫克肌注，1次/日，共5～7次，丙酸睾丸酮25～50毫克肌注，隔日一次，共3～4次。青年妇女剂量宜小，绝经期妇女剂量较大。

用于未绝经和绝经后五年内的女性乳癌及乳癌骨转移，丙酸睾丸酮50～100毫克/次，肌注，隔日一次，2～3个月。

苯丙酸诺龙（去甲苯丙酸睾丸酮，Nandroloni Phenylpropionas）

制剂 针剂：10毫克/支，25毫克/支。

作用 为同化激素，促进蛋白质合成代谢与钙质蓄积。

用途 蛋白质缺乏症及严重营养不良患者，各种长期消耗性疾病患者，老年性骨质疏松症，以及长期大量应用皮质激素患者。

用法 肌注25～50毫克，每周一次。

副作用和注意事项 长期使用可引起钠潴留，

血钙过多和轻度男性化(如多毛，音调变粗)。前列腺癌、高血压、肝功能减退者及孕妇禁用，肾病及心脏病人慎用。

4. 降血糖药

治糖尿病药分二类：(1) 胰岛素类：作用快，效果明显，对各型糖尿病都可用，更适用于抢救糖尿病昏迷(酮症酸中毒)患者；(2) 口服降糖药：优点是口服方便，但作用慢，对轻度、中度糖尿病有效；可做胰岛素代用品，或并用减少胰岛素用量。对酮症酸中毒者不适用。服降血糖药的患者，应注意调节饮食，每日主食（米、面或杂粮）一般限制在6～8两，副食中适当增加豆制品(如有条件增加蛋类或肉类)，多吃蔬菜，避免吃糖食和水果。糖尿病患者若不重视调节饮食，虽然服降血糖药，也不易获得迅速满意效果。

正规胰岛素
(Insulinum, Regular Insulin)

制剂 针剂：400单位 (10毫升)/瓶，800单位 (10毫升)/瓶。

作用 (1) 调节糖代谢，通过加速葡萄糖进入细胞和促进其酵解，使组织对葡萄糖的利用增加；并能促使葡萄糖变为糖原贮存于肌肉及肝脏內，因而降低血糖；(2) 抑制蛋白质分解转化为糖原，并抑制肝糖原分解；(3)减少脂肪过度分解，促进葡萄糖转化为脂肪。能减少酮体的过度产生。

用途 (1) 儿童及青年型糖尿病（自幼缺乏胰岛素），重度成年型糖尿病；(2) 糖尿病合并有酸中毒昏迷者；(3) 并发严重感染或兼有外科病须做手术者；(4) 糖尿病合并妊娠；(5) 应用大剂量引起休克(胰岛素休克)，用以治疗精神分裂症。

用法 由于正规胰岛素作用短暂，注射后约半小时起作用，4小时作用最强，6～8小时作用消失，故每日须注射2～4次，为了使胰岛素能在进食后血糖升高时起作用，应在饭前15～30分钟时皮下注射。用量须根据病情的改变灵活掌握，开始时可按三餐前尿糖定性决定，尿糖＋约注射4～8单位，＋＋约8～12单位，＋＋＋约12～16单位，＋＋＋＋约16～20单位；有条件时可测定24小时尿糖排量，每排尿糖2～4克注射胰岛素1单位。决定胰岛素用量时，倘需全面考虑到体內胰岛素的剩余量，一般早饭前用量是全日中最多的，其次是晚饭前。因为在早晨，前一日所注射的胰岛素的作用此时已全部消失。午饭前用量可稍低，因早晨所注射的胰岛素此时尚有一部分作用。在晚饭前，早晨注射的胰岛素此时已无作用，而午饭前用量又较少，因此注射量仅次于早晨。睡前用量为全日中最少的。此外决定胰岛素用量时尚需参考患者的进食量，劳动及活动情况，精神状态及有无并发症等因素。用药后应根据血糖或尿糖的变化调节胰岛素用量。一般轻、中度成年型糖尿病24小时尿糖排量在10克以下，重度成年型及青年型在30克以下，表明病情已控制满意。

副作用和注意事项 (1) 本药稳定性差，需保存于冷处(2～10℃)；(2)注射液中含有抑菌剂苯酚或甲酚，一般不作静脉注射用，但在特殊情况急救中可短期作静脉注射。如需经常静注，可用冰冻干燥粉针剂，用时以生理盐水或注射用水溶解，如需小量，可溶成40单位/毫升，需大剂量可溶成100～200单位/毫升；注射前必须注意有效日期及每毫升所含单位数；(3) 注射部位可有皮肤发红、皮下硬结、脂肪萎缩，此外偶见过敏反应(荨麻疹、血管神经性水肿、麻疹样及猩红热样皮疹等，罕见过敏性休克）或抗药性。为了避免吸收不良，要经常更换注射部位；（4）应注意观察防止低血糖反应。低血糖反应多在胰岛素作用最强时出现，出现的原因多由于病情改善而未及时减少胰岛素用量，或注射后病人未按时进食等。症状：轻者心跳加快、心慌、头晕、饥饿、出汗、发抖、神经精神刺激症状，重者昏迷、抽搐、死亡。症状出现后立即给患者喝糖水，已发生低血糖休克时，立即静注50%葡萄糖40～60毫升，继以静滴5%葡萄糖。重者加用0.1%肾上腺素0.5～1毫升皮下注射。

精蛋白锌胰岛素注射液

（长效胰岛素注射液，Injectio Insulini Protaminati cum Zinco）

制剂 针剂：400单位（10毫升）/瓶，800单位（10毫升）/瓶。

作用和用途 是胰岛素的长效制剂，注射后吸收缓慢而均匀，最大作用在注射后16～24小时，持续时间达24～36小时，用于中度和重度成年型和青年型糖尿病患者。

用法 (1) 精蛋白锌胰岛素单独用于轻、中度成年型患者（每日总量小于40单位者），于早饭前30分钟皮下注射一次。剂量决定于空腹血糖及24小时尿糖总量，一般2～4克尿糖用1单位。

(2) 本药合并正规胰岛素用于重度成年型或青年型患者。正规胰岛素和精蛋白锌胰岛素用量比例为2～3:1，如正规胰岛素20～30单位和精蛋白锌胰岛素10单位并用。比例按具体情况决定，可兼顾速效和长效的需要。用时先抽普通胰岛素后抽精蛋白锌胰岛素，部分严重病例，晚间尚需再注射一定量的正规胰岛素。

副作用和注意事项 (1) 本药静置后分成二层，使用前必须振摇均匀；(2) 作用缓慢，不能用以抢救糖尿病昏迷患者；(3) 用本药出现低血糖反应的时间较迟，约在注射12小时后，症状出现后所需用糖量比正规胰岛素为多，同时要注意有重复出现症状的可能性；(4) 本药不能静脉注射。

低精蛋白锌胰岛素注射液

（中效胰岛素注射液，Injectio Insulini NPH）

制剂 针剂：400单位（10毫升）/瓶。

作用和用途 本药只需在早饭前皮下注射1次，注射量根据病情决定，注射后吸收缓慢而均匀，最大作用时间在6～8小时，持续时间为18～24小时，介于正规胰岛素与长效胰岛素之间，所以对一般轻、中度糖尿病均可得到控制。重度可与正规胰岛素并用。由于作用时间较长效为短，所以较少发生夜间低血糖反应。

副作用和注意事项 （1）使用前摇匀；（2）不适用于抢救糖尿病昏迷患者；（3）低血糖反应多发生于午后（出现最大作用期间），应加注意；（4）不能作静脉注射。

甲苯磺丁脲（甲磺丁脲，甲糖宁，Tolbutamidum，D860）

制剂 片剂：0.5克/片。

作用 刺激胰岛分泌胰岛素，从而使血糖降低。

用途 适用于轻度及中度成年型糖尿病。

用法 饭前口服0.5克/次，2～4次/日。待血糖降至正常或尿糖少于每日5克时，即可减至维持量。如用药二周疗效不满意，应寻找原因，如饮食调节情况、是否有合并症等，并予处理。

副作用和注意事项 (1) 恶心、厌食，偶有呕吐、荨麻疹、药热、肝损害、白细胞及血小板减少；(2) 对年老瘦弱病人须注意防止低血糖反应；(3) 对磺胺过敏者禁用，肝病、血液病及孕妇慎用；(4) 本药不适用于糖尿病合并酸中毒、感染、外科疾病须做手术者及妊娠，也不适用于青年型糖尿病人。

降糖灵（苯乙双胍，降糖片，Phenethyldiguanidum, DBI）

制剂 片剂：25毫克/片。

作用 (1) 作用机制尚不十分清楚，可能是抑制细胞色素氧化酶与琥珀酸脱氢酶，致使组织缺氧，促进糖的无氧酵解作用，此外还似有抑制蛋白质转化为糖元的作用，减少葡萄糖的产生，而使血糖降低，故在胰岛机能缺乏时仍有作用；(2) 与胰岛素并用有协同作用。

用途 单独用或与胰岛素并用于各型糖尿病：(1) 适用于轻、中度成年型患者，可单独用或与D860并用；(2) 重度成年型及青年型患者与胰岛素并用。

用法 25毫克/次，2～4次/日，吃饭时服。

副作用和注意事项 (1) 副作用与用药剂量有关，剂量在100毫克/日以下较少发生；(2) 早期有食欲不振、恶心、呕吐及腹泻等消化道症状，可以减少剂量或用抗酸解痉药减轻症状，晚期偶有软弱、无力、头晕、体重减轻。剂量过大可有酮症；(3) 肝病及孕妇慎用；(4) 禁用于糖尿病并发酮症酸中毒、感染、坏疽等。

治糖尿病中药方

处方 熟地五钱　枸杞子四钱　天冬四钱　五味子二钱

用法 水煎服。本方适用于早期无明显症状者。

十三、避孕药

避孕药的使用在开展计划生育工作中占有重要位置，是目前较好的避孕方法之一，必须大力宣传，推广应用。

1. 口服短效避孕药

口服避孕片1号和 口服避孕片2号

制剂 口服避孕片1号(复方炔诺酮片, Tab. Norethindroni Co.): 每片含炔诺酮0.625毫克, 炔雌醇0.035毫克。口服避孕片2号(复方甲地孕酮片, Tab. Megestroli Co.): 每片含甲地孕酮1毫克, 炔雌醇0.035毫克。

作用和用途 为女用避孕药。口服避孕片1号和2号主要通过抑制卵巢排卵而达到避孕作用。停药后即恢复排卵, 所以不影响以后的生育。

用法 从来月经的当天算起的第五天开始服口服避孕片1号或2号, 1片/日, 连服22天, 不能间断。最好在晚饭后或睡前服药。服完后, 等下次月经来的第五天开始第二个月的服药, 服法与剂量同上。以后继续按此法服用。

副作用 (1)开始服药的2～3个月内, 少数人可有轻微的恶心、头晕、嗜睡、呕吐等类似早孕的反应,一般不需处理; (2)在规定服药期间若漏服,可发生阴道出血。另有少数人虽按时服药，但因体内激素调节不平衡的关系，也可能发生阴道出血，称"突破性出血"。出现阴道出血时，可每天加服炔雌醇片1～2片或已烯雌酚1～2毫克来止血。如阴道出血已在服药的最后数天，可不加炔雌醇，及时停服避孕片，即算一次月经，仍于出血的第五天开始服下个月的药。

上述副作用只要坚持下去，一般在服药3个月以后，便自行消失。

注意事项 (1) 要按规定天天服药，漏服不但可能怀孕，而且容易发生阴道出血；(2) 服药22天可以避孕一个月，因此需每月服药；(3) 服药22天后，一般于停服药片3～4天即来月经，如停药7天仍不来月经，应即开始服下一个月的药；(4) 患急慢性肝炎、肾炎、子宫和乳房肿瘤者忌用。本类药可使乳汁减少，故哺乳妇女应酌情考虑服药问题。

复方18-甲基炔诺酮片

(Tab.18-Methyl Norethindroni Co.)

制剂 每片含18-甲基炔诺酮0.3毫克，炔雌醇0.03毫克。

作用、用途和用法 同口服避孕片1号和2号。

副作用 与口服避孕片1号和2号相似，以恶心、头昏、困倦较常见。本药优点：(1)“突破性”出血的发生率较低；(2)闭经的发生率较低；(3)绝大多数服药妇女的月经正常。

注意事项 同口服避孕片1号和2号。

炔雌醇(Estinyl)

为女性素类药物，作用同己烯雌酚，但效力比它强20倍。炔雌醇是口服避孕片1号、2号和复方18-甲基炔诺酮片的成分之一，而炔雌醇片是口服避孕片的辅助用药，用以调节体内激素的水平，防止阴道出血的副作用。片剂：0.005毫克/片。

2. 长效避孕药

长效避孕药只须每月用药一次，目前有口服长效避孕片及复方长效黄体酮注射液两种。

口服长效避孕片

制剂 片剂：每片含炔雌醇环戊醚3.3毫克，

18-甲基炔诺酮12毫克。本药系新产品，正在扩大临床观察中，每片含量尚未最后定型。

作用和用途 炔雌醇环戊醚有抑制卵巢排卵的作用。口服吸收后贮存于脂肪组织内，然后慢慢释放出来，因而起长效避孕作用。18-甲基炔诺酮主要引起人工"月经"，并能对抗炔雌醇环戊醚的副作用。

用法 口服1片/次，每月一次。第一次于来月经的第5天午饭后服药，以后从第一次服药的日期算起，每隔28天服一次。

副作用 与口服短效避孕药基本相同，较常见的是恶心、头晕、白带多，约在服药后12小时左右出现，一般能够耐受，不需治疗，2～3天内就会好转或消失。反应较严重的应对症治疗，可服维生素乙$_6$和镇静剂等。

注意事项 (1) 第一次服药后10天左右来月经，这是药物引起的正常现象，不需处理，以后还是每月来月经一次；(2) 患急、慢性肝炎、肾炎、子宫和乳腺肿瘤者禁用。

复方长效黄体酮注射液

（复方己酸孕酮注射液，Inj. Hydroxy-progesteroni Caproatis Co.）

制剂 每支含己酸羟基黄体酮250毫克和戊酸雌二醇5毫克。

作用和用途 同口服长效避孕片，通过抑制排卵而达到避孕作用，成功率在98%以上。

用法 第一针在月经第5日注射二支。以后每隔28天注射一次，或于每次月经第11～13天注射一次，每次一支，缓慢深部肌肉注射。

副作用和注意事项 (1) 类早孕反应远较口服避孕片的发生率低；(2)注射初期，月经改变(经期延长或闭经）及不规则出血的发生率较口服避孕药常见。处理方法应酌情分别对待，如出血较多，日期较久，可口服避孕片1号或2号，1～2片/日，连服4日，或下次注射时增加注射量到一支半或二支，以预防再发生出血。如于来月经后不久又有阴道少量出血，可口服炔雌醇0.0125～0.025毫克($2\frac{1}{2}$～5片)/日，服到下次注射复方长效黄体酮的日期，如月经周期缩短，于注射后10天开始加服避孕片1号或2号，1～2片/日，连服4天；(3)急慢性肝炎、肾炎、子宫及乳房肿瘤患者禁用。

3. 外用避孕药

药名和制剂 (1) 避孕药膏 每100克内含醋酸苯汞0.09克，适量的乳酸、防腐剂及水溶性基质(每管50克)。

(2) 避孕栓 每只内含醋酸苯汞1.5毫克，尼泊金乙酯0.75毫克，适量柯柯豆脂。

(3) 外用避孕片 每片含醋酸苯汞3毫克，适量硼酸等。

作用和用途 醋酸苯汞有杀灭精子的作用。

用法 性交前5分钟将避孕栓一个或避孕片一片放入阴道深处，或于性交前将避孕药膏约5毫升注入阴道。

副作用和注意事项 注意不可内服。汞过敏者禁用。

十四、维生素类药物

表 13

药 名	制 剂	作 用	用 途	用法和注意事项
维生素甲（A）	胶丸：2.5万单位/丸	维持上皮组织的正常构造和增强视网膜的感光性	维生素甲缺乏症，如干眼症、夜盲、毛囊角化和某些皮肤角化病	口服或肌注2.5万单位/次，1～2次/日。长期大量摄入可引起食欲不振、腹泻、感觉过敏、眼球突出、血中凝血酶元减低及抗坏血酸的代谢障碍
	针剂：2.5万单位/支			

药名	制剂	作用	用途	用法和注意事项
维生素丁$_2$ (D_2)(骨化醇)	胶丸1万单位/丸	促进钙磷自肠道吸收和储存于骨中，维持血液钙磷平衡。本品来源于植物	佝偻病，骨软化症	口服：1万单位/次，1～2次/日。肌注：40万单位/次，重症隔3～7日重复1次。用前先服钙数日。过量可引起厌食、呕吐、腹泻、多尿、血钙过高
	针剂：40万单位/支			
维生素丁$_3$ (D_3)	针剂：30万单位(1毫升)/支	同维生素丁$_2$，来源于动物	佝偻病，骨软化症	肌注：30万～60万单位/次，重症隔3～7日重复1次。注射前准备和过量症状同上
	60万单位(1毫升)/支			
维丁胶性钙注射液	针剂：含维生素丁5000单位，胶性钙0.5毫克(1毫升)/支	同维生素丁$_2$	(1)佝偻病，骨软化症；(2)支气管喘息	肌注：1毫升/次，每日或隔日一次。须放阴凉处，用前摇匀，如有水、油分离现象即不能用

维生素甲丁	滴剂：含维生素甲5万单位，维生素丁5000单位/毫升。10毫升/瓶、50毫升/瓶	同维生素甲及丁	维生素甲和丁缺乏症	口服：15～60滴/日。预防量：5～10滴/日（每毫升约30～40滴）
	针剂：0.5毫升/支，每支含维生素甲2.5万单位，维生素丁2500单位			肌注：0.5～1毫升/日
	胶丸：维生素甲1万单位，维生素丁1000单位/丸			口服：2～3丸/日
	胶丸：维生素甲3000单位，维生素丁300单位/丸			口服：3～6丸/日

药名	制剂	作用	用途	用法和注意事项
维生素乙$_1$ (B_1) (盐酸硫胺)	片剂: 10毫克/片	维持神经心脏和消化系统的正常功能，促进糖代谢	维生素乙$_1$缺乏症（脚气病）、神经炎、食欲不振、带状疱疹	口服: 10～30毫克/次，3次/日
	针剂: 50毫克/支，100毫克/支			肌注或皮下注射: 50～100毫克/日。不能静脉注射
丙硫硫胺 (优硫胺)	片剂: 5毫克/片	同上。此外:(1)吸收速度较盐酸硫胺快4倍，短时间血中可达较高浓度;(2)排泄较慢;(3)不被硫胺分解酶所分解	同上。作用较维生素乙$_1$强一倍	口服:5～10毫克/次，3次/日饭后立即服，不可咬碎
	针剂: 10毫克(2毫升)/支			肌注: 5～10毫克/日静注、皮下注射量同上
维生素乙$_2$ (B_2) (核黄素)	片剂: 5毫克/片	参与细胞的氧化还原反应，参与糖、蛋白和脂肪代谢，维持正常视觉功能	角膜炎、口角炎、舌炎、脂溢性皮炎	口服:5～10毫克/次，3次/日
	针剂: 5毫克/支			皮下注射: 5～10毫克/次

烟酰胺(NAA)	片剂: 50毫克/片 100毫克/片	促进组织新陈代谢	糙皮病的防治，舌炎、口炎和肝脏病	口服：50～100毫克/次，3次/日
维生素乙6 (B_6) (盐酸吡多辛)	片剂: 10毫克/片	参与氨基酸与脂肪的代谢	妊娠呕吐，异烟肼中毒的防治	口服：10～20毫克/次，3次/日
复合维生素乙	片剂：含乙1 3毫克，乙2 1.5毫克，烟酰胺10毫克，乙6 0.2毫克/片	同维生素乙1，乙2，烟酰胺和乙6	营养不良和各种维生素乙缺乏症	口服：1～3片/次，1～3次/日
	针剂：含乙1 20毫克，乙2 2毫克，烟酰胺30毫克，乙6 2毫克(2毫升)/支			肌注：2毫升/日。不能静脉注射

药名	制剂	作用	用途	用法和注意事项
维生素丙（C）	片剂: 50毫克/片 100毫克/片	参与机体氧化还原过程，增加毛细血管致密性，刺激造血机能，增加对感染的抵抗力	坏血病、传染病、紫癜、急型克山病	口服或肌注: 100～500毫克/日; 坏血病1～2克/日; 急型克山病静注3～10克/次
	针剂: 100毫克(2毫升)/支 500毫克(5毫升)/支 2.5克(20毫升)/支			
维生素戊（E）	5毫克/片	维持生殖器官正常机能	习惯性流产、先兆流产、肌营养不良、不育症、新生儿硬化症	口服:5～10毫克/次，3次/日

路丁（维生素P）	20毫克/片	减低毛细血管脆性及通透性。口服后吸收很少	高血压和过敏性紫癜的辅助治疗	口服：20毫克/次，3次/日。但临床作用不大

注：1. 维生素K见止血药，维生素乙$_{12}$(B_{12})及叶酸见抗贫血药，维生素U见消化系统药物。

2. 表内所列剂量未特殊注明者，都是治疗用量。

3. 维生素丁制剂很多，预防佝偻病的剂量为400～800单位/日。

4. 表中“单位”代表国际单位。

维生素甲缺乏症的治疗

婴幼儿维生素甲缺乏症主要表现为干眼病、夜盲症、角膜溃疡甚至穿孔等眼部病变。成人主要表现为皮肤毛囊角化和夜盲症。眼部病变应及时发现及时治疗，否则会严重影响视力，甚至失明。

1．一般治疗

(1) 改进饮食，条件可能时，多吃富有维生素甲类的食物，如胡萝卜、西红柿、枣、蔬菜、肝等。

(2) 如病人有胃肠道疾患，影响维生素甲的吸收，应同时治疗。

2．药物治疗　每日口服维生素甲2.5万～5万国际单位，2～4周。眼部病变严重或进行较快和胃肠道吸收功能不良者，应肌注维生素甲，剂量同上。至眼部症状消失，胃肠道功能改善后，改为口服。

无条件用维生素甲时，可用中药：苍术粉一钱，早晚各服五分，或黄连羊肝丸(或明目地黄丸)早晚各服一丸。

3．局部治疗　热敷眼部。用0.25%氯霉素眼药水或10%磺胺醋酰钠滴眼，3～4次/日。临睡前用抗菌素眼药膏(见687页眼科用药)任何一种涂眼。检查眼部和局部用药时，注意勿压眼球，以免引起角膜穿孔，造成失明。

4. 预防　平时注意多吃富有维生素甲类的食物,如胡萝卜、西红柿、枣、蔬菜等。患腹泻及肝胆疾病时要及时治疗，以免影响维生素甲的吸收。

佝偻病(维生素丁缺乏症)的治疗

1. 一般治疗　(1) 多在户外活动，经常晒太阳；(2) 捏脊(见 591 页)。

2. 药物治疗　(1) 维生素丁 1～2 万单位/日，口服，连用 2～3 个月。也可先肌注维生素丁$_2$ 40 万单位或丁$_3$ 30～60 万单位，以后口服同上剂量 1～2 个月。病重的第一次注射后 3～7 日，可重复注射同样剂量一次，再口服 1～2 个月。每次注射前应服钙剂 3～7 日(最好用 10% 氯化钙 10 毫升/次，3 次/日，3 日；无氯化钙时，用乳酸钙 1 克/次，3 次/日 ,7 日)，以免注射后发生低钙惊厥。(2) 钙剂，与维生素丁同时服。常用乳酸钙或多种钙片，剂量同上。也可用鸡蛋壳焙黄研细一至二钱，用苍朮一至二钱煎汤送服，3次/日。

3. 预防　常晒太阳。有条件时可吃醋酥小鱼，或维生素丁400～800单位/日。

十五、抗过敏药物

抗过敏药只能使过敏性疾病的症状得到缓解，但不能免除过敏反应。

1. 抗组织胺药

苯海拉明(Benadryl)

制剂 片剂：25毫克/片，50毫克/片；针剂：20毫克(1毫升)/支；霜剂：20克/支。

作用 (1)降低机体对组织胺的反应，包括降低毛细血管的通透性，防止组织胺所引起的周围组织水肿；(2)轻度阿托品样作用；(3)轻度镇静及镇吐作用。

用途 (1)主要用于荨麻疹、过敏性鼻炎、血清病、血管神经性水肿、湿疹及瘙痒性皮肤病等；(2)减少输血及输液反应；(3)尚可用于震颤麻痹症、美尼尔氏综合症、防治晕车及晕船等；(4)单独用于支气管哮喘的效果不好，须与氨茶碱合用；(5)霜剂外用于虫咬、神经性皮炎、外阴瘙痒症及结节性痒疹等，止痒效果好，但偶可引起过敏性皮炎。

用法 口服：25～50毫克/次，3次/日。肌注：20毫克/次，1～2次/日。

副作用和注意事项 有口干、头晕、头痛、思睡，也见胃肠刺激症状如恶心、腹泻等；偶可发生皮疹、粒细胞减少，长期服用(6个月以上)可引起贫血。因易引起思睡，故驾驶员和机械操作人员禁用。

乘晕宁(氯茶碱苯海拉明，捉迷明，Dramamine)

制剂 片剂：50毫克/片。

作用和用途 为氯茶碱与苯海拉明结合所成的盐。除用于过敏性疾病外，主要用于防治乘车乘船所引起的眩晕恶心及呕吐。

用法 (1)用于过敏性疾病，50毫克/次，3次/日；(2)防治晕车、船等，于上车、船前半小时服，如长途则50毫克/次，3次/日，饭前服。

去 敏 灵

（派力苯沙明，Pyribenzaminum）

制剂 片剂：25毫克/片，50毫克/片。

作用和用途 抗组织胺作用比苯海拉明强而持久，且对过敏性鼻炎、哮喘咳嗽比苯海拉明有效。

用法 25～50毫克/次，3次/日。

副作用 思睡较苯海拉明少，偶有口干胃肠刺激症状如恶心、腹部不适等。偶见粒细胞减少，局部用可引起皮炎。

非那根（异丙嗪，抗胺荨，普鲁米近，Promethazinum）

制剂 片剂：12.5毫克/片，25毫克/片；针剂：25毫克(1毫升)/支，50毫克(2毫升)/支。

作用 有较强的抗组织胺作用，并有明显的中枢安定作用，但比冬眠灵弱。可加强麻醉药、催眠药及镇痛药的作用，并能降低体温和镇吐。

用途 (1) 过敏疾病；(2) 治疗支气管哮喘，也可与氨茶碱并用；(3) 与冬眠灵(氯丙嗪)等药配成冬眠合剂用于人工冬眠；(4) 用于呕吐、晕车、晕船及震颤麻痹症等。

用法 口服12.5～25毫克/次，3次/日。肌注25～50毫克/次。

副作用和注意事项 (1)困倦、思睡、口干，偶有胃肠刺激症状；(2)偶见光敏作用，可发生光敏性皮炎和局部刺激作用，可引起接触性皮炎；(3)肝功能减退者慎用；(4)驾驶员、机械操作人员和运动员禁用；(5)不能与氨茶碱混合注射，与其他药物配伍时易发生沉淀。

扑尔敏(马来酸氯苯吡胺，Chlorpheniramini Maleas)

抗过敏作用强，思睡等副作用小，多用于虫咬、丘疹性荨麻疹等，适用于儿童。成人口服4～8毫克/次，3次/日。小儿0.1毫克/公斤/次，4岁以上小儿2毫克/次。片剂：4毫克/片。

安其敏(氯苯丁嗪，Buclizinum)

抗过敏作用比苯海拉明强而持久，且有镇吐作用。主要用于荨麻疹、血管神经性水肿等过敏性疾患，也用于晕车、晕船。口服25～50毫克/次，

3次/日。副作用有思睡、口干等。片剂：25毫克/片。

2. 其他抗过敏药

硫代硫酸钠注射液
(Inj. Natrii Thiosulfas)

本药有解毒、镇静、脱敏作用，临床上用于解救氰化物中毒，并用于慢性荨麻疹、皮肤瘙痒症和药疹。用法：5%5～10毫升/次，1～2次/日，静注或肌注。治疗慢性荨麻疹须用10日以上，以静注效果为佳。针剂：1克(5%20毫升)/支。

葡萄糖酸钙注射液
(Inj. Calcii Gluconas)

钙剂有降低毛细血管渗透性、消肿、抗过敏等作用。用于荨麻疹、湿疹和皮肤瘙痒症等。用法：10毫升/次，1～2次/日，静注或肌注。用于抗过敏时静注效果较好。注射要缓慢，在注射后病人全身有热感。针剂：10%10毫升/支。

痒苦乐民注射液
(氯化钙溴化钠注射液)

本药止痒作用比葡萄糖酸钙注射液强，多用于皮肤瘙痒症，对冬季瘙痒症尤佳。用法：5毫升/次，1～2次/日，缓慢静注。重型瘙痒症可用10毫升/次。针剂：5毫升/支(其中含氯化钙0.1克，溴化钠0.25克)。

治慢性荨麻疹中药方

主治　多汗、怕风、慢性反复发作的荨麻疹。

处方　防风　生黄芪　炒白朮　桂枝　白芍各三钱　生姜　甘草各二钱　大枣七枚　水煎服。避风及寒冷。

荨麻疹(风疹块)的治疗

1. 急性荨麻疹　(1)一般初发患者内服抗过敏药可立即缓解症状。可首选苯海拉明25～50毫克/次，3次/日，或去敏灵25～50毫克/次，3次/日。如睡眠不好或发疹较重，可白天服去敏灵，睡前加服非那根12.5～25毫克。

(2) 轻型患者可外涂百部酊，即可止痒。

(3)伴有腹痛、血管神经性水肿或喉头水肿者，立即皮下注射1:1000肾上腺素0.3～0.5毫升，同时口服或注射抗组织胺药。

(4) 轻型和不宜服抗组织胺药者，可用10%葡萄糖酸钙10毫升静注，1～2次/日。

(5) 大便干燥或不能耐受抗组织胺药者，可每日晨服防风通圣丸三钱，晚服连翘败毒丸三钱，连服3～7日。

(6) 新针疗法　取穴：曲池、足三里、血海，强刺激。对由食物过敏引起者效果较好。

(7) 耳针疗法　主穴：肝阳、神门、肺区、交感；配穴：肾上腺或内分泌。双侧取穴，1～2次/日。本法与药物同时应用，可增加疗效。

2. 慢性荨麻疹（连续发作二周以上者）医务人员首先要宣传战无不胜的毛泽东思想，让病人解除精神负担，树立对疾病斗争的信心。

(1) 药物综合治疗　① 安其敏25毫克/次，3次/日，或去敏灵50毫克/次，3次/日；② 利血平0.125毫克/次，3次/日；③非那根12.5～25毫克/次，每晚一次。发疹控制后，逐渐减少服药次数，以免骤然停药复发。

(2) 静注普鲁卡因。0.25%10～15毫升/次，于每日发作前注射，连续10～15次，可缓解症状。也可每次加用维生素丙200毫克静注。

(3) 静滴普鲁卡因，2%10毫升加入5%葡萄糖溶液200毫升中，再加维生素丙500毫克混合滴注，2～3小时滴完，1次/日，连续5～7次，见效后改隔日滴注。本法适用于精神因素较明显的病人。

(4) 氯喹，初起剂量0.25克/次，2次/日，1～2周后改服0.125克/次，2～3次/日，共3～8周。一般在服药后1～3周内开始生效，副作用及注意事项见150页。

(5) 针刺疗法　主穴曲池、三阴交、血海，配穴委中、尺泽。浅刺1厘米，留针5～7分钟，1～2次/日，连续10～15日。一般于5～10次后见效。对寒冷性荨麻疹无效。

(6) 耳针疗法　同急性荨麻疹的治疗。

(7) 中药治疗　金银花五钱，苦参三钱，白鲜皮五钱，浮萍四钱，水煎服，连服7～10日。

不论急性或慢性荨麻疹如能找到病因，除去病因即可根治。例如由药物引起者,不再服该种药物,即不再发;由蛔虫引起的应驱虫。慢性荨麻疹往往是由于多种原因引起的,甚至冷热、风吹、日晒和精神紧张等因素都可诱发。所以有的病例不能单独依赖抗组织胺药治疗,必须采用几种协同药物或综合治疗。解除患者思想顾虑和加强身体对周围环境适应的锻炼,有利于本病的加速治愈。

3. 寒冷性荨麻疹

(1) 烟草酸片0.1克/次,3次/日;去敏灵25～50毫克/次,3次/日;安得诺新2.5毫克/次,3次/日,上三药同时服用,症状控制后,逐渐减服。为预防再发,可于天气变化时单服烟草酸片。

(2) 中药 麻黄一钱,防风三钱,浮萍三钱,地肤子三钱,水煎服。

4. 皮肤划痕症 安其敏25毫克/次,3次/日;利血平0.125毫克/次,3次/日;安得诺新2.5毫克/次,3次/日,连服7天,如症状减轻,继服7日,再开始减药。

丘疹性荨麻疹(婴儿苔癣)的治疗

丘疹性荨麻疹是儿童好发的一种过敏性皮肤病。身上起小风疹块(痒疙瘩)或水疱，刺痒很厉害，影响睡眠。治法以内服药为主，外用药为辅。

(1) 服抗组织胺药，如扑尔敏、苯海拉明或安其敏等。

(2) 中药用防风一钱，紫草二钱，生地三钱，青黛一钱五分，浮萍二钱，焦楂三钱，水煎服，适用于风热型。

(3) 外用氧化锌洗剂或百部酊，用毛笔涂擦。并发脓疱或水疱涂1%龙胆紫液。

(4) 避免蚊子、白蛉子咬，症状发作时禁吃牛羊肉、鱼类及鸡蛋等。

十六、中药补益药

此类药物与西药兴奋药或营养药均有所不同，故列专章介绍。

1. 补　气　药

补气药是能治疗气虚病症的中药。中医理论的“气”主要指人体各器官的活动能力。“气虚”指身体元气虚弱，机体各器官活动能力减退，表现为衰弱的症状，如体力衰弱、讲话无力气、四肢乏力、疲乏困倦、食欲不振、容易发生腹泻、脱肛、子宫脱垂等。补气药主要针对上述情况使用。

人　　参

是最主要的补气药。有补气、安神的作用，能挽救虚脱(见 247 页)。

党　　参

来源　为桔梗科植物党参的干燥根部。栽培和野生。

主产于山西、陕西、甘肃、四川、河南等省。

作用和用途 性甘平，能补中益气。实验证明党参能使血液红细胞增加、白细胞减少；能使末梢血管扩张，因而降低血压。适用于气虚衰弱、精神疲劳、软弱无力、食欲减退、脱肛、子宫脱垂及脾胃虚弱引起的慢性腹泻；也可用于贫血、头晕。一般认为党参的补气作用与人参相似，但较弱。应用较广。

用法 用量二至六钱，煎服或蒸服。也可研粉或压片吞服，每次五分至一钱。

(1) 气血两亏：党参三钱，炙黄芪三钱，白术二钱，桂元肉三钱，冰糖适量，水煎服。

(2) 子宫脱垂：党参五钱，黄芪五钱，当归三钱，升麻一钱，枳壳五钱，益母草五钱，水煎服；如子宫脱垂较重、较久，可用蛇床子三钱，枳壳五钱，益母草三钱煎汤熏洗或温浸局部；如有宫颈糜烂或溃疡加黄柏五钱。子宫已复原后，最好继续服补中益气丸，每日三至五钱，半月至一月，以巩固疗效。

注意事项 忌萝卜和茶叶。反藜芦，不能同时用。

黄　芪

来源　为豆科植物黄芪或蒙古黄芪的干燥根。

主产于山西、甘肃、黑龙江、内蒙古、陕西等省区。

作用和用途　性甘温、有补气、止汗、生肌、利尿等作用。适用于虚损羸瘦、体虚多汗、行路气急、精神萎靡、软弱无力、消化力弱、脱肛及子宫脱垂等症，也用于慢性腹泻、水肿、慢性疮疡等症。实验证明黄芪有利尿、增强心脏收缩、降血压、对抗肾上腺素和扩张血管的作用。

用法　用量二至五钱，水煎服；如研粉或压片，每次吞服五分至一钱。

(1)肺结核盗汗：黄芪四钱，红枣三个(去核)，水煎服，连服1～2周。

(2) 气虚衰弱用补中益气汤：黄芪三钱，人参一钱，甘草一钱，当归三钱，陈皮二钱，升麻一钱，柴胡三钱，白术二钱，干姜一钱，大枣五个，水煎服。

注意事项　有感冒发热、胸腹满闷等症状时不宜用本药。结核病人有发热、口干、唇燥、咯血等症状时，不宜单独服用黄芪。

2. 补 血 药

补血药是能治疗血虚病症的药物。中医血虚的症状主要是：面色萎黄、唇及指甲苍白、头晕、耳鸣、心悸及妇女月经不调。补血药多粘腻，病人如有胸闷、胃口不好或腹泻时，不宜应用。对血虚同时消化不良的患者，应配合健胃消化药同用。

地 黄

来源 为玄参科多年生草本植物地黄之根。

主产于河南、陕西、浙江、甘肃等省。

作用和用途 地黄因制法不同作用也有差别，共分三种：

(1) 未经制过的鲜根称鲜生地。有滋阴、清热、凉血、止血等功效。适用于热性病发高热，或高热虽降但低热不退、津液缺乏、口渴、舌红、唇燥等症；也可用于咽喉红肿疼痛及吐血、咳血、鼻出血等。

(2) 经过晒干的称干地黄或称生地。有补血、滋阴、凉血、止血等功效。适用于贫血、阴虚、津液缺乏、口渴、低热等症；又可用于吐血、咳血、尿血及子宫出血等症。

(3) 经过蒸熟的称熟地。有补血滋阴的功效，适用于贫血衰弱、心悸、头晕及月经过多；又可用于阴虚、遗精、潮热、盗汗等症。实验证明地黄有止血、强心、利尿、降低血糖、尿糖的作用，因而可用于心脏病和糖尿病的治疗。

用法 用量二钱至四钱(鲜生地加倍)，水煎服。

(1) 治高热、吐血、鼻出血、皮肤出血：鲜生地、玄参各四钱，赤芍、丹皮、紫草各三钱，水煎服。

(2) 治肝肾不足、腰痛、遗精、头晕耳鸣：生地、山萸肉、山药、丹皮、茯苓、泽泻各三钱，水煎服。

当　归

有补血、活血、通经等功效（见602页妇科用药）。

3. 补 阴 药

补阴药又叫滋阴药或养阴药。此类药物大都是寒凉性，能滋阴、生津液，用以治疗阴虚的病症。阴虚的症状主要是：身体虚弱、津液缺乏、口渴、舌红、舌苔很少或无苔、头晕、眼花、低热、盗汗、干咳等。补阴药多滋腻，如有胸闷、不思饮食或腹泻时不宜用。对阴虚同时有消化不良的病人，应配合健胃消化药同用。

沙 参

来源 北沙参为伞形科植物珊瑚菜的干燥根。产于山东、河北、辽宁等省。

南沙参为桔梗科植物轮叶沙参、杏叶沙参的干燥根。产于贵州、安徽、江苏、浙江、云南、四川等省。

作用和用途 性甘、苦，微寒。能清肺泻火，养阴止嗽。有润肺、生津、祛痰、止咳及清肺热等功效，适用于肺虚久咳、干咳无痰或慢性咳嗽、有低热等症状；也可用于体质虚弱病人的咳嗽、吐黄痰或口渴、津液缺少等症。南沙参较北沙参作用稍差。

用法　用量一钱五至三钱，水煎服。

(1) 治肺胃燥热，干咳少痰，咽干口渴：沙参、麦冬、玉竹、天花粉、桑叶各三钱，水煎服。

(2) 治热病后期低热未尽，咽干口渴：生地五钱，沙参、玉竹、麦冬各三钱，水煎服。

注意事项　反藜芦，不能同时用。

麦门冬（麦冬，寸冬）

来源　为百合科植物沿阶草的干燥块根。

主产于浙江、四川、广东、广西、福建等省。

作用和用途　性甘、微苦，微寒。能润肺、清心、泻热。用于虚劳烦热、咳嗽、吐血、咯血、口干燥渴、大便干燥。有滋阴生津功效。病人长期发热可使津液消耗过多，出现阴虚衰弱情况，如口干、唇燥、舌红、盗汗和低热不退等症状，可用麦冬。

用法　用量一钱五至三钱，水煎服。

(1) 治肺虚咳血，可用清燥救肺汤：麦冬三钱，石膏五钱，桑叶三钱，胡麻仁二钱，阿胶三钱，杏仁二钱，人参一钱，杷叶二钱，水煎服。

(2) 热病后期大便干燥不通，可用增液汤：麦冬三钱，玄参三钱，生地五钱，水煎服。

4. 补 阳 药

补阳药是补肾助阳药。多是温性带甘味或咸味。一般有补肾、助阳、补精及强壮筋骨等作用。适用于阳虚引起的肢冷畏寒、阳痿、遗精、腰酸、膝无力、小便频数、遗尿、慢性腹泻及老年人或瘦弱患者的慢性气喘等症。补阳药多系温性药，如有口苦、口干、唇燥、便秘等症状时不宜用。

胡 桃（核桃）

来源 为胡桃的干燥种仁。

主产于河北、山西、山东、陕西等省。

作用和用途 性甘温，能温补肺肾、定喘、化痰、润肠、濇精。是滋养强壮药。适用于肾亏腰痛、肺虚久咳及气喘；又可用于体质虚弱病人的便秘。在有感冒咳嗽、痰多、气喘、胸闷等症不宜服。

用法 用量三钱至一两，煎服或嚼碎服。注意胡桃肉上一层薄衣不可剥去。

菟丝子

来源 为旋花科植物菟丝子的干燥成熟种子。

主产于辽宁、吉林、河北、河南、山东、山西、江苏等省。

作用和用途 性辛、甘、平。能补肝肾、益精、明目。药性和平，是滋养性强壮药。可用于肾亏腰痛、遗精、阳痿、小便频数及两眼昏花等症。

用法 用量二至四钱，水煎服。

(1) 治孕妇体弱腰酸，容易流产：菟丝子、桑寄生、续断各三钱，水煎服。

(2) 脾肾虚亏，大便溏泻：菟丝子、党参、山药、枸杞子、莲子各等量，研细末，常吞服。

十七、儿科用药

整个儿童时期是机体从不成熟到成熟，不断发展变化的生长、发育过程。因此，在儿科疾病用药问题上，应根据小儿特点，结合病儿的发育、营养、病情以及对药物的反应等因素，具体问题具体分析，区别对待，才能收到良好的疗效。

1. 儿科用药特点

小儿由于机体发育不够成熟，对药物的反应也和成人不同，越是年幼越是突出。常见特点有：(1) 对药物的吸收、体内转运和排泄均比成人快；(2) 对镇静催眠剂、洋地黄类强心药、磺胺药和激素等的耐受性较大，而对吗啡和中枢兴奋药则比较敏感；(3) 应用酸碱类药物容易发生酸中毒或碱中毒，应用利尿药较易发生低钾、低钠现象；(4) 应用大量或多种抗菌素，尤其是口服广谱抗菌素时，较易发生肠道正常细菌分布的紊乱和消化功能紊乱。

小儿用药剂量计算方法也和成人不同，有按成人剂量折算、按公斤体重折算等方法，都不能机械使用，要根据实际情况，具体问题具体分析。为了使用方便，一般药物可根据年龄按成人剂量折算；对毒性较大的药物，应参考体重计算。按年龄折算剂量和推算体重的方法可参见表 14：

表 14

<table>
<tr><th>年　龄</th><th>按年龄折算剂量
(为成人剂量的)</th><th>按年龄推算体重
(公　斤)</th></tr>
<tr><td>新生儿</td><td>1/10～1/8</td><td>3</td></tr>
<tr><td>6个月</td><td>1/8～1/6</td><td>7</td></tr>
<tr><td>1岁</td><td>1/6～1/4</td><td>9</td></tr>
<tr><td>4岁</td><td>1/3</td><td rowspan="3">1岁以上体重计算公式：
年龄×2+7=体重(公斤)
例：5岁小儿体重为：
5×2+7=17(公斤)</td></tr>
<tr><td>8岁</td><td>1/2</td></tr>
<tr><td>12岁</td><td>2/3</td></tr>
</table>

2. 几种常用药物的小儿剂量

几种常用药物的小儿剂量表　　表 15

（其他详见药物剂量表）

药物名称	各年龄每次剂量（克）					用法
	初生（3公斤）	1岁（9公斤）	4岁（15公斤）	8岁（23公斤）	12岁（30公斤）	
阿斯匹林	0.015	0.1	0.15	0.2	0.3	3次/日，口服
复方阿斯匹林		1/5片	1/3片	1/2片	2/3片	3次/日，口服
安乃近		0.1	0.15	0.2	0.3	肌注或口服
苯巴比妥	0.0075	0.015	0.02	0.03	0.03	3～4次/日，口服
苯巴比妥钠	0.02	0.06	0.1	0.15	0.2	3次/日，肌注

10%水合氯醛	1.5毫升	4毫升	6毫升	8毫升	10毫升	口服或灌肠
冬眠灵、非那根	3毫克	8毫克	12.5毫克	15毫克	20毫克	3次/日，口服或肌注
麻黄素	3毫克	8毫克	15毫克	20毫克	25毫克	3次/日，口服
氨茶碱		0.025	0.05	0.075	0.1	3次/日，口服
*阿托品	0.03毫克	0.1毫克	0.15毫克	0.2毫克	0.3毫克	3次/日，口服或肌注
青霉素	5~10万u	10万u	15万u	20万u	30万u	2~3次/日，肌注
链霉素	0.05	0.15	0.25	0.3	0.4	1~2次/日，肌注
土霉素、金霉素、四环素	0.05	0.1	0.15	0.2	0.25	4次/日，口服
氯霉素	0.025	0.1	0.125	0.2	0.25	4次/日，口服或肌注

药物名称	各年龄每次剂量（克）					用法
	初生（3公斤）	1岁（9公斤）	4岁（15公斤）	8岁（23公斤）	12岁（30公斤）	
黄连素	0.025	0.05	0.075	0.1	0.15	4次/日，口服
痢特灵、呋喃呾啶	0.015	0.025	0.05	0.075	0.1	3次/日，口服
异烟肼	0.015	0.025	0.05	0.075	0.1	3～4次/日，口服
*磺胺噻唑、磺胺嘧啶	0.125	0.25	0.5	0.75	1.0	4次/日，口服或肌注
5%颠茄酊		1毫升	2毫升	4毫升	6毫升	3～4次/日，饭前服

* 特殊情况下（如感染中毒性休克）的使用方法见专章

3. 婴幼儿常见病中药方

治麻疹中药方

1. **主治** 麻疹不透。

 处方 鲜芦根(或鲜茅根)一至二两 水煎服。

2. **主治** 麻疹不透。

 处方 浮萍二至三钱 水煎服。

3. **主治** 麻疹不透。

 处方 西河柳三钱 薄荷一钱 水煎服。

4. **主治** 麻疹中期，疹出不透，合并轻度肺炎。

 处方 麻黄五分 杏仁二钱 生石膏五钱 生甘草一钱 元参三钱 桔梗二钱 细生地三钱 水煎服。

治流行性腮腺炎中药方

腮腺肿大、发热、口渴、疼痛、压痛，选用1～5方中的任何一方。

1. 板蓝根 夏枯草各三钱 水煎服。
2. 板蓝根五钱 水煎服。
3. 紫花地丁五钱 水煎服。

4. 大青叶　板蓝根各一两　水煎服。

5. 板蓝根六钱　银花五钱　蒲公英五钱　夏枯草五钱　水煎服。

两腮肿大、微疼、张口进食不便，咀嚼时疼加重，以下四方任选一方，外用。

6. 鲜蒲公英一把，连根带叶洗净，捣烂加鸡子清一个(加醋也可)调匀，敷患处，干后取下再换。

7. 鲜菊花叶(或野菊花叶)一把，捣烂加醋少许，贴患处，干后取下再换。

8. 鲜大青叶、茎半斤，捣烂取汁一小杯内服，其渣外敷患处。

9. 生大黄三钱，研末，用醋调敷患处，2次/日。

防治乙型脑炎中药方

1. 单味板蓝根，十二岁以下每日二两，十三岁以上每日二至四两，水煎服。

2. **主治**　起病期：发热、嗜睡或烦躁。

处方　银花四钱　连翘四钱　板蓝根六钱　生石膏二两　知母五钱　生甘草一钱　薄荷一钱　水煎服。

3. **主治**　病盛期：高热、昏迷、抽搐。

处方 板蓝根六钱 元参三钱 赤芍三钱 生山栀三钱 知母三至五钱 生石膏五钱至一两 钩藤三至五钱 僵蚕二至三钱 生甘草一钱 水煎服。

4. **主治** 恢复期：低热不退。

处方 鲜生地五钱 麦冬三钱 青蒿三钱 连翘三钱 黄芩三钱 水煎服。

加减 痰多加胆南星五分至一钱，菖蒲一至二钱或竹沥水一两，随时服；恶心加竹茹一至二钱，半夏一至二钱；高烧加紫雪丹三至五分，冲服；便秘加生大黄（后入）五分至一钱，元明粉（冲）二至三钱；抽搐加全蝎四分，蜈蚣四分。

预防乙型脑炎，可用以下二方。

5. 板蓝根，10岁以下三钱，10岁以上五钱，水煎服，连服3～5剂。

6. 鲜大青叶二两，水煎，2～3天服一剂。

治小儿发热中药方

1. 鲜石斛三至五钱 钩藤三至五钱 水煎，当茶喝。

2. **处方** 银花 连翘 黄芩 钩藤 白芍各三钱

生甘草一钱　蝉衣一钱　水煎服。

加减　高烧加生石膏五钱；腹泻加黄连一钱，山药三钱；呕吐加陈皮一钱，竹茹一钱；食滞加山楂三钱，炒麦芽三钱；咳嗽加杏仁二钱。

治小儿遗尿中药方

1. 鹿角霜研末每晚服一钱。

2. **主治**　小儿遗尿或夜尿多。

   处方　桑螵蛸　益智仁各五钱　水煎服。

3. **主治**　同上方。

   处方　乌药　益智仁各等分

   用法　共研细末，每次服二钱，2次/日，白开水送下。

治小儿肾病综合征中药方

主治　肾病浮肿、尿少、蛋白尿、血浆蛋白减少、血胆固醇增高。

处方　猪膀胱一个　川牛膝或倒扣草一两

用法　将生猪膀胱内外洗净，切除尿道和附着的脂肪，和川牛膝或倒扣草一起，用文火煎煮2小时，药液倒出后，药渣再煎1次。分2～3次，一日服完，连用半年至一年。

治小儿类风湿性关节炎中药方

主治 多发性关节肿疼，梭状变形，有时伴周身发热。

处方 生地一两

用法 水煎服，有腹泻时停服1～3日。至消肿止疼后渐减量，逐渐停药。

治小儿肺炎中药方

1. **主治** 冬春季上感或肺炎早期，有气促或喘憋，身无汗，脉浮而有力或浮紧或细数，舌质不红或稍红，苔白。

处方 麻黄五分 杏仁二钱 甘草五分至七分 葱白三寸（1～3岁小儿量）水煎服。

2. **主治** 冬春季肺炎早期及中期，喘憋，身热无汗或有汗，口渴，烦躁，舌红，苔白燥，脉速有力。

处方 麻黄五钱 杏仁二钱 生石膏五钱 甘草一钱 银花三钱 板蓝根五钱（1～3岁小儿量）水煎服。

加减 汗多加麻黄根一钱；胸满加枳壳一钱；腹满加莱菔子三钱；喘重加苏子三钱，前胡二钱；心烦、里热、喘甚加桑白皮三钱，葶藶子一钱，大枣五枚；便稀加通草一钱；口渴加花粉二钱；神志昏迷加菖蒲一钱；唇干、气液两伤加玉竹二钱，花粉二钱，知母二钱。

3. **主治** 肺炎晚期或中期，微热或潮热，喘憋不著，微汗或汗少，舌红，苔少或黄苔，脉虚数。

处方 竹叶一钱 生石膏三钱 麦冬三钱 半夏一钱半 炙甘草一钱 粳米三钱 沙参三钱 黄芩二钱 枇杷叶二钱 水煎服。

4. **主治** 肺炎恢复期，热已退，无汗或微汗，喘减轻，咽间有痰，舌不红，脉缓或滑。

处方 化橘红一钱半 法半夏一钱半 茯苓二钱 甘草一钱 杏仁二钱 枇杷叶二钱 北沙参二钱 竹茹二钱 制南星一钱(一岁小孩剂量)

治小儿腹泻中药方

1. **主治** 一般轻度腹泻。

处方 扁豆花一两 水煎服。

2. **主治** 腹泻稀便。

处方 枣树粗皮一两 生甘草二钱 共研细末。

用法 每次五分至一钱 3次/日。

3. **主治** 大便稀烂不消化，食欲不振。

处方 焦三仙三钱 鸡内金二钱

用法 研末温开水送服，2次/日，每次一钱。

4. **主治** 泻稀水便。

处方 鲜车前草四斤 鲜苍术半斤

用法 煎二遍，每遍加水一斤，最后浓缩至半斤。每次服5～10毫升，3次/日。

5. **主治** 腹泻稀便。

处方 列当二两，水煎，用水洗脚。

6. **主治** 体质弱，泻稀便，尿少。

处方 焦白术 煨肉蔻 车前子 猪苓 泽泻各二钱

用法 共研成细粉，一岁小儿每日上下午各服半钱，温开水送下，年龄不同药量可酌情加减。

7. **主治** 发病急，泻水样便。

处方 莲肉 扁豆 山药 焦三仙 车前子 乌梅各三钱 水煎服。

8. **主治** 身体虚弱，久泻不止，食欲不振。

处方 党参三钱 茯苓三钱 白朮二钱 山药三钱 神曲三钱 莲肉三钱 赤石脂三钱 芡实三钱 水煎服。

无条件用上方时，可用参苓白朮丸代替，每次二钱，2次/日。

9. 主治 久泻不止，身体虚弱，四肢发凉面色灰白。

处方 人参一钱 制附子五分 水煎服。

启 脾 丸

用于轻度腹泻，消化功能不好，或严重腹泻恢复期，1丸/次，2次/日，温开水调服。

【附】列当 为列当科列当属草本，高15～40厘米，多寄生在菊科植物根部。全株有绒毛，叶互生，鳞片状；花蓝紫色，唇形，穗状花序(图52)。主产于我国东北，药用全草，夏季采割。性甘温，能补肾，强筋骨。用于小儿腹泻(煎水洗脚)、阳萎、腰腿酸痛、神经官能症。口服常用量二至三钱水煎。

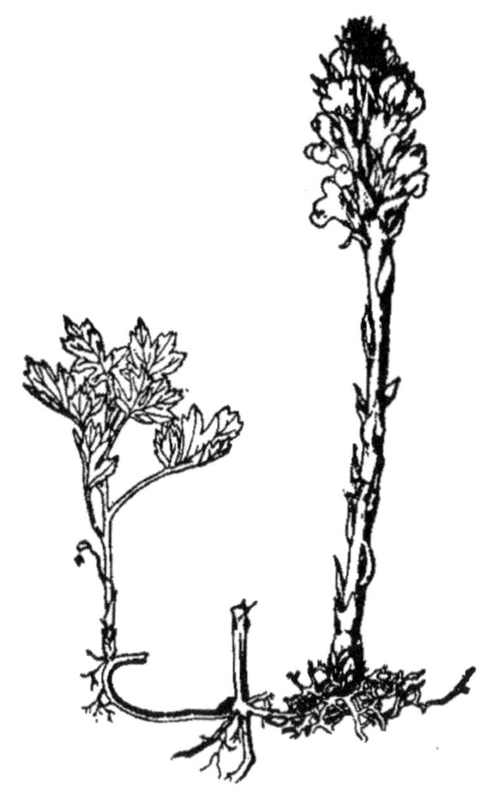

图 52 列当(列当科，列当属)
Orobanche caerulescens Steph.

婴幼儿肺炎的治疗

1．一般治疗　保持室内空气新鲜、湿润、避免烟尘。保证患儿休息，给以适当的饮食和足够的水分。重症肺炎要勤翻身。

2. 中药　能服中药的患儿首选中药。按肺炎的不同时期选用治肺炎中药1～4方(见583页)。

3. 镇静止喘　服中药后仍烦躁不安或喘重时，可用耳针，刺平喘区，留针半小时；或针刺喘息穴，配穴肺俞、天突、膻中。喘重加用非那根、冬眠灵各1毫克/公斤/次，口服或肌注，每6小时可重复用。病人不能入睡用苯巴比妥或10%水合氯醛。

4. 退热　高热者额部用冷毛巾湿敷。针刺曲池或十宣放血。或用10～20%安乃近滴双鼻孔各2～3滴。也可口服小量阿斯匹林。

5. 纠正缺氧　发绀时可打开门窗(不可使风直吹患儿)，或将患儿包好，注意勿使着凉，抱至室外吸入新鲜空气20～30分钟。寒冷地区应慎重。有条件时可吸氧(见395页氧及土法制氧)。

6. 控制心力衰竭　心率增快与体温呼吸不成比例，肝脏迅速增大时，应考虑并发心力衰竭。如有浮肿、心界扩大、肺部罗音在短时间内迅速增多、烦躁不安或发绀明显等症状时(在高原地区此种情况常在肺炎早期即出现)，应早期给洋地黄类药物，最好用注射药物快速饱和。洋地黄毒苷饱和量，2岁以下0.03～0.04毫克/公斤，于12～24小时内用完。首次量可给1/3～1/2饱和量，其余量平分为3～4次，每4～6小时一次。维持量为饱和量的1/10。用毒毛旋花子素K时，0.007～0.01毫克/公斤，分1～2次，以10～20毫升葡萄糖液稀释后，缓慢静注，在8～10分钟内注完。

7. 抗菌药物　可单独应用；重症病例需要中药和抗菌素并用。

(1) 轻症　青霉素10万～20万单位/次，2次/日，肌注；或青霉素同上量肌注，同时口服磺胺二甲基嘧啶或磺胺噻唑100～150毫克/公斤/日，或土霉素30～50毫克/公斤/日，分3～4次口服。至热退后3日。

(2) 重症　青霉素10万～20万单位/次与链霉素合用，10毫克/公斤/次，2～3次/日，肌注；或四环素或金霉素30～40毫克/公斤/日，分3～4次口服。用以上治疗3～5日无效时，改为青霉素10～20万单位/次，2～3次/日，肌注，同时口服氯霉素30～40毫克/公斤/日，分3～4次；或红霉素30～40毫克/公斤/日，分3～4次口服，同时肌注链霉素20～30毫克/公斤/日，分2次用。

3个月以下婴儿肺炎、百日咳和麻疹合并肺炎时，应视为重症肺炎，积极治疗。

婴儿腹泻(消化不良)的治疗

本病多发生于两岁以下的婴幼儿。其中发病较急，泻大量水样便的，多数是肠道感染。主要是由于致病性大肠杆菌引起，其次是由病毒引起；少数是由于其他细菌或霉菌引起。发病较缓，泻稀便的，多数是由消化功能紊乱引起。治疗必须从多方面入手，采取综合措施。

1. 饮食　无论什么原因引起的都应首先停止副食，减少喂奶，以减轻胃肠负担。较重的暂停喂奶8～16小时，代之以米汤或配制的糖盐水（见口服补液），或将米炒焦，煮米汤喂小儿。以后逐渐加奶，在5～7日内恢复正常奶量。中途病情反复的可再禁食，但要注意避免多次反复禁食或长期半饥饿，以免过多影响营养摄入。

2. 一般腹泻主要用针灸治疗　主穴：足三里。配穴：关元、合谷、大肠俞或四缝。呕吐的加天枢，泻重的加长强。久泻不止可用0.25～0.5%盐酸普鲁卡因，0.2毫升足三里穴位注射。

3. 无条件用针灸、小儿不合作或针灸效果不明显时，可加用或改用中药，按病情选用中药1～9方，或用中成药。

4. 轻型或慢性腹泻和营养情况较差的，用捏脊。

(1) 方法　使患儿俯卧，自其尾骨尖长强穴沿脊柱向上推捏，直至大椎穴。

(2) 手法　术者两手半握拳，双食指横抵病人长强穴，稍向其头部方向用力，用拇、食二指将皮肤捏起，食指沿脊柱向上推为主，同时拇指边捏边放，每捏2～3下，将皮拉起上提一次，直到大椎穴为一遍。每次捏四遍。最后一遍捏完后，以双拇指压双肾俞三下。每日捏1次，6次为一疗程。必要时可再重复1～3个疗程。每疗程间休息一日(手法见图53、54)。

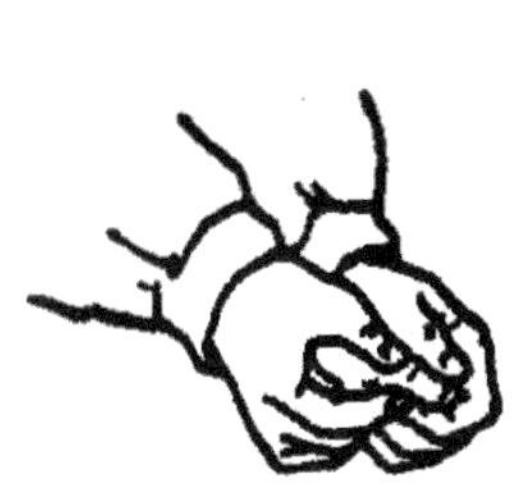

图 53　捏脊手法

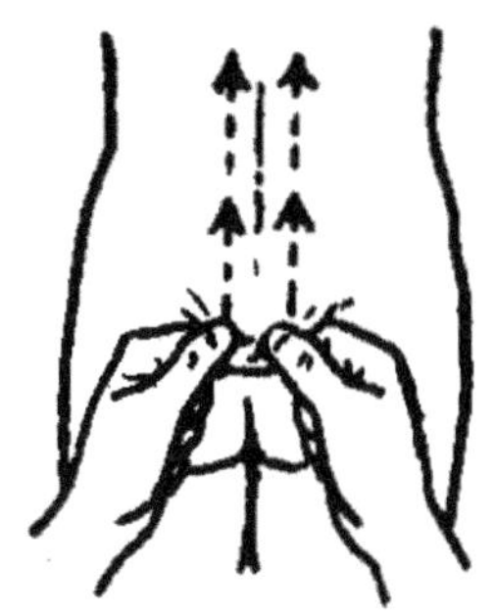

图 54　捏脊部位

捏脊对一般消化不良、佝偻病、食欲不振、营养不良和夜尿等疗效较好。

5. 细菌感染引起的腹泻，应以控制感染为主。配以针灸、中药可加速痊愈。轻的服乳酶生0.3～0.6克/次，3次/日，或痢特灵6～10毫克/公斤/日，分3～4次服。以上药物无效时，有条件的可改用新霉素30～50毫克/公斤/日，分3～4次服。比较明确为致病性大肠杆菌肠炎的，用新霉素无效时，可用抗敌素或多胜菌素甲10～15万单位/公斤/日。以上药物除乳酶生可稍久用外，其他药物疗程5～7日。久用易引起肠道菌群紊乱。又发生腹泻。

6. 有脱水的患儿应积极补液。

(1) 口服补液　轻度脱水可口服补液。补液第一日，服碳酸氢钠2～3克(0.3克/公斤/日)，氯化钾1～3克(0.3克/公斤/日)，分3～4次口服。另喝糖开水1～2中饭碗(300～600毫升)。如小儿禁食，可将上项药物溶于糖开水中，按喂奶时间分服或随时口服。如腹泻渐好转，24小时以后，每日口服糖水和碳酸氢钠、氯化钾均可减量1/3～1/2。至大便呈糊状时停止补充。

(2) 静脉补液　脱水较明显而口服不能满足需要时采用。

补充的原则：①先盐后糖（先输葡萄糖生理盐水，后加入葡萄糖液）；②先浓后淡(先给葡萄糖盐水，后加葡萄糖液，以稀释含盐糖水)；③先快后慢(指输液速度)；④见尿给钾（排尿后表示肾功能正常，可开始补充钾盐)。

具体作法：先以5%葡萄糖盐水500毫升一瓶，在半小时左右快速静脉输入100～200毫升(相当于20毫升/公斤)，然后用5～10%葡萄糖液，将输液瓶中剩余的5%葡萄糖盐水冲稀一倍，用此浓度液体继续静滴，速度每小时40～60毫升，直到临床脱水症状消失为止。一般共需500～1000毫升，较大婴儿或脱水严重的需要1500毫升。情况好转，24小时后补液同上述口服补液法。

(3) 酸中毒较重，有呼吸深长者，可静滴11.2%乳酸钠10～20毫升(用5倍量，即50～100毫升的5～10%葡萄糖液稀释成等渗液)；严重者可用5%碳酸氢钠20～40毫升，加入5～10%葡萄糖液50～100毫升中，稀释3～4倍滴入。如无碱性液注射，可滴注稀释一倍的葡萄糖盐水，同时口服碳酸氢钠片，0.5～1克/次，每小时一次，共3～5次。

(4) 在补液过程中，排尿后开始口服钾，可用氯化钾、醋酸钾或枸橼酸钾，均用10%溶液20～30毫升/日，(300毫克/公斤/日)，分3～4次口服。如腹泻日久，进食少，输液后腹胀，精神萎靡，四肢软弱无力，肠鸣音减少，膝反射减弱，表示缺钾较重，可从静脉补钾。用10～15%氯化钾注射液加于输液瓶中，配成0.2～0.3%浓度（每100毫升液体中，加入10%氯化钾2～3毫升或15%氯化钾1.5～2毫升）静滴。第一日静滴和口服氯化钾总量不超过350毫克/公斤，至能口服时改为口服。

7. 同时有其他感染，如呼吸道、泌尿道感染，应及时使用抗菌药物治疗。

小儿惊厥的处理

惊厥是小儿常见的一种紧急情况，由多种原因引起，如不及时采取适当处理，有时可造成严重后果。医务人员必须 分秒必争，积极作出诊断和抢救措施。

1. 一般抢救处理

(1) 立即针刺人中、内关或百会、中冲。

(2) 用纱布或布块包缠压舌板或筷子，插入牙关压住舌面，以免咬破舌头。

(3) 发生窒息时进行口对口呼吸，有条件的给氧气吸入。

(4) 镇静止惊剂: 下列药物可交替使用。①10%水合氯醛4～6毫升/公斤/次，稀释一倍灌肠；②苯巴比妥钠5～8毫克/公斤/次，肌注；③阿米妥钠5～8毫克/公斤/次，肌注；④冬眠灵与非那根各1毫克/公斤/次，肌注或静注（镇静效果好，止抽作用差，可配合使用）。

用药后半小时如惊厥不止，可重复半量或改用另一种药物。以后可每4～6小时用一次。

(5) 注意保持周围环境安静。

2. 病因处理　在作上述处理的同时，宜积极检查引起惊厥的原因，根据病因进行处理。最常见的引起惊厥的原因有以下几种。

(1) 高热惊厥　婴儿较多见，常伴发于上呼吸道感染或其他感染如扁桃体炎、肺炎等。多发生在体温骤升，病儿神经系统尚未适应时。一般惊厥持续时间不久，发作一、二次即止，体温常达摄氏39.5度以上。应积极退热，常用冷水手巾或冷水袋敷头部，或用温水或30%酒精擦身。药物退热较方便的是用10～20%安乃近，滴双侧鼻孔各2～3滴，严重的可皮下注射安乃近10毫克/公斤/次。如高热持续不退，可用冷水手巾或冷(冰)水袋放于颈、腋或腹股沟大血管处，高热即渐退。

(2)低钙引起的手足搐搦症　多发生于春季。患儿多为6个月以下的婴儿。惊厥时，常伴有面部小肌肉的抽搐。一般发作时间不长，发作后清醒如常。检查腓反射(叩打腓骨头下方的腓神经，产生足部向外上方跷动)或佛氏征(叩打口角外方犬齿窝处，产生口角抽动)阳性。多伴有佝偻病的症状和体征。治疗除用镇静剂外，须较大量补充钙剂。一般用口服10%氯化钙3～4克/日，或乳酸钙4～6克/日，3～4日后改为乳酸钙1克/次，3次/日，连用1～2个月。用钙剂同时口服维生素丁5000～10000国际单位/日。惊厥频繁或严重的，应加用10%葡萄糖酸钙5～10毫升，以葡萄糖注射液稀释一倍缓慢静注，1～2次/日，至惊厥发作停止。

(3)中枢神经系统感染　如流行性乙型脑炎或

脑膜炎等，患儿多有高热、头痛、呕吐、颈强直、昏迷以及阳性克氏征、巴氏征等。惊厥发作严重而且时间持久。发作停止后，神志仍不正常或昏迷加深。其惊厥、头痛、呕吐、颈强直常因颅内压增高引起。除对症治疗外，应及时使用脱水药，减低颅内压(见 256 页)，并须正确及时控制感染。

(4) 中毒性脑病　由急性感染引起的中枢神经系统中毒症状。表现与脑炎相同，多见于细菌性痢疾、败血症、大叶性肺炎等。应对症治疗并根据病因进行治疗。

(5) 癫痫　多见于学龄儿童，过去有惊厥发作历史，不发热，发作时突然昏倒，意识丧失，全身或局部肌肉强直性痉挛，口吐唾沫，大小便失禁，发作后进入睡眠状态。治疗可用苯妥英钠或苯巴比妥长期服用。

(6) 破伤风　多发生于未经消毒手续接生的 5～7 日新生儿，或在 1～2 周内有外伤史的病人。无并发症时不发热，有牙关紧闭，苦笑面容和全身阵发性强直性肌痉挛。治疗需注射破伤风抗毒素 4～10 万单位，分 1～2次肌注。注射前应作皮肤过敏试验(见 729 页)。还需注射青霉素和止惊药物。

十八、妇产科用药

1. 子宫收缩药

麦角新碱(马来酸麦角新碱，Ergometrini Maleas)

制剂 片剂：0.2毫克/片，0.5毫克/片；针剂：0.2毫克/支。

作用和用途 使子宫平滑肌强直收缩，从而压迫血管止血，对血管也有收缩作用。作用较麦角流浸膏快，可持续数小时。用于产后出血和子宫复旧不全。

用法 口服0.2毫克/次，2次/日。肌注或静注：0.2毫克/次，必要时半小时后可重复一次。

产后出血在胎儿及胎盘均已娩出后可肌注或静注0.2毫克，极量0.5毫克。如用于预防产后出血，则可在胎儿前肩娩出后立即静注（不得肌注）0.2毫克。

副作用和注意事项 长期或大量应用可引起中毒，轻则呕吐、腹泻，重则昏迷。

胎儿娩出前绝对禁用，否则可因子宫强直收缩而引起子宫破裂及胎死宫内。有血管硬化和冠状动脉疾病者忌用。

麦角流浸膏
(Extractum Ergotae Liquidum)

作用、用途和注意事项与麦角新碱同。用法：1～2毫升/次，3次/日，共服2天。每次不可多服，也不可超过2天。极量：4毫升/次，12毫升/日。子宫复旧不全时常伴有宫腔轻度感染，单用麦角可能引起感染扩散，故用麦角同时应加用磺胺类或其他抗菌素。每1毫升0.05元。

脑垂体后叶素(Pituitrinum)

制剂 针剂：10单位（1毫升）/支。

作用 內含催产素和加压素(抗利尿素)。小剂量催产素能使子宫节律性收缩增强，大剂量产生强直性收缩，使子宫肌层内的血管受压而止血。作用较麦角快而维持时间短，故常与麦角合用。加压素有抗利尿和升压作用。

用途 产后出血、子宫复旧不全、促进宫缩、引产、肺出血、食道及胃底静脉曲张破裂出血、尿崩症。

用法 5～10 单位/次，肌注。肺出血时可静滴或静注，静滴加生理盐水或5%葡萄糖500毫升稀释慢滴，静注加50%葡萄糖20毫升稀释慢注。极量为20单位/次。

产后出血必须在胎儿和胎盘均已娩出后再肌注10单位，如预防性应用可在胎儿前肩娩出后立即静注10单位(应注意针剂必需是可供静注者)。

引产或临产后加强宫缩用药应严格掌握适应症。

大量肺咯血可静注10单位。

副作用和注意事项 面色苍白、出汗、心悸、胸闷、腹痛、便意及过敏性休克等应立即停药。高血压、冠状动脉疾患、心力衰竭、肺原性心脏病患者忌用。

催产素(Oxytocinum)

制剂 针剂：5单位/支，10单位/支。

作用和用途 作用参见脑垂体后叶素。用于引产、子宫收缩无力、产后出血和子宫复旧不全。

用法 5～10单位/次，肌注，可防止产后出血。引产或子宫收缩无力时，用5单位加5%葡萄糖500毫升中静滴，每分钟20～30滴。必须密切观察，并应根据宫缩和胎儿情况随时调节。如点滴过速可使子宫收缩强直，发生胎死宫内、胎盘早期剝离或子宫破裂。极量：20单位/次。

注意事项 胎头与骨盆不相称、有剖腹产史和心脏病者忌用。生产三胎以上的经产妇禁用，因易发生子宫破裂。

益母草

来源和制剂 为唇形科植物茺蔚，药用全草及花。秋后结子，深棕色，三角形，即茺蔚子，也入药，功用同益母草(但又能凉肝明目)。

产于华北及东北各省。

制剂：多制成1:1或1:2的益母草流浸膏。

作用和用途 性微寒，味苦辛，子味甘。有祛瘀、活血、调经作用，能加强子宫收缩。用于产后子宫复旧不全、子宫出血、月经过多等，可代替麦角。本药有效成分含量很低，故用量不足时难以奏效。

用法 一般用量为一至二两，水煎服。益母草流浸膏2毫升/次，3次/日。

(1) 月经不调、痛经：益母草四钱，当归、川芎、赤芍各三钱，水煎服。

(2) 产后恶露不净，小腹痛：益母草一两，水煎服。

当归

来源 为伞形科植物当归的干燥根。

主产于甘肃，四川、云南，陕西、湖北等省也产。

制剂 当归浸膏片（调经片）0.5克/片，100片/瓶；当归流浸膏500毫升/瓶。

作用和用途 性温，味甘、辛，能补血、活血、润燥通便、调经止痛。对子宫的作用视子宫机能状态而异，可表现为兴奋或抑制。临床用来调经、镇痛、止血、补血。

用法 一般用量二至四钱，水煎服。

(1) 月经不调：当归、熟地各三钱，川芎、白芍各二钱，水煎服(即四物汤)。

(2) 子宫功能性出血：见614页6、7方。

(3) 痛经：四物汤加香附二钱，艾叶一钱水煎服；另见616页4方。

当归流浸膏：2～3毫升/次，2～3次/日；当归浸膏片：4～6片/次，2～3次/日。

红　花

来源 属菊科植物。主含成分为红花甙，药用干燥花冠。

产于我国各地，栽培甚广。

作用和用途 性温、味辛、微苦。能活血通经、祛瘀止痛。对子宫有兴奋作用，已孕子宫尤为敏感，可作为子宫收缩剂。临床用以治疗月经不调、经闭、腹痛，产后恶露淋沥。尚可治外伤性充血肿胀。

用法 用量一至三钱浸酒饮或水煎服。

(1) 治月经不调、痛经：红花一钱五分，川芎一钱，当归、香附、延胡索各三钱，水煎服；或配当归浸酒，经前服。

(2) 血瘀闭经：红花三钱，当归、桃仁各三钱，三棱二钱，水煎服。

(3) 产后恶血不下，腹痛：红花三钱，益母草五钱，山楂三钱，加红糖适量，水煎服。

(4) 跌打损伤、局部血肿疼痛：红花一钱五分，柴胡一钱半，当归、桃仁各三钱，大黄二钱，水酒各半煎服。

注意事项 孕妇及月经过多者禁用。

【附】藏红花 属鸢尾科植物。主产于西班牙、希腊、伊朗及我国西藏。药用干燥柱头。为红花之类似品，性味甘平，能活血、通经。功用与红花相似。一般用量为五分至一钱。浸温水中内服，或煎服。孕妇忌服。

川　芎

来源 属伞形科多年生草本植物。根茎入药。

主产于四川、云南、广西、湖北、江西。

作用和用途 性温味辛，有镇静、降血压、止痛、活血作用。用于月经不调、痛经、产后恶露不尽、头痛、高血压、风湿痛、损伤性疼痛。

用法 常用量一至二钱，水煎服。

(1) 痛经，月经错后，产后小腹痛：川芎、当归各三钱，水煎服。

(2) 闭经：见616页。

(3) 风湿性关节炎初起，见203页治关节炎中药6方。

丹　　参

来源 为唇形科植物丹参的干燥根。

主产于四川、安徽、江苏、河北、山东、山西、浙江、云南等地。

作用 味苦，性微寒。有活血祛瘀，调经止痛，安神等功能。用于月经不调、痛经、关节酸痛、心悸、失眠等症。

用法 常用二至五钱，水煎服。

(1) 月经不调，提前或错后，腹痛，腰背痛：单味研末，每服二钱，开水送服，2次/日。

(2) 产后恶露不净，小腹痛：丹参、焦山楂、益母草各三钱，水煎服。

注意事项 不宜与藜芦同用。

卷柏(还阳草，老虎爪)

来源 卷柏科植物。药用全草，夏秋采集。喜群生于山野干旱石缝中。

作用和用途 性平味辛。生用活血通经，炒炭止血。用于(1)痛经、经闭；(2)碰伤、摔伤、伤处疼痛；(3)内痔出血，脱肛。

用法 单用干品五钱，配方用二至三钱，水煎服。内痔、脱肛可用卷柏、地榆、侧柏叶各三钱水煎服。

注意事项 孕妇忌服。本品又名万年青，但与百合科万年青不同(见307页)，不能用作强心药。

植物特征 多年生草本。主茎短，直立，下生须根，上面丛生莲座状小枝。叶小，二型，背腹二列，交叉密覆于分叉扁平的小枝上。叶端急尖，有长芒，边缘梢有齿。孢子囊穗生于枝顶，四棱形(图55)。

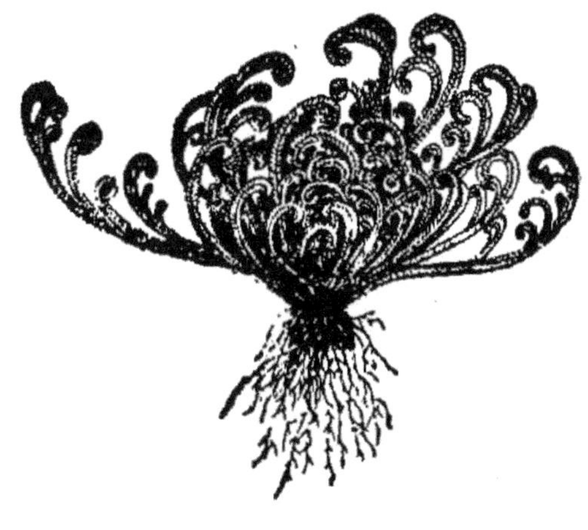

图 55　卷柏（卷柏科，卷柏属）
Salaginella tamariscima (Beauv.) Spring.

金樱子（黄茶瓶，糖罐子）

来源和制剂　为蔷薇科植物金樱子的干燥成熟果实及根，秋冬采集。喜生于丘陵、坡地、村边、路旁的灌木丛中。主产于广东、湖南、浙江、江西、河南等省。金樱膏制法：取金樱子半斤，加水适量，用文火煎取浓汁，共煎三次，去渣。将三次药汁掺合，再用文火煎熬，蒸发水分，浓缩成粥状，加入蜂蜜四两即成。

作用和用途　性酸涩平，能益肾涩精，固肠止泻。主治子宫脱垂、脱肛。

用法 (1)治子宫脱垂：取金樱子10斤，加水冷浸一天，次日用武火煎煮半小时，过滤取汁，再加水煎半小时，去渣。二次煎汁混合，加热浓缩至5000毫升备用。每日早晚各服60毫升，连服3天为一疗程，隔3天再服3天。另法：金樱子二两，水煎服，连服3天。

(2) 治小儿脱肛：金樱根一至二两，水煎服。

(3) 治遗精、小便频数：金樱膏每日清晨空腹和晚上临睡时各服一汤匙，用温开水调服。

副作用 偶有便秘、腹痛。

植物特征 为攀援状灌木，节弯曲，有锐利的钩刺。复叶互生，大多为3片小叶，5～7片较少见。叶背主脉上及叶柄一般都有钩刺。开白色花，五片花瓣。

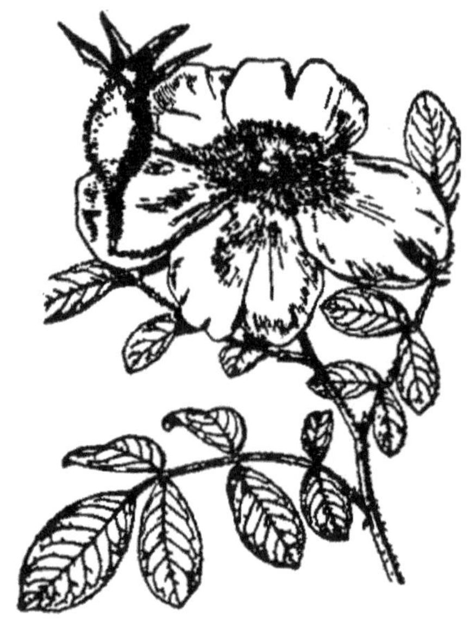

图 56 金樱子(蔷薇科，蔷薇属)
Rosa laevigata Michx.

果似花瓶，熟时红黄色，拇指头大，密生小刺。根红色，木质致密，坚硬(图 56)。

黑面神(青凡木)

来源 大戟科黑面神属植物，药用根、叶，全年可采，叶多鲜用。耐旱，喜生于山坡、丘陵。

主产于浙江、福建、广东、广西、云南、贵州等地。

作用和用途 微苦凉。清热散毒，化瘀消滞，止痒。用于 (1) 产后宫缩痛；(2)急性胃肠炎、扁桃体炎、咽喉炎；(3)湿疹、过敏性皮炎、皮肤瘙痒。

用法 每用干根五钱至一两，水煎服。鲜叶捣烂取汁涂皮肤患处。

植物特征 灌木，高 1～1.5 米，枝带红褐色。叶互生，革质有短柄，多为阔卵形，上面深绿色，干后变黑，故称“黑面神”。

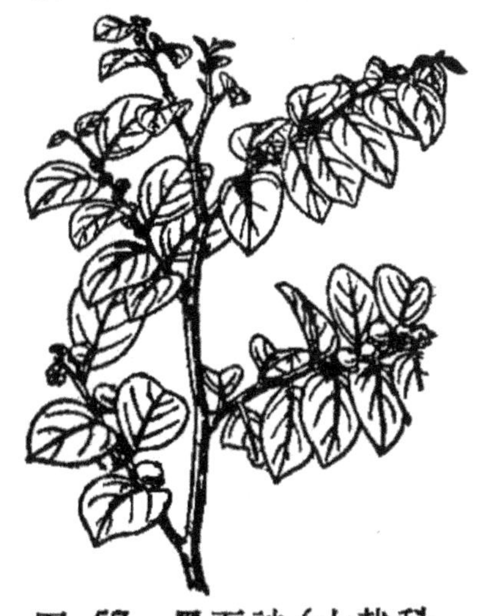

图 57 黑面神(大戟科，黑面神属)
Breynia fruticosa (L.) Hook. f.

花生于叶腋内，单生或2～4 朵。果小球形，藏于宿存的盘状花萼内（图 57）。

鸡　血

对子宫功能性出血有效。制剂、用法等详见389页。

2. 性　激　素

（见十二、激素类药物）

3. 退奶药和生奶药

退奶药　乳房未胀前可用雌二醇，每日肌注 4 毫克，3～5天，或口服己烯雌酚 5 毫克/次，3 次/日，或每日肌注 4 毫克，3～5 天。同时紧束双乳，少进液体。

乳房已胀用炒麦芽三两，水煎，当茶喝，每日 4～5 次，至断奶。

用皮硝 400 克装入布袋内分敷双乳，再紧束乳房，如皮硝潮解可更换一次。

生奶药

(1) 当归五钱，黄芪一两，王不留行八钱，通草二钱，水煎服，2次/日。忌生冷和刺激性食物。

(2) 生麦芽二至四两，炒王不留行三钱，漏芦三钱，龟板五钱，水煎服。

4. 外用药

硝酸银

用途 宫颈息肉或伤口过剩的肉芽组织剪除后可局部用以止血。

用法 为强腐蚀剂，用时应保护周围健康组织不被沾染。用10%溶液或硝酸银棒局部涂抹，涂后应用生理盐水擦洗局部。

滴维凈片（复方乙酰胂胺片，Tab. Acetarson Co.）

用途 抑制阴道滴虫。治疗阴道滴虫病。

用法 每晚一片塞入阴道后穹窿部，10～14日为一疗程。每片含乙酰胂胺0.25克、硼酸0.03克。

注意事项 (1)对宫颈和阴道有轻度刺激；(2)用药期间禁止性交；(3)月经期禁用。

卡巴胂片(Tab. Carbarsonum)

用途 抑制阴道滴虫。治疗阴道滴虫病。

用法 0.2～0.4克/次，每晚或隔晚一次，塞入阴道深处，7日为一疗程(参见164页)。

曲古霉素栓剂(Trichomycinum)

用途 有抗霉菌和抗滴虫作用。治疗阴道滴虫病、霉菌性阴道炎。

用法 10万单位/次，每晚一次，塞入阴道深部，7～10天为一疗程。月经期不用(制法见107页)。

子 宫 丸

制剂 处方：白矾十九钱　乳香、没药各三钱　蛇床子一钱四分　钟乳石四钱五分　雄黄四钱五分　硼砂四分　硇砂三分　儿茶三钱六分　血竭二钱五分　樟丹五钱五分　冰片三钱五分　麝香四分

以水二碗煮白矾数沸至略稠状，然后加入乳香以下八味药，加水三至五匙，再煮数沸，加入樟丹、血竭，再加水二匙，煮开，最后加麝香、冰片搅拌，制成直径1.5厘米厚2毫米的圆药锭。

用途　严重宫颈糜烂、盆腔炎、子宫脱垂。

用法　每次一锭，塞入阴道深部，每5天用药1次，共用4次。可刺激阴道红肿，治疗期间忌性交。

5. 妇科中药方

治子宫功能性出血中药方

子宫大量出血不止，选用下列1～5方。

1. **处方**　大小蓟各一两　白茅根三两

   用法　水煎服，忌辛辣食物。

2. **处方**　棕榈炭三钱　百草霜三钱　血余炭三钱　棉花籽炭五钱

   用法　水煎服，忌辛辣食物。

3. 莲蓬炭五钱　仙鹤草五钱　醋香附一钱半　水煎服。

4. 三七一钱　仙鹤草　侧柏叶各四钱　当归　炒山栀　白芍　旱莲草各三钱　水煎服。

5. 生地　白芍　炒槐花　女贞子　旱莲草　茜草各四钱　大小蓟　地榆炭各三钱　水煎服。

6. **主治**　时有时无不规则子宫出血，月经色淡，小腹寒冷，面色苍白者，治宜温经止血为主。

处方 当归 白芍各四钱 川芎二钱 熟地 艾叶各三钱 阿胶（或鹿角胶）六钱 干姜炒黑三片 水煎服。

7. **主治** 病体久虚、怕冷、自汗，小腹胀，经色稀淡者，宜调补气血。

处方 党参三钱 炙黄芪四钱 炒白朮二钱 防风二钱 香附 当归 白芍 熟地 侧柏叶各三钱 干姜炭一钱 水煎服。

8. **主治** 子宫出血不止。

乌贼骨五钱 茜草三钱 鸡冠花四钱 生熟蒲黄各二钱 贯众炭四钱 水煎服。

治月经不规则中药方

1. **主治** 月经过多。

处方 百草霜 艾叶炭 侧柏叶炭 血余炭各三钱 水煎服。

2. **主治** 月经赶前。

处方 当归一钱 生地六钱 丹皮三钱 黄柏三钱 水煎服。

3. **主治** 月经错后。

处方　生熟地黄各五钱　月季花五钱　丹参一两　香附三钱　五灵脂三钱　赤芍四钱　阿胶三钱　甘草一钱

用法　清水煎汤或加入红糖一两煎沸，温服，2次/日。

4. **主治**　月经错后。

处方　丹参四钱　五灵脂三钱　水煎服。

5. **主治**　倒经(经闭鼻出血)。

处方　小蓟三两　灶心土（打碎）五钱　水煎服。

逍遥丸

疏郁调经。用于月经不调，每服3钱，2次/日。

治痛经中药方

1. **处方**　炒蒲黄三钱　五灵脂三钱　黄酒或葡萄酒一两

用法　先将前二味药用水一碗煎留半碗，再加黄酒煎沸，去渣取汤，2次/日。忌食生冷油腻和洗冷水。

2. **处方** 延胡索(酒炒)一两 香附(醋炒)四钱

用法 共为细末，每服二钱，酒一盅送下，2次/日。

3. 泽兰三钱 丹参四钱 香附二钱 水煎服。

4. 丹参四钱 当归四钱 小茴香二钱 水煎服。

治闭经中药方

1. **处方** 当归一两 川芎一两 香附一两 生牛膝一两 桃仁三钱 丹参五钱 生地黄一两

用法 共为细粉，每服二钱，2次/日。

2. **处方** 红花 鸡血藤各等分

用法 共研细末，每服一钱。有浮肿时加苡仁。

3. 益母草八钱 鸡冠花五钱 水煎服。

治白带中药方

1. 鸡冠花一两 椿根皮一两 水煎空腹服。

2. 苍朮三钱 川黄柏三钱 冬瓜子一两 白扁豆四钱 水煎服，忌辛辣食物。

3. 白朮 云苓 车前子 海螵蛸各五钱 白芷三钱 水煎服。

4. 白扁豆一两　白果三钱　向日葵梗（去皮用白心)四钱　水煎服，红糖为引，用于气虚者。

5. 白茅根一两　板蓝根四钱　金银花四钱　荠菜四钱　水煎服，用于湿热白带。

6. 白头翁五钱　黄柏三钱　苦参四钱　水煎服，用于白带多而腥臭。

治子宫脱垂中药方

1. **处方**　明矾三钱　五倍子三钱

用法　研成细粉，干撒于宫颈溃烂处。

2. **处方**　蓖麻仁一两五钱

用法　捣烂如泥，加烧酒适量，制成药饼，贴敷于关元穴，以布带包好固定，侧身曲膝卧。每次贴敷三至五小时，不宜过久，以防皮破起疱。1 次/日，3～7 天一疗程，最多 7 天。

3. **处方**　枳壳八钱

用法　每晨一次水煎服；另：益母草一两，每晚一次水煎服。

十九、外科用药

1. 外 用 药

表 16

药 名	制 剂	作用和用途	用 法	注意事项
生理盐水(氯化钠溶液)	0.9%	为简易、有效的外用药。用于清洗伤口，一般换药，手术时内脏的冲洗	擦洗伤口	制备：用1000毫升水，加食盐9克，煮沸10分钟
酒精(乙醇)	70～75%	杀菌、消毒。用途：(1)皮肤和器械消毒(浸泡30分钟)；(2)退热：用30%酒精擦身；(3)防止褥疮：涂擦皮肤，可促进局部血液流通	涂擦	配制法：以95%酒精75毫升，加蒸馏水20毫升即成75%酒精

碘　酒	2%10毫升/瓶	杀菌、消毒。用途：(1)皮肤消毒；(2)皮肤感染；(3)毒虫咬伤	擦患部1～2次/日，不宜多用	(1)皮肤破裂处不能用，因刺激性大；皮肤消毒时，应再涂75%酒精以脱碘。(2)忌与红汞同用，因能产生碘化汞而烧伤皮肤
硫柳汞	0.1%溶液 0.1%酊剂	杀菌、消毒。皮肤粘膜消毒，器械消毒。 外科手术皮肤消毒	涂擦，浸泡 涂擦	忌与酸、碘类接触
消毒净*	粉　剂	1:1000～1:2000水溶液用于器械、器皿消毒(浸泡30分钟)。溶液中需加入等量亚硝酸钠防锈。 1:1000水溶液泡手。 1:5000以下浓度水溶液作粘膜冲洗		忌与肥皂、洗涤剂合用
新洁尔灭	1:1000 1:2000	杀菌、消毒。(1)冲洗深部伤口及粘膜。(2)皮肤消毒(5分钟)及器械消毒(浸泡30分钟)。浸泡器械溶液每1000毫升中加亚硝酸钠5克以防锈		忌与肥皂、洗涤剂合用

药　名	制　剂	作用和用途	用　法	注意事项
红　汞（汞溴红，红药水，220药水）	2% 20毫升/瓶	消毒防腐，但杀菌作用弱。对皮肤无刺激。 用途：(1)皮肤擦伤、小伤口；(2)皮肤、粘膜消毒	涂擦患处	(1)不可与碘酒同用；(2)大面积伤口不宜使用；(3)汞过敏者忌用
龙胆紫（紫药水，甲紫）	1% 20毫升水溶液/瓶	良好的消毒防腐药。杀菌力强，有收敛作用，且刺激性小。 用途：(1)皮肤、粘膜创伤感染；(2)湿疹；(3)口疮；(4)小面积烫伤、烧伤	涂擦伤口或患处	
呋喃西林溶液	0.1～0.2%	广谱抗菌作用。用于烧伤、溃疡、创伤感染	冲洗创面	偶有过敏反应
高錳酸钾（过錳酸钾，灰錳氧，p.p）	粉　剂	遇创伤或腐坏组织能释放氧，而有杀菌作用。 用途：(1)皮肤、粘膜、伤口冲洗：用1:1000～1:5000溶液；(2)膀胱、阴道冲洗：用1:5000～1:10000溶液；(3)	冲洗伤口	应新鲜配制，放置时久还原而失效

		洗胃：用 1:5000 溶液。(4) 1:5000坐浴。一般加水稀释至粉红微紫即可使用		
双氧水（过氧化氢溶液）	3%100毫升	遇腐坏组织或脓液而放出氧，可杀死细菌。并有防腐、除臭，清洁、收敛、止血的作用。 用途：(1)创伤、溃疡、烧伤；(2)口腔、咽部发炎含漱；(3)耳道清洁。(4)面部褐色斑（肝斑）涂擦 2 次/日	清洗伤口等用3%溶液、口腔含漱用 1 %溶液	见光、受热、振荡或贮存过久，易分解失效。以棕色瓶塞紧存放
优琐溶液	100 毫升内含漂白粉 1.25 克、硼酸 1.25 克。混合后沉淀，用其上清液	消毒、杀菌。用于化脓病灶，清洁创面或湿敷	涂擦创面	不能久存，宜临时配用
雷佛奴尔	0.1～0.2%	消毒防腐。用于外科创伤、慢性溃疡时皮肤、粘膜的洗涤及湿敷	擦洗伤口	

药名	制剂	作用和用途	用法	注意事项
苯氧乙醇	2%	用于控制皮肤表面创伤、溃疡、烫伤、烧伤等的绿脓杆菌感染	擦洗伤口	混合感染时，可与其他抗菌药合并使用
磺胺粉（消炎粉）	5克/袋	外用抗菌药。用于皮肤创伤、化脓伤口、刀伤、烧伤	清洗伤口后，将药均匀撒布伤口上	使用不超过一周，以免发生皮肤过敏。新鲜清洁伤口彻底冲洗后不必撒磺胺粉
消治龙软膏	5%20克/支含磺胺噻唑、氧化锌和鱼肝油	抗菌作用。用于疮疖、烧伤、烫伤、创伤	涂抹患处	同上
鱼石脂软膏（依克度软膏）	10% 10克/支	消炎、消肿作用。用于皮肤发炎、疮疖、淋巴腺发炎肿胀、冻疮	涂抹患处	
红霉素软膏	4克/支 （10000单位）	抗菌作用。用于疮疖、皮肤化脓感染。对痱毒及须疮效果好	涂抹患处	

四环素软膏和土霉素软膏	5克/支 10克/支	抗菌作用。用于疮疖、皮肤化脓感染	涂抹患处	
明胶海绵	1包	压迫止血。用于不能应用结扎法止血的毛细血管渗血、脑部出血	将明胶海绵用生理盐水浸湿后贴于出血处	
烫伤油		具有收敛、保护作用，用于一度烧伤、烫伤	涂敷伤面	配制法：将石灰加水搅拌，澄清后取其中间清水，加等量麻油充分搅匀即成
安钠素痔疮锭	栓剂：12个/盒	有局部止疼、止血、收敛作用	塞入肛门，每日早晚各一次	

* 消毒净是我国研究生产的新消毒药，系用生产异烟肼的副产物为主要原料合成的。白色粉末，易溶于水。经临床使用杀菌力较新洁尔灭强，携带使用方便，用于皮肤、器皿、器械、环境消毒。

注：有关中药部分见中成药表。

2. 麻 醉 药

盐酸普鲁卡因

(Procaini Hydrochloridum)

制剂 针剂0.25% 20毫升/支，0.5% 20毫升/支，1% 20毫升/支，2% 2毫升/支，150毫克/支。溶液配制方法见附录858～859页。

作用 为最常用的局部麻醉药。有抑制神经纤维传导和扩张微血管的作用。注射后1～3分钟发生作用，持续时间约1小时左右。本药毒性小，无刺激性，因穿透性低，不适于粘膜表面麻醉。

用途和用法 (1) 浸润麻醉 常用0.5%溶液。方法：先于皮内注射一皮丘，然后沿切口方向做皮内和皮下注射，切开皮肤后，继续做筋膜下注射，由浅及深，根据手术范围的需要分层注射。一般一次剂量为0.5%溶液250毫升，或1%溶液100毫升。术中需要时可酌量补充注射。也可在溶液内加少量肾上腺素(注)，有使血管收缩，减少术中出血，

注：本节麻醉药中所谓小量肾上腺素或麻黄素，是指于每300～500毫升普鲁卡因等局部麻醉药中，加入1:1000肾上腺素约0.5毫升或麻黄素15毫克。

延缓麻药吸收速度，从而减少中毒，同时可延长麻醉时效的作用。

(2) 神经阻滞 一般用2%溶液，注射于神经干周围。例如趾(指)神经阻滞麻醉，先将针头垂直刺入趾(指)根部两侧，抵骨后稍后退即注射2～4毫升。趾(指)根部阻滞不宜注射大量麻药，以免过度肿胀而影响局部血液循环。颈部手术可阻滞颈丛神经，上肢手术阻滞臂丛神经，胸壁手术阻滞肋间神经等。2%溶液一次注射量均不超过50毫升。

(3) 硬膜外麻醉 2%溶液，一次注射量不超过50毫升，麻醉可维持一小时左右。如在溶液内加用小量肾上腺素或麻黄素能使麻醉时效延长。连续硬膜外麻醉时，可根据需要，间隔一定时间重复注射。常用于腹腔、盆腔、下肢等手术。

(4) 腰椎麻醉 根据手术范围和时间，用5%溶液，一次注射剂量为50～150毫克，最多不超过200毫克。麻醉时效为1小时左右。如加用小量肾上腺素或麻黄素可延长麻醉时效$\frac{1}{3}$～$\frac{1}{2}$。主要用于腹部、会阴、肛门及下肢等处需时不长的手术。

(5) 静脉内局部麻醉 仅用于不宜局部浸润或阻滞麻醉的四肢手术。方法为先抬高肢体，使静脉血液回流，继而上止血带，将压力打到260～280毫米汞柱，使远端血流完全阻断。此时，于远端用0.25%溶液作静脉内注射。上肢一次用量为40～100毫升，下肢一次用量为100～200毫升。止血带不松解，则麻醉效果不易消失。止血带持续时间不宜超过45分钟，须分次逐渐解除止血带压力，以免药物骤然快速进入血循环而引起中毒。

(6) 骨折处局部注射　用0.25～0.5%溶液注射于骨折断端及其周围，可止痛，使肌肉松弛，便于手法整复。一般沒有中毒危险。

(7) 痛点封闭　根据病情需要决定用量。可与醋酸氢化可的松混合注射，用于治疗腰痛、肩关节周围炎等。一般用1%溶液(参见656页)。

(8) 穴位注射　根据不同疾患选用适当穴位，以0.5～1%溶液0.5～1毫升做穴位注射。

(9) 肾囊封闭　病人侧卧，患侧向上，腰下垫枕头并屈曲小腿，伸直大腿。术者带无菌手套立于患者背后，消毒注射区皮肤，于第12肋骨下缘与骶棘肌交界处注射一皮丘，继以细长针于皮丘处与皮肤表面垂直缓缓刺入，待组织抵抗消失，即表示已进入腹膜后腔，此时可见针随呼吸而上下摆动，说明已达肾周围脂肪囊，装上注射器，回吸无血即缓缓注入0.25%普鲁卡因溶液80～100毫升，注药时无阻力感觉。双侧封闭时可各注射60毫升。注意注药时针头须固定勿使继续深入，以免刺伤肾脏。本法用于治疗下肢灼性神经痛、下肢各种损伤、麻痹性肠梗阻、术后肠胀气、支气管哮喘等。

(10) 静脉滴注　一般用0.1～0.25%的普鲁卡因加于5%葡萄糖或生理盐水溶液内，一次量为100～200毫克做静脉内缓慢滴注。常用于肾血循环和末梢血管痉挛疾患。也可用于止痛或全身性瘙痒。

(11) 横断麻醉　适用于四肢手术。在手术部位近心侧，以0.5～1%溶液从皮肤至骨膜作全层环状注射。包皮环切术时，除于阴茎背神经处注射外，同时于包皮作皮下环绕注射。

副作用和注意事项　(1) 中毒反应：用量过大或较高浓度溶液直接快速注入血管时，可引起中毒反应，主要表现为颜面潮红、多语、谵妄、兴奋以至惊厥。麻醉前用巴比妥类药物有预防作用，已发生惊厥者，可静注小量硫喷妥钠或异戊巴比妥钠(50～100毫克)可立即制止。

(2) 偶见过敏性休克。

(3) 作腰椎麻醉或硬脊膜外麻醉时，常出现血压下降，可于麻醉前肌注麻黄素15～20毫克有预防作用，如发生血压下降也用其纠正。

盐酸利多卡因

(赛罗卡因，Lidocaini Hydrochloridum)

制剂 2% 10毫升/支，2% 20毫升/支。

作用 麻醉作用较普鲁卡因强，刺激性小，特点为穿透性、扩散性强，故主要应用于神经阻滞麻醉。作用时间较普鲁卡因长一倍，毒性也较普鲁卡因大一倍左右。

用途和用法 (1) 表面麻醉 粘膜表面喷雾或以棉片蘸药贴敷，一般用1～2%溶液，一次总量不超过250毫克。较地卡因作用快，但持续时间短。

(2) 浸润麻醉 0.25～0.5%溶液，每小时用量不超过0.5克。

(3) 神经阻滞 1～2%溶液，每次用量不超过0.5克。

(4) 硬膜外麻醉 1～2%溶液，单次注射不超过 0.5 克。

(5) 横断麻醉　通常用 0.5% 溶液，于神经干附近可用 1% 溶液，效果较普鲁卡因好。

(6) 治疗心律不齐　对室性心律不齐效果较好(见 318 页)。

副作用和注意事项　(1) 除静脉滴注外，也适用于普鲁卡因的各种麻醉方法。但因毒性较大，价格较贵，故主要用于神经阻滞麻醉。

(2) 由于此药扩散力强，麻醉平面不易准确掌握，故一般不用于腰椎麻醉。

(3) 由于使用浓度淡，中毒者不比普鲁卡因多，但使用高浓度时应慎重，中毒的预防和处理同普鲁卡因。

(4) 用于硬膜外麻醉时可发生血压下降，预防和治疗方法同普鲁卡因。

配制方法参考附录普鲁卡因配制法。

盐酸地卡因(潘妥卡因，Dicainum)

制剂　10 毫克/支。

作用　局麻作用强，穿透力强，作用时间长而迅速。

用途和用法 (1)表面麻醉　为常用的粘膜表面麻醉剂，一般用0.5～1%溶液，总量不超过20毫克。

(2)神经阻滞　0.1～0.2%溶液，一次不超过60毫克。

(3)腰椎麻醉　用于肛门、会阴以及下肢较简短手术，一次用量为6～10毫克。阑尾切除一类手术，一次用量10～15毫克，麻醉时间可维持2小时。需时较长的手术，一次可用16～18毫克，最大剂量不超过20毫克，麻醉时效可维持3小时以上。如同时混合注入小量肾上腺素或麻黄素，则时效可达4小时以上。

(4)硬膜外麻醉　0.15～0.3%溶液，一次总量不超过50毫克。也可加用小量肾上腺素或麻黄素以延长麻醉时效。

副作用与注意事项　毒性较普鲁卡因大10倍，一般使用的剂量也较普鲁卡因小10倍。应正确掌握剂量，防止中毒反应。中毒的表现与处理与普鲁卡因相同。

麻醉乙醚(Aether pro Narcosi)

制剂　50毫升/瓶，100毫升/瓶，150毫升/瓶。

作用　能使病人失去意识和痛觉，反射消失，肌肉松弛。麻醉效果好，比较安全，是最常用的全身麻醉药。

用途和用法　(1)开放和半开放口罩滴给法：前者用于小儿，后者用于成人；(2)吹入法：用于口咽腔或面部手术；(3)醚筒法：最好先做气管内插管，再连接醚筒；(4)麻醉机密闭麻醉。

开放口罩滴给法简介：①麻醉前准备见注意事项；②先在患者双眼上盖凡士林纱布，以防乙醚入眼内引起角膜烧伤；③口罩(纱布6～8层)盖于鼻口之上，术者用双肘固定病员的头部。滴乙醚时，开始要慢滴，逐渐加快，但不能滴成直线。病人憋气时，可将口罩稍抬起，使吸入部分空气；舌下坠时，应将下頜托起；如发生喉痉挛(吸气时发生高低不等的吼声)，应减慢点滴速度，待麻醉加深后痉挛即缓解；④麻醉过程中以呼吸和眼球的变化为观察麻醉深浅的重要指标。规律的“自动性”呼吸为麻醉第三期(外科手术期)的标志，眼固定于中央位而不动时，说明已进入第三期第二阶段。如瞳孔逐渐扩大，对光反应明显迟钝、泪腺分泌减少，应即停用麻醉药，以免麻醉过度；⑤一般五官科、骨科或其它不需要腹部肌肉松弛的手术，第三期第一阶段即可满足手术要求。腹部手术需要腹肌松弛，多需第三期第二阶段的麻醉深度。

副作用和注意事项 (1)术前一小时给镇静剂如度冷丁、吗啡、苯巴比妥及阿托品、东莨菪碱等，以减少口腔、呼吸道的分泌物，并降低应激性，使麻醉诱导顺利；(2)为预防术中、术后发生呕吐，麻醉前必须空腹6小时以上。手术后加强护理；(3)为防止呼吸过分抑制及呼吸道阻塞，应十分注意呼吸量大小及呼吸道的通畅。全身麻醉下所发生的心跳突然停止，多与麻醉剂对呼吸循环的抑制，或麻醉人员对呼吸的处理不当和不及时有关，所以应格外警惕；(4)乙醚为易爆药品，不可在有开放火焰的地方使用。除因特殊需要，一般禁用电烙，与氧并用尤为危险；(5)糖尿病、严重肝功能损害、呼吸道感染或梗阻者、消化道梗阻、胃内饱满患者(易发生呕吐物误吸)忌用。

硫喷妥钠(戊硫巴比妥钠, Thiopentalum Natricum)

制剂 针剂：0.5克(粉末)/支，1克(粉末)/

支。

作用 为静脉注射的全身麻醉药。作用快而短，注射后意识很快消失，但镇痛作用弱，无肌肉松弛作用。抑制呼吸的作用强。

用途和用法 (1)诱导麻醉 一般用2.5%溶液静脉缓慢注射，一次用量不超过0.5克，一般用量为0.3克，继以乙醚吸入。应注意预防喉痉挛。

(2) 静脉麻醉 静注后立即发生作用，一次用量不宜超过0.5克，根据病情和手术需要可重复小量注射，并具体掌握注射速度和使用剂量。一般用于需时短而不需要肌肉松弛的简短手术，例如脓腔切开引流，四肢小骨折以及肩、肘、腕关节脱臼的整复等。于麻醉初步清醒后均有一段嗜睡时间。

(3) 基础麻醉 用于小儿、甲状腺机能亢进和精神紧张的病人。

灌肠法：用于小儿，剂量为30毫克/公斤，15～20分钟发生作用。

肌注法：成人0.5克/次，小儿15～20毫克/公斤。注射后2～5分钟发生作用，10分钟达顶点，作用可维持1小时左右。肌注用2.5%溶液(浓度不可过大)，应作深部肌注，不可注于皮下。

(4) 抗惊厥　静注50～100毫克/次，能立见功效，必要时可反复用。小儿慎用。

(5) 综合麻醉　不宜单纯用硫喷妥钠作为时较长的手术。除作麻醉的诱导外，可在基础麻醉或静脉内缓慢滴注(以0.5%以下的溶液，溶于5%葡萄糖溶液或生理盐水内静滴)的基础上，与局部麻醉、硬膜外或腰椎麻醉以及其他吸入性全身麻醉并用。

副作用和注意事项　(1) 药物必须新鲜配制，配好的溶液在室温内保存不宜超过2～4小时；(2)倘不慎注入皮下，可引起红肿疼痛，应立即以1%普鲁卡因就原部位注射。注入动脉内可造成肢体坏死；(3)易引起喉痉挛。术前须给予阿托品皮下注射预防，术中避免刺激咽喉。用于乙醚麻醉的诱导时，注意勿突然给予高浓度乙醚吸入；(4) 因对呼吸和循环有较强的抑制作用，故注药后应密切观察呼吸和血压的改变，必要时可皮下或肌注麻黄素15～30毫克，或肌注美速克新命10～20毫克予以纠正。小剂量或缓慢注射能减少对呼吸、循环的抑制；(5)肝肾功能减退、低血压、严重贫血、心脏病、糖尿病或支气管哮喘病人慎用。

氯化琥珀胆碱

(司可林，Succinylcholini Chloridum)

横纹肌松弛剂。为手术全麻的辅助药物。本药与硫喷妥钠合用，可使肌肉松弛，有利于气管插管和手术的进行。

静注用2～5%溶液。气管插管时，成人每次用50～100毫克，小儿1～2毫克/公斤。静注困难时也可作肌肉注射。术中为使肌肉松弛，可用稀薄溶液静滴，或小量间断肌注。每次手术最大用量不宜超过500～600毫克。用此药时常发生呼吸麻痹，故使用时必须有人工呼吸的设备。针剂100毫克/支。

3. 外科用中药

骨碎补(申姜，猴姜)

本品为水龙骨科植物槲蕨的干燥根状茎，广东、浙江、安徽、湖北、四川、陕西等地均有野生。

性温味苦，能补肾坚骨，活血止痛，为伤科治跌打损伤、筋骨疼痛的重要药物，也治肾虚久泻、耳鸣牙痛。

用量二钱至四钱，水煎服。治骨折方：骨碎补三钱，当归三钱，川芎一钱，续断三钱，红花一钱，桃仁二钱，水煎服。

连钱草(透骨消，金钱艾，活血丹)

来源 为唇形科连钱草属植物，药用全草，全年可采。喜生于田野、路旁、林缘、溪边的湿地上。

产于我国大部地区。

作用和用途 辛温有香气，有活血通络，祛风消肿作用。用于(1)跌打扭伤，骨折，促进断肢愈合；(2)风湿痛；(3)尿路结石或胆道结石；(4)也有用于感冒咳嗽、黄疸的。

用法 每用干品三钱至一两，或鲜品一至二两，水煎服。外用鲜品捣烂或干品研粉与其它药配合调敷患处。

植物特征 多年生匍匐草本，茎细长，四棱形，节上生根；叶对生，有短柄，圆形或肾形，边缘有圆齿，形似连钱。花淡紫色或粉红色，唇形，筒状，腋生。小坚果，长圆形(图58)。

注：连钱草是中药金钱草的一种，以金钱草为名的植物尚有四川大金钱草(樱草科)、四川小金钱草（旋花科)、广金钱草(豆科)、江西金钱草(伞形科)等，都用于治尿路结石，但不用于治骨折。

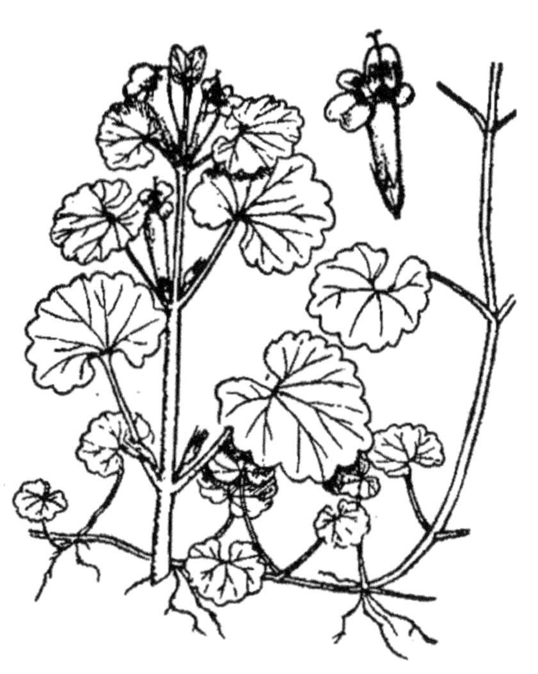

图58　连钱草
(唇形科，连钱草属)
Glechoma hederacea L.

五眼果(南酸枣)

来源　为漆树科植物，药用皮、果、叶。夏秋采叶和果，全年采皮。

产于湖南、湖北、广东、广西、云南、福建、浙江、贵州等省区。

作用和用途 味涩，性平。有止血、镇痛、消炎生肌作用。用于(1)烧伤、烫伤；(2)刀伤出血；(3)痢疾。

用法 (1) 治烧伤用树皮熬膏。取第二层皮切成小块加水数倍，文火煎，使液体自黄色变为紫黑色，熬成不同浓度备用。涂烧伤患处，2～3次/日。也可加土黄连粉(感染时)和冰片(止痛)。

(2) 出血：用皮、叶研粉外敷止血。

(3) 痢疾：用鲜品五钱至一两，水煎服。

植物特征 落叶乔木，高可达20米，树皮灰褐色，纵裂，幼时黄绿平滑。奇数羽状复叶互生，小叶对生，卵状披针形至椭圆形，疏生粗齿，脉腋内通常有一丛柔毛。花暗红色。果椭圆或圆形，熟时黄色，味酸。核坚硬，一端有4～5个小孔，故名五眼果（图59)。

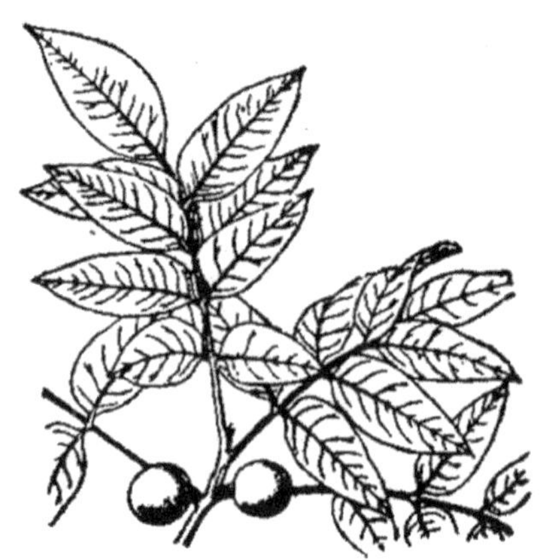

图59 五眼果
(漆树科，酸枣属)
Choerospondias axillaris (Roxb.) Burft et Hill.

炒米烧伤煎剂

制剂　炒米煎液。

作用和用途　外用治中小面积一至二度烧伤或烫伤，可止痛及保护创面、减少感染。

用法　暴露创面，时时用鸭毛或毛笔沾炒米煎液涂伤处，干了再涂，一直到创面结痂痊愈。涂本药后，病人有阴凉感，不再疼痛。用药过程中不须洗涤创面。同时可内服白蜡，五分/日。

制法　籼米(不用粳米或糯米)3斤，放锅内炒至黑色出油，互相结成小团。(注意勿使炒过头成焦炭)然后加水15斤熬5小时左右。随时搅拌，勿使泼出。最后熬成四斤半煎液，用布过滤，置瓶中，塞紧备用。

治破伤风中药方

1. 处方　五虎追风汤：蝉衣一两　制南星二钱　天麻二钱　全蝎七个　炒僵蚕七条

用法　水煎服，每次先以黄酒一、二两冲服朱砂五分，后服汤药。

2. 处方　玉真散：天麻　防风　羌活　制白附

制南星　白芷各等分

用法　共研细末，每服一至三钱，2～3次/日。开水或黄酒冲服。

3. **处方**　羌活　川芎　大黄　清半夏　防风　制川乌　僵蚕　制南星　白芷各三钱　蜈蚣三条　蝉蜕三钱　白附子四钱　全蝎　天麻　甘草各三钱

用法　每剂煎600毫升，另加琥珀一钱，朱砂一钱，研成细粉，分为三包。每次服煎剂200毫升，粉剂一包；每6～8小时一次，至病人痉挛停止后停服。一般服4～5剂后可制止痉挛。

治烧伤中药方

1. **主治**　一度烧伤。

处方　地榆膏：紫草　当归　生地榆各一两　生甘草二钱　冰片五钱　凡士林二两　豆油（或香油）一斤

用法　前四味共为细末，放油中加热，然后放入冰片、凡士林，边加边搅，于其尚未冷却前倒入盛有纱布的盒内，制成油纱布外用。2～4天换药1次。

2. **主治**　二、三度烧伤。

处方 黄连二两 大黄五两 黄柏五两 黄芩五两 生地榆五两 寒水石五两

用法 研为细末，与炸开后的香油混搅成泥状。外用创面。

3. **主治** 一度烫伤。

处方 大黄三钱 紫草二钱 冰片五分

用法 共研末，香油调敷创面，随干随涂。

4. 地榆研细末，香油调，搽创面。

5. 大黄研细末，香油调，搽创面。

6. 榆树叶捣烂，以蛋清调敷患处。

7. **处方** 枣树皮晒干，碾磨为细粉，置于60%酒精中浸泡(酒精须高出药面1公分)48小时轧取浸液，过滤。药液煮沸，冷却备用。

用法 烧伤初期，清洁创面，抽去水疱液体，保留表皮，以上述药液涂创面。1～2次/日，至创面形成薄膜不再有渗出为止。感染创面先以生理盐水或雷佛奴尔液冲洗，再涂以上药液，每日1次或隔日1次。逐渐结痂。待痂干燥可涂少量麻油使痂软化脱落。

8. **处方** 榆树皮中间层晒干，加黄连1/4，黄柏1/4，碾磨为细粉，置于60%酒精浸泡。制备方法同7方。

用法 慢性溃疡创面每日或隔日涂药1次，创面形成薄膜，倘薄膜形成不理想，可以鱼鳞状小块纱布沾药贴创面上，此后每次上药不动纱布，仅以药液涂纱布即可，直至愈合。

三度烧伤创面用药后可形成厚痂，10～15天后痂皮与组织分离，可小心剪除。再涂药，又形成新痂。这样，坏死组织渐脱落，新鲜肉芽形成。

治冻伤、冻疮中药方

1. **主治** 一、二度冻伤。

处方 桑寄生二斤　艾蒿八两　防风八两　茄子杆五斤

用法 加水熬成膏，外敷创面。

2. **主治** 冻疮已破溃。

处方 熟石灰　海螵蛸各五钱　青黛二钱

用法 共研细末，香油调敷创面。

3. **主治** 冻疮未破溃。

处方 艾叶二钱　葱白带须七个　花椒七粒

用法 水煎，洗创面。

4. 红辣椒切碎，以热水浸泡，洗创面，用于冻疮未溃破者。

5. 山楂煮熟，加白糖，捣烂，敷患处，用于已破溃冻疮。

6. 红辣椒适量，研细末，加黄凡士林调成10～20%软膏。外敷患处，适用于未破溃冻疮。倘无黄凡士林，也可用各种食用植物油调敷。

治急性乳腺炎中药方

1. **主治**　炎症初起，活血清热，促其消散，通乳。

处方　蒲公英五钱　忍冬藤一两　全瓜蒌六钱　水煎服。

2. 当归　赤芍　山甲片各三钱　忍冬藤五钱　橘叶　瓜蒌　王不留行　路路通各三钱　水煎服。

3. **处方**　黄连　黄柏　栀子　大黄各一两

用法　共研细末，以香油一斤、黄蜡四两调制成膏，外用患处。

4. 仙人掌去刺，捣成泥状，加冰片少许，外敷患处，干后再换。

治急性阑尾炎中药方

1. 紫花地丁一两　蒲公英一两　败酱一两　桃仁三钱　冬瓜仁一两　水煎服。

2. 红藤三钱　当归二钱　冬瓜仁五钱　赤芍二钱　水煎服。

治疖肿中药方

1. **处方**　大青叶五钱

用法　水煎服，药渣外敷患处。

2. 金银花一两　生甘草一钱　生绿豆五钱　水煎当茶喝。

3. 金银花　蒲公英各五钱　野菊花　紫花地丁各三钱　生甘草二钱　水煎服。

4. **主治**　头部痱毒。

处方　苦参三钱

用法　水煎去渣，每日洗患处1～2次，连用7天。

治痈、脓肿中药方

红肿尚未化脓时选用下列方：

1. 鲜芙蓉叶捣烂外敷。干叶则研细末以茶水或植物油调敷患处周围，留顶部不敷。

2. 鲜野菊花连茎叶一两。水煎服，鲜品也可捣烂外敷。

3. 马齿苋　蒲公英各一两。水煎服。鲜品也可捣烂外敷。

4. 红肿伴周身高热者，用板蓝根一两　金银花　紫花地丁　大青叶　蒲公英各五钱　水煎服。

脓肿形成，已破或尚未破，外用下方：

5. 桉树叶(新鲜的老叶)。研细末，以凡士林调成10%药膏外敷，每日换药一次。

6. 仙人掌一两　生石膏二两。仙人掌去刺捣烂，以石膏末调敷患处，每日换药 2 次。

7. 黄芩、黄柏、大黄、芙蓉叶各等分。共研细末，以香油调敷，或以凡士林配成20%软膏敷患处，1 次/日。

治指部感染中药方

1. 鲜马齿苋、鲜蒲公英或鲜凤仙花，任选一种，捣烂敷患处，每日换药两次。

2. 雄黄、大黄、黄芩、黄柏各等分，共研细末，香油调敷，或以凡士林配成20%软膏敷患处，1次/日。

骨折整复后用中药方

处方 土鳖虫 乳香 没药 干姜 桂枝各等分

用法 共研细末，每服一钱，黄酒送下。可消炎、止痛、促进愈合。

治结石症中药方

1. **主治** 胆囊结石、泌尿道结石。

处方 金钱草一两 鸡内金四钱 朴硝二钱 水煎服。

加减 胆囊结石：加青皮三钱，香附三钱，枳壳三钱，郁金三钱；肾、膀胱结石：加滑石一两，海金沙三钱，萹蓄五钱，瞿麦五钱。

2. **主治** 胆囊、肾、膀胱结石。

处方 金钱草一两 水煎当茶饮。

3. **主治** 胆结石。

处方 郁金二分 火硝三分五厘 生甘草一分 白矾一分六厘 滑石粉六分

用法 共研细末，每日一剂，分二至三次冲服，连服十五至三十天。小儿酌减。

4. **主治** 胆道结石发作期，伴有胆道感染。

处方 金钱草二两 茵陈一两 广木香 郁金 黄芩 枳壳各三钱 水煎服。

加减 发热加金银花、连翘各五钱；黄疸加龙胆草、山栀各三钱；便秘加大黄（后下）、玄明粉（冲服）各三钱；恶心呕吐加竹茹（或陈皮）、姜半夏各三钱。

5. **主治** 胆道结石。

处方 广木香 枳壳 黄芩 大黄各三钱 黄连一钱 水煎服。

加减 同上方。

破伤风的治疗

1. 全身治疗

(1) 中药治疗 选服五虎追风汤、玉真散或存命汤（见治破伤风中药1～3方）。

(2) 破伤风抗毒素 于皮肤试验后，立即肌肉注射1～3万单位，同时以1～3万单位加入5%葡萄糖液500毫升内静滴。以后每日肌注1万单位，连续4～5天。新生儿破伤风2万单位一次肌注。

(3) 护理与营养　隔离病人于安静的单人病室，尽量避免外界刺激，专人护理，密切注意呼吸。痉挛发作频繁或痰多不易排出的应做气管切开。勤换体位，预防褥疮。鼻饲流质维持营养。

(4) 针灸　牙关紧闭针颊车、下关、内庭、合谷；四肢抽搐针合谷、曲池、内关透外关、后溪、太冲、申脉、阴陵泉；角弓反张针风府、大椎、长强、昆仑、承山。

(5) 镇静剂　10%水合氯醛20～25毫升鼻饲及苯巴比妥钠0.2克肌注，每六小时一次，交替。或用冬眠合剂：氯丙嗪、非那根各25毫克，必要时加杜冷丁25～50毫克，每六小时肌注一次，儿童酌减。新生儿1～2毫克/公斤/次，肌注。

(6) 抗菌素　青霉素40～80万单位/次肌注，2次/日。

2. 局部伤口的处理　伤口周围立即注射破伤风抗毒素1～2万单位(皮试后)。于全身应用抗菌素及镇静剂后，可局麻下扩创，伤口不缝合，填以浸有3%过氧化氢或0.5%高锰酸钾溶液纱布。

〔附〕过敏试验：在注射破伤风抗毒素前，必须做过敏试验。方法：以生理盐水将抗毒素稀释10倍（取每毫升1500单位的抗毒素0.1毫升，用生理盐水稀释到1毫升），以此稀释液0.1毫升注射于前臂屈面皮内成皮丘（对侧前臂可注射等量生理盐水作对照），20分钟后检查反应，局部如出现红晕肿胀即为阳性反应，否则为阴性反应。阴性反应即可将所需抗毒素量一次注射。如为阳性，则必须首先进行脱敏治疗。脱敏疗法：详730页。预防注射：详724页。

烧伤的治疗

烧伤包括火焰、热水、蒸气、热油以及强酸强碱等引起的损伤。大面积烧伤的治疗主要为防止休克、感染及预防瘢痕挛缩。

1. 全身治疗 (1) 止痛 伤员脱离热源后，如确定无颅脑损伤和呼吸道烧伤，则可皮下注射吗啡10毫克或肌注杜冷丁100毫克止痛。休克状态时，可考虑采用肌注或静注，将吗啡10毫克加入生理盐水3～5毫升中缓慢静注。2岁以下小儿忌用吗啡。

(2) 输液 小面积烧伤可口服烧伤饮料(配方：氯化钠3克，碳酸氢钠1克，苯巴比妥0.06克，糖适量)。成人烧伤面积超过15%，小儿烧伤面积超过10%均应静脉输液，以预防休克。所输胶体溶液(全血、血浆、右旋醣酐)与电解质溶液(生理盐水、复方氯化钠溶液)前者占1/3，后者占2/3(比例为1:2)。

输液量计算方法:

① 按体重与烧伤面积计算法:

第一个24小时输液量: 每1%烧伤面积应输胶体溶液0.5毫升/公斤; 电解质溶液1毫升/公斤，另外尚需补充体液维持量成人5%葡萄糖溶液2000毫升，小儿50～100毫升/公斤。

烧伤后第二个24小时所输胶体液与电解质液量均为第一个24小时输入量的一半，但体液维持量不变。

② 按身高与烧伤面积计算法:

第一个24小时输入胶体液与电解质液的总和＝二、三度烧伤面积(%)×身高(厘米)×1/2，另加体液维持量2000毫升，即为烧伤后第一个24小时补液量。

第二个24小时输入的胶体溶液与电解质溶液均为第一个24小时输入量的一半，但体液维持量不变。

(3) 预防破伤风及细菌感染　烧伤后应立即注射破伤风抗毒素1500单位（见730页）。为预防其他细菌感染，应使用青霉素、链霉素。

(4) 预防酸中毒　口服碳酸氢钠3～6克/日，倘发生酸中毒，可用1/6克分子乳酸钠或5%碳酸氢钠溶液静滴。

(5) 根据具体情况配合应用镇静、安眠药物。

(6) 增加营养，给予含丰富蛋白质、维生素的饮食。

2. 创面处理

(1) 一度烧伤只须于伤面涂用地榆膏（见640页）、獾油或烫伤油(见附录二)即可痊愈。

(2) 二、三度烧伤则首先于无菌操作下以生理盐水清洗创面，去除坏死组织，以消毒注射器抽出大水疱中液体并保留表皮。

(3) 下列情况宜采用暴露疗法：创面感染、创面清洗不彻底、头面颈及会阴部烧伤、夏季烧伤、小儿烧伤等。伤员住于隔离室或清洁房间中，室温保持在22～26℃，湿度在50～60%，创面充分暴露，使之干燥。每2～4小时须更换体位一次。

(4) 下列情况宜采用包扎疗法　手足部烧伤、

肢体与躯干(臀部、会阴除外)的环形烧伤、早期无感染者、寒冷季节无保暖条件、无隔离室或清洁住所。创面以无菌凡士林纱布覆盖，外加数层吸水敷料，最后覆以棉垫，以绷带适当加压力包扎。

(5) 创面用药　创面可使用青霉素、金霉素、磺胺等配制的抗菌软膏或中药，但须注意药物过敏反应，大面积烧伤不宜使用磺胺软膏（烧伤中药方见 640～642 页)。

(6) 四肢关节烧伤，应考虑后期瘢痕挛缩的可能，应将肢体固定于功能位置。

(7) 三度烧伤于焦痂切除或自行脱落后，早期植皮能够控制感染，促进愈合，并减少瘢痕挛缩，维护肢体功能。

3. 穴位注射青霉素（皮试无过敏时）取青霉素1000～2000单位，溶于0.25%普鲁卡因0.5～1毫升中。按烧伤所在部位循经取穴，每穴注射1000～2000单位，青霉素总量不超过1万单位。适用于小面积烧伤，可止痛、抗感染及促进伤口愈合。

〔附〕 1. 烧伤面积的估计

(1) 手掌法　适用于小面积烧伤估计。伤员本人的手掌，当手指并拢时其面积为全身体表面积的1%，以此为标准估计烧伤创面。

(2) 九分法 具体分法为：头、颈部共占全身体表面积的9%，一侧上肢占9%，一侧下肢占9%×2，躯干的一面占9%×2，全身共11个9%，此外，外生殖器及会阴占1%。

2. 烧伤深度的估计

一度：表皮浅层的损伤。有轻度的红、肿、疼痛。

二度浅：表皮全层与真皮浅层损伤。有明显红肿，局部温度增高，有水疱，创面潮湿，疼痛剧烈。

二度深：表皮全层与真皮深层损伤。创面苍白湿润，有小出血点、少量水疱，疼痛不显著，感觉迟钝。

三度：全层皮肤损伤，或波及皮下组织、肌肉、骨骼等。皮肤苍白或焦黑、炭化，感觉消失，无水疱，深部组织水肿。

冻疮、冻伤的治疗

1. 冻疮的治疗 手足、耳廓、面部受冷后发生的1～2度冻伤称为冻疮。

(1) 勿用热水洗烫或火烤。

(2) 局部外涂冻疮软膏(见670页)。

(3) 有红肿疼痛感时，外用5%鱼石脂软膏，1次/日。

(4) 有溃疡时外用消治龙软膏或地榆膏(见640页)。每日或隔日换药一次。

2. 冻伤的治疗　严寒、潮湿，保暖条件不良的情况下可引起肢体冻伤甚至全身冻僵。

(1) 将伤员移入温暖的屋子里。如呼吸停止应立即进行口对口人工呼吸、吸氧，注射右旋糖酐、高渗葡萄糖以改善血液循环和纠正血糖。

(2) 将冻伤肢体或全身冻僵伤员放入温水中，逐渐加温至37℃，使肢体解冻复温。

(3) 一、二度冻伤，应在无菌条件下抽干或剪除水疱，涂抹0.25%呋喃西林软膏、桑寄生软膏(配方：桑寄生浸膏3克、甘油10克、氧化锌粉2克、凡士林35克)拌纱布绷带包扎。三、四度冻伤，软组织有坏死，可考虑切除坏死组织及植皮。创面涂抹上述软膏以控制感染。

(4) 上肢冻伤可以0.25%普鲁卡因溶液作颈封或上肢环形封闭，下肢冻伤则作下肢环形封闭或肾囊封闭(见626页)。

(5) 除一度冻伤外，均应注射抗菌素以预防感染。冻伤范围较大者，尚需于皮肤过敏试验后肌肉注射破伤风抗毒素1500单位。

(6) 肢体全层组织严重坏死无法保存的，应慎重考虑截肢。

3. 预防:

(1) 平时加强抗寒锻炼。

(2) 在寒冷地区工作和严寒季节从事野外活动的人员，应备有轻软宽松的防寒衣服、鞋袜，并保持衣服鞋袜干燥。

(3) 经常活动、摩擦手足及暴露部位。

(4) 辣椒杆煮水洗涤，或生姜涂擦局部，有一定的预防作用。

〔附〕冻伤的分度

一度：解冻后，皮肤由苍白渐转紫红色、局部热，水肿，发硬，有痒痛感，表皮可有脱落。愈合后不留瘢痕。

二度：解冻后，表皮有水疱形成，深部组织水肿，疼痛剧烈。

三度：全层皮肤坏死。解冻后皮肤由苍白渐变黑褐色，表皮有血性水疱。伤处麻木无感觉。以后皮肤坏死脱落，愈合后有瘢痕。

四度：皮肤、皮下组织、肌肉甚至骨胳均可发生坏死。

肌腱劳损的治疗

由于肌肉过度劳累、扭伤，或者用力不当，肌肉突然强烈收缩而引起的肌腱损伤，经久未愈，最后形成慢性劳损，称为肌腱劳损。多发生于四肢、腰部。主要症状为局部酸疼，麻木无力，急性发作时可产生肌肉痙挛，关节活动受限。一般采取综合治疗，如局部搽药、热敷、理疗、封闭、按摩推拿以及针灸等。

1. 一般治疗 (1) 局部热敷 睡热炕，局部用热水袋、热沙袋、热砖等。

(2) 拔火罐 重点拔压疼部位。

(3) 局部活动和按摩 每日按时进行局部各种活动锻炼，一般每日2～3次，每次5分钟。急性期可考虑适当休息或减轻劳动。

(4) 内服小活络丹或跌打丸等(见中成药表)。

(5) 局部选用伤湿止痛膏、消炎镇痛膏、金不换膏、狗皮膏等贴敷。

2. 封闭疗法 以醋酸氢化可的松混悬液1毫升(25毫克)加入0.5～1%普鲁卡因溶液2～6毫升中，于疼痛部位做局部封闭，每周一次，四次为一疗程。

3. 中草药治疗 (1) 韭菜根、鲜旱莲草、酢浆草各一两，捣烂炒热加酒敷患处，1 次/日。

(2) 牛膝、续断各四钱，水煎服。主要用于腰痛。

4. 水针疗法 肌腱劳损一般均有明显的痛点，于痛点处注射 5%～10% 葡萄糖注射液或当归注射液，川芎注射液等，对于慢性腰痛、腿痛、肩痛或伴麻木感者有良好疗效。

(1) 痛点选择 注射点选于压痛最显著部位。

腰痛：凡第 4、5 腰椎两侧肌肉痛，腰骶部痛影响下肢痛的(相当于过去诊断为“坐骨神经痛”的症状)，其痛点多在髂后上棘、骶髂关节、髂嵴边缘、骶骨缘。凡臀部、大腿、小腿外侧麻木、酸软、怕冷、疼痛、行走时症状加重的，痛点一般在髂嵴下缘和髂前上棘的软组织。

大腿前面酸痛无力，上楼时疼痛加剧，抬腿困难的，痛点一般均在腹股沟髂腰肌处。

膝关节痛：痛点多在股外侧肌止点，股內侧肌止点，髌骨內、外、下缘，膝关节两侧。

肩关节痛：痛点都在肩胛岗上、下软组织（图

60)。

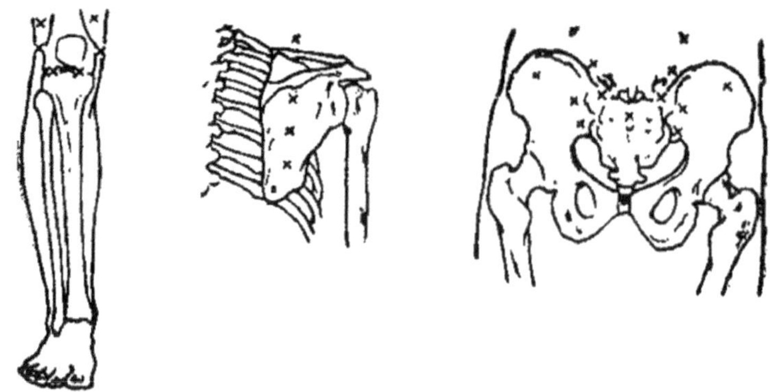

图 60 痛点部位

(2) 注射方法

① 痛点选准后，用5%～10%葡萄糖注射液准确地注入疼痛部位。用量及注射深度依病变部位的大小和深度而定。一般一次局部注射最多20毫升。如原痛点消失，遗留酸胀感，可在葡萄糖液内加1/2或1/3量的4%碳酸氢钠，或维生素B_1再次注射。得病时间长，与气候变化关系密切，疼痛并不十分剧烈者，可用生理盐水或0.45%盐水作痛点注射，也有疗效。

② 病变部位表浅（浅层肌或关节）也可用等量的生姜、大蒜混合砸碎成糊状，加入少量酒精或米

酒，局部外敷。外用塑料布覆盖，再用绷带包扎，根据患者耐受性，包扎时间可灵活掌握。

③ 辣椒酊：辣椒用酒精浸泡一周（內加适量樟脑、薄荷，作用更好)，比例不定，以辣为准。对气候非常敏感的表浅局部疼痛或麻木以及怕冷者，用此液涂擦局部1～2次/日，方法简便，效果好。

(3) 注意事项　① 注射点(病变部位)的选择、深度、角度，都会直接影响效果的好坏。一般部位，垂直下针，有些部位，则必须取一定角度进针，方能注射到病变部位。如注射部位准确，注入3～5毫升即有胀感；② 注射后局部有胀感，稍有疼痛，经数小时至1天即可消失。故每隔2～3天注射一次为宜；③ 无特殊禁忌症，但为慎重起见，妊娠期暂不做腰骶部注射。此外患急性传染病、感冒、发烧等病者，可暂不用此法治疗；④首次治疗或年老体弱的，一次选择注射点和药物用量均不宜过多；⑤药液不要注入关节腔。

5. 电刺激疗法　利用“626”半导体综合治疗机(注)的间动电流治疗机部分进行局部电刺激治疗，可获得良好疗效。可有止痛、促进局部血液循环、消除炎症、解除肌痉挛等作用。

注："6.26"半导体综合治疗机为我国最新创制的多种用途的医疗仪器。主要组成部分为：(1)间动电流治疗机；(2)紫外线治疗机；(3)兴奋呼吸器；(4)电心脏起搏器等。间动电流治疗机部分经临床试用对扭、挫伤，腰、腿痛，肌腱劳损，风湿性关节炎以及慢性盆腔炎等有肯定疗效。

二十、皮肤科用药

1. 溶　　液

表 17

药　　名	处　　方	用途及用法
3%硼酸溶液	硼酸粉　30克 蒸馏水 加至1000毫升	清洁、收敛、吸收渗液、止痒、消炎、消肿。用于急性皮炎、湿疹渗出糜烂时湿敷患部
0.1%雷佛奴尔溶液	雷佛奴尔　1克 蒸馏水 加至1000毫升	杀菌、清洁、止痒、消炎、吸收渗液、消肿。用于轻度感染的急性渗出性湿疹及皮炎，湿敷患部，也可冲洗伤口

药名	处方	用途及用法
马齿苋煎液	马齿苋(鲜)3～4两煎水	抑菌、消炎、止痒、消肿。用途同上。用其煎液湿敷
25%硫代硫酸钠溶液*	硫代硫酸钠 250 克 蒸馏水 加至 1000 毫升	治花斑癣
2%盐酸溶液	盐酸10% 200毫升 蒸馏水 加至 1000 毫升	与25%硫代硫酸钠交替外用，治疗花斑癣及疥疮

* 硫代硫酸钠溶液配制法：需用新鲜蒸馏水配制，因它在酸性溶液中不稳定，易生沉淀。也可加入0.7%碳酸氢钠作稳定剂。

注：表内蒸馏水可以用冷开水代替，下同。

2. 散剂(粉剂)

表 18

药名	处方	用途及用法
扑粉	氧化锌 30 克 硼酸 30 克 滑石粉 40 克	收敛、吸水、消毒、润滑、消炎、保护皮肤等作用。用于皮炎红斑期、痱子

药　　名	处　　方	用途及用法
足癣药粉	水杨酸　2克 硼酸　10克 氧化锌　10克 滑石粉　80克	收敛、吸水，抑制真菌。用于趾间浸渍型足癣及预防足癣
腋臭散	密陀僧四两 枯矾一两(研粉)	止汗、去臭。用于腋臭
新三妙散	黄柏粉十两 寒水石粉五两 青黛粉一两	清热除湿，止痒杀菌。用于脓皰疮、传染性湿疹样皮炎、脂溢性湿疹。用时以植物油调后上患部
颠倒散	大黄四两 硫黄四两 (研成细粉)	用于寻常痤疮、酒渣鼻、脂溢性皮炎。以凉水或萝卜汁调敷
皮硝粉(土碱)	皮硝粉一钱	洗头用，治疗干性脂溢，每周1～2次
雄黄解毒散	雄黄一两 寒水石一两 生白矾四两 (研粉)	用于慢性湿疹、脂溢性皮炎、毛囊炎。用植物油调或加入清凉膏中外用

3. 洗剂

表 19

药名	处方	用途及用法
氧化锌洗剂	氧化锌 15克 滑石粉 5克 甘油 5毫升 蒸馏水 加至 100 毫升	收敛、止痒、消炎、保护皮肤。用于无渗出的急性皮炎、湿疹，一日可外用数次。用时振荡摇匀，用毛笔或鸭毛涂擦。 此方内也可加1%酚，可以加强止痒效果
炉甘石洗剂*	炉甘石 15克 氧化锌 5克 甘油 5毫升 蒸馏水 加至 100 毫升	同上。也可用石灰水代替蒸馏水
5%磺胺炉甘石洗剂	炉甘石洗剂内加5%磺胺噻唑	用于痱子及脓痱子、脓疱疮
复方硫磺洗剂	沉降硫磺 3克 硫酸锌 3克 樟脑醑10%25毫升 蒸馏水 加至 100 毫升	消炎、杀菌，抑制皮脂溢出。用于痤疮、酒渣鼻
复方甘油洗剂（手水）	甘油 28毫升 酒精 14毫升 蒸馏水 加至 100 毫升	润泽皮肤。用于皮肤干燥，汗疱疹脱屑期。此方内可加1%酚，用于冬季皮肤瘙痒

* 制法 取炉甘石、氧化锌分别研细，过6号筛。混合加少量水研成糊状，再加甘油及水至100毫升，研匀，即得。氧化锌洗剂配法同此。

4. 油　剂

表 20

药名	处方	用途及用法
氧化锌油	氧化锌　25～50克 花生油 加至100毫升	吸水、消炎、止痒、保护皮肤。用于急性皮炎、湿疹。湿敷的间歇期，外涂患部。 此方内加0.1～0.2%雷佛奴尔或0.25%呋喃西林，用于急性湿疹、皮炎有续发感染者
炉甘石擦剂	炉甘石　10克 氧化锌　10克 花生油　20毫升 蒸馏水 加至100毫升	消炎、止痒、润泽保护皮肤。用于急性及亚急性皮炎、湿疹。适用于渗出比较少者
甘草油	甘草一两　香油(麻油或豆油)十两(将甘草浸油24小时，文火炸至深黄色，过滤去渣)	解痒止痛、润泽皮肤。用于清洁疮面，或与散剂调成糊状外用

5. 糊　　剂

表 21

药　　名	处　　方	用途及用法
氧化锌糊剂	氧化锌 25克 淀粉 25克 凡士林加至 100 克 粉过细筛	收敛、止痒、吸水、消炎。用于亚急性皮炎、湿疹或伴有轻度渗液者
龙胆紫糊剂①	龙胆紫 1克 甘油 10毫升 氧化锌 15克 淀粉 15克 无水羊毛脂 20克 凡士林加至 100克	收敛、抑菌、消炎、止痒，保护皮肤。用于足癣续发感染、脓皮病、皮肤念珠菌病和念珠菌性甲沟炎
硼酸氧化锌糊剂	氧化锌糊剂 5%硼酸软膏 等量混合	收敛、止痒、消炎、抑菌。用于亚急性皮炎、湿疹
0.1% 雷佛奴尔糊剂	复方氧化锌糊剂内加 0.1%雷佛奴尔	用于有轻度感染的亚急性皮炎、湿疹
2%～10% 黑豆馏油糊剂②	复方氧化锌糊剂内加2～5～10%黑豆馏油	2%用于亚急性皮炎、湿疹。5%～10% 用于慢性皮炎、湿疹及神经性皮炎

① 制法　将龙胆紫浸入甘油内，并在水浴上加温溶解。另将羊毛脂、凡士林置搪瓷杯中，放在水浴上加热溶解后，将氧化锌淀粉放入，不断搅拌，待完全成糊状后(氧化锌糊剂如此配制)，再加入龙胆紫甘油溶液，继续搅拌均匀即可。

② 黑豆馏油制法见软膏项内。

6. 酊　剂

表 22

药　名	处　方	用途及用法
3%～5%水杨酸酊	水杨酸　3～5克 酒精95% 加至 100 毫升	用于花斑癣(汗斑)、手足癣及体癣
复方苯甲酸酊	水杨酸　6克 苯甲酸　12克 碘酊2%　10毫升 酒精95% 加至 100 毫升	用于手癣、足癣、体癣。必要时用酒精稀释1倍,外用于柔嫩部位的皮肤，如股阴部
复方斑蝥辣椒酊	斑蝥酊　5毫升 辣椒酊　5毫升 蓖麻油　5毫升 酒精95% 加至 100 毫升	刺激局部血液循环促进生发。用于斑秃。每日擦1～2次。不可多用，以免刺激发炎
5% 复方馏油酊	黑豆馏油或松馏油　5克 蓖麻油　5毫升 水杨酸　1克 薄荷脑　1克 雷锁辛　1克 酒精95% 加至 100 毫升	止痒，促进角质还原及浸润消散。用于神经性皮炎、慢性皮炎
百部酊*	百部　25克 酒精75% 100 毫升	止痒、灭虱。用于荨麻疹、皮肤瘙痒症及虱病

药　名	处　方	用途及用法
补骨脂酊*	补骨脂　30克 酒精75% 100毫升	用于白癜风，也用于斑秃，1～2次/日。涂药后日晒可引起红斑或水疱反应。暴露部位用药加等量酒精稀释
头水	水杨酸　3克 蓖麻油　5毫升 酒精95%　加至100毫升	消炎、润滑、去皮屑。用于头部干性脂溢及脱屑型脂溢性皮炎

* 制法　将切碎的生药加酒精浸泡一周，时加搅拌，过滤去渣，酒精加至100毫升。

7. 软　膏

表 23

药　名	处　方	用途及用法
15%氧化锌软膏	氧化锌　15克 凡士林　加至100克	消炎、保护皮肤。 用于皮炎，或轻度烫伤
5%～10%硼酸软膏	硼酸　5～10克 凡士林　加至100克	消毒、保护皮肤、软化痂皮。 用于轻度烫伤、擦伤、溃疡及去痂

药　名	处　方	用途及用法
5%～10%硫磺软膏	硫磺　5～10克 凡士林　加至100克	杀菌。 用于头癣、疥疮
5%水杨酸软膏	水杨酸　5克 凡士林　加至100克	抑菌，溶角质作用。 用于手癣、足癣、体癣及银屑病(牛皮癣)
复方苯甲酸软膏	水杨酸　6克 苯甲酸　12克 羊毛脂　20克 凡士林　加至100克	用于角化脱屑型手足癣、手足皲裂。 此方用凡士林稀释一倍，成半浓度，用于头癣及股癣
复方十一烯酸软膏（脚气灵软膏）	十一烯酸　20克 十一烯酸锌　5克 无水羊毛脂　10克 液体石蜡　10克 凡士林　加至100克	抑制霉菌。 用于浸渍型手足癣、体癣
制霉菌素软膏① 10万单位/克	制霉菌素片剂 50万单位×10片 蒸馏水　适量 无水羊毛脂　25克 凡士林　25克	用于皮肤念珠菌感染
杀烈癣药膏(水杨酰苯胺软膏)	水杨酰苯胺　5克 龙脑　1克 水杨酸甲脂　1克 羊毛脂　5克 凡士林　加至100克	抑制霉菌。 用于头癣、手足癣、体癣、股癣

药名	处方	用途及用法
5～10% 黑豆馏油软膏②	黑豆馏油 5～10克 15%氧化锌 (或凡士林) 加至100克	止痒，促进角质还原及浸润消散。 用于慢性皮炎、湿疹、神经性皮炎。治牛皮癣用凡士林配较好
复方黑豆油硫磺软膏③	黑豆馏油 5克 水杨酸 2克 硫磺 5克 无水羊毛脂 44克 蓖麻油 44克	止痒，抑制皮脂溢出，去皮屑，促进浸润消散。 用于慢性湿疹、头皮部脂溢性皮炎及牛皮癣
2.5～5%白降汞软膏	白降汞 2.5～5克 凡士林 加至100克	杀菌。 用于脓皮病、须疮
复方白降汞软膏	5%白降汞软膏 5%水杨酸软膏 等量混合	用于牛皮癣
冻疮软膏	樟脑 3克 硼酸 5克 甘油 5克 凡士林 87克	促进局部血液循环，有止痒及轻度消毒作用。 用于冻疮
0.25%呋喃西林（或雷佛奴尔）软膏	呋喃西林 (或雷佛奴尔) 0.25克 15%氧化锌软膏 (或凡士林) 100 克	用于轻度灼伤（用凡士林配）、擦伤、化脓性皮肤病
0.5%～1%氢化可的松乳膏	4克/支	急性、亚急性皮炎、湿疹、轻型神经性皮炎等。
0.1%～0.25% 9-氟氢可的松乳膏	4克/支，10克/支	同上

药　　名	处　　方	用途及用法
2%苯海拉明乳膏	20克/支	用于瘙痒性皮肤病
清凉膏④	当归一两 紫草二钱 大黄面一钱五分 香油一斤 黄蜡（冬季四两、夏季六两）	用于烫伤、冻疮、皮炎，或干燥脱屑性皮损，或作中药软膏基质
5%青黛清凉膏	清凉膏 内加5%青黛	用于传染性湿疹样皮炎
紫色疽疮膏⑤	轻粉三钱　红粉三钱　琥珀面三钱　乳香面三钱　血竭三钱　冰片三分　石决明粉三分　蜂蜡一两　香油四两	化腐生肌。用于痈、疖之破口坏死组织上，也可与药线并用

①制霉菌素软膏制法　先将片剂加适量蒸馏水浸泡过夜，然后在乳钵中研成糊状再加羊毛脂、凡士林研匀。

②黑豆馏油土制法　将黑豆浆放入砂壶内，盖好壶盖用泥土封口。再在壶咀内塞一木塞，不要太紧(以能漏油为适)，壶咀向下。用锯末烧烤，即有黑色馏油从壶咀内滴出，用碗盛接。

③复方黑豆油硫磺软膏制法　将水杨酸、硫磺粉加蓖麻油搅拌均匀，再加已熔化的羊毛脂继续搅拌，最后加黑豆馏油充分搅匀至冷凝。

④清凉膏配制法　将当归、紫草浸入香油内7天，用微火煎至黄枯，过滤去渣，趁热兑入黄蜡熔化，冷后加入大黄面搅匀成膏。

⑤紫色疽疮膏配制法　将香油放锅内，放火上数开后离火，将蜂蜡溶化，兑入轻粉红粉，待接近成膏时再徐徐兑入琥珀、乳香、血竭等，将要冷却时再兑入冰片、石决明粉搅匀成膏。

皮肤科外用药剂型的选择

表 24

	病变形态	选用药物剂型
急性皮炎(湿疹)变化	(1) 红斑 (2) 丘疹 (3) 水疱 (4) 渗出 (5) 糜烂 (6) 结痂	(1)+(2)扑粉、洗剂、硼酸水或生理盐水湿敷; (2)+(3)洗剂、硼酸水湿敷; (3)+(4)+(5) 硼酸水或生理盐水湿敷，氧化锌油、擦剂或糊剂; (5)+(6)氧化锌油或糊剂
亚急性皮炎(湿疹)变化	(1) 糜烂 (2) 结痂 (3) 苔癣样变化	(1)+(2)擦剂、氧化锌油; (2)+(3)糊剂（硼酸氧化锌糊剂或黑豆馏油糊剂); (3)复方馏油酊或黑豆馏油软膏
慢性皮炎(湿疹)变化	(1) 苔癣样变化 (2) 肥厚 (3) 角化 (4) 皲裂	(1)+(2)软膏（黑豆馏油软膏或5%水杨酸软膏)、复方馏油剂; (3)+(4)复方苯甲酸软膏、水杨酸软膏

熏药疗法

熏药疗法是祖国医学中的一种外治疗法，常用的是纸卷熏药。

处方 大枫子 白鲜皮各一两 五倍子五钱 鹤虱草 松香各四钱 苍朮 黄柏 苦参 防风各三钱

用途 适用于神经性皮炎、慢性湿疹包括阴囊湿疹、肛门湿疹。

用法及注意事项 选易燃较厚的草纸将以上药物卷住，边撒药边卷，不要太紧，外面可用棉线扎上几道，以免燃着后药散开。使用时点燃纸卷，使药烟熏患部，1～2次/日，每次20分钟左右。熏后可以外用药膏如黑豆馏油软膏，以增强疗效。

药线疗法

药线是祖国医学中外科常用的治疗方法之一，对于一般溃疡、瘘管、窦道、痈、脓肿等均可使用，可避免手术痛苦，且能短期取得良好效果。

处方 (1) 红血药线：适用于痈、脓肿，脓腐未脱，炎症明显的(中医辨证偏阳症者)。

京红粉一两 血竭一钱五分 乳香二钱 蟾酥少许 研为细末，捻成药线，直接用，或蘸紫色疽疮膏应用。

(2) 红肉药线 适用于红肿不明显，脓液清稀的瘘管、脓疡久溃不敛及淋巴腺结核破溃的（中医辨证偏阴症者）。

京红粉五钱　上肉桂粉五钱　雄精一钱　石决明粉一钱　研为细末，捻成药线。

棉纸药线的制法　选用质软、弹性大、韧性强的棉纸剪成1.5～3厘米宽，10～15厘米长的纸条，将药粉撒匀在纸上，然后对摺，左手拿纸，勿使药粉掉下，右手拿另一端斜着捻成线状，要求药线平直硬紧。

用法　根据疮口窦道长度，把药线剪短后插入，插到疮底后再稍抽出，勿使药线直接压迫疮底肉芽妨碍愈合，每日或隔日换药一次。当窦道清洁、肉芽生长良好即可停用，以免药线本身妨碍愈合。

皮肤科中药方

1. **主治**　甲癣(灰指甲)、手癣(鹅掌风)。

处方　荆芥　防风　枫子仁　五加皮　地骨皮　明矾各三钱　皂角二根

用法　将药剪碎，用米醋或熏醋一斤，浸泡，同时加温到皮肤可以耐受，将患指或全手掌(手癣)浸泡在药液中，每次2～3小时，每日或隔日一次，连续1～2个月。一剂药可用4～5次。如果甲板损害较厚，晚间于甲板上敷复方苯甲酸软膏，可增加疗效。

2. 主治 甲癣。

处方和用法 把凤仙花加明矾少许捣成糊状，敷于病甲上，外包油纸，每日换药，至健甲生长为止。用钝刀刮薄甲板后再上，疗效可提高。本方对甲板增厚者疗效差。

3. 主治 寻常疣(猴子)、鸡眼、蹠疣。

处方和用法 去掉鸦胆子外皮，取仁捣烂如泥状敷患部，病损四周的皮肤先用胶布保护，敷药后再贴一层胶布，3～4日换一次，一般2～4次后寻常疣可脱落。

4. 主治 青年扁平疣。

处方和用法 薏苡仁(生)一两煮粥，空腹服，1次/日，连服10天为一疗程。服二疗程无效改用其他疗法。服此药见效时，往往皮疹有刺痒、变红现象，继之皮疹消退，症状消失。

5. 主治 银屑病（牛皮癣)。

处方 丹参　苍朮　黄柏　防风(炒)各三钱。

用法 水煎服，适用于银屑病进行期。

6. 主治 急性或亚急性湿疹。

处方和用法 将地榆火炙焦黄后，研成细末，过筛，用黄凡士林配成30%软膏（地榆末30克，凡士林70克，混匀），外涂患处，2次/日。

7. 主治 女阴瘙痒症、阴道滴虫症。

处方 生甘草 苍耳子 蛇床子各一两。

用法 水煎洗烫，每日1～2次，或睡前用一次。

8. 主治 皮肤瘙痒症、荨麻疹。

处方和用法 取苍耳全草四至五两，加水五斤，煎后放温外洗，每日1～2次。

9. 主治 皮肤瘙痒，荨麻疹。

处方和用法 取楮树叶（构树叶）20～40片，用半脸盆水煎汤，外洗，1～2次/日。

10. 主治 神经性皮炎、慢性湿疹。

处方和用法 将活楮树皮割开，流出白汁涂患处，2次/日。配酊剂：用吸管吸取流出的白汁10毫升，加酒精90毫升混合即成。用毛笔涂擦患部。

【附】楮树（构树、楮桃） 为桑科构属落叶乔木，高6～10米，枝粗，小枝多毛有乳汁。叶互生有长柄，叶片宽卵形至长圆状卵形，两面多柔毛。

雌雄异株，雄花成柔荑花序，腋生，下垂，雌花密集成头状花序。果球形，肉质，鲜红色，也称楮实子(图61)。

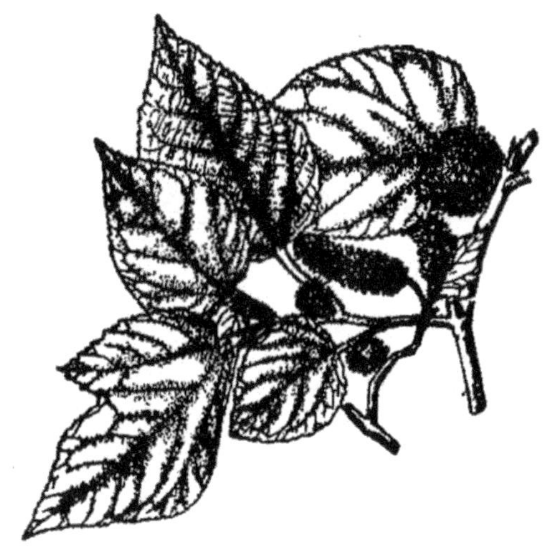

图 61 楮树(桑科，构属)
Broussonetia papyrifera Vent.

多生于丘陵、山坡。全国各地都有野生及栽培。

皮、叶治皮肤病，用法如上述。楮实子味甘性寒，可补肾治阳萎，用量三至五钱，水煎服。

湿疹的治疗

本病为最常见的过敏性皮肤病，皮损有多种形态，如红斑、丘疹、水疱、糜烂、渗液、结痂和鳞屑等，对称性分布，奇痒，常反复发作，一般消退后不留痕迹。

1. 一般治疗　(1)勿用肥皂及热水烫洗，急性皮损换药时勿用酒精、碘酒涂擦，可用花生油或豆油轻轻擦掉原药及痂皮。

(2) 少吃或不吃刺激性食物如辣椒、酒类及海味等。

(3) 急性湿疹期不作预防接种，婴儿湿疹应避免与患单纯疱疹者接触。

2. 新医疗法　新针及耳针止痒消炎效果皆好。耳针取神门、交感、肺、内分泌等，再加局部相应穴位，如阴部加外生殖器。新针取穴足三里、曲池、百虫窝等。

3. 药物治疗　根据具体病情选择不同的药物及剂型对症治疗。

(1) 中药可内服防风通圣丸，2钱/次，2次/日。

(2) 急性期以红斑水疱为主，可外用炉甘石洗剂，有糜烂渗液外用3%硼酸溶液湿敷(取4～6层纱布或清洁手巾，浸湿药液后取出，挤至不滴水时敷贴患部)，渗液甚多时可持续湿敷，间隔15～20

分钟把纱布在药液中浸湿再敷，每次1～2小时左右，每日可作2～3次。在湿敷的间歇期外用氧化锌油。在冬季不宜作大面积湿敷，以免着凉。

如皮损轻度浸润、表皮少许点状结痂及脱屑等亚急性期，可用氧化锌糊剂或各种馏油糊剂，如黑豆馏油、糠馏油糊剂，用时从低浓度开始，以免刺激。

慢性期皮肤肥厚苔癣化时，外用5～10%各种馏油软膏或加用熏药。

(3) 內服抗过敏药，如苯海拉明或非那根等。

头癣的治疗

头癣是由于互相接触或间接传染而得，大部分是由于和头癣病人共用理发器械、帽子、梳子、枕头等传染的。因此，未治愈者不能和他人共用上述东西，治愈之后必须注意个人卫生，预防再感染。

目前治疗头癣最好的药物是內服灰黄霉素。单独外用药物治疗，只适用于小面积或早期头癣。內服醋酸铊脱发疗法，副作用多，疗效差，现已废除。

1. 灰黄霉素治疗头癣

(1) 常规疗法　见表25。

头癣治疗表

表 25

头癣类型	疗程（日）	每日服药剂量			
		按每公斤体重计算	按年龄计算		
			2～9岁	10～16岁	16岁以上
黄癣（癞痢头）	20～30	10～15毫克	0.2～0.4克	0.4～0.6克	0.6～1.0克
白癣	30～40（少数需2～3月）	15～20毫克	0.3～0.5克	0.5～0.6克	罕见
黑点癣	14～20	10～15毫克	0.2～0.4克	0.4～0.6克	0.6～0.8克

注意事项：黄癣痂厚者先用凡士林或5%硼酸软膏涂头发区去痂。在服药期间应合并外用药，如5%水杨酸硫磺软膏或杀烈癣软膏，白天上药，晚上涂碘酒。每日用温水、肥皂洗头一次。必须隔7～10日剪发一次，连续4～6次。禁用剃头刀剃头。3岁以下儿童应按体重计算给药。每日剂量可分2～3次，饭后服。

(2) 间歇疗法　本法适用于4～9岁儿童，其优点为用药较省，而且便于送药上门。服药方法有以下两种：

3-3-4服药法：适用于4岁以上儿童。每周只服药一日（每隔6天服药一天），分早、中、晚共服3次。早饭后服3片（0.3克），中饭后服3片（0.3克），晚饭后服4片（0.4克），连续4周，停药两周观察。做毛发镜检，如为阳性结果，再继用3～4周。

1-2-2服药法：适用于3～5岁白癣患儿。每周只服药一日，分早、中、晚3次服。早饭后服1片（0.1克），中饭后服2片（0.2克），晚饭后服2片（0.2克），连续4周，停药两周观察。做毛发镜检，如为阳性结果，再继用3～4周。

注意事项：用本法治疗的，必须每7～10日剪发一次，连续5～7次。无显微镜设备，可在服第一疗程药结束时，根据临床症状考虑继用或停用。需同时用外用药配合治疗。

2. 单独外用药治疗头癣

(1) 杀烈癣药膏　适用于小面积（钱币大）1～2块白癣者，每日涂药2～3次，洗头一次，经常剪发。如病损处头发松动要拔除，有助早日痊愈。一般需用药3～4月。

(2) 半量复方苯甲酸软膏（5%水杨酸硫磺软膏）和2%碘酒配合治疗，三型头癣都可用。白天用软膏1～2次，睡前用温水肥皂洗头，涂碘酒(注意有痛感)。其余同杀烈癣药膏。

〔注〕(1) 白癣症状特点是在病发根端有白色鞘状物，病损多呈圆形，互相融合成片，如不发生脓癣不会发生永久性秃发。到13～14岁可以自愈，故16岁以上罕见。

(2) 黑点癣为散在点状皮损，不治愈可致成点状秃发。

足癣(脚气)的治疗

足癣是一种流行非常广泛的慢性传染性皮肤

病，致病菌为皮肤丝状菌(霉菌)，偶见由白色念珠菌引起。

1. 浸渍擦烂型(糜烂型) 病损发生于趾间，痒感甚著。

(1) 趾间仅有浸软白皮，涂1%龙胆紫液和脚气粉，2～3次/日。干燥后有脱皮时，上脚气灵或复方苯甲酸酊，2次/日。

(2) 趾间糜烂渗液明显，涂1%龙胆紫液，稍干后涂龙胆紫糊剂或氧化锌糊剂，1～2次/日，用纱布隔开足趾。糜烂愈合后改用脚气粉及脚气灵。脱皮时改用复方苯甲酸酊。

(3) 并发脓疱或淋巴腺炎，用1:5000高锰酸钾泡足15～20分钟，挑破脓疱排脓，涂1%龙胆紫液，稍干后外用雷佛奴尔糊剂或龙胆紫糊剂，内服磺胺类药物或合霉素。感染控制后，改用脚气粉、脚气灵或复方苯甲酸酊（最好先用稀释1倍的)。

2. 水疱型 在足蹠、足趾及趾间有大小不等的水疱，刺痒甚剧。

(1) 小水疱可先涂复方苯甲酸酊，再扑脚气粉或单独用脚气灵，2～3次/日。较深的小水疱，不要挑破，避免继发细菌感染。如水疱已破，治法与浸渍擦烂型的第(2)项同。

(2) 大疱或并发细菌感染，可按上述第(3)项处理。

3. 角化皲裂型　冬季多见，常伴有甲癣。

(1) 足蹠及足跟有脱屑性皮损、轻度角化，可用脚气灵或杀烈癣药膏，也可用复方苯甲酸酊。

(2) 足跟角化皲裂显著者，用复方苯甲酸软膏，1～2次/日，睡前再涂一次，用蜡纸包足，穿袜入睡。一般皲裂经2～3次治疗即可愈。

4. 注意事项　(1)病人须坚持经常用药，并注意鞋袜消毒灭菌，如煮沸、日晒。

(2) 糜烂型足癣在治疗期间禁用热水洗烫和上刺激性强的药物，经常保持足部干燥可促使早日痊愈。

(3) 如并发手癣须同时治疗，方法一般与足癣角化型相同。

(4) 足癣往往是小腿复发丹毒的病灶，因此必须彻底治疗足癣，才能有效地防止丹毒复发。

(5) 避免治愈后再感染足癣，必须注意个人卫生，不用公共浴巾、拖鞋，不捏脚等。

脓疱疮(黄水疮)的治疗

局部用1:5000高锰酸钾溶液或马齿苋煎液外洗，对未破新起的皮损，可用5%磺胺噻唑炉甘石洗剂。有少量糜烂则外用1%龙胆紫液或新三妙散或桃花散。结痂厚者用呋喃西林或雷佛奴尔软膏，2次/日。如有发烧可内服磺胺药或抗菌素。

二十一、眼科用药

1. 抗菌消炎药

表 26

药名	制剂	作用和用途	用法和注意事项
增光眼药水 和 增光眼膏	0.1% 5毫升/瓶 0.1%	有抗沙眼病毒及革兰氏阳性球菌的作用，为我国自行创制的治沙眼特效药。详见688页	滴眼，3次/日，1～2滴/次。用前必须摇匀。眼膏涂眼，每晚一次。本药即将由工厂正式生产
氯霉素眼药水*	0.25% 8毫升/瓶	抑菌。用于沙眼、结膜炎、角膜炎	滴眼，3～4次/日
磺胺醋酰钠(目宁,磺胺乙酰)	10% 8毫升/瓶 10% 10毫升/瓶	同上	同上
黄连素眼药水(盐酸小檗碱)	0.6% 10毫升/瓶	同上	同上

药名	制剂	作用和用途	用法和注意事项
金霉素眼药水* 和 土霉素眼药水*	0.5% 3～5毫升/瓶	抑菌，用于沙眼，结膜炎，角膜炎	滴眼，3～4次/日，本药极易失效，须新鲜配制
多粘菌素眼药水	2500单位/毫升	杀菌。用于外眼感染，尤其绿脓杆菌感染	滴眼，3～4次/日。也可加普鲁卡因，结膜下注射，5万～20万单位/次
新霉素眼药水	0.5%	用于沙眼、结膜炎、角膜炎	滴眼，3～4次/日
氯霉素眼膏	1%4克/支	抑菌。用于沙眼、结膜炎、角膜炎	涂眼，每晚一次
金霉素眼膏 四环素眼膏 和 土霉素眼膏	0.5% 4克/支	同上	同上
红霉素眼膏	0.5% 4克/支	抑制革兰氏阳性菌。用途同上	同上

药名	制剂	作用和用途	用法和注意事项
可的松眼药水 和 可的松眼膏	0.5% 3毫升/瓶 0.25% 4克/支 0.5% 4克/支	抗炎。用于角膜炎、虹膜睫状体炎、巩膜炎、泡性角、结膜炎及春季卡他性结膜炎	滴眼，3～4次/日。单纯疱疹性角膜炎不能单独应用。
氢化可的松眼药水 和 氢化可的松眼膏	0.5% 3毫升/瓶 0.5% 2.5克/支	同上	同上
四环素可的松眼膏	4克/支	抑菌、抗炎。用于沙眼及外眼感染	涂眼，每晚一次

* 眼药水配法见附录六“11．眼药水”中举例。

增光(六一三三)眼药水

增光眼药水是我国自行创制的新型治沙眼特效药。优点为高效、速效，疗程短，使用方便，性质较稳定，可在室温下保存而不失效，故较现有的治沙眼药物为优越。本药即将正式生产。

制剂　眼药水：0.1%，5毫升/瓶；眼膏：

0.1%。

作用 有抗沙眼病毒及革兰氏阳性球菌（金黄色葡萄球菌、链球菌、肺炎双球菌）的作用。初步实验证明，耐青霉素的金黄色葡萄球菌在试管內对本药也很敏感。

用途 目前主要用于治疗沙眼。一般于用药后2～5天，异物感，分泌物、充血等症状即显著减轻，穹窿部和睑结膜的滤泡开始减少，10～14天內明显减少或全部消失，睑结膜的乳头多数变为细平或显著减少，有些病例的角膜血管翳也有明显减退。轻度沙眼于2周內即可治愈或基本治愈，严重的沙眼患者(病变侵占全部结膜)，只要坚持滴药，也有明显进步。

最近试将本药外用于带状疱疹的病人，发现也有较好作用，局部疼痛症状及疱疹多于2～7天內消失。

用法 眼药水滴眼，3次/日，每次1～2滴。眼膏涂眼，每晚一次。

副作用和注意事项 用前必须摇匀。用后眼部无明显不适或其他不良反应。本药目前只能作外用。

2. 收敛药

表 27

药名	制剂	作用和用途	用法和注意事项
硫酸锌眼药水	0.25% 5毫升/瓶	收敛及杀菌。用于慢性结膜炎、眦部睑缘炎	滴眼，3～4次/日
保健眼药水（沃古林）	10毫升/瓶 含硼酸0.17克，硫酸锌0.05克，普鲁卡因0.8毫克。	同上	同上
硝酸银眼药水	1～2%	收敛及杀菌。用于急性结膜炎、沙眼急性期、睑缘炎。预防新生儿脓漏眼	涂擦患处（结膜或睑缘），涂过及时用生理盐水冲洗，防止损伤角膜
白降汞眼膏	1%	收敛及杀菌。用于慢性结膜炎、睑缘炎	涂眼，每晚一次

3. 扩瞳药

表 28

药 物	制 剂	作用和用途	用法和注意事项
新福林眼药水	2～5%	散瞳检查。作用时间短。无麻痹调节功能的作用	滴眼，1～2次
后马托品眼药水	1～5%	扩瞳及麻痹调节。用于散瞳检查、验光。作用时间比阿托品短	滴眼。检查：1～2次；验光：5～6次。滴时按住内眦部。青光眼忌用
阿托品眼药水和阿托品眼膏	1～3%	扩瞳及麻痹调节。用于角膜炎、虹膜睫状体炎。作用时间长	滴眼或涂眼。滴时按住内眦部，以免流入鼻腔吸收中毒。青光眼忌用

4. 缩瞳药

表 29

药 名	制 剂	作用和用途	用法和注意事项
毛果芸香碱眼药水(西罗卡品)	0.5%，1%，2%	缩瞳，用于原发性青光眼及扩瞳验光后缩瞳	滴眼
毛果芸香碱眼膏	1～2%	缩瞳，用于原发性青光眼	涂眼

药　名	制　剂	作用和用途	用法和注意事项
毒扁豆碱眼药水（依色林）和毒扁豆碱眼膏	0.25～0.5% 0.25% 2.5克/支	缩瞳。用于急性青光眼。对结膜及虹膜有刺激性，不宜长期用	滴眼。本药易引起全身中毒，应尽量少用。滴后须压追内眦部3分钟；一般10分钟滴一次，3次后接着滴毛果芸香碱。此药怕光，装有色瓶内。眼膏涂眼

5. 洗涤药

有生理盐水、2～4%硼酸水、1～2%碳酸氢钠、1:5,000高锰酸钾液等，一般用清水或生理盐水即可，化学烧伤时，即刻大量冲洗。

6. 表面麻醉药

一般用0.5～1%地卡因滴眼，见630页。

7. 降眼压药

(1) 50%甘油，口服50毫升/次，2～3次/日；此药多用。

(2) 醋氮酰胺(片)，见338页。

(3) 30%尿素、20%甘露醇、25%山梨醇或

50%葡萄糖注射剂，见269页。

8. 眼科中药方

1. 主治 麦粒肿、急性结膜炎。

处方 黄柏一钱(或黄连三至五分) 人乳二钱

用法 将药浸入人乳(或牛、羊乳)内24小时，取乳汁涂眼睑或滴眼，3次/日。本方须新鲜配制，以免腐败。

2. 主治 麦粒肿。

处方 菊花五钱 白矾一钱

用法 煎汤，先熏后洗，3次/日。

3. 主治 急性结膜炎。

处方 紫花地丁

用法 捣烂取汁，滴眼，5～6次/日。

4. 主治 麦粒肿、睑缘炎、急性结膜炎红肿较重者。

处方 鲜蒲公英二两:（干品一两)

用法 水煎，头煎内服，二煎洗眼，2剂/日。

5. 主治 树枝状角膜炎。

处方 大青叶 板蓝根各五钱 银花 连翘各三钱 荆芥 牛蒡子各二钱 水煎服。

二十二、耳鼻咽喉科用药

1. 耳部用药

表 30

药名	制剂	作用和用途	用法和注意事项
氯霉素溶液	0.25% 10毫升/瓶	抑菌。用于急性及慢性化脓性中耳炎及外耳道炎	滴耳，2～3滴/次，3～4次/日。可用氯霉素眼药水代替
氯霉素油剂	氯霉素5克、丙二醇40毫升，加甘油至100毫升	抑菌。用于慢性化脓性中耳炎及外耳道炎	滴耳，2～3滴/次，3～4次/日
复方新霉素滴耳液	每瓶5毫升，含硫酸新霉素1.25万单位，氢化可的松2.5毫克	消炎、消肿，使肉芽消退。用于急性或慢性中耳炎及外耳道炎	同上
酚甘油滴耳液	2%，2克石炭酸溶于100毫升甘油。	消炎、止痛。用于急、慢性外耳道炎	同上

药　名	制　剂	作用和用途	用法和注意事项
硼酸酒精滴耳液	4%,4克硼酸溶于100毫升70%酒精。	防腐、杀菌。用于慢性化脓性中耳炎，外耳道霉菌病	滴耳,2～3滴/次,3～4次/日。有痛感
水杨酸醇滴耳液	1%,1克水杨酸溶于100毫升70%酒精。	防腐、杀菌。用于外耳道霉菌病	滴耳,2～3滴/次，3～4次/日
滴耳油	内含龙脑、硼酸、甘油，8毫升/瓶。	用于慢性化脓性中耳炎	同　上
碳酸氢钠滴耳液	4%	软化耵聍	滴耳,2～3滴/次,3～4次/日。滴用2日后冲洗
过氧化氢溶液(双氧水)	3%	与组织中触媒相遇分解出氧，产生泡沫，发挥清洁、抗菌、除臭作用。用于清洗耳内脓液	滴耳,2～3滴/次,3～4次/日。久存易失效
苯氧乙醇滴耳液	3%	对革兰氏阳性或阴性菌均有杀灭或抑制作用，绿脓杆菌尤其敏感。用于冲洗绿脓杆菌感染的创面	
醋酸溶液	2%	清洗绿脓杆菌感染的创面或慢性化脓性中耳炎	

耳部用药注意事项

(1) 滴药前先以消毒棉棍擦去外耳道分泌物及脓液，最好以3%过氧化氢洗涤耳道，然后滴药。

(2) 滴药时滴管头勿触及耳部，以免污染管头。

(3) 外耳道皮肤有药物过敏，呈弥漫性红肿者，应避免采用滴剂。

用碳酸氢钠滴耳液软化耵聍方法 滴药时患者取侧卧位，患耳向上，滴药后让药液浸泡耵聍5～10分钟再起身。每日3～4次，连续3天，即可冲洗去除耵聍。

2. 鼻部用药

表 31

药名	制剂	作用和用途	用法和注意事项
麻黄素滴鼻液	0.5%小儿用，1%成人用	收缩血管，减轻粘膜充血、水肿。作用维持2小时，无续发血管扩张作用。用于急性、慢性鼻炎、鼻窦炎、耳咽管卡他等	滴鼻，每侧2～3滴，3～4次/日。浓度太大（大于3%）会影响鼻粘膜纤毛活动。可产生耐受性。萎缩性鼻炎禁用

药　名	制　剂	作用和用途	用法和注意事项
新霉素麻黄素滴鼻液	含 0.5%新霉素 1%麻黄素	收缩血管，抗菌。用途同上	滴鼻，每侧2～3滴，3～4次/日。浓度太大会影响鼻粘膜纤毛活动。可产生耐受性。萎缩性鼻炎禁用
呋喃西林麻黄素滴鼻液	含0.02%呋喃西林 1%麻黄素	同　上	同　上
鼻通（油膏）	含1%麻黄素 1%磺胺噻唑 0.65%樟脑	收缩血管，抑菌。用于慢性鼻炎及鼻窦炎。作用时间较长	挤油膏少许于鼻内
麻黄素强蛋白银滴鼻液	含1%麻黄素 5%强蛋白银	鼻出血	沾湿棉片，压迫出血部位止血
滴鼻净 （盐酸萘唑啉，鼻眼净）	0.05% 10毫升/瓶 0.1% 10毫升/瓶	收缩血管。用途同麻黄素。对麻黄素耐受者，可选用本药	滴鼻，每侧1～2滴，3～4次/日。每用10日停2～3日，以免引起药物性鼻炎。用药过浓、过多均可引起中毒。婴儿、高血压病患者慎用，萎缩性鼻炎禁用

药名	制剂	作用和用途	用法和注意事项
链霉素滴鼻液	1%，溶于生理盐水	抗菌。用于萎缩性鼻炎，鼻窦炎	滴鼻，每侧2～3滴,3～4次/日
液体石蜡		用于萎缩性鼻炎。有润滑及防止干痂形成的作用	同上
复方薄荷喷雾剂	含1%薄荷脑 1%樟脑 溶于液体石蜡	润滑粘膜，消除臭味，并刺激萎缩的粘膜，使其活跃。用于萎缩性鼻炎	滴鼻，每侧2～3滴,3～4次/日、或喷雾
可的松悬液	0.5%，即可的松眼药水	用于过敏性鼻炎、花粉症	滴鼻，每侧2～3滴,3～4次/日。该悬液中加1%麻黄素效果更好
铬酸结晶	沾在金属签上少许，烧溶成珠，冷却	用于鼻出血	烧灼鼻粘膜出血点

鼻部用药注意事项

(1) 鼻涕多时，滴药前应先擤出。

(2) 滴药时头部尽量后仰，每侧滴入2～3滴后，立即捏住两侧鼻孔，头向前下低垂，使药液分布于鼻腔各部。

3. 咽喉部用药

表 32

药　名	制　　剂	作用和用途	用法和注意事项
含碘喉片	每片含：碘酊 0.0325 毫升，酚 0.006 克，薄荷脑 0.022克	用于急、慢性咽峡炎、喉炎	口含，1～2片/次，3～4次/日
杜灭芬喉片	0.5克/片	新型粘膜杀菌剂。用途同上	同　上
薄荷喉片	片剂	用于喉炎、喉痛、咽喉部不适	同　上
复方硼砂溶液	含1.5%硼砂，1.5%碳酸氢钠，0.3%石炭酸，3.5%甘油	防腐、杀菌、收敛。用于急、慢性咽峡炎	含漱，3～4次/日
硼酸溶液	4%	消毒。用于咽部及口腔炎症	同　上

药　名	制　剂	作用和用途	用法和注意事项
过氧化氢溶液(双氧水)	1%	消毒。用于咽部及口腔炎症	含漱，3～4次/日
呋喃西林溶液	0.02%	同　上	同　上
复方安息香酊	酊剂，含10%安息香，7.5%苏合香等。	防腐、消毒、祛痰。用于喉炎及气管炎	本药1毫升加入沸水500毫升中，蒸气吸入，3～4次/日
碘甘油	1%碘，1%碘化钾，溶于甘油。	消毒灭菌，用于咽部慢性炎症及角化症	涂抹咽壁，2～3次/日
地卡因溶液	1～2%	麻醉作用强。维持20～40分。用于鼻、咽、喉等粘膜表面麻醉(可加入少许1:1000肾上腺素以延长作用时间)	鼻：浸湿棉片塡入鼻腔；咽喉：滴入或喷雾。每次不超过5毫升。咽喉、口腔麻醉中应尽量吐出余药，以免中毒，首次剂量少给，注意过敏反应

4. 耳鼻咽喉科中药方

治中耳炎中药方

1. **主治** 中耳炎初起或耳疖初起。

处方 鲜虎耳草(金丝荷叶)

用法 捣烂取汁，可加少许冰片。滴耳，3次/日。

2. **主治** 急性化脓性中耳炎。

处方 以下药物任选一种:

马齿苋二至三两，或蒲公英一两，或紫花地丁一两，或菊花一至二两或黄连五钱，水煎服，并配合局部用药。

3. **主治** 慢性化脓性中耳炎。

处方 枯矾五分　硼砂一钱　冰片三分

用法 共研细末，香油调匀。滴耳3次/日。

治慢性鼻炎、副鼻窦炎中药方

1. **主治** 过敏性鼻炎、慢性鼻炎。

处方 50%鹅不食草滴鼻药，滴鼻，3次/日。或鹅不食草膏涂鼻腔，2次/日(制剂方法见157页)。

2. 处方 苍耳子 辛夷各三钱

用法 水煎成浓汁，凉后滴鼻。3～4次/日。滴鼻液须新鲜配制，最多用2天。

3. 处方 藿香叶八两 猪胆四个

用法 拌和晒干，研细末，水泛为丸或制成蜜丸。每服二至三钱，2次/日。

4. 处方 丝瓜藤近根处三尺

用法 瓦上焙干研末，每服二钱，开水或黄酒送服，2次/日。

治鼻出血中药方

1. 处方 头发炭八钱 乌梅一个烧为炭。

用法 共研为末，吹入鼻中。

2. 仙鹤草一两 白茅根一两 藕节十个 贯众三钱 炒艾叶一钱 莲子三钱 水煎服。

3. 处方 大黄(研末)二钱 生地三钱

用法 生地熬汤，冲大黄末服。此方适于体实火旺并大便燥结者。

治咽炎中药方

1. 主治 急性咽炎、咽有疱疹、扁桃体红肿。

处方 薄荷一钱五分 牛蒡子三钱 生甘草一钱

用法 水煎服。也可单用牛蒡子研末，每次服1～2钱，2次/日。

2. **主治** 咽部红肿溃疡，疼痛。

处方 酸浆（锦灯笼） 连翘各一钱五分 生甘草一钱

用法 水煎服。也可单用酸浆一味煎汤当茶喝。

3. **主治** 急、慢性咽炎。

处方 薄荷一钱 西瓜霜二钱 生甘草五钱 冰片二分

用法 共研细末，吹敷咽部，2～3次/日。

治喉炎中药方

主治 急性喉炎、咳嗽喉痛，音哑。

处方 薄荷二钱 杏仁三钱 桔梗二钱 胖大海二钱

用法 水煎服。也可单用胖大海二钱，开水沏茶喝。

二十三、口腔科用药

表 33

药名	制剂	作用和用途	用法和注意事项
碘甘油	碘1～2克、碘化钾1～2克、甘油加至100毫升，将碘化钾溶于2毫升的水中，加入碘搅拌俟完全溶解后，再加甘油	消炎。用于慢性牙龈炎、牙周炎、智齿冠周炎	用探针或棉签沾少量涂于牙龈缘或滴在牙周袋内。注意勿涂在正常粘膜上
牙痛水	含酚、樟脑、丁香油等，5毫升/瓶	刺激性止痛作用。用于因龋洞引起的牙痛	用绿豆大棉球沾药液放在龋洞内。放前将洞内食物渣子去净
雷佛奴尔溶液	0.1～0.2%	消毒。急性口炎时含漱，慢性唇炎时湿敷。文生氏齿龈炎时用此药与1%双氧水交替漱口	
龙胆紫	1%	用于口腔粘膜溃疡、鹅口疮、齿龈炎	拭擦局部
苏打水	4%	漱口用	

药　名	制　　剂	作用和用途	用法和注意事项
中药刷牙粉	茯苓一两、石膏一两、龙骨一两、寒水石二两半、白芷五钱、细辛一两、食盐一两、旱莲草一两，研细成末	用于慢性牙周炎	刷牙，2次/日
口腔溃疡膏	强的松40片、金霉素2.5克、维生素甲25000单位4支、地卡因1.5克、羊毛脂10克、凡士林90克	促使粘膜溃疡愈合、止痛。用于口腔溃疡、药物性口炎、多形性红斑等	用棉棒涂于溃疡部，3～4次/日，或睡前涂一次，上药后有麻感
养阴生肌散	雄黄二钱、牛黄一钱、青黛一钱、甘草一钱、黄柏一钱、龙胆草一钱、冰片一钱，研成细末，混合	促使粘膜溃疡愈合止痛。用于口腔溃疡、阿弗他性口炎、疱疹性口炎等	以植物油调粉上于溃疡面，2～3次/日。可与口腔溃疡膏交替用
牙痛粉	白芷三钱、细辛二分五、冰片一分，研粉混合	有止痛功能，治龋齿	用药前应将龋洞内食物渣子去净，用棉棒蘸药粉放入龋洞内立即止痛。
大蒜酊	大蒜(去皮)七两、95%酒精500毫升。将大蒜切碎，放在瓶中，用95%酒精浸泡一周。用二层纱布过滤去渣留液	治牙本质过敏(俗称倒牙)，当咬嚼食物时感到酸痛或遇冷热酸甜刺激时疼痛	用棉棒蘸浸出液，涂擦牙体表面或暴露部分。浸出液放置较久变桔黄色

二十四、预防用药

1. 消毒药

表 34

药名	常用浓度及配制法	用途	注意事项
新洁尔灭 5%	0.01～0.1%溶液	见外科用药	见外科用药
消毒净	粉剂，配成0.01～0.1%溶液	同上	同上

漂白粉（含氯石灰）	(1)乳状液：配成10～20%浓度。取100～200克药物，加入少量水搅成糊状，然后加水至1000毫升。 (2)澄清液：将20%乳状液加盖，置于阴暗处，经24小时后取其上清液，再稀释成不同浓度应用	适用于地面及病人排泄物（粪便、痰液、呕吐物）的消毒。(1)粪便：加入倍量乳状液或1/5～2/5量的干粉，放2小时；(2)饮水消毒：用0.03～0.15%；(3)消毒食具及器具表面：用0.5%；(4)喷洒墙壁、浴室及厕所：用1～3%	(1)保存在阴暗、干燥和通风的室内，防止阳光照射和雨淋。 (2)不可与易燃或爆炸性物质放在一起。 (3)久放易失效，宜用时现配。 (4)不能用于金属制品及有色棉织物的消毒
漂粉精	粉剂；片剂：0.4克/片	饮水消毒：每平匙(0.4克)或一片消毒2担水	
氯亚明（氯胺）	配成0.2～3%，或先配成10～20%，临用按消毒要求稀释	(1)室内空气及表面的消毒；(2)1～2%溶液用于服装浸泡消毒；(3)0.05～0.1%用于消毒食具	作用较漂白粉弱而持久。其他同漂白粉
石炭酸（酚）	1%溶液	浸泡衣服、床单；喷洒擦拭房间、家具	不适于消毒痰、粪、脓、血等；有腐蚀性

药　名	常用浓度及配制法	用　途	注意事项
来苏尔（煤酚皂溶液）50%	2～5%溶液	（1）2%溶液用于皮肤消毒；（2）5%溶液用于浸泡、喷洒、擦拭消毒病人排泄物、房间、器械等	本品刺激性小，不损伤物品。浸泡器械一般用半小时
石　灰	2斤生石灰缓慢加水10～20斤，搅匀即得10～20%石灰乳	（1）排泄物：加入倍量石灰乳，放4～5小时；（2）喷洒墙壁、地面；（3）粪坑加入半量石灰乳	现用现配
乳　酸	配成10%溶液	放入蒸发皿内加热蒸发，作空气消毒。100立方公尺的房间用1克	紧闭门窗30分钟
甲　醛（福尔马林）36%	（1）本品15毫升加水20毫升，加热蒸发；（2）本品10毫升加生理盐水90毫升	（1）可消毒1立方公尺的空气（4小时）；（2）浸渍生物标本及表面消毒	对粘膜及呼吸道有刺激作用

2. 杀虫、灭螺、灭鼠药

表 35

药名	作用和用途	制剂	使用方法	注意事项
六六六(六氯苯)	主要为接触中毒，其次熏杀和胃毒。 杀虫效力强，但易挥发，所以作用不持久。 用于杀灭蚊、蝇、虱、蚤、臭虫、蛆、孑孓、蜱、螨及其他农作物害虫	0.5～1%粉剂	撒在有害虫的地方。灭虱：撒于头发及衣、被上，闷半至一日	(1) 杀虫剂及其食饵应妥善保管，防止小孩或禽畜误食中毒。 (2) 在室内喷洒时，应将食物和饮水盖严。燃熏时应将食物移到室外。 (3) 避免药液洒在皮肤上，如沾染时，应及时用温水和肥皂洗净。 (4) 中毒和解救见解毒药第2节
		6% 可湿性粉剂	(1)杀农作物害虫：药1斤加水200～300斤，搅匀后用喷雾器喷于农作物上 (2)灭蛆、蝇、蚊、孑孓、蚤：药1份，加水20份喷洒于粪坑、墙壁及污水面，每平方公尺约用50～100毫升稀释液。灭臭虫：药1份，加水1～2份，用刷涂缝中	
		0.3～0.5%油剂	用作空间、表面喷雾	
		0.5%乳剂	用作空间、表面喷雾	
		烟雾剂	点燃可熏杀室内昆虫，燃后30分钟再打开门窗	

药名	作用和用途	制剂	使用方法	注意事项
二二三（滴滴涕，DDT，氯苯乙烷）	主要为接触中毒，其次胃毒。一次洒用后，作用可维持几周以上。 用于杀灭蚊、蝇、虱、蚤、臭虫等	5%或10%粉剂	将药撒于墙角、床缝等处。灭虱最有效而经济，撒在贴身衣裤及头发上（20克）即可	同六六六。 中毒和解救见解毒药第2节
		25%或50%可湿性粉剂	25%药1份加水4份混匀，用喷雾器洒于房屋四壁，即可灭蚊、蝇、蚤。每平方公尺约喷30～40毫升。用刷将此液涂缝中可灭臭虫	
		25%乳剂	取药一份加水四份即配成5%乳剂，供喷雾	
		5%煤油剂	喷雾用	
敌百虫	为有机磷杀虫剂，主要为胃毒，其次接	95%粉剂或50%原液	(1)灭蝇：1份95%粉剂加水500～1000份，喷洒厕所，每平方公尺用1克药；或用此	同六六六。 中毒症状：头痛、恶心、呕吐、

	触。药效强，作用快，对人畜毒性较敌敌畏低。用于杀灭桑、茶、果树、蔬菜的害虫，也可杀灭蚊、蝇、虱和臭虫		稀释液拌于食物，做成毒饵，放碗内；或用布条浸药挂房内。(2)灭蚊和孑孓：用0.2～2%敌百虫有机溶媒液洒在污水坑中。(3)灭蚤：用0.5%水剂洒地面。(4)灭臭虫：用5%粉剂或0.5～1%水剂洒在墙缝、炕缝里。(5)灭蟑螂：用2%水剂或5%粉剂洒在炉灶墙根等处	腹泻、肌肉颤动、流涎、出汗、瞳孔缩小、意识恍惚。解救见解毒药第2～3节
敌敌畏(DDVP)	为有机磷杀虫剂，兼有胃毒、接触、熏杀。药效高，但对人畜毒性也较大。也能杀灭对二二三、六六六产生耐药的蚊蝇	50%乳剂	(1)灭蛆、孑孓：原液1份，加水500份，喷洒粪坑或污水表面，每平方公尺用原液0.25～0.5毫升。(2)灭虱：将上述稀释液喷衣被，闷置2～3小时。(3)灭蚊蝇：原液2毫升加水200毫升泼地上，关闭窗户一小时。或以布条浸原液挂房内，每屋用3～5毫升，可保持3～7天。(4)灭臭虫：原液1份。加水200份，用刷涂缝	同六六六。 易从皮肤吸收中毒，须特别注意防护。中毒症状同敌百虫。解救见解毒药第2～3节

药名	作用和用途	制剂	使用方法	注意事项
除虫菊（菊科植物除虫菊的干燥花）	接触后迅速醉倒，但部分于一日后复活。 用于杀灭蚊、蝇、臭虫、蟑螂等。 对温血动物无毒	避蚊油含除虫菊素	涂搽皮肤防蚊咬	常与二二三合用，可取长补短，达速效、长效的作用。 除虫菊素遇光、热及碱性物质不稳定，故应将除虫菊贮藏于避光、干燥不透气的容器中，必要时加入2.5%儿茶酚作为抗氧剂
		粉剂：含干燥花约17%	撒布杀虫	
		喷雾剂：除虫菊粉末0.37～0.75克，与煤油1.8升混合制成	喷洒杀虫	
		浸液：除虫菊粉40克加入90毫升石油浸渍24小时，滤液先与溶解40克钾肥皂的水溶液混合，再加水18升	加污水中杀孑孓，室内喷洒杀蚊蝇	

		除虫菊粉末可制蚊烟香	点燃驱蚊	
百　部（百合科植物百部的根）	灭虱效果最好，也能灭蝇、蛆、孑孓、臭虫、疥虫、蚂蝗等。 对人畜无害。	1:5浸液（用70%乙醇渗漉），或用药二两，加高粱酒一斤浸1～2昼夜（可供8人用）	涂擦头部、阴部灭头虱与阴虱，2～3次/日。本液也可灭臭虫	本药内服可镇咳，见381页
		10%～50%水煎液	浸泡衣服灭虱	
		皂液（水煎液加入肥皂液）	灭蛆、蝇及农业害虫	
		百部根	捆成一束，加砖石，使沉于粪坑底，灭蛆（100担的粪坑用2斤药）。也可切成小块投入水中灭孑孓	

药　名	作用和用途	制　剂	使　用　方　法	注意事项
五氯酚钠	杀灭钉螺	粉剂，配成1～2%溶液	(1)岸边、稻田灭螺：喷洒用5～10克/平方米；浸杀用10～15克/立方米水。 (2)铲土、药物综合灭螺：先在河岸水面稍上处撒药，1.5公斤/100 米，然后铲土3～4寸深，将螺土铲入沿岸水中，此时药遇水发挥作用，将螺杀死	此药能毒死鱼类及伤害秧苗，对人的皮肤粘膜有刺激性
氯硝柳胺	杀灭钉螺。对人畜毒性低	糊剂(50%)	(1) 全水浸杀：用1克(糊重)/立方米水。 (2) 铲土、药物综合灭螺：先岸边喷洒2克(糊重)/平方米，后铲土如上	能毒死鱼类，但不伤害农作物

磷化锌和安妥（二药配制、用法注意事项均同）	用于杀灭老鼠。 （1）配成毒饵：一市斤诱饵滚上三钱磷化锌或安妥。 （2）配成3%糊剂：一市斤面加8～10倍水成浆糊，从中取一市斤凉浆糊加入三钱磷化锌或安妥	（1）将窝头、白薯或馒头等食物切成小块，滚上磷化锌或安妥，放在床下、柜下等处。 （2）用纸或玉米棒蘸3%糊剂堵鼠洞	（1）室内杀鼠最好在夜间进行。 （2）配药容器需专用。 （3）配药时勿用手直接接触，以防中毒或老鼠嗅到人手气味不吃。 （4）毒饵必须管好，用完后必须全部收回，以免误食中毒。 （5）毒死的鼠必须深埋

3. 除四害用的中草药

鱼藤

系木质藤本的蝶形花科植物，主产于两广、云南、福建，药用根茎(图62)。杀虫毒力比除虫菊还大，能麻痹和破坏昆虫神经组织，兼有接触和胃毒作用。用于灭蝇、蛆、虱及农业害虫。本药对鱼的毒力也很大。用法：干燥根研细粉，用三倍细土或滑石粉稀释，或以根二两加入10升水浸渍一夜后压榨，再加肥皂制成混悬剂，对家畜体外寄生虫及菜虫都能杀灭。此药禁内服，以防中毒。

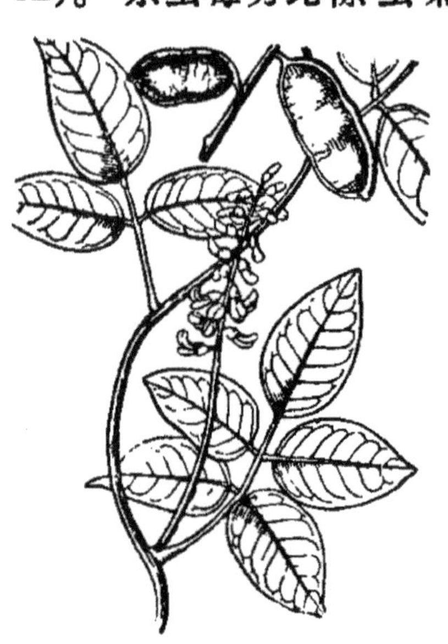

图 62 鱼藤（蝶形花科，鱼藤属） Derris trifoliata Lour.

闹羊花(羊踯躅)

系杜鹃花科植物，我国许多地区均产。有较强的杀虫作用。将花、叶铺席子下，能杀灭臭虫和跳蚤；研碎后撒入粪坑内可灭蛆和幼蝇，每担粪便用1～2斤。其10%的水浸液(浸泡4天)，喷洒可灭钉螺及孑孓。本药对人畜有剧毒。

藜 芦

系百合科植物，分黑白两种，产于四川、安徽、东北一带。对昆虫有胃毒及触杀作用。将全草切碎投入水中灭孑孓，或投入粪坑灭蛆；用1～5%的浸出液和米汤制成毒饵灭蝇；水浸液或干细粉敷体表可杀灭虱、跳蚤和臭虫。

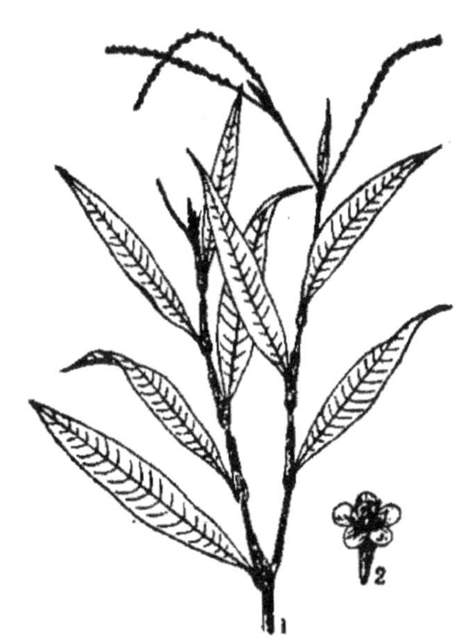

图 63 辣蓼（蓼科，蓼属）Polygonum hydropiper L. 1.花枝；2.花。

辣蓼(水蓼)

为蓼科草本植物，全国各地均有分布（图63)。5%水浸液200份，加煤油1份喷洒灭孑孓。鲜草切碎用开水浸，洒于粪坑灭蛆。干草熏烟驱蚊蝇及跳蚤。

本药干品五钱～一两水煎服，可治菌痢、肠炎及风湿肿痛。

烟　草

烟草杀虫的有效成分是烟碱，兼有接触、胃毒和熏蒸三种作用，能麻痹昆虫的神经组织。烟叶中含烟碱最多，茎较少。一般杀虫可用烟梗捣碎，加水浸泡4～7天，洒入粪坑灭蛆，用量约10%；或制成1%热水浸液灭孑孓，或用捣碎的烟梗粉末加到米汤中浸泡，再加适量糖，制成毒饵灭蝇。

蓖　麻

将鲜蓖麻根、茎、叶切碎洒入粪坑灭蛆（加入10～15%）；5%水浸液灭孑孓。

垂　柳　叶

制成1%水浸液，喷洒灭孑孓；或将叶切碎洒于粪坑灭蛆。

核桃叶及果皮

叶切碎洒于粪坑灭蛆。鲜果皮制成10%水煎剂，喷洒灭孑孓、蛆。

桃 树 叶

制成25%水浸液或煎液，灭孑孓和蛆；鲜叶捣烂，洒入粪坑灭蛆；25%水浸液喷洒灭跳蚤。

苦 参

为豆科植物，性苦寒，有杀虫、利尿、清热等作用。主产于江苏、浙江、广东、广西等省区。鲜根制成5%热水浸液灭孑孓；鲜根或全草制成水煎液，洒入粪坑灭蛆；或取根1份，切碎，加水3份煮40分钟，取煎液加于窝头(1:1)制成毒饵灭鼠。

内服一日量一钱半至三钱，用于治痢疾、黄疸。外用适量，煎汤洗患处，治皮肤湿痒。

曼 陀 罗

全草或植物的任何部分，磨碎后洒入粪坑灭蛆，或拌食物毒蝇；5%热水浸液灭孑孓(详见426页)。

京大戟、猫眼草、狼毒

鲜全草或根切碎洒入粪坑灭蛆，或制成5%热水浸液灭孑孓。鲜全草捣汁，拌食物可毒鼠、蝇，煎汁也能杀灭头虱。

马尾松、油松

叶捣碎，加水浸泡3～7天，制成5%水浸液灭孑孓，也可用叶燃烧熏灭蚊子。

牡荆、黄荆

马鞭草科植物，内服治感冒、咳喘、肠炎等，见186页。叶晒干研末，与木屑混合，制成烟熏剂，点燃密闭1～2小时，可熏杀蚊子。每立方米空间用干叶半两。干叶的0.5%浸出液也能灭孑孓（图见187页）。

射　　干

为鸢尾科多年生草本，苦寒有毒，干根五分至一钱五分水煎服，可治咽喉肿痛。其根茎的浸出液有强大的灭钉螺作用，对小鱼的毒性也大。

艾(艾蒿)

为菊科植物，苦微温，有散寒除湿，温经止血作用。内服用干品三至五钱水煎。叶做成艾柱，用于灸法。干品熏烟可驱蚊，全株放粪中可灭蛆。

4. 预防疫苗

表 36

制品名称	接种对象	用法和剂量	间隔	复　种	免疫期	注意事项
卡介苗	初生婴儿和年龄2月以上结核菌素试验阴性的儿童	划痕法：1滴（划井字） 皮内注射：0.1毫升（三角肌中部） 口服法：1毫升，隔日一次，共3次		3、7、10岁各种一次	2～4年	新生儿体重2.5公斤以下，或体质不佳者暂不接种。口服有时引起咽周围及颌下淋巴腺肿大，甚至压迫气管，现已少用。局部不宜用碘酒消毒
牛痘苗	2～6个月婴儿和逾期未种痘者	上臂外侧初种2颗，距离2厘米，划痕长0.5厘米。破表皮不出血	1周后无反应再种一次	每隔6年复种一颗。流行期复种	3～4年	全身湿疹及蔓延性皮肤病禁忌。种卡介苗后一月再种牛痘，种痘后半月内不作其他预防接种。局部不宜用碘酒消毒。疫苗保存在0～5℃

小儿麻痹活疫苗(糖丸)	2月～7岁儿童	口服，每型1丸，先服Ⅰ型，第二次服Ⅱ、Ⅲ型。凉开水送服，或Ⅰ、Ⅱ、Ⅲ型混合疫苗1次1丸	1个月。混合疫苗只服一次	第2、3年再用同法服		体质非常虚弱，严重佝偻病，活动期肺结核和低热者不宜服。近周内患腹泻4次/日以上者暂缓服，切勿与热开水同服。在4～8℃保存5个月，在20～22℃保存7天
百日咳菌苗、白喉(和破伤风)类毒素混合制剂	3月～7岁儿童	皮下注射三次：0.5毫升，1毫升，1毫升	4～6周	每3年复种1次(1毫升)，共2次。	2～3年	发热，传染病恢复期，心、肝、肾病，活动期肺结核，重度营养不良，有抽风史者禁忌。注射后可有局部红肿、发热、倦怠等反应。疫苗应在2～10℃保存
百日咳菌苗	3月以上儿童	皮下注射三次，量同上	4～6周	3年再复种1次(1毫升)	1～3年	同上

制品名称	接种对象	用法和剂量	间隔	复种	免疫期	注意事项
白喉类毒素	6月以上儿童	皮下注射二次，量同上	1个月	3～5年复种1次	3～5年	同上
破伤风类毒素	6月以上儿童、部队	皮下注射三次，量同上	4～6周	1年后复种1毫升，受伤时立即加强1毫升	3～5年	同上
流行性乙型脑炎疫苗	6月～14岁儿童	皮下注射二次：6～12月每次0.25毫升，1～6岁0.5毫升，7～14岁1～1.5毫升	7～10天	未定	1年	传染病急性期、活动性肺结核和其他急性病禁忌。接种后7～10日可有低热，偶见少量皮疹。 注意疫苗须在摄氏4度左右保存，在室温不可超过两小时

麻疹减毒活疫苗	8个月以上的麻疹易感儿	皮下注射一次，0.2毫升		未定	未定	同上
伤寒、副伤寒甲乙三联菌苗	流行区2～60岁。其他地区按当地防疫站规定	皮下注射三次：成人：0.5毫升，1毫升，1毫升；2～6岁：0.2毫升,0.4毫升，0.4毫升；7～14岁：0.3毫升，0.6毫升，0.6毫升	7～10日	每年复种一次，剂量与初种第三次同	1～3年	急性传染病及其恢复期，心、肝、肾、血液病，活动性肺结核，风湿病，糖尿病，重度高血压，哮喘，溃疡病，孕妇，6月内哺乳期妇女禁忌。注射后有局部红肿，全身发热，倦怠反应。在干、冷、暗处保存
霍乱菌苗	港口附近必要时6月以上儿童及成人。其他地区按防疫站规定	皮下注射二次：成人：0.5毫升，1毫升；6岁以下：0.2毫升，0.3毫升；7～14岁：0.3毫升，0.5毫升	7～10日	每年复种一次，剂量与初种第二次同	6～12月	同上

制品名称	接种对象	用法和剂量	间隔	复种	免疫期	注意事项
干燥布氏杆菌活菌苗（皮下法）	5～60岁牧区、皮革业和屠宰业等布氏菌素试验阴性者	皮下注射一次：成人：1毫升；5～9岁：0.3毫升；10～15岁：0.5毫升		一年后布氏菌素试验阴性者接种1/2量	1年	同上。应保存在2～10℃
干燥布氏杆菌活菌苗（划痕法）	同上，不必作布氏菌素试验	皮上划痕：菌苗按瓶签稀释后于上臂外侧滴1滴，划井字		一年后布氏菌素试验阴性者接种1/2量	1年	同上
脑膜炎双球菌苗	流行区15岁以下儿童	皮下注射3次：1～6岁：0.25～0.3毫升；7～15岁：0.5毫升	7～10日		当年	同上

斑疹伤寒疫苗	执行勤务和作战部队、厂矿工人、流行区居民	皮下注射3次：成人：0.5，1.0，1.0毫升；8～14岁儿童0.3，0.6,0.6毫升	7～10日	次年复种2次，成人0.5、1.0毫升；8～14岁0.3、0.6毫升	1年	同上
干燥鼠疫活菌苗	疫区除有禁忌者外，一律接种	皮下注射，疫情严重时注射2次。 2～4岁 0.2毫升 5～7岁 0.3毫升 8～12岁 0.5毫升 13～16岁 0.7毫升 17～60岁 1.0毫升 60岁以上 0.7毫升	20～25日	疫区每年注射一次	1年	同上
多价钩端螺旋体疫苗	一般流行区：下水田或潮湿地区工作的工人农民。重流行区：除无劳动力者外一律接种	皮下注射2次：1.0，2.0毫升，7～13岁减半	7日	隔2年复种		同上

制品名称	接种对象	用法和剂量	间隔	复种	免疫期	注意事项
人用狂犬病疫苗	被狂犬（猫）咬伤、抓伤者	腹部皮下注射14～21次，2毫升/次，1次/日		半年		诊断确实者及早接种，不考虑禁忌症（急性传染病患者除外），已发病者接种无效

〔注〕(1) 凡无标签、标签不清、安瓿破裂以及过期疫苗，一律不能使用。

(2) 澄清疫苗出现混浊或摇不散的凝块时，不能使用。

(3) 活菌活毒疫苗开启后过2小时，其他制品开启后4小时，即不再使用。

(4) 预防接种时，必须准备急救药品如0.1%肾上腺素，以便发生过敏性休克时，及时注射。

(5) 进行预防接种前，应了解接种对象的健康情况，必要时进行体格检查，注意掌握禁忌症。

5. 抗毒素

表 37

名称	制剂	剂量和用法		皮肤过敏试验及试液配法	脱敏疗法
		预防用	治疗用		
白喉抗毒素	10000单位 3000单位	未经预防接种，又与白喉病人密切接触的易感儿童。皮下或肌肉注射：1000～2000单位	白喉患者：肌注或静注（静注可加葡萄糖液稀释），1～2万单位，重者4万单位。儿童剂量同	(1)注射前，必须先作皮肤过敏试验，阴性者，始可注射。(2)试液配法：取0.1毫升（每1毫升内含1500国际单位的抗毒素）加生理盐水0.9毫升，以此稀释液0.1毫升在前臂屈侧做皮内试验。20分钟后看结果	皮肤过敏试验阳性者，须进行脱敏治疗。每间隔20分钟注射一次。步骤如下：(1)皮下注射稀释20倍的抗毒素0.05毫升；(2)皮下注射稀释10倍的抗毒素0.05毫升；(3)皮下注射不稀释的抗毒素0.1毫升；(4)皮下注射抗毒素0.5毫升；(5)全量一次肌肉注射完毕。

名称	制剂	剂量和用法		皮肤过敏试验及试液配法	脱敏疗法
		预防用	治疗用		
破伤风抗毒素	10000单位 1500单位	粪、土污染的深伤口，接生时脐带有污染破伤风杆菌可能的新生儿。皮下或肌肉注射：1500～3000单位	破伤风患者： 肌注或静滴(用葡萄糖液稀释)，4～10万单位。 儿童剂量同。 新生儿： 第一日，2～4万单位肌注；3000单位脐周注射；第2、3日1万单位/日，肌注	同白喉抗毒素	每次注射后，应观察有无反应，如发生气短、紫绀、荨麻疹、休克等反应时，应立即处理(见13页过敏性休克治疗)，同时停止脱敏治疗。如反应轻微，待症状全部消退后，重复前一次剂量

二十五、解毒药

1. 中毒解救的一般原则

中毒抢救原则包括：(1) 尽快找出中毒原因，明确诊断；(2) 去除毒物，减少吸收，如冲洗皮肤粘膜、洗胃、催吐、导泻等；(3) 应用解毒药；(4) 对症疗法；后三者应密切结合起来，并根据实际情况，决定轻重主次。一般说，中毒早期（约 4 小时内），神志清醒，中毒症状还不严重的，首先应去除毒物和使用化学解毒剂；而中毒晚期或昏迷患者，则以对症疗法和抢救呼吸、循环衰竭为当务之急。在有特效解毒药的中毒(如有机磷农药中毒)，及时给解毒药是很重要的，而对无特效解毒药的中毒，必须特别重视对症药物的合理使用。

1. 明确诊断

中毒原因可有误用、环境不良 [illegible] 等。医务人员要 [illegible] 对现场和病人进行详细检查，就能较快地找到中毒原因。如条件许可，必要时，应保留呕吐物、血、尿作毒物鉴定。

2. 去除毒物

(1) 口服毒物时

洗胃：可经粗胃管反复灌洗，或让患者尽量喝下洗液，再配合探咽催吐。常用洗液有温开水，温肥皂水，高锰酸钾溶液 (1:2000～1:5000)，1%过氧化氢溶液，浓茶，0.2～0.5%活性炭悬液等。腐蚀性药物中毒禁止洗胃。

催吐：用手指、匙柄或羽毛在咽喉部轻拭，或给催吐剂如2～4% 盐水、0.2%硫酸铜。

导泻：口服硫酸镁20克，或洗胃后灌入。必要时配合灌肠(肥皂水或生理盐水)。

(2) 皮肤、粘膜接触毒物者，用水、肥皂水或能溶解毒物的溶剂彻底冲洗。

(3) 吸入毒物时(如煤气中毒)，将病人自中毒环境移到空气流通处，或行人工呼吸。

此外，及早静脉滴注生理盐水或葡萄糖液，可加速肾脏对毒物的排泄。

3. 解毒剂

(1) 物理解毒剂：鸡蛋清、牛奶、豆浆等富于蛋白质的食物，可结合、中和和沉淀多种毒物，延缓毒物的吸收，保护胃粘膜，减轻毒物的腐蚀作用，可以广泛使用。浓茶和活性炭分别能沉淀或吸附多种生物碱(如毒蕈碱)、金属盐类。

(2) 化学性解毒剂：弱碱性物质（肥皂水、石灰乳、镁乳等）能中和强酸性毒物和破坏有机磷农药(敌百虫例外)；弱酸性物质(醋、果汁等)能中和强碱性毒物。氧化剂（1:2000～5000高錳酸钾、1%过氧化氢）对许多毒物有缓和的破坏作用。其他特异性解毒剂见附表及3～6节。

(3) 通用解毒剂：由活性炭2份、氧化镁1份和鞣酸(或浓茶)1份混合而成。用于吸附、沉淀或中和生物碱、糖甙(如苦杏仁甙)、重金属盐类和酸类。用法：将此合剂一大匙(约15克)加水半杯调成糊状，灌胃或口服。

4. 对症疗法

(1) 呼吸衰竭时应保证呼吸道通畅，注意舌后坠或痰堵；皮下注射25%尼可刹米1～2毫升、洛贝林10毫克，或安钠咖0.25克，必要时行口对口人工呼吸。

(2) 休克时，静滴5%葡萄糖生理盐水500～1000毫升，或加用去甲肾上腺素1～2毫克或阿拉明25毫克静滴。

(3) 惊厥时可肌注苯巴比妥钠0.1～0.2克，阿米妥钠0.3～0.5克或氯丙嗪25～50毫克。

2. 各种常见中毒的解救

农药和除四害药中毒

表 38

毒　物	主要症状	解救方法
有机磷农药(1605、1059、3911、乐果、敌百虫、敌敌畏等)	头痛、呕吐、多汗、流涎、腹痛、腹泻，甚至血压上升、肺水肿、抽搐、昏迷	见 744～747 及 450～451 页
二二三(滴滴涕)	头痛、恶心、呕吐、肌肉颤动、痉挛、昏迷、呼吸衰竭	口服中毒用温水或高锰酸钾液洗胃，硫酸镁导泻，抽搐时注射镇静剂，也可静注10%葡萄糖酸钙10毫升。禁用肾上腺素、吗啡及油类泻药
六六六	头痛、流涎、恶心、呕吐、上腹酸痛、运动失调、抽搐、呼吸困难、昏厥	口服中毒时洗胃、导泻及一般对症治疗同上。内服小苏打或氧化镁。忌油类泻药、油类食物及酒类

毒　　物	主　要　症　状	解　救　方　法
磷（火柴、磷化锌杀鼠药）	早期：头痛、恶心、呕吐、胃部灼痛、呼气、呕吐物及大便带蒜味； 后期：黄疸、肝肿大、少尿、血尿、昏迷、抽搐	过氧化氢或高锰酸钾液洗胃，硫酸镁导泻；服1%硫酸铜，10毫升/次，每30分钟一次，连服2～3次；静注50%葡萄糖液加维生素丙；对症治疗
氟乙酰胺	头痛、头晕、恶心、烦躁、发冷、体温降低，重者心律紊乱、痉挛、惊厥、昏迷、呼吸衰竭	洗胃或清洗皮肤；肌注50%乙酰胺，4～5毫升/次，每6～8小时一次；镇静剂等对症治疗
氟化物（1080杀鼠药）	衰竭、流泪、流涎、胃肠道症状、呼吸快、脉细、痉挛	口服钙剂；硫酸镁导泻；对症治疗

食物中毒

表 39

毒物	主要症状	解救方法
氰化物（木薯、苦杏仁、桃仁、枇杷仁、未煮透的扁豆等）	少量时：胃肠道症状、气促、发绀、瞳孔放大，呼气有苦杏仁味； 大量时：立即昏迷、惊厥、呼吸困难、青紫、抽搐	服蛋清或豆浆；过氧化氢、高锰酸钾液或10%硫代硫酸钠溶液50～100毫升洗胃；吸入亚硝酸异戊酯5～8滴，接着静注亚硝酸钠或美蓝，静注硫代硫酸钠。详见本章“氰化物中毒的解毒药”
亚硝酸盐（不新鲜的青、白菜，某些野菜，腌渍不好的蔬菜）	口唇及全身青紫、头痛、呕吐、腹痛、变性血红蛋白症	静注美蓝（1%，1～2毫克/公斤）、维生素丙（500～1000毫克）和葡萄糖液
皂素（某些生的豆类）	恶心、呕吐、头晕、头痛	对症治疗

发芽马铃薯(龙葵素)	口、咽部发干、恶心、呕吐、腹痛、腹泻、体温升高、呼吸困难、抽搐、虚脱	一般对症治疗。 预防：将变绿变紫的芽眼周围部分除去后，水中浸泡2小时再煮
毒蕈(野蘑菇)	因品种而异。有的出汗、瞳孔缩小、腹泻；有的精神异常；有的除胃肠道症状外，还有烦躁、吐血、黄疸、抽搐、昏迷	口服蛋清；高锰酸钾液或活性炭悬液洗胃；硫酸镁导泻；对症治疗。 出汗、瞳孔缩小、腹泻者注射阿托品
曼陀罗(即洋金花，含莨菪碱)莨菪、颠茄	口渴、皮肤粘膜干燥发红、头痛、头晕、瞳孔放大、脉快；重者烦躁、谵语、痉挛、幻视、昏迷	口服蛋清；高锰酸钾液或活性炭悬液洗胃；硫酸镁导泻；对症治疗
蓖麻子(蓖麻子毒素)	恶心、呕吐、腹痛、腹泻、头痛、抽搐、昏迷；后期肝、肾损害	服蛋清或豆浆；温水或高锰酸钾液洗胃；硫酸镁导泻；对症治疗(给兴奋剂)

毒物	主要症状	解救方法
白薯黑斑病	胃肠道症状、体温升高、气喘、抽搐、昏迷	对症治疗。 预防：勿吃霉烂发黑的部分
河豚鱼	胃肠道症状、面红、口唇四肢麻木、呼吸循环衰竭	高锰酸钾液或活性炭悬液洗胃；硫酸镁导泻；服活性炭；给中枢兴奋剂
卤水 （主要含氯化镁）	腹泻、痉挛性腹痛，重者呼吸麻痹、休克	温水洗胃；服蛋清水、牛奶或稠米汤；缓慢静注10%葡萄糖酸钙10毫升或5%氯化钙10毫升。呼吸衰竭注射洛贝林或尼可剎米
蚕豆病 （红细胞的酶系统有先天缺陷的人吃蚕豆后得病）	儿童多见。发热、黄疸、呕吐、头晕、头痛、腹痛、血红蛋白尿、嗜睡、昏迷	特效疗法：输血。红细胞150万以下，血色素30%以下，症状严重者，宜输血100～200毫升。 辅助疗法：服硫酸镁、肥皂水洗肠、口服铁剂、输入5%葡萄糖液等

重金属中毒

表 40

毒　　物	主　要　症　状	解　救　方　法
砷 (含砷农药、灭螺药、砒霜)	持续呕吐、腹痛、腹泻，粪便成米泔样，苍白、口渴、头痛、少尿或无尿、呼吸困难、休克；后期黄疸、肝肿大	服蛋清水或豆浆；高锰酸钾液或0.5%活性炭悬液洗胃；服新鲜配制的氢氧化铁*，每10分钟一匙，直至呕吐停止；尽早肌注或静注硫代硫酸钠(0.5～1克/次)，或肌注二巯基丙醇或二巯基丙磺酸钠，见753页。对症治疗包括强心、保肝、抢救休克、给大量维生素丙等
汞 (升汞、醋苯汞、氯化乙基汞等)	口有金属味、流涎、口腔粘膜肿痛溃疡、呕吐、腹痛、腹泻、少尿、尿中毒、循环衰竭	碳酸氢钠饱和液洗胃；服蛋清或豆浆、碘液（碘酊15滴化水半杯）或浓茶，注射二巯基类金属解毒药，或硫代硫酸钠（0.5～1克/次）。见753～756页

毒　物	主要症状	解救方法
锑 （酒石酸锑钾）	见122页酒石酸锑钾	注射二巯基类金属解毒药；阿-斯综合症用阿托品。 见131页
铅	衰弱、口有金属甜味、牙龈有铅线、腹绞痛、腕下垂、呕吐、头痛、抽搐、昏迷	注射依地酸钙钠、二巯基丁二酸钠，腹痛剧烈者静注硫酸镁(25%10毫升)。见731页
可溶性鋇盐	恶心、呕吐、腹泻、腹绞痛、肌震颤、惊厥，继而瘫痪、血压升高、血钾降低、心律紊乱、异位搏动	口服硫酸镁或硫酸鈉20～30克；1%硫酸鈉或硫酸镁溶液洗胃；1%硫酸鈉500～1000毫升静滴；补钾；对症治疗

*氢氧化铁液的配法：硫酸铁液（比重1.43）100份，加冷水300份；另以氧化镁20份，加水300份，二者分别保存，用时等量混合，即成氢氧化铁。

腐蚀性药物中毒

表 41

毒　物	主要症状	解救方法
强酸（硫酸、盐酸、硝酸）	吞后自口至胃剧烈灼痛，吐出血性及含粘膜片物质，呼吸困难、脉细、虚脱	禁洗胃或催吐。服蛋清或豆浆；服镁乳、稀石灰水、稀肥皂水或氢氧化铝；禁服小苏打或白垩
酚类（来苏尔、石炭酸、煤餾油酚、臭药水）	除上述强酸的症状外，还有血尿、蛋白尿、昏睡及反射消失	植物油洗胃，服蛋清或豆浆。注射中枢兴奋剂、强心剂
强碱（氢氧化钾、氢氧化鈉、碳酸钾、碳酸鈉、氨水）	与强酸同。吐出物呈碱性反应	禁洗胃或催吐。服稀醋、果汁或0.5%盐酸，但碳酸盐中毒忌用。其他与强酸中毒同

其 他

表42

毒 物	主 要 症 状	解 救 方 法
一氧化碳（煤气）	头痛、眩晕、耳鸣、无力、颜面樱红、呼吸增快、昏迷、痉挛	移到空气新鲜处，人工呼吸，给氧，注射尼可刹米等中枢兴奋剂
蛇咬	局部红肿痛甚至坏死。全身畏寒、流涎、呕吐、出冷汗、脉弱、呼吸迫促，最后复视、眩晕、呼吸中枢抑制	口服及外敷南通蛇药片、半边莲等；扎止血带；局部清毒；吸毒；普鲁卡因封闭；对症治疗
蝎螫	局部红肿、烧灼样痛、流涎、呕吐、嗜睡、虚脱，重者抽搐、肺水肿、呼吸麻痹	一般急救处理同蛇咬伤。局部涂敷氨水、石灰水，并用依米丁0.03克加入少许2%普鲁卡因封闭

3. 有机磷

常用有机磷解毒药

药名		针剂规格	用法和用量		
			轻度中毒	中度中毒	重度中毒
胆碱酯酶复能剂	**解磷定**(解磷毒，敌磷，派姆，PAM)	0.4克/支，分10毫升溶液及粉剂二种	缓慢静注0.4克，必要时2小时后重复一次	缓慢静注0.8～1克，以后每2小时0.4～0.8克，或静滴0.4克/小时，共用6小时。症状缓解后酌情减少或停药	缓慢静注1～1.2克，半小时后若效果不显，重复注射一次，以后每小时注射0.4克（可改为静滴）。病情好转时(至少6小时后)，延长给药间隔，逐渐停药
	氯磷定(氯化派姆，PAM-Cl)	0.5克(2毫升)/支 0.25克(2毫升)/支	肌注0.5克，必要时2小时后重复一次	肌注或静注0.75～1克，以后时间间隔和用量同上	静注1.0～1.25克，以后时间间隔和用量同上

解毒药

的临床应用　　表 43

作　用	副作用	注意事项
能恢复被有机磷抑制的胆碱酯酶的活力。用于急性有机磷中毒	头晕、胸闷、口苦、恶心、呕吐、复视等，均为一时性，不需处理	(1) 中度中毒可合用阿托品，重度中毒必须合用阿托品；(2) 小儿用量：10～30 毫克/公斤/次，酌情 1/2～4 小时后重复；(3) 粉剂用时以 10～20 毫升注射用水或生理盐水溶解；(4) 勿与碱性药物配伍注射
作用同上。水溶性大，可供静注或肌注	副作用同上。肌注局部较痛	(1) 中度中毒可合用阿托品，重度中毒必须合用阿托品。(2) 静注宜稀释到10毫升再用

药名		针剂规格	用法和用量		
			轻度中毒	中度中毒	重度中毒
胆碱酯酶复能剂	**双复磷**（LüH$_6$，DMO$_4$）	0.25克(2毫升)/支	肌注0.125～0.25克，必要时2～3小时后重复一次	肌注或静注0.25～0.5克，2～3小时后重复0.25克，可酌情重复注射2～3次	静注0.5～0.75克，2小时后再静注0.5克，以后酌情减少
阿托品		见422页	口服、皮下或肌肉注射1毫克，1～2小时后可再给0.5～1毫克	肌注1.5～2毫克，以后每15～20分钟给0.5～1毫克，症状缓解后酌情减量或延长时间间隔	静注4～5毫克，3～5分钟后未起作用即重复静注同量，以后每5分钟重复一次，直至出现阿托品反应（如瞳孔扩大、皮肤粘膜发干、面颊潮红、心跳加快等）后，可每隔1～2小时给维持剂量1～2毫克

作　　用	副 作 用	注 意 事 项
作用同上。本药易进入脑组织，对中枢神经系统症状的解除效果较好	常见面部发紧，口周、四肢及全身发麻，灼热，恶心、呕吐；少数病人有癔病发作	同上
能使心、肠、支气管、汗腺、缩瞳肌等组织对乙酰胆碱的耐受性提高。用于有机磷中毒。其余见422页	见423页。躁动可给苯巴比妥、水合氯醛等镇静药	(1) 急性中毒或重度中毒时，应并用胆碱酯酶复能剂；并用时可酌减阿托品用量。 (2) 小儿用量：0.03～0.1毫克/公斤/次。轻度中毒：隔30～60分重复；中度：隔15～30分重复；重度：隔5～10分重复

有机磷杀虫药（如1059、1605、3911、乐果、敌百虫、敌敌畏等）和有机磷神经毒气中毒，都是因为这些药物能抑制人体的胆碱酯酶(一种破坏乙酰胆碱的酶)，使体內堆积大量乙酰胆碱，因而产生一系列的中毒症状。中毒时可以针对病因使用下列两类特效解毒药：①胆碱酯酶复能剂，如解磷定、氯磷定、双复磷等；②使某些组织（如心、肠、汗腺、唾液腺、缩瞳肌等）对乙酰胆碱耐受性提高的药物，如阿托品等。

胆碱酯酶复能剂对慢性有机磷中毒及敌敌畏急性中毒效果差。敌敌畏急性中毒时应着重用阿托品类药物。

常用有机磷解毒药的临床应用　见表43。

有机磷急性中毒诊断标准

轻度中毒：头晕、头痛、恶心、呕吐、视力模糊、出汗、胆碱酯酶活力50～70%。

中度中毒：除上述症状外，有肌纤维震颤、瞳孔缩小、流涎、多汗、胸闷、腹痛、腹泻、精神恍惚、轻度呼吸困难。胆碱酯酶活力30～50%。

重度中毒：除上述症状外，心跳加快、血压上升、肺水肿、发绀、大小便失禁、昏迷。胆碱酯酶活力30%以下。

有机磷中毒的预防和治疗

预防

1. 深入广泛开展防毒宣传教育。

2. 挑选责任心强和身体健康的人来担任管理和喷洒有机磷农药的工作。

3. 加强对有机磷农药的保管，人员入仓时，应先开窗通风后进去。

4. 配药、喷药时严守操作制度，如穿长裤、长袖衫，戴口罩、手套，皮肤暴露部位涂肥皂水；背风倒退喷，隔行喷；喷药过程中不吃喝，不吸烟；喷毕用肥皂洗手等。

5. 喷过药的水果、谷物在一个月内不吃。

治疗

1. 迅速中断中毒途径　转离中毒现场，脱去被污染的衣服，用肥皂水、3～5％苏打水或清水冲洗污染的皮肤(敌百虫只能用清水洗，因肥皂水和苏打水会增加它的毒性)。毒物入眼时用2％苏打液或生理盐水冲洗15分钟左右。口服中毒者立即探咽催吐，再以2％苏打水或食用碱面化水反复洗胃(敌百虫要用高锰酸钾液!)，再服10～20克活性炭粉末(也可临时用各种动物的骨头烧成炭，或馒头、窝窝头等烧焦，研成末吞服)；饮生绿豆汁或甘草绿豆汤等。

2. 特效治疗

(1) 轻度中毒　可单独使用阿托品类药物或胆碱酯酶复能剂，至中毒症状消失为止。也可用含有阿托品的洋金花(又名曼陀罗花，山茄子)、莨菪(天仙子，山烟)等茄科草药，全棵采来压榨取汁，或阴干后切碎煎汤服用。根据病情轻重，每次鲜品三钱至一两，或干品三分至一钱；也可用曼陀罗的干花一至五分，揉碎后当烟吸。

(2) 中度以上中毒　并用阿托品类药和胆碱酯酶复能剂，用法见表43。病情较重者，经治疗症状消失后，应继续观察24小时。

3．对症治疗

(1) 呼吸循环衰竭时，除注射山梗菜碱或尼可剎米等中枢兴奋药外，可针刺内关、素髎等穴；耳针刺心、肺、肾上腺、交感等穴。昏迷时针刺人中、内关、涌泉等穴；耳针刺肾上腺、脑干、交感等穴。

(2) 吸入中毒引起呕吐时，针刺内关、足三里、止吐穴(脐眼上5分处)；再针刺胃、神门等穴。口服中毒发生呕吐时不应止吐。

(3) 肌肉震颤时，针大椎、曲池、足三里等穴；耳针刺肝、神门等穴。

(4) 惊厥严重时可给副醛、氯丙嗪等药；慎用巴比妥类药物，禁用吗啡类。中药可服止痉散(全蝎、蜈蚣各等分，研末)，三钱/次，开水送服；或针刺太冲、内关、大椎等穴；耳针刺脑干、肾上腺等穴。

(5) 休克时静滴去甲肾上腺素1～2毫克；必要时给抗菌药物防止肺部感染。

4. 金属解毒药

依地酸钙钠

(乙二胺四乙酸二钙钠，解铅乐，Calcii-Natrii Edetas, EDTA Ca-Na)

制剂 片剂: 0.5克/片；针剂: 1克(5毫升)/支。

作用和用途 能与铅、锰、铜、鉻、鎳等多种金属离子及放射性物质鐳、釔、鈈等结合成稳定而可溶的络合物，从尿中排出。主要用于治疗铅中毒，对其他金属如錳、铜、汞、鎘及鐳、釔等放射物质也有解毒效果。

用法 慢性铅中毒时肌注1克/次(加适量普鲁卡因)，或以生理盐水10毫升稀释后静注，或加入5%葡萄糖液200～300毫升中静滴，1次/日，3日为一疗程，两疗程间相隔4天，至尿铅正常为止，但最好不要超过九个疗程。

副作用和注意事项 部分病人可有短暂的头晕、恶心、关节酸、乏力等反应。极少数病人产生肾脏损害，用药期间注意查尿常规。肾脏病者忌用。

二巯基丙磺酸钠

(Natrii Dimercaptopropani Sulfonatum)

制剂 针剂: 250毫克(5%, 5毫升)/支。

作用和用途 本药的活性巯基与金属离子有强大结合力，能夺取已与组织中酶系统结合的金属毒物，使从尿中排出。用于治疗砷、汞、铋、铬和酒石酸锑钾等金属或类金属中毒及路易斯毒气中毒。但对铅、钒、铀和钛等中毒无效。

用法 皮下注射、肌注或静注。急性中毒时，5毫克/公斤/次，第一昼夜3～4次，第二昼夜2～3次，第3～7日1～2次/日，7天为一疗程。慢性中毒时，肌注250毫克/次/日，3天为一疗程，两疗程间相隔4天。

副作用和注意事项 可有面部灼热感、恶心、头昏、脸色苍白、心跳加快等，一般10～15分钟消失。个别病人有过敏反应如皮疹、头痛、寒战、发热甚至剥脱性皮炎等，应立即停药。

二巯基丙醇

(巴尔，Dimercaprolum, BAL)

制剂 针剂: 0.1克(1毫升)/支，0.2克(2毫升)/支。

作用和用途 同二巯基丙磺酸钠，但由于本药副作用及毒性较大，且有蒜臭味，使用已逐渐减少。

用法 肌注2.5～5毫克/公斤/次，最初二日每4小时一次，第3日6小时一次，以后12小时注射一次，7～10天为一疗程。中毒轻者可酌情减量。极量：0.2克/次，0.8克/日。

副作用和注意事项 可引起血压升高、心跳加快，并有恶心、呕吐、腰痛、头痛、眼红、流泪、喉干、手麻、烦躁、胸部狭窄感等。注射前皮下注射肾上腺素(1:1000)0.5毫升或口服苯海拉明25～50毫克，可减轻副作用。肝功能障碍者慎用。此药不能静脉或皮下注射，肌注要深。

二巯基丁二酸钠

(Natrii Dimercapto-succinatum)

制剂 针剂：0.5克/支。

作用和用途 治疗锑、汞、铅、砷等金属中毒。对酒石酸锑钾的解毒效力较二巯基丙醇强10倍，对汞和铅中毒的疗效也分别接近于二巯基丙磺酸钠和依地酸钙钠。

用法 以注射用水、生理盐水或5%葡萄糖液现配成5～10%溶液，10～15分钟内缓慢静注。急性中毒（如锑剂）可每小时重复注射1～2克；慢性中毒1～2克/次/日，3天为一疗程，两疗程间相隔4天。

副作用和注意事项 （1）毒性较小，有口臭、头痛、恶心、乏力、四肢酸痛等副作用，注射速度越快，症状越重；（2）水溶液不稳定，不可加热。正常者无色或微红色，如呈土黄或混浊则不能用。

5. 氰化物中毒的解毒药

氰化物（氰氢酸、氰化钾、木薯、苦杏仁、桃仁、枇杷仁、未煮透的扁豆、醉马草等）中毒的解救原则是:

第一步，用亚硝酸异戊酯、亚硝酸钠或大剂量美蓝，使体内产生高铁血红蛋白，后者与氰有高度亲和力，能结合成氰化高铁血红蛋白。第二步，用硫代硫酸钠，使游离的氰离子和氰化高铁血红蛋白中的氰基变成无毒的硫氰基化合物而排出体外。

硫代硫酸钠

(大苏打，海波，Natrii Thiosulfas)

制剂 针剂: 0.64克/支，0.32克/支。

作用和用途 能与氰化物形成无毒的硫氰化物，用于解救氰化物中毒。也能和汞、铅、铋、砷等金属或类金属形成无毒的硫化物，但对这些金属中毒的疗效不如巯基类金属解毒剂及依地酸钙钠。本药也可与碘结合成无毒的碘化钠。

用法 急性氰化物中毒时，立即用5～8滴亚硝酸异戊酯吸入（每2～3分钟吸入一次），或缓慢静注（注射3～4分钟）5%亚硝酸钠5～10毫升；若没有亚硝酸钠，也可静注美蓝（1%）10毫克/公斤。约3～5分钟后，静注硫代硫酸钠(现配成25%)12.5克。根据病情可按上法重复注射半量药物。

注射亚硝酸钠时须密切注意血压，如发现血压下降，应用肾上腺素纠正。

美蓝（亚甲蓝，Methylene Blue)

制剂 针剂: 20毫克(2毫升)/支。

作用和用途 本药随着浓度的改变，能表现出氧化和还原两种性能。大剂量时，利用其氧化作用，使血红蛋白氧化成高铁血红蛋白，用于氰化物中毒的解救；小剂量时，利用其还原性能，使高铁血红蛋白还原成血红蛋白，用于亚硝酸盐类（包括不新鲜的青菜、腌渍不好的蔬菜中毒）、苯胺类和硝基苯中毒，以及非那西丁、匹拉米洞、安替比林、伯氨喹啉及磺胺类引起的青紫（高铁血红蛋白症）。

用法 治疗氰化物中毒见硫代硫酸钠（756页）。治疗高铁血红蛋白症：用1%溶液静注1～2毫克/公斤，2小时后根据病情可以重复。与大量维生素丙（500～1000毫克）和葡萄糖液合用能提高疗效。

副作用 静注大剂量会引起恶心、腹痛、头晕、头痛、多汗等。

6. 蛇伤药

南通蛇药片（季德胜蛇药）

制剂 片剂：0.3克/片。另有“解毒片”，为本药的辅助药。

作用和用途 对各种毒蛇或毒虫咬伤能解毒、止痛、消肿。用于毒蛇及毒虫（蜈蚣、蝎、蜂等）咬伤。

用法 毒蛇咬伤时，立即服5片，并将药片用温水溶化后涂于伤口外，距伤口周围约半寸处。轻症服5片/次，3次/日，连续服至症状消失为止。重症可服10～15片/次，每4～6小时一次。服本药期间，需同时服解毒片，2～4片/次，3次/日。

毒蛇咬伤除上述外敷和内服药物外，尚须配合下列处理措施：(1) 阻止毒素吸收，用止血带、手帕、布条等结扎咬伤处近端侧（约距离30厘米），越早越好，在作扩创处理后半小时放松；(2) 除毒，先用盐水冲洗伤口，用小尖刀将伤口作十字切口，或用注射针头等划破伤口，再用吸奶器、拔火罐或口(注意口内必须无破损)吸出毒液；同时取出断牙；(3)封闭，在伤处肢体的上端用0.25%普鲁卡因溶液40～100毫升作环封；(4) 中毒症状明显的，口服强的松5～10毫克/次，3次/日；或静滴氢化可的松100毫克(加于5%葡萄糖500毫升中)；(5) 对症治疗。

半边莲(急解索，细米草)

来源 为桔梗科植物半边莲的带根全草，喜生于田边、河边、路旁的湿地，春夏采集。

我国南方都有分布。

作用和用途 性微寒味甘淡。含半边莲素，有利尿、轻泻、消肿、兴奋呼吸、止血、降血压等作用；为治疗蛇伤的重要草药，也用于治水肿，如晚期血吸虫病腹水等。

用法 (1) 治蛇咬伤：鲜草一至二两，或干品五钱至一两，水煎服。也用鲜草捣烂外敷患处，2次/日。

(2) 晚期血吸虫病腹水、肝硬化腹水：用干品一两水煎服。

植物特征 多年生，矮小，茎细，直立或横生，节处着地生根。叶互生，无柄，叶片披针形，细小。花单朵腋生，淡红色或淡紫色，花冠管的一边裂至基部，五个花瓣都偏向一侧，故叫半边莲(图 64)。

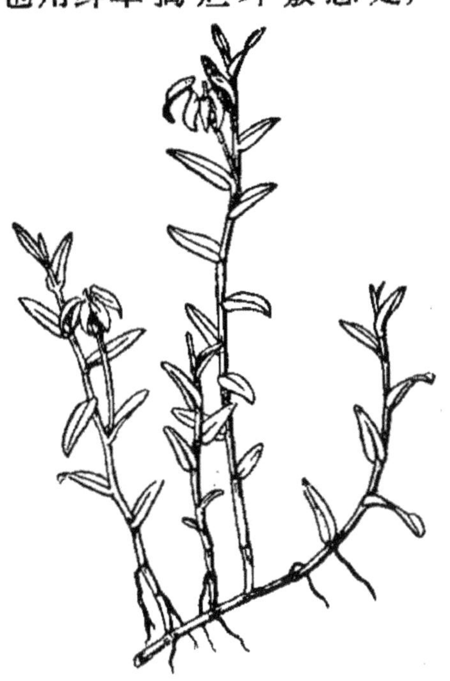

图64 半边莲
（半边莲科，半边莲属）
Lobelia chinensis Lour.

七叶一支花（重楼）

来源 为百合科七叶一支花属植物，药用根茎，全年可采。喜生于山谷溪边丛林下阴湿肥沃的地方。

产于长江以南各地，东北亦有类似植物，名北重楼。

作用和用途 苦微寒，有小毒。有清热、解毒、止痛、消肿、散瘀作用，用于（1）毒蛇咬伤；（2）小儿麻疹合并肺炎、流行性腮腺炎、高热抽搐；（3）扁桃体炎、咽喉肿痛；（4）疮疡肿毒；(5)久咳、哮喘等。

用法 干品一至五钱，水煎服。外用研粉或酒醋调敷患处。

（1）毒蛇咬伤：干根一至二钱，研末开水冲服，2～3次/日，或加青木香二两，共研细末，每次一钱二分，另以鲜根加酒酿捣烂敷伤口。

（2）疮疡肿毒、流行性腮腺炎、乳腺炎：七叶一支花三钱，蒲公英一两，水煎服。

（3）小儿高热抽搐：七叶一支花焙干研末，每用二至三分，用钩藤三钱，薄荷五分，煎水送服。

(4) 婴儿湿疹：干根一至二分，水煎服。

植物特征 多年生草本，单一茎，直立光滑，高约0.5～1米，一般为紫色。地下根茎肥大，表面粗糙有节，棕黄色，有须根。（东北产根细小，黄白色）叶轮生于茎顶，通常5～8枚，长椭圆形或广披针形。茎顶于夏秋抽出花梗，顶生黄花一朵，常有轮生叶状花被片七枚。果浆紫黑色（图65）。

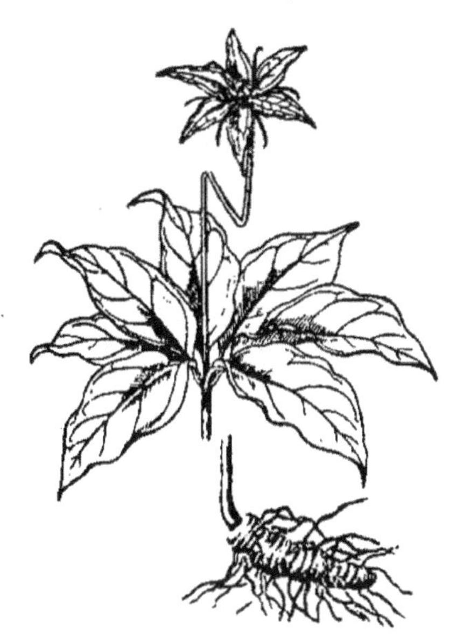

图65 七叶一支花
（百合科，七叶一支花属）
Paris polyphylla Sm.

田皂角（合萌，细密疏）

来源 为豆科合萌属植物，药用全草，夏秋采集。喜长于溏边、田边、沟边的湿地。

我国南方各省都有生长。

作用和用途 性平，味甘苦，清热解毒、利尿。治蛇咬、荨麻疹、疖痈及小便不利。

用法 常用量二至五钱，水煎服。田皂角、瓜子金(见376页)各五钱，水煎服可治毒蛇咬伤。内服并煎汤外洗治荨麻疹。

植物特征 一年生草本，高60厘米左右，茎直立，中空。羽状复叶，每张复叶有小叶20～30对，晚上闭合；花黄色，花瓣蝴蝶形，腋生。荚果扁长，有6～10节，成熟后易节节分离，7～8月开花，9～10月结果(图66)。

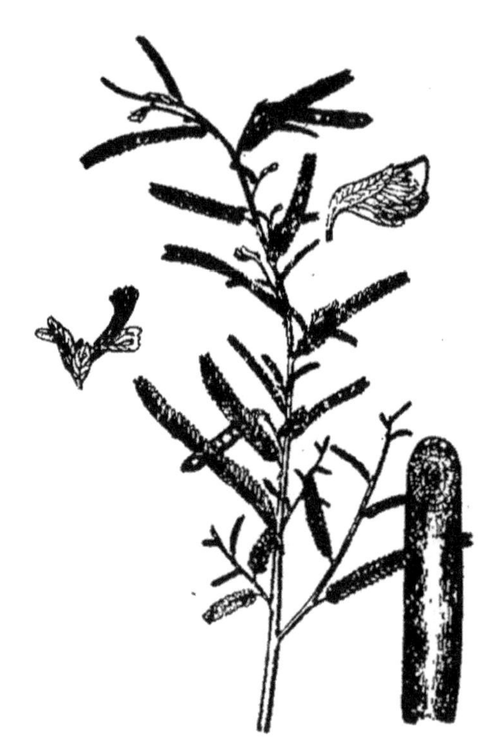

图66 田皂角（豆科，合萌属）
Aeschynomene indica L.

〔注〕治疗毒蛇咬伤的草药还有：橄核莲(见47页)、一枝黄花(见52页)、杠板归（见50页）和望江南(见444页)等。

附　录

一、常用药物剂量表

抗菌药物

药　名	制　剂 （克）	用法	成人剂量 （克/日）	小儿剂量 （毫克/公斤/日）
磺胺噻唑 和 磺胺嘧啶	片 0.2,0.25,0.5 针 0.4，1	口服 静注 肌注	4～6	100～200
磺胺甲基嘧啶	片 0.5	口服	同　上	同　上
磺胺二甲基嘧啶	片 0.5 针 0.4，0.5	口服 肌注 静注	同　上	同　上

药名	制剂（克）	用法	成人剂量（克/日）	小儿剂量（毫克/公斤/日）
长效磺胺	片 0.5	口服	0.5	15～20
磺胺甲氧嘧啶	片 0.5	口服	同上	同上
磺胺脒	片 0.5	口服	6～12	200～300
琥珀磺胺噻唑	片 0.5	口服	同上	同上
酞磺胺醋酰	片 0.5	口服	同上	同上
痢特灵	片 0.01,0.15,0.1	口服	0.3～0.4	6～10
呋喃呾啶	片 0.05，0.1	口服	同上	同上
呋喃西林	片 0.02，0.025，0.05，0.1	口服	0.2～0.4	5～10
盐酸黄连素	片 0.05，0.1	口服	0.3～0.9	10～20

硫酸氢黄连素	针 0.02，0.05	肌注	0.08～0.2	2～5
201～2（板蓝根针）	针 2毫升	肌注	2毫升/次	2毫升/次
青霉素	针 20万，40万，100万单位	肌注 静滴	40万～120万单位 300万～600万单位	20万～80万单位/日分2～4次， 120万～400万单位/日
普鲁卡因青霉素混悬液	针 40万，80万单位	肌注	40万单位	20万～40万单位/日
油剂普鲁卡因青霉素	针 300万单位（10毫升）	肌注	30万～60万单位	15万～30万单位/日
甲氧苯青霉素	针 0.5，1	肌注	6～8	100
苯甲异噁唑青霉素	胶囊 0.25 针 0.5	口服 肌注	3～6 同上	50～100

药名	制剂（克）	用法	成人剂量（克/日）	小儿剂量（毫克/公斤/日）
链霉素和双氢链霉素	针 0.5，1,2	肌注	1	20～30
土霉素	片 0.05，0.1，0.125，0.25	口服	2～3	25～50
	针 0.125，0.25，0.5	静注 静滴	1～1.5 1～1.5	15～30 15～30
长效土霉素	包 2.9克	口服	1包	2～4 岁 1/3包 5～8 岁 1/2包 9～12岁 2/3包
四环素	片 0.05，0.1，0.125，0.25	口服	1～2	25～40
	针 0.125，0.25，0.5	静注 静滴	1～1.5 同 上	15～30 同 上
金霉素	片 0.125，0.25	口服	1～2	25～40
	针 0.2	静注 静滴	0.8～1.2 同 上	15～30 同 上

氯霉素	片 0.05，0.125，0.25，0.5	口服	1～2	25～40(一般量)
	针 0.125，0.25	肌注 静注 静滴	1～2 1～2 1～2	80～100（化脓性脑膜炎） 同上
合霉素	片 0.25 针 0.125，0.25	口服 肌注	2～3	50～80
红霉素	片 0.1，0.2	口服	1～2	25～40
	针 0.3	静注 静滴	0.9 0.9～1.2	15～30
新霉素	片 0.1	口服	1.5～4	30～60
	针 1	肌注	0.5～1	8～12
杆菌肽	针 5万单位	肌注	5万～10万单位	800～1000单位/公斤/日
卡那霉素	针 0.5，1	肌注	0.75～1.5	15～30

药名	制剂（克）	用法	成人剂量（克/日）	小儿剂量（毫克/公斤/日）
抗敌素	片 12.5万单位	口服	150万～300万单位	10万～15万单位公斤/日
	针 50万单位	肌注	2万～3万单位/公斤/日	2万～3万单位/公斤/日
		静滴	50万单位	同上
多胜菌素甲	粉	口服	200万单位（首剂加倍）	10万～15万单位/公斤/日
	针 25万，50万单位	肌注	50万～75万单位	2万～3万单位/公斤/日
庆大霉素	片 2万单位	口服		10万～15万单位/日
	针 2万，4万单位	肌注	8万～16万单位	2万～8万单位/日
		静滴	12万单位分3次	同上
巴龙霉素	片 10万，20万单位	口服	160万～240万单位	2万～6万单位/公斤/日
灰黄霉素	片 0.1	口服	0.5～1	15～20
制霉菌素	片 50万单位	口服	150万～300万单位	25万～100万单位/日

曲古霉素	片 5万单位	口服	15万～20万单位	2.5万～5万单位/日
异烟肼	片 0.05，0.1	口服	0.3～0.9	10～25
	针 0.1	肌注	0.3	10～15
对氨基水杨酸钠	片 0.5	口服	6～12	150～200
	针 2，4，6	静滴	8～12	150～200
硫异烟胺	片 0.1	口服	0.5～0.8	10～15
氨硫脲	片 0.025	口服	0.05～0.075	第一周 1 以后 2

注：磺胺类药物一般需要首剂加倍

解热及镇痛药

药名	制剂(克)	用法	成人剂量(克/次)	小儿剂量(毫克/公斤/次)
阿斯匹林	片 0.05, 0.1, 0.2,0.3,0.5	口服	0.5～1	5～10(解热) 80～100毫克/公斤/日 (抗风湿)
非那西丁	片 0.1, 0.3	口服	0.3～0.6	5～10
扑热息痛	片 0.5	口服	0.5	5～10
氨基比林	片 0.1, 0.2, 0.3	口服	0.1～0.3	2～5
安乃近	片 0.5	口服	0.5	5～10
	针 0.25, 0.5,1	肌注	0.25～0.5	10
		皮下	同上	10
解热止痛片(A.P.C.)	片 0.42	口服	1～2片	5～10

去痛片	片 0.5	口服	1～2片	5～10
解痛片（加当）	片 0.5	口服	1片	同 上
散痛片（优散痛）	片	口服	1～2片	
复方氨基比林	片 0.3	口服	同 上	5～10
氨非咖（P.P.C.）	片 0.3	口服	同 上	同 上
复方氨基比林注射液	针 2毫升	肌注 皮下	2毫升	0.1毫升/公斤/次
安痛定	针 2毫升	肌注 皮下	同 上	同 上
复方奎宁注射液	针 2毫升	肌注	同 上	6个月0.5毫升/次 1岁 1毫升/次 2岁 1.5毫升/次 5岁以上2毫升/次

— 771 —

药　　名	制　　剂 （克）	用法	成人剂量 （克/次）	小儿剂量 （毫克/公斤/次）
百乃定	针　2毫升	肌注 皮下	同　上	0.1毫升/公斤/次
汉防己甲素	片 0.02	口服	0.02~0.08	
	针 0.03	肌注	0.03	
柴胡注射液	针　5毫升	静注	5毫升	
水杨酸钠	片 0.3	口服	0.9	5~10
保泰松	片 0.1	口服	0.1~0.2	0.02~0.03/岁/日
氟灭酸	片 0.1，0.2	口服	0.2	
杜冷丁	片 0.025，0.05	口服	0.05~0.1	0.5~1
	针 0.05，0.1	肌注	0.025~0.1	0.5~1

安侬痛	针 0.02，0.04	皮下	0.01～0.02	
吗啡	片 5，10毫克 针 10毫克	口服 皮下	5～10毫克 同上	0.1～0.2毫克/公斤/次
延胡索乙素	片 0.05 针 0.06，0.1	口服 皮下	0.1～0.15 0.06～0.08	

镇静催眠药、安定药及抗癫痫药

药名	制剂（克）	用法	成人剂量（克/次）	小儿剂量（毫克/公斤/次）
苯巴比妥	片 0.01，0.015，0.03，0.1 针 0.1，0.2	口服 肌注	0.015～0.03（镇静） 0.06～0.1（催眠） 0.1～0.2（抗惊）	1～2（镇静） 3～5（抗惊） 5～8（抗惊）
巴比妥	片 0.1，0.3	口服	0.3～0.6	

药名	制剂（克）	用法	成人剂量（克/次）	小儿剂量（毫克/公斤/次）
阿米妥	片 0.1 针 0.5	口服 肌注	0.1～0.2（催眠） 0.3～0.5（抗惊）	3～5(催眠) 5～8(抗惊)
速可眠	胶囊 0.1	口服	0.1～0.2	2～3
水合氯醛	水剂10%溶液	口服	5～15毫升	0.3～0.5毫升/公斤/次
副醛	针 2,5毫升 液体	肌注 静注 灌肠	2～5毫升 1～2毫升 5～10毫升	0.1毫升/公斤/次 0.02毫升/公斤/次 0.3毫升/公斤/次
导眠能	片 0.25	口服	0.25～0.5	
安眠酮	片 0.1，0.2	口服	0.1～0.2	
溴化钾和溴化鈉	水剂 10% 片 0.3	口服 口服	5～10毫升 0.3～0.9	1毫升/岁/次 0.1克/岁/次

冬眠灵	片5毫克，12.5毫克 25毫克，50毫克 针 25毫克，50毫克	口服 肌注 静注	12.5～25毫克 25～50毫克 同　上	0.5～1 0.5～1 同　上
奋乃静	片 2毫克	口服	4～16毫克	6岁以下4毫克/日 6岁以上6毫克/日
眠尔通	片 0.2	口服	0.2～0.4	5～10
利眠宁	片 5毫克，10毫克	口服	5～10毫克（镇静） 10～20毫克（催眠）	5岁以上5毫克/次（镇静） 3～5毫克/公斤/日（抗惊）
安他乐	片 0.025	口服	0.025～0.05	2毫克/公斤/日
泰尔登	片 0.015，0.025	口服	5～30毫克	
苯妥英鈉	片 0.05，0.1 针 0.25	口服 肌注	0.05～0.1 0.1～0.25	3～8毫克/公斤/日

药名	制剂（克）	用法	成人剂量（克/次）	小儿剂量
扑痫酮	片 0.25	口服	0.25	12.5～25毫克/公斤/日
三甲双酮	片 0.15 胶囊 0.3	口服	0.15～0.3	20～40毫克/公斤/日
安坦	片 2毫克	口服	2～4毫克	5岁以上1～2毫克/次
缬草酊	20%	口服	2～5毫升	

抗休克急救用药和中枢兴奋药

药名	制剂（克）	用法	成人剂量（克/次）	小儿剂量（毫克/公斤/次）
六五四和六五四-2	片 5毫克，10毫克 针 5毫克，10毫克	口服 肌注 静注 静滴	10～20毫克 10毫克 10～20毫克 同上	0.3～2 同上 同上 同上

肾上腺素	针 1毫克	皮下 静注 心内注射	0.25～1毫克 同上 1毫克	0.1～0.5毫克/次 同上 0.5～1毫克/次
去甲肾上腺素	针 1毫克，2毫克	静滴	1～2毫克 溶于 100～200毫升5～10%葡萄糖液中	0.5～1毫克/次 溶于100～300毫升5～10% 葡萄糖液中
阿拉明	针 0.01	肌注 静滴	0.01～0.02 0.01～0.04加于5～10% 葡萄糖液中	0.04～0.2 0.3～2毫克/公斤加于5～10%葡萄糖液中
美速克新命	针 0.02	肌注 静注 静滴	0.01～0.02 0.005～0.01 0.02加于100毫升5～10% 葡萄糖液中	0.25 0.125 10～20毫克加于100毫升5～10%葡萄糖液中

药名	制剂（克）	用法	成人剂量（克/次）	小儿剂量（毫克/公斤/次）
新福林	针 0.01	肌注 静注 静滴	0.005～0.01 0.01～0.02加于100毫升5～10%葡萄糖液中	0.1～0.25 0.05 10～20毫克加于100毫升 5～10% 葡萄糖液中
尼可刹米	针 0.25，0.375	肌注 静注	0.25～0.5	2岁以下50～125毫克(0.2～0.5毫升）/次 2岁以上125～250毫克(0.5～1毫升)/次
苯甲酸钠咖啡因	针 0.25，0.5	皮下 肌注	0.25～0.5	2岁以下25～125毫克(0.1～0.5毫升)/次 2岁以上75～250毫克(0.3～1毫升)/次

盐酸山梗菜碱	针 3毫克，5毫克	肌注 静注	3～5 毫克	2岁以下1～1.5毫克(0.25～0.5毫升)/次 2岁以上1.5～3毫克(0.5～1毫升)/次
野靛碱	针 1.5毫克	肌注 静注	1.5 毫克	0.75～1.5毫克/次

心血管药及利尿药

药名	制剂(克)	用法	成人剂量(克/次)	小儿剂量(毫克/公斤/次)
硝酸甘油	片 0.5毫克，0.6毫克	口含	0.5～0.6毫克	
亚硝酸异戊酯	玻管 0.2毫升	吸入	0.2毫升	
长效硝酸甘油	片 0.01	口服	0.01～0.02	
复方硝酸甘油	片	口服	1片	

药名	制剂（克）	用法	成人剂量（克/次）	小儿剂量（毫克/公斤/次）
罂粟碱	片 0.03	口服	0.03～0.06	
	针 0.03	皮下	0.03～0.06	
		肌注	0.03～0.06	
烟酸	片 0.05，0.1	口服	0.05～0.1	
	针 0.02	静滴	0.08～0.1	
奎尼丁	片 0.2	口服	0.2～0.3	30毫克/公斤/日
盐酸普鲁卡因酰胺	片 0.125，0.25	口服	0.5～0.75	14
	针 0.1	静滴	0.5～1	1.4
心得安	片 10,20毫克	口服	0.01～0.04	
	针 5毫克	静滴	2.5～5毫克	
利血平	片 0.1,0.25毫克	口服	0.125～0.25毫克	0.02～0.03毫克/公斤/日
	针 1毫克	肌注	1～2毫克	0.07
降压灵	片 4毫克	口服	4～8毫克	0.1～0.2

肼苯达嗪	片 12.5，25毫克	口服	12.5～25毫克开始，以后酌加	1～2开始，以后酌加
双肼苯达嗪	片 12.5，25毫克	口服	同　上	0.5～1开始，以后酌加
胍乙啶	片 0.01，0.025	口服	0.01～0.025	0.2～1.5毫克/公斤/日以后酌加
优降宁	片 0.01	口服	0.01～0.02开始，以后递增	
安血定	片 0.02，0.04	口服	0.02开始，以后酌加	
地巴唑	片 0.01，0.02 针 0.01	口服 静注	0.01～0.02 0.01～0.02	0.5～1
双氢克尿塞	片 0.025	口服	0.0125～0.025（降压） 0.05～0.1（利尿）	1～2.5（利尿）
氯噻酮	片 0.05，0.1	口服	0.1	同　上

药名	制剂(克)	用法	成人剂量(克/次)	小儿剂量(毫克/公斤/次)
撒利汞	针 1毫升,2毫升	肌注	0.5~2毫升	5岁以下 0.1~0.5毫升/次 5岁以上 0.5~1毫升/次
醋氮酰胺	片 0.25	口服	0.25~0.5	10
氨苯喋啶	片 0.05	口服	0.05~0.1	2
安体舒通	胶囊 0.1 0.02(微粒)	口服	0.01~0.03(微粒)	2
卤碱	片 0.5 糖浆 20% 针 5%, 10%, 20%	口服 口服 肌注 静注	1~3 5~15毫升 0.25 0.5~1	0.5~1.5克/次 2.5~7.5毫升/次

呼吸系统药物

药名	制剂（克）	用法	成人剂量（克/次）	小儿剂量（毫克/公斤/次）
复方甘草合剂	合剂溶液 片	口服	10毫升 3～6片	1毫升/岁 1/2～2片/次
氯化铵	水剂 10% 片 0.3	口服	5毫升 0.3～0.6（祛痰） 0.6～1.5（利尿）	30～60毫克/公斤/日（祛痰） 75 毫克/公斤/日（利尿）
吐根糖浆		口服	0.5～1.5毫升（祛痰） 5～10毫升（催吐）	2岁以下 0.1～0.5毫升/次 2岁以上 0.5～1毫升/次（祛痰）
咳必清	片 0.025	口服	0.025	5岁以上6.25～12.5毫克/次
咳美芬	片 0.01	口服	0.01～0.02	

药名	制剂（克）	用法	成人剂量（克/次）	小儿剂量（毫克/公斤/次）
磷酸可待因	片 0.015，0.03	口服	0.015～0.03	0.5(止咳),1～2(镇痛)
	糖浆 0.5%	口服	2～5 毫升	0.1毫升
	针 0.015，0.03	皮下	0.015～0.03	0.5～1
氨茶碱	片 0.05，0.1	口服	0.1～0.2	2～5
	针 0.125，0.25，0.5	肌注	0.25～0.5	2～3
		静注	0.25	同上
盐酸麻黄素	片 0.025	口服	0.025	0.5～1
	针 0.03,0.05,0.5	皮下	0.03	同上
		肌注	0.03	同上
异丙肾上腺素	片 0.01	口含	0.01	5岁以上 2.5～10毫克/次
	针 1毫克	静滴	0.5～1毫克	
喘定	片 0.1，0.2	口服	0.1～0.2	5岁以上50～100毫克/次
喘咳宁	片 0.05	口服	0.05～0.1	5岁以上25～50毫克/次

鸡　血	片 0.5，1	口服	1～1.5	3岁以下 0.3～0.5克/次 3岁以上 0.5～1克/次
	糖浆 35%	口服	10毫升	3岁以下 5毫升/次 3岁以上 10毫升/次

消化系统药物

药　名	制　剂（克）	用法	成人剂量（克/次）	小儿剂量
小苏打	片 0.3，0.5	口服	0.5～1	0.3～1克/次按病情需要
大黄苏打片	片	口服	1～3片	
氢氧化铝	片 0.3，0.5	口服	0.6～1	5岁以下 0.15～0.3克/次
	凝胶剂 4%	口服	10毫升	5岁以上 5毫升/次
胃舒平	片 0.5	口服	2～4片	5岁以上 1～2片/次

药名	制剂 (克)	用法	成人剂量 (克/次)	小儿剂量 (毫克/公斤/次)
氧化镁	片 0.2	口服	0.2~1	
维生素U	片 0.05	口服	0.05~0.1	5岁以上 25~50毫克/次
阿托品	片 0.3毫克 针 0.5, 1, 2, 5, 10毫克	口服 皮下 静注	0.3~0.6毫克 0.5 1.5~5 毫克(抗休克)	0.01 0.01 0.03~0.2(抗休克)
颠茄	浸膏片 8,15,30毫克 酊剂	口服 口服	8~24毫克 0.3~1毫升	5岁以上 4~8 毫克/次 0.03~0.06毫升/岁/次
东莨菪碱	片 0.2, 0.3毫克 针 0.3, 0.5毫克	口服 皮下	0.2~0.3毫克 0.3~0.5毫克	0.006 0.006
普鲁本辛	片 0.015	口服	0.015	0.5
溴本辛	片 0.05	口服	0.05	1.5

安胃灵	片 5毫克	口服	5毫克	
胃蛋白酶	片 0.1 合剂	口服 口服	0.3~0.6 10毫升	2岁以下 2.5~5毫升/次 2岁以上 5~10毫升/次
胰酶	片 0.3	口服	0.6~0.9	2岁以下 0.15~0.3克/次 2岁以上 0.3~0.6克/次
乳酶生	片 0.3	口服	0.6~0.9	2岁以下 0.3~0.6克/次 2岁以上 0.6~0.9克/次
酵母片	片 0.3，0.5	口服	0.5~2	2岁以下 0.15~0.5克/次 2岁以上 0.5~1克/次
双醋酚酊	片 5毫克，10毫克	口服	5~15毫克	5岁以下 2.5~5毫克/次 5岁以上 5~10毫克/次

药名	制剂（克）	用法	成人剂量（克/次）	小儿剂量（毫克/公斤/次）
酚酞	片 0.1	口服	0.1～0.2	2岁以下 20～50毫克/次 2岁以上 50～100 毫克/次
硫酸镁	粉剂	口服	5～20(导泻) 2～5（利胆）	1克/岁/次（导泻） 0.2～0.5克/岁/次（利胆）
	针 1，2，2.5	肌注 静注 静滴	2.5 1～2.5 同上	25%0.2～0.4毫升/公斤/次 小儿不静注 1～3% 50～100 毫升/次
液体石蜡	油剂	口服	15～30毫升	0.5毫升/公斤/次
甘油栓	栓剂1.5，2，3	塞肛	1个/次	1个/次
鞣酸蛋白	片 0.3	口服	0.9～1.5	0.15～0.6克/次
次碳酸铋	片 0.3	口服	0.3～0.9	0.15～0.6克/次

矽碳银	片 0.3	口服	0.6~1.2	5岁以上 0.15~0.3克/次
药用碳片	片 0.15,0.3,0.5	口服	1~3	0.3~0.6克/次
复方樟脑酊	酊剂	口服	2~5毫升	0.04~0.06毫升/公斤/次
肝泰乐	片 0.05, 0.1	口服	0.1~0.2	5岁以上 0.05~0.1克/次
复方胆碱	糖衣片 0.15 胶囊 0.3	口服 口服	2~4片 1~2粒	5岁以上 2片/次 5岁以上 1粒/次
谷氨酸	片 0.5 针 5.75	口服 静滴	2~5 23克/日	0.5~1克/次 5~20 克/日
γ-氨酪酸	片 0.25 针 1	口服 静滴	1 1~4克/日	按病情需要
去氢胆酸	片 0.25	口服	0.25	1岁以下 10~20毫克/次 1~5岁 30~100毫克/次 5岁以上 100~250毫克/次
胆酸钠	胶囊 0.2	口服	0.2	

造血系统药物

药名	制剂(克)	用法	成人剂量(克/次)	小儿剂量(毫克/公斤/次)
硫酸亚铁	片 0.3	口服	0.3～0.6	0.1～0.3克/次
枸橼酸铁铵	水剂 10%	口服	10毫升	1～2毫升/公斤/日
叶酸	片 5毫克	口服	0.01	5毫克/次
	针 15毫克	肌注	0.01～0.02	5毫克/次
维生素乙$_{12}$	针 50，100，500，1000微克	肌注	50～100微克	50～100微克/次
肝精	片 0.125	口服	0.25～1.25	0.125～0.25克/次
	针 5，50单位	肌注	5～10单位	5单位
氯化钴	片 0.02，0.04	口服	0.02～0.04	1
	水剂 0.3%	口服	10～20毫升	0.3毫升/公斤/次

维生素 K_3	片 2，5毫克 针 4毫克	口服 肌注	2～5毫克 4 毫克	2～5毫克/次 4 毫克/次
凝血质	针 15毫克	肌注	7.5～15毫克	7.5～15毫克/次
安得诺新	片 1，2.5，5 毫克 针 5，10毫克	口服 肌注	2.5～5毫克 5～10毫克	1～5毫克/次 5～10毫克/次
6-氨基己酸	片 0.5 针 1，2	口服 静滴	2 4～6	100
对羧基苄胺	针 0.1	静注	0.1～0.2	
止血敏	片 0.25 针 0.25	口服 肌注 静注	0.5～1 0.25～0.75	0.25～0.5克/次 0.125～0.25克/次
血凝	片 2.5毫克 溶液 0.25%	口服 口服	0.01～0.02 4～8毫升	
云南白药	粉 2克/瓶	口服	0.3～0.6	

药名	制剂（克）	用法	成人剂量（克/次）	小儿剂量（毫克/公斤/次）
仙鹤草素	片 0.02	口服	0.02～0.06	10～20毫克/次
	针 0.01	肌注	0.01	5～10毫克/次
紫珠草	溶液 2～4%	口服	10毫升	
	针 2毫升	肌注	2 毫升	

激素类药物

药名	制剂（克）	用法	成人剂量（克/次）	小儿剂量（毫克/公斤/日）
强的松	片 5毫克	口服	5～15毫克/次	1～2
强的松龙	片 5毫克	口服	5～15毫克/次	1～2
	针 10毫克	静滴	10～25毫克/次	

地塞米松	片 0.75毫克	口服	0.75～1.5毫克	0.1～0.2
可的松	片 0.025	口服	0.025～0.075	5～10
氢化可的松	针 0.01，0.025，0.1	静滴	0.1～0.2	4～10
促肾上腺皮质激素	针 0.025，0.05	肌注 静滴	0.0125～0.025	2～3
甲基硫氧嘧啶	片 0.05，0.1	口服	0.1	25～50毫克/日
丙基硫氧嘧啶	片 0.05	口服	0.1	同 上
他巴唑	片 5毫克	口服	10～15毫克	
己烯雌酚	片 0.1,0.25,0.5,1毫克	口服	0.1～0.25	
雌二醇	1，2，5毫克	肌注	2～5毫克	

药名	制剂(克)	用法	成人剂量(克/次)	小儿剂量(毫克/公斤/次)
黄体酮	针 0.01，0.02	肌注	0.01～0.02	
安宫黄体酮	片 1，2，5毫克	口服	4～10毫克	
甲基睾丸酮	片 5毫克	口含	5～10毫克	5～10毫克/日(垂体侏儒症) 1～2毫克/公斤/日(再生障碍贫血)
丙酸睾丸酮	针 0.01，0.025，0.05	肌注	0.025	1～2毫克/公斤/日，1～3次/周
苯丙酸诺龙	针 0.01，0.025	肌注	0.025～0.05	5～25毫克/次，1～2次/周
甲苯磺胺丁脲	片 0.5	口服	0.5	
降糖灵	片 0.025	口服	0.025	

抗过敏药物

药　　名	制　　剂 （克）	用 法	成人剂量 （克/次）	小儿剂量 （毫克/公斤/次）
苯海拉明	片 0.025，0.05	口服	0.025～0.05	1
	针 0.02	肌注	0.02	1
乘晕宁	片 0.05	口服	0.05	1
去敏灵	片 0.025，0.05	口服	0.025，0.05	1
非那根	片 0.005，0.0125，0.025	口服	0.0125～0.025	1
	针 0.025，0.05	肌注	0.025～0.05	1
扑尔敏	片 4毫克	口服	4～8毫克	0.1
安其敏	片 0.025	口服	0.025	1

妇产科用药

药名	制剂（克）	用法	成人剂量（克/次）	
麦角新碱	片 0.2，0.5毫克 针 0.2毫克	口服 肌注 静注	0.2毫克 0.2毫克 同　上	
麦角流浸膏		口服	1～2毫升	
垂体后叶素	针 10单位	肌注 静注 静滴	5～10单位	
催产素	片 5，10单位	肌注 静滴	5～10单位 5　单位	
益母草流浸膏		口服	2毫升	
当归	流浸膏 浸膏片 0.5	口服 口服	2～3毫升 4～6片	

注：抗寄生虫药物，强心药，调节水、电解质、酸碱平衡的药物，抗肿瘤药，避孕药，维生素类药物，外用药，解毒药及中、草药剂量未列入此表，请查阅各有关章节。

二、常用中药成药表

	药名	主要成分	功能	主治（适应症）	剂型和用法	注意事项
解表剂（感冒药）	感冒丹	银花、连翘、薄荷、桔梗、荆芥穗、豆豉	清凉解表	风热感冒，寒热头痛，四肢酸痛，咽痛咳嗽，上呼吸道感染，流感	蜜丸：1～2丸/次，2次/日	忌食油腻荤物
	银翘解毒丸（片）	银花、连翘、薄荷、桔梗、牛蒡子、荆芥穗	清凉解表	感冒初起者为宜，主治同上	蜜丸：1～2丸/次；片剂：12片/瓶，4～6片/次，2次/日	同上
	羚翘解毒丸（片）	羚羊角、银花、连翘、薄荷、荆芥穗、桔梗	清瘟驱疫，解热散风	主治同上，用于发热较高的病人	同上	温开水或鲜芦根煎汤送下
	桑菊感冒片	桑叶、菊花、连翘、杏仁、甘草	散风清热，止咳嗽	感冒头痛及流鼻涕较显著者为宜。止嗽，清头目	片剂：8片/瓶，4～6片/次，2次/日	

	药名	主要成分	功能	主治（适应症）	剂型和用法	注意事项
解表剂（感冒药）	防风通圣丸	防风、麻黄、大黄、连翘、荆芥穗、当归	解表通里，清热化毒	寒热杂感，表里俱实，畏寒发热，口苦便干，体痛咳嗽，荨麻疹，湿疹	水丸：4钱/袋，2钱/次，2次/日	
	午时茶	苍朮、柴胡、厚朴、桔梗、防风、连翘、红茶	解表和中	风寒感冒，头痛，胸闷，食积腹泻	茶剂：1.5钱/块，每次一块	用热开水浸泡当茶喝
	上感冲剂	板蓝根、大青叶、草河车、连翘	清凉解表	感冒咳嗽，上呼吸道感染，急性扁桃体炎	冲剂：4钱/包，1～2包/次，每4～8小时1次	用热开水冲服
	芎菊上清丸	黄芩、栀子、蔓荆子、黄连、菊花、连翘、羌活、桔梗、川芎、白芷	清热解表，散风止痛	风寒感冒，头痛目眩，鼻塞不通，耳鸣齿痛	水丸：6钱/袋，2钱/次，2次/日	体虚者减量

类别	药名	组成	功能	主治	用法用量	注意
清热解毒剂	牛黄解毒丸（片）	防风、赤芍、黄连、黄芩、大黄、连翘、黄柏、牛黄、冰片	清热解毒	头痛眩晕，目赤耳鸣，口舌生疮，牙龈肿痛，大便秘结，急性咽炎，口腔溃疡，眼结合膜炎等。兼治疖肿	蜜丸：1丸/次；片剂：12片/瓶，4片/次，2次/日	孕妇忌服
	牛黄上清丸	牛黄、黄连、大黄、黄芩、连翘、栀子、生石膏、菊花	清热解毒，止痛	主治同上。多服易引起腹泻	蜜丸：1～2丸/次，2次/日	同上
	黄连上清丸（片）	黄连、黄芩、栀子、大黄、连翘、菊花、桔梗	清热通便，清肠胃，助消化	主治同上	水丸：6钱/袋，2～3钱/次，2次/日；片剂：12片/瓶，4片/次，2次/日	同上
	清胃黄连丸	黄连、地黄、桔梗、玄参、生石膏、天花粉、赤芍	清胃解热，消肿止痛	胃肠热盛，头目眩晕，口燥舌干，咽喉肿痛，大便秘结	水丸：6钱/袋，2～3钱/次，2次/日	忌食辛辣，脾虚胃寒者忌用，孕妇慎用

	药名	主要成分	功能	主治(适应症)	剂型和用法	注意事项
镇惊开窍剂(镇惊解热药)	紫雪丹(紫雪,紫雪散)	羚羊角、朱砂、犀角、麝香、青木香、寒水石	镇惊安神,清心开窍	高热神昏,狂躁不安,惊风项强,小儿惊风,高热	散剂:1钱/瓶,5分~1钱/次,1~2次/日	孕妇忌用,小儿酌减
	牛黄清心丸	川芎、防风、人参、牛黄、犀角、羚羊角、朱砂、麝香	同上	痰涎壅盛,癫痫惊风,中风不语,半身不遂。心热心烦,神昏谵语	蜜丸:1~2丸/次,2次/日	孕妇慎用,病重者2丸/次
	清热解毒丸(片)(局方至宝丹)	犀角、玳瑁、朱砂、牛黄、麝香、雄黄	清热解毒,镇惊安神	神昏谵语,热盛惊厥,高热昏迷	蜜丸:1丸/次;散剂:2~4分/次,1~2次/日	三岁以下儿童酌减(普通品)

止咳平喘剂（镇咳化痰止喘药）	通宣理肺丸（片）	苏叶、麻黄、杏仁、前胡、桔梗、黄芩、陈皮、半夏	解热止嗽	外感风寒咳嗽，头痛无汗，四肢酸痛。上感咳嗽，急性支气管炎	蜜丸：1～2丸/次；片剂：12片/瓶，4片/次，2次/日	忌食油腻辛辣
	二母宁嗽丸（片）	生石膏、栀子、黄芩、知母、贝母、橘皮	清热化痰，顺气止嗽	肺热咳嗽，痰黄，胸满气促，久嗽不止。慢性气管炎	同　上	风寒咳嗽忌服
	橘红丸（片）	橘红、生石膏、瓜蒌皮、杏仁、贝母、紫菀、桔梗	清肺祛湿，止嗽化痰	咳嗽痰盛，呼吸气促，急慢性支气管炎，咳嗽气喘，痰白粘或黄稠	同　上	
	龙脑鸡苏丸	紫菀、款冬花、杏仁、麻黄、陈皮、生石膏、苏子、桑皮	清肺止咳，化痰定喘	肺经湿热，痰黄喘促，上感咳嗽。急性支气管炎	水丸：2钱/袋，1～2钱/次，2次/日	

	药名	主要成分	功能	主治（适应症）	剂型和用法	注意事项
止咳平喘剂（镇	参苏理肺丸（参苏丸）	党参、紫苏叶、葛根、前胡、法半夏、橘红、桔梗、木香	疏风散寒，理肺定喘，止咳化痰	风寒感冒，头痛发热，上感咳嗽。急性支气管炎	药汁丸：6钱/袋，2～3钱/次，2次/日	忌食生冷油腻
	清肺抑火丸	黄芩、栀子、知母、贝母、桔梗	清热通便，止咳化痰	肺热咳嗽，痰粘黄，口干便秘	蜜丸：1～2丸/次；水丸：6钱/袋，2钱/次，2次/日	
	二陈丸	姜半夏、橘皮、茯苓、甘草	除痰化湿，和胃调气	咳嗽痰多稀白，伴有腹胀、恶心呕吐	蜜丸：2丸/次；水丸：2～3钱/次，1～2次/日	温开水或姜、枣汤送下
	止嗽化痰丸	知母、杏仁、玄参、百合、麦冬、紫菀、贝母	润肺化痰，止嗽定喘	肺气虚弱，咳嗽痰盛，气促作喘。急慢性支气管炎。夜间咳嗽较重者	蜜丸：2丸/次，2次/日	

咳化痰止喘药)	止嗽定喘丸	麻黄、杏仁、生石膏、甘草	清宣肺热，止嗽平喘	肺热喘咳，气急鼻煽，或麻疹合併肺炎	水丸：6钱/袋，2钱/次，2次/日	本方即麻杏石甘汤
	清金宁肺丸	法半夏、白及、贝母、麻黄、曼陀罗叶	润肺止嗽，化痰定喘	久嗽哮喘，痰中带血。慢性支气管炎	水丸：300粒/盒，30粒/次，2次/日	
	枇杷叶膏	鲜枇杷叶、川贝母、莲子、玄参、天门冬	清热润肺，止嗽化痰	肺虚火盛，咳嗽痰盛，痰中带血。慢性支气管炎	膏滋：2～8两/瓶，1两/次，2次/日	
	气管炎丸	贝母、橘红、款冬花、党参、五味子、远志、麻黄、前胡、杏仁	散风镇咳，祛痰定喘	外感风寒，肺热咳嗽，气促哮喘，老年痰喘。支气管炎，支气管扩张	水丸：300粒/袋，30粒/次，2次/日	

	药名	主要成分	功能	主治（适应症）	剂型和用法	注意事项
祛暑剂	避瘟散	檀香、零陵香、白芷、姜黄、冰片、麝香、木香	芳香避秽，开窍止痛	伤风头痛，鼻塞清涕，暑天受热，晕车晕船	散剂：每盒2分5厘，少许抹鼻孔吸入	孕妇慎用，忌喝冷水
	人丹	甘草、砂仁、木香、肉桂、薄荷冰、冰片、红花、茯苓	清暑祛湿，避秽排浊	中暑受热，恶心呕吐，腹痛泄泻，晕车晕船，头晕呕吐	糊丸：5分/袋，10～20粒/次，平时2～3粒含化	
	十滴水	鲜姜、丁香、辣椒、大黄、樟脑、薄荷冰	祛暑散寒	中暑头晕，恶心呕吐，腹痛腹泻	酊剂：1.5钱/瓶，每次半瓶或1瓶（必要时服）	
	藿香正气丸	藿香、厚朴、半夏、白芷、橘皮、紫苏叶、白术	清暑解表，和中理脾	夏令外感，中暑头痛，怕寒发热，吐泻腹胀	蜜丸：1～2丸/次；片剂：12片/瓶，4片/次，2次/日	
	六一散	滑石、甘草	解肌，清暑，利水	感冒暑热，身热口干，小便短赤	散剂：1两/袋，2钱/次，1～2次/日	

（消暑药）						
	行军散	姜粉、硝石、牛黄、雄黄、硼砂、冰片、麝香、珍珠	开窍避秽，清暑解毒	上吐下泻，暑热，头目昏眩，不省人事	散剂：3分/瓶，2～3分/次，2～3次/日	孕妇忌服
	祛暑片	藿香、苍术、檀香、茯苓、苏叶	祛暑散寒，止吐泻	中暑发热，怕冷头痛，胸闷吐泻	片剂：12片/瓶，2～4片/次，2次/日	
	六合定中丸	藿香、赤茯苓、紫苏叶、香薷、桔梗、麦芽、木瓜	祛暑除湿，和中止泻	头痛腹痛，寒热如疟，恶心吐泻	蜜丸：2丸/次；水丸：4钱/袋，1～2钱/次，2次/日	孕妇忌服
	无极丹	朱砂、丁香、牛黄、砂仁、肉桂、生石膏、麝香	清热祛暑，镇静止呕	夏令受暑，晕车晕船，恶心呕吐	糊丸：2钱/袋，0.5～1钱/次，2次/日	同　上
	四正丸	藿香、厚朴、茯苓、白术、法半夏、香薷、紫苏叶、木瓜、檀香、麦芽	祛暑散寒，利湿消胀	夏令外感，发热怕冷，腹胀吐泻，头晕身倦	蜜丸：2丸/次，2次/日	姜汤或温开水送下

	药名	主要成分	功能	主治（适应症）	剂型和用法	注意事项
祛风活络剂	豨桐丸	豨莶草、臭梧桐	祛风除湿，舒筋活络	手足麻木，腰腿疼痛，风湿性关节炎	蜜丸：小丸1两/瓶，2～3钱/次，2次/日	忌猪肝、羊肉、羊血
	豨莶丸	豨莶草	驱风除湿	同上	蜜丸：1丸/次，1～2次/日	
	天麻丸	天麻、牛膝、玄参、杜仲、当归、羌活、附子	散风活血，舒筋止痛	同上	同上	孕妇忌服
	小活络丹（活络丹、追风活络丹）	川乌、地龙、草乌、乳香、没药、胆南星	祛风活络，除湿止痛	风寒湿痹，肢体疼痛，麻木抽筋，中风后肢体麻痹	同上	同上

（祛风湿药）	虎骨木瓜丸	虎骨、白芷、川乌、威灵仙、木瓜、川芎、当归、牛膝	舒筋活血，散风止痛	风寒腰膝疼痛，手足麻木	同　上	孕妇忌服
	疏风定痛丸	马钱子、麻黄、没药、牛膝、木瓜、防风、千年健	祛风散寒，舒筋止痛	腰痛，四肢痛，关节痛	同　上	
	金不换膏	牛膝、大黄、香附、续断、桑枝、防风、乌药、细辛、血竭、天麻	祛风，活血，止痛	手足麻木，腰腿酸痛，跌打损伤	膏药：温热化开，贴于患部	
	狗皮膏	枳壳、青皮、大枫子、生附子、血竭、乳香、川芎、樟脑	祛风散寒，舒筋通络，活血止痛	风寒湿痹，腰腿疼痛，肌肤麻木，跌打损伤	膏药：温热化开贴患处	

	药名	主要成分	功能	主治（适应症）	剂型和用法	注意事项
健脾和胃剂	香砂养胃丸	砂仁、香附、白术、陈皮、法半夏、豆蔻仁	和胃止呕，舒气宽胸	消化不良，吐酸水，胃脘闷痛	药汁丸：6钱/袋，3钱/次，2次/日	忌食生冷油腻
	保和丸	山楂、六神曲、茯苓、法半夏、橘皮	消食积，和脾胃	嗳气吞酸，不思饮食	水丸：4钱/袋，2钱/次，2次/日	体虚无积滞者勿服
	胃痛丸	牡蛎、大黄、龙胆草	健胃止痛	胃痛胃胀，吞酸吐酸	药汁丸：3钱/袋，1～2钱/次，2次/日	孕妇忌服
	香砂枳术丸	枳实、白术、木香、砂仁、六神曲、麦芽、香附	顺气宽胸，和胃扶脾	脾胃不和，气滞停食，脘腹疼痛，消化不良	水丸：6钱/袋，2～3钱/次，2次/日	
	平安丸	丁香、六神曲、砂仁、延胡索、香附、豆蔻仁	理气宽胸，和胃止痛	肝胃不和，胃脘疼痛，吞酸倒饱，胸满腹胀	蜜丸：1丸/次，2次/日	

（助消化止胃痛药）	人参健脾丸	人参、茯苓、山药、黄芪、白术、陈皮	健脾理气，安神	身体瘦弱，厌食腹泻，失眠健忘	蜜丸：1丸/次，2次/日	
	大山查丸	山楂、麦芽、六神曲、白糖	调和脾胃，消食化滞	脾胃不和，饮食停滞，消化不良	蜜丸：1丸/次，2次/日	
	香砂平胃丸	茅苍术、厚朴、橘皮、木香、砂仁、甘草	和胃止呕，顺气健脾	脾虚伤食，倒饱嘈杂，呕吐恶心，消化不良	水丸：6钱/袋，2～3钱/次，2次/日	
	香砂六君子丸	党参、茯苓、法半夏、白术、木香、砂仁	补脾和胃	脾胃虚弱，胸脘胀闷，饮食不化，呕吐腹泻	同　上	忌生冷及不易消化食物
	归脾丸	白术、茯苓、黄芪、党参、酸枣仁、木香、龙眼肉	补养气血，健脾安神	脾虚便血，怔忡健忘，食少不寐，月经过多，神经衰弱	蜜丸：1丸/次，2～3次/日	

	药名	主要成分	功能	主治（适应症）	剂型和用法	注意事项
舒肝理气剂	木香顺气丸	木香、枳壳、橘皮、香附、槟榔、苍朮、春砂仁	顺气开郁，舒气宽中，理脾健胃	两胁胀痛，饮食无味，停食积聚，倒饱嘈杂。消化不良或肝炎等病的胃肠胀气	药汁丸：6钱/袋，3钱/次，2次/日	
	舒肝丸	白芍、片姜黄、豆蔻仁、茯苓、厚朴、木香、延胡索、砂仁、沉香	解郁止痛，舒肝	两胁胀满，胃脘刺痛，呕逆嘈杂，嗳气吞酸，肝病胁痛	蜜丸：2丸/次，1～2次/日	孕妇慎服
	开胸顺气丸	槟榔、牵牛子、陈皮、三棱、莪朮、木香	消食逐水，消积导滞	停食停水，气郁不舒，胸腹胀满，二便不畅，伴有便秘者	水丸：6钱/袋，1～3钱/次，1～2次/日	孕妇和年老体弱者忌服
	逍遥丸	柴胡、当归、白芍、白朮、茯苓、薄荷、甘草	疏郁和中，理血调经	肝郁不舒，月经不调，胸腹胀痛，午后烦热	水丸：6钱/袋，2钱/次，2次/日	

安神剂（镇静催眠药）	柏子养心丸	柏子仁、黄芪、茯苓、枣仁、川芎、肉桂、五味子	补益气血，安神益智	心气不足，惊悸，失眠健忘	蜜丸：1丸/次，2次/日	
	安神定志丸	党参、茯苓、柏子仁、酸枣仁、琥珀、乳香、朱砂	镇静安神，养血益志	神志不足，心虚多梦，心悸盗汗，精神恍惚，神经衰弱，失眠	同　上	
	朱砂安神丸	朱砂、黄连、当归、熟地	清心，养血，安神	神经衰弱，心烦失眠	同　上	
	补心丹（片）	生地、当归、党参、茯神、	养血安神	神经衰弱，失眠健忘、心跳气短	蜜丸：1丸/次； 片剂：12片/瓶，6片/次，1～2次/日	

	药名	主要成分	功能	主治(适应症)	剂型和用法	注意事项
	麻仁滋脾丸(麻仁丸)	火麻仁、大黄、厚朴、枳实、白芍、杏仁	润肠通便，缓泻	大便秘结，习惯性便秘，病期较久的虚证便秘	蜜丸：1～2丸/次	睡前服，孕妇慎用
泻	更衣丸	芦荟、朱砂	同上	腹痛便秘	糊丸：1钱/袋，0.5～1钱/次	同上，孕妇忌用
下	通幽润燥丸	当归、枳壳、红花、大黄、厚朴、郁李仁、火麻仁	清热润燥，通幽利便	大肠热盛，风热秘结，年老久病，阴虚便秘	蜜丸：1丸/次，2次/日	孕妇忌用，年老者不宜久服
剂	清宁丸	大黄、绿豆、车前草、白术、法半夏、黑豆、香附	去五脏湿热秽浊，清理胃肠，泻热润燥	停食腹胀，头晕口干，实证便秘	同上	孕妇忌服
和	参苓白术丸	白扁豆、人参、茯苓、白术、山药、砂仁、莲子	调补脾胃，健脾止泻	脾胃虚弱，食欲不振，非炎症性腹泻	水丸：6钱/袋，3钱/次，2次/日	忌生冷油腻

止泻剂	香连化滞丸	木香、青皮、黄连、厚朴、橘皮、当归、黄芩、白芍	清热利湿，消积化滞	湿热凝滞，腹痛下坠，泄泻痢疾，里急后重，肠炎痢疾	蜜丸：2丸/次；水丸：6钱/袋，2钱/次，2次/日	孕妇忌服
	香连丸	黄连、木香	清热化湿	同上。赤白痢疾。细菌性痢疾，慢性痢疾	水丸：6钱/袋，1～2钱/次，2～3次/日	
	附子理中丸	人参、干姜、白术、附子、甘草	温中散寒	中寒腹痛，呕吐、泄泻。非炎症性腹泻	蜜丸：1丸/次，1～3次/日	久泻不止体质衰弱者适用
	四神丸	肉豆蔻、破故纸、五味子、吴茱萸	温补脾肾	五更泄泻，腰酸腹痛。结核性肠炎，慢性腹泻	水丸：6钱/袋，3钱/次，2次/日	
	暖脐膏	当归、白芷、乳香、没药、大茴香、小茴香、沉香、麝香	行气止痛，祛寒止泻	少腹冷痛，两胁膨胀，大便溏泻，婴儿腹泻	膏药：每2～3日一贴	孕妇忌用

	药名	主要成分	功能	主治(适应症)	剂型和用法	注意事项
止血剂	十灰散(止血十灰散)	大蓟炭、小蓟炭、侧柏炭、荷叶炭、茜草炭、栀子炭、棕榈炭	凉血止血	吐血，衄血，便血溺血，妇人血崩，一切血症	散剂：6钱/袋，1～3钱/次，1～2次/日	忌烟酒辛辣
	荷叶丸	荷叶、大蓟、知母、地黄、白茅根、栀子、黄芩炭	清热凉血，去瘀止血	吐血，咯血，痰中带血，便血，痔疮下血	蜜丸：1丸/次，2次/日	
	仙鹤草膏	仙鹤草	润肺止血	吐血，咯血，衄血	膏滋：1～2两/瓶，5钱/次，2次/日，温开水冲服	
	槐角丸(槐角地榆丸)	槐角、防风、地榆、枳壳、当归、黄芩	凉血止血	大肠热盛，湿热郁积，痔疮便血，痔疮肿痛	蜜丸：1丸/次，2次/日	

	脏连丸	黄连、黄芩、赤芍、当归、槐花、地榆炭、槐角	清热止血	脏毒下血，日久不止，肛门坠痛，痔疮肿痛	同　上	
补益剂	人参归脾丸	人参、当归、白朮、黄芪、远志	补气养血，健脾安神	失眠健忘。各种慢性病伴有的食欲不振	蜜丸：1丸/次； 片剂：12片/瓶，6片/次，2次/日	
	十全大补丸	党参、黄芪、肉桂、熟地黄、川芎、当归	培补气血	久病体弱，虚损神倦乏力	蜜丸：1丸/次，2次/日	
	河车大造丸	紫河车、麦门冬、黄柏、熟地黄、杜仲、牛膝	滋补气血，滋阴益肾	虚损劳伤，肾阴虚，潮热，梦遗滑精	同　上	

	药名	主要成分	功能	主治（适应症）	剂型和用法	注意事项
补益剂	补中益气丸（片）	黄芪、党参、升麻、柴胡、当归	补中益气，升清降浊	脾肺气虚，阳虚自汗，精神倦怠	水丸：6钱/袋，3钱/次；片剂：12片/瓶，6片/次，2次/日	
	六味地黄丸	熟地黄、山茱萸、山药、泽泻、牡丹皮、茯苓	滋补肝肾	腰痛足酸，虚热咳嗽，头晕耳鸣，憔悴消瘦	蜜丸：1丸/次；片剂：12片/瓶，12片/次，2次/日	
	金匮肾气丸（桂附地黄丸）	同上。加附子、肉桂	温补肾阳	肾阳虚，腰痛，水肿，小便不利，慢性肾炎	同上	

其他（抗癫痫治疟利胆利尿等药）	羊痫疯丸	黄郁金、白矾、黄连、磁石、大黄、橘红、栀子、黄柏、白芥子	清热涤痰，镇惊安神	羊痫疯症，痰涎壅盛，牙关紧闭，昏迷不省	水丸：6钱/袋，3钱/次；小儿1～4岁5分/次；5～7岁1钱/次，2次/日	孕妇及久病气虚者忌服
	送痫丸	白附子、牙皂、白矾、全蝎、天南星、朱砂、雄黄、蜈蚣、僵蚕	散风化痰，安神定搐	同上。癫痫抽搐，时发时愈	水丸：4钱/袋，1钱/次，1～2次/日	孕妇忌服
	七宝丹（神应七宝丹）	常山、厚朴、橘皮、青皮、槟榔、草果仁、甘草	消痰行滞，截疟	疟疾	药汁丸：6钱/袋，1～3钱/次，1～2次/日	同上。忌食生冷油腻
	茵陈五苓丸	茵陈、黄芩、白术、赤茯苓、泽泻、猪苓、苍术、山楂	清热祛湿，通利小便	黄疸初起，小便黄赤，传染性肝炎	水丸：6钱/袋，2钱/次，2次/日	黄疸属于湿热而湿胜于热者用

—817—

	药名	主要成分	功能	主治（适应症）	剂型和用法	注意事项
其他（抗癫痫治疟利胆利尿等药）	龙胆泻肝丸	龙胆草、车前子、柴胡、栀子、泽泻、黄芩、地黄	清肝经湿热，利小便	肝热头晕，耳痛耳鸣，胁痛口苦，小便赤涩	水丸：4钱/袋，2钱/次，2次/日	忌食辛辣，孕妇慎用
	舟车丸（河间舟车丸）	牵牛花、红芽大戟、甘遂、芫花、大黄、槟榔、木香	逐水消肿	水肿胀满，腹水	水丸：2钱/袋，0.5～1钱/次，1～2次/日	忌食盐，服后腹泻甚著
	八正散	木通、车前子、扁蓄、瞿麦、滑石、栀子、大黄、甘草梢	清热利尿	小便赤涩，热淋血淋。泌尿道感染	煮散：1两/袋，3钱/次，2次/日。加灯心七寸，水一杯煎服	无实热实火者不宜服
	分清五淋丸	木通、黄芩、大黄、茯苓、扁蓄、泽泻、车前子、猪苓	清热利溺	小便不利，点滴刺痛，尿道炎	水丸：4钱/袋，2钱/次，2次/日	孕妇忌服

妇科用药	八宝坤顺丹(坤顺丹)	益母草、当归、地黄、牛膝、白芍、木香、川芎、沉香、茯苓、熟地黄	补气养血，舒郁调经	经血不调，腹痛带下，精神倦怠，饮食减少	蜜丸：1丸/次，1～2次/日	孕妇忌服
	白凤丸(乌鸡白凤丸)	人参、当归、鹿角胶、香附、乌鸡、黄芪、熟地	益气养血，调经止带	经血不调，崩漏白带，腰腿酸痛	蜜丸：1丸/次，2次/日	同　上
	女金丹	人参、茯苓、杭芍、白术、白芷、丹皮、肉桂、当归、延胡索	调经养血，温暖子宫	子宫寒冷，经期不准，腹痛腰酸，四肢无力	同　上	孕妇慎用
	二妙丸	黄柏、苍术	清热燥湿	湿热下注，腰膝疼痛，白带	水丸：4钱/袋，2钱/次，2次/日。温开水或姜汤或黄酒送下	

	药名	主要成分	功能	主治（适应症）	剂型和用法	注意事项
妇科用药	千金止带丸	香附、鸡冠花、椿楞白皮、木香、补骨脂、青黛、当归、川芎、延胡索	补虚止带	赤白带下，腹痛腰酸，四肢倦怠，精神不振	水丸：4钱/袋，2钱/次，2次/日	
	艾附暖宫丸	艾叶炭、香附、当归、吴茱萸、续断、黄芪、地黄、肉桂	补血理气，温暖子宫	月经失调，行经腹痛，腰部酸痛，赤白带下	蜜丸：1丸/次，1～2次/日	
	通经甘露丸	当归、桃仁、红花、三棱、大黄、牛膝	化瘀通经	月经不通，少腹胀痛，午后发热	水丸：6钱/袋，2～3钱/次，1～2次/日	孕妇忌服
	益母草膏	益母草	祛瘀调经	月经量少，腹胀，产后血瘀，腹痛，痛经	膏滋：4两/瓶，5钱/次，2次/日	同上
	白带丸	乌贼骨、山药、黄柏、柴胡、香附、白芍、白果仁	温经散寒，利湿止带	赤白带下，淋漓不止，经水不调，身体倦怠	蜜丸：1丸/次，1～2次/日	忌食生冷

儿科用药	至圣保元丹	胆南星、防风、羌活、茯苓、麻黄、橘皮、全蝎、朱砂、牛黄、琥珀、麝香	祛风化痰，清热镇惊	外感风寒，手足抽搐，高热神昏，惊风痉厥	蜜丸：1丸/次，2次/日	三岁以下酌减
	牛黄抱龙丸	胆南星、茯苓、僵蚕、全蝎、天竺黄、牛黄、琥珀、朱砂、麝香	祛风痰，定惊厥	小儿风痰壅盛，高热神昏，惊风惊厥	同　上	同　上
	牛黄镇惊丸	牛黄、胆南星、天麻、琥珀、防风、钩藤、麝香、朱砂、全蝎、珍珠、僵蚕	镇惊安神，豁痰祛风	小儿惊风，高热抽搐，牙关紧闭，烦躁不安	同　上	同　上
	小儿急惊粉	薄荷、天麻、僵蚕、全蝎、熊胆、胆南星、牛黄、犀角、珍珠、朱砂、大黄	镇惊清热，祛风化痰	急热惊风，四肢抽搐，神昏谵语	散剂：2分/瓶，1分/次，2次/日	同　上

	药名	主要成分	功能	主治（适应症）	剂型和用法	注意事项
儿科	千金散	全蝎、僵蚕、朱砂、牛黄、天麻、胆南星、黄连、冰片、甘草	清热解毒，镇静安神	小儿惊风，高热烦闷，神昏谵语，烦躁不安，角弓反张，手足抽搐	散剂：6分/瓶，2～3分/次，1～3次/日	同上
	琥珀抱龙丸（琥珀惊风丸）	牛黄、琥珀、雄黄、胆南星、全蝎、僵蚕、麝香、天竺黄	清热化痰，镇惊安神	内热痰盛，惊风抽搐，咳嗽气促，神昏不安	蜜丸：1丸/次，2次/日	同上
	五粒回春丹	胆南星、防风、竹叶、茯苓、僵蚕、麻黄、贝母、杏仁、牛黄、犀角、羌活、羚羊角	清热解毒，透表豁痰	麻疹未出，内热盛，目赤多泪，咳嗽痰盛，惊风便结	糊丸：5粒/筒，5粒/次，2次/日	同上，鲜芦根煎汤送下

妙灵丹（妙婴丸）	生石膏、僵蚕、天竺黄、金银花、生地黄、连翘、贝母、朱砂、麝香、杏仁、桑叶	清热镇惊，祛风化痰	感冒风寒，咳嗽痰盛，高热神昏，内热惊风，四肢抽搐	蜜丸：1丸/次，2次/日	三岁以下酌减
一捻金（小儿一捻金）	大黄、槟榔、牵牛子、朱砂、党参、金箔	消积，化滞，祛痰	停食、停水、停乳，痰盛、腹满、便秘	散剂：1分/瓶，1分/次，空腹蜜水调服	一岁以下服5厘
小儿百寿丹	山楂、滑石、胆南星、天竺黄、苍朮、木香、砂仁、钩藤、僵蚕、牛黄、薄荷	清热散风，消食化滞	咳嗽痰盛，惊风内热，感冒风寒，消化不良	蜜丸：1丸/次，2次/日	
至宝锭	苏叶、山楂、胆南星、贝母、陈皮、天麻、藿香、牛黄、白附子、槟榔、朱砂	散风清热，化痰消滞	外感风寒，停乳伤食，发热咳嗽，呕吐腹泻	蜜丸：1丸/次，1～2次/日	忌食生冷油腻

	药名	主要成分	功能	主治（适应症）	剂型和用法	注意事项
儿科	启脾丸	人参、白朮、茯苓、山药、陈皮、莲子、泽泻	和胃宽中，健脾止泻	脾胃虚弱，腹胀久泻，小儿腹泻	蜜丸：1丸/次，2次/日	三岁以下酌减
	肥儿丸	肉豆蔻、使君子仁、麦芽、胡黄连、槟榔、木香、六神曲	健脾益胃，消疳杀虫	脾胃虚弱，消化不良，食积体瘦，驱蛔虫	蜜丸：1～2丸/次，1～2次/日	同 上
	导赤丹	黄连、地黄、大黄、木通、黄芩、玄参、栀子	清热利尿，导滞通便	内热火盛，口舌生疮，两腮红肿，咽喉肿痛	蜜丸：1丸/次，2次/日	同 上
	乌梅丸	乌梅肉、细辛、干姜、黄连、当归、桂枝、人参、附子、黄柏	温中驱蛔	胃痛吐蛔，脾虚久痢	蜜丸：1丸/次，1～3次/日	同 上

用药	小儿香橘丹（香橘丹）	茯苓、苍术、橘皮、香附、白扁豆、枳实、木香、山药、山楂、砂仁	理脾止泻，健胃消食	停食停乳，呕吐泄泻，不思饮食，消化不良	蜜丸：1丸/次，2次/日	一岁以内酌减
	解肌宁嗽丸	麻黄、前胡、菊花、桔梗、苏叶、贝母、生石膏	解肌清热，止嗽化痰	感冒风寒，发热怕寒，咳嗽痰多，气促作喘	蜜丸：1丸/次，2次/日	三岁以下酌减
	鹭鸶咳丸	杏仁、牛蒡子、生石膏、栀子、天花粉、瓜蒌皮、苏子、青黛、细辛	清宣肺热，止嗽化痰	急、慢性支气管炎，百日咳	同　　上	同　　上
	蛇胆陈皮散	陈皮、地龙皮、朱砂、僵蚕、琥珀、蛇胆汁	祛风除痰，镇惊定喘	咳嗽痰多，肺热火盛。用于小儿气管炎	散剂：2分/瓶，2分/次，1～2次/日	二岁以下每服一分

	药名	主要成分	功能	主治（适应症）	剂型和用法	注意事项
外科和	七厘散	血竭、红花、儿茶、乳香、没药、朱砂、麝香	活血化瘀，消肿止痛	跌扑损伤，闪腰岔气，金疮出血，血瘀作痛	散剂：1钱/瓶，每服7厘至3分，1～3次/日	温黄酒或温开水冲服。外用：白酒调敷患处
	如意金黄散	天花粉、姜黄、生南星、黄柏、白芷、厚朴、大黄	消肿止痛，清热解毒	疮痈初起，红肿热痛，乳腺炎，腮腺炎	散剂：5钱/瓶。夏日用茶水和蜜调敷。将化脓者，用葱汁和蜜。丹毒漆疮用板蓝根叶泡汁调敷。火伤用麻油调敷	不可内服
	生肌散	象皮、血竭、赤石脂、乳香、龙骨、冰片、没药	生肌止痛	疮毒溃后，久不收口。下肢溃疡，褥疮	散剂：1钱/瓶。患部用温开水洗净后，撒药少许，或用温开水调敷	同上

皮科用药	二味拔毒散	雄黄、白矾	除湿止痒	湿毒诸疮，红肿痛痒，疮疖初起，灼热疼痛	散剂：2钱/瓶。茶水调敷患处	不可内服
	赛金化毒散	乳香、没药、川贝母、黄连、赤芍、天花粉、大黄、牛黄	清热化毒	疮后余毒未净，烦躁，口渴便秘。外敷疮疖溃烂	散剂：4分/瓶，内服2分/次，1～2次/日。外用调敷患处	体弱脾虚者忌服
	龟板散	龟板、黄连、红粉、冰片	化腐生肌，解毒止痛	诸般疮疖，皮肤溃烂，流脓流水，久不收口	散剂：1钱/瓶，敷于患处	不可内服
	桃花散	黄柏、松香、枯矾、黄丹、轻粉	祛湿拔干、消肿止痛	湿毒疮疖，浸淫流水，红肿溃烂，痛痒不止，黄水疮（脓疱疮）	散剂：1两/袋，用植物油调敷也可撒粉于患部	同　上
	拔毒膏	白蔹、苍术、连翘、黄芩、乳香、没药、红粉、大黄、轻粉	拔毒止痛	痈疽肿痛，已溃未溃，疼痛不止	膏药：温热化开贴于患处，每1～2日换一次	

	药名	主要成分	功能	主治（适应症）	剂型和用法	注意事项
外	獾油	獾油、冰片	清热解毒，消肿止痛	烧伤烫伤，皮肤肿痛	油剂：5钱/瓶，1两/瓶，涂患处2～3次/日	不可内服
	伤湿止痛膏	松香、干姜、防风、荆芥、乳香、没药、马钱子、樟脑	消炎止痛，舒筋活血	关节肌肉酸痛，肌劳损，轻度创伤肿痛，神经性皮炎	硬膏，敷贴患处	
科	大枫子油	大枫子仁	杀虫解毒，散风祛湿	风湿癣疮，雀斑粉刺，痤疮，酒皶鼻	油剂：1两/瓶，擦敷患处，2～3次/日	不可内服
和	黄连解毒丸	黄连、黄芩、黄柏、栀子、升麻、金银花、防风、当归、大黄	清热解毒，消肿止痛	疮疡初起，红肿疼痛，无名肿毒，丹毒痘疹	水丸：6钱/袋，2钱/次，2次/日	

皮科用药	连翘败毒丸	连翘、桔梗、金银花、防风、黄芩、地丁、白芷、赤芍、蒲公英	清热解毒，消肿止痛	诸疮初起，红肿疼痛，丹毒疱疹，痛痒	水丸：6钱/袋，3钱/次，2次/日	孕妇慎用，忌食荤腥
	醒消丸	乳香、没药、麝香、雄黄	消肿止痛	痈疽肿毒，坚硬疼痛，疖肿及痈早期	糊丸：2钱/袋，0.5～1钱/次，2次/日。温开水或温黄酒送下	
	小金丹	白胶香、地龙、当归、没药、乳香、香墨、五灵脂	消肿拔毒	痈疽肿毒，乳腺炎，疖痛，蜂窝组织炎	糊丸：4丸/筒，2丸/次，2次/日	孕妇忌服
	紫金锭	茅慈菇、红芽大戟、五倍子、千金子霜、朱砂、麝香	避秽解毒	湿温时邪，呕恶泄泻，外治痈疽疔疮，疖肿	锭剂：1钱/锭，2～5分/次，1～2次/日。外用，用醋调敷	孕妇忌服

	药名	主要成分	功能	主治(适应症)	剂型和用法	注意事项
外科和皮科用药	内消瘰疬丸(瘰疬丸)	夏枯草、连翘、地黄、当归、玄参、硝石、熟大黄	软坚散结，消肿化瘀	瘰疬，淋巴结结核	药汁丸：6钱/袋，2～3钱/次，2次/日	
	夏枯草膏	夏枯草	清火散结，化瘀止痛	同上	膏滋：4～8两/瓶，3～5钱/次，2次/日	
	黎峒丸	牛黄、藤黄、天竺黄、麝香、血竭、三七、乳香、没药	逐瘀活血，消肿止痛	跌打损伤，痈疽发背，蛇蝎蜂毒，瘀血作痛	蜜丸：1丸/次，1～2次/日。外用黄酒磨涂患处	忌醋，生冷，辛辣，油腻
	跌打丸	当归、川芎、血竭、没药、乳香、马钱子、麝香	活血散瘀，消肿止痛	跌打损伤，皮肤青肿，伤筋动骨，瘀血疼痛	蜜丸：1丸/次，2次/日。黄酒或温开水送下	孕妇忌服

— 830 —

五官科用药						
	红棉散	胭脂、白矾、麝香、冰片、炉甘石	消肿止痛	耳内疖肿，外耳道炎，中耳炎	散剂：5分/瓶，先用棉棒擦去脓水，取药粉少许涂于耳内	
	滴耳油	胡桃仁油、冰片、麝香	同　上	耳内红肿，痛痒溃烂，流脓流水	油剂：1钱/瓶，先将耳内脓水擦净，每次滴入耳内2～3滴	
	清音丸	玄参、桔梗、山豆根、硼砂、黄连、金银花、麦门冬、栀子、贝母	养阴清热，生津止渴	肺胃热盛，咽喉肿痛，音哑声嘶，口干舌燥	蜜丸：1丸/次，2次/日	
	铁笛丸	诃子肉、茯苓、桔梗、青果、麦门冬、黄柏、瓜蒌皮、贝母	润肺利咽	肺热咽干，失音声哑	同　上	
	青果丸	青果、玄参、金银花、麦门冬、黄芩	清咽，消肿，止痛	口苦口干，声哑喉肿，止痛，咳嗽痰盛	蜜丸：2丸/次，2次/日	

	药名	主要成分	功能	主治（适应症）	剂型和用法	注意事项
五	六神丸	麝香、牛黄、冰片、珍珠、蟾酥、明雄黄	消肿解毒	烂喉丹痧、急性扁桃体炎、咽炎，痈疽疮疖	水丸：30粒/瓶，10粒/次。小儿1岁1粒/次，4～8岁5～6粒/次，9～15岁8粒/次，1～2次/日。外用：取10粒用开水或米醋调和成糊状涂于患部	
官	锡类散	象牙屑、青黛、壁钱炭、人指甲、冰片、牛黄、珍珠	解毒化腐	咽喉溃烂，口腔肿痛，口腔炎，口疮	散剂：1分/瓶，吹入患处	
科	冰硼散	冰片、硼砂、朱砂、玄明粉	消炎止痛	止痛消炎，口疮，咽喉肿痛，口舌生疮	散剂：1钱/瓶，吹入患处	

用药	梅花点舌丹	冰片、沉香、血竭、乳香、没药、牛黄、麝香、蟾酥、熊胆、朱砂	清热解毒，消肿止痛	疔疮发背，痈疽肿毒，口舌生疮	药汁丸：3丸/次，1～2次/日，小儿酌减。外用：用醋化开敷上	孕妇忌服
	西瓜霜	西瓜、火硝、皮硝、冰片	消肿止痛	咽喉红肿，扁桃体炎，口舌生疮，牙齿疼痛	散剂：5分/瓶，每次用1分吹于患处	
	珠黄散	珍珠、牛黄	解毒化腐，清热止痛	咽喉红肿，扁桃体炎，溃烂疼痛	散剂：1分/瓶，吹于患处	
	拨云散	炉甘石、冰片、熊胆、麝香	明目退翳	暴发火眼，目赤痒肿，畏光羞明，急性结合膜炎，外障云翳	散剂：3分/瓶，玻璃棒用冷水蘸药少许，点入眼角，1～3次/日	

	药名	主要成分	功能	主治(适应症)	剂型和用法	注意事项
五官科用药	明目上清丸(清心明目上清丸)	黄连、大黄、桔梗、荆芥、栀子、黄芩、车前子、玄参、菊花、生石膏	清热散风，明目止痛	上焦热盛，眼目昏暗，迎风流泪，畏光羞明	水丸：6钱/袋，2～3钱/次，2次/日	
	黄连羊肝丸	黄连、黄柏、青皮、柴胡、黄芩、鲜羊肝、决明子、龙胆草	泻火明目	肝火旺盛，两目昏暗，羞明怕光，夜盲症	蜜丸：1丸/次，2次/日	
	明目地黄丸	熟地黄、茯苓、牡丹皮、当归、刺蒺藜、白芍	平肝，滋肾，祛风，明目	目涩羞明，肝虚目暗，视物模糊，夜盲症	同上	

三、中药配伍禁忌

十八反歌

本草明言十八反，半蒌贝蔹及攻乌①；

藻戟遂芫俱战草②，诸参辛芍叛藜芦③。

〔注〕 ①乌即乌头、草乌、附子反半夏、瓜蒌(根和子)、贝母(川贝、浙贝)，白蔹、白及；②草指甘草，反大戟、芫花、甘遂、海藻；③藜芦反人参、党参、苦参、丹参、玄参、南北沙参、细辛、白芍和赤芍。

十九畏歌

硫黄原是火中精，朴硝一见便相争，

水银莫与砒霜见，狼毒最怕密陀僧，

巴豆性烈最为上，偏与牵牛不顺情，

丁香莫与玉金见，牙硝难合京三棱，

川乌草乌不顺犀，人参最怕五灵脂，

官桂善能调冷气，若逢石脂便相欺。

〔注〕 硫黄畏朴硝(芒硝)，水银畏砒霜，狼毒畏密陀僧，巴豆畏牵牛(黑、白二种)，丁香(公、母丁香)畏玉金(黑、黄二种)，牙硝(芒硝)畏三棱，川乌、草乌畏犀角(犀、广角)，人参畏五灵脂，官桂(肉桂、桂枝)畏石脂。

四、静脉滴注

1. 二十四种常用静

生理盐水	5%葡萄糖溶液	5%葡萄糖盐水	林格氏溶液	2u/mlACTH	0.1%-1ml去甲肾上腺素	4万u/ml青霉素(钠盐)	0.25%-1ml氯霉素	0.8%-1ml盐酸金霉素	1%-1ml①金霉素溶于	1.25%-1ml盐酸	1.25%-1ml盐	12.5%-1ml	2.5%-	0.5	
—															
—	—														
—	—	—													
+	—	±	+												
—	—	—	—	—											
—	—	—	—	+	±△										
—	—	—	—	—	—	—									
—	—	—	—	—	—	+	—								
—	—	—	+	+	-①	—	—	—							
—	—	—	—	—	—	+	—	—	+						
—	—	—	—	—	—	+	—	—	+	—					
—	—	—	—	+	—	—	—	+△	+	+△	+△				
—	—	—	—	+	-①	—	—	-①	-①	+△	+△	-①			
—	—	—	—	—	—	—	—	—	—	—	—	—	—		
—	—	—	—	+	-①②	—	—	+△	+	+△	+△	—	—	+△	
—	—	—	—	+	—	—	—	+△	+	+△	+△	—	—	+△	
—	—	—	—	+	—	—	—	—	-①	—	—	—	—	+△	
—	—	—	—	±	—	—	—	—	+	±△	±△	—	—	+△	
—	—	—	—	±	—	+	—	—	+	—	—	—	—	—	
—	—	—	—	—	—	—	—	—	+	—	—	—	+	—	
—	—	—	—	—	—	+	—	—	+	—	—	—	+	—	
—	—	—	—	—	—	+	—	—	+	—	—	—	+	—	
—	—	—	—	—	—	—	—	—	+	—	—	—	+	—	

药物配伍禁忌

脉滴注药物配伍禁忌表

表中符号代表纵横两种药物配伍后的结果

注：〔+〕表示溶液浑浊有禁忌

〔±〕表示某些条件下可能产生浑浊

〔−〕表示溶液澄清无禁忌

〔−○〕表示溶液澄清但有其它禁忌

①效价减低

②有变色可能

〔+△〕表示有浑浊，但有克服的可能

△1四环素族如预先稀释至每0.5mg/1ml左右，再与其它注射液配伍

△2先将氯化钾注射液预先稀释后再混和

△3可将二种注射液预先分别稀释于输液中再混和

△4氢化可的松注射液如预先稀释至0.5毫克/1毫升左右，可与其他注射液配伍

0.9%甘氨酸钠

四环素

酸土霉素

维生素丙

1ml 氨茶碱

%-1ml 氢化可的松

1ml 谷氨酸钾(31%)或谷氨酸钠(28.75%)

−	11.2%-1ml 乳酸钠							
−	−	10%-1ml 氯化钾						
−	−	−	10%-1ml 葡萄糖酸钙					
−	−	−	−	2%-1ml盐酸普鲁卡因				
+	−	−	−	−	5%-1ml 杜冷丁			
+	−	+△2	−	−	−	2.5%-1ml 盐酸氯丙嗪		
+	−	−	−	−	−	−	2.5%-1ml 盐酸异丙嗪	
+	−	−	−	−	−	−	−	0.3%-1ml 洛贝林

2. 十八种静脉滴注

	生理盐水 500 ml	林格氏液 500 ml	5%葡萄糖 500 ml	7-6-5-4 液 500 ml	右旋糖酐 500 ml	2%美速克新命 2 ml	5%碳酸氢钠 50 ml	25%硫酸镁 20 ml	5%氯化钙葡萄	0.5%苯巴	5%硫
林格氏液 500 ml	−										
5%葡萄糖 500 ml	−	−									
7-6-5-4 液 500 ml	−	−	−								
右旋糖酐 500 ml	−	−	−	−							
2%美速克新命 2 ml	−	−	−	−	−						
5%碳酸氢钠 50 ml	−	+	−	−	−	−					
25%硫酸镁 20 ml	−	−	−	−	−	−	+				
5%氯化钙葡萄	−	−	−	−	−	−	+	+			
0.5%苯巴	−	−	−	−	−	−	−	−	−		
5%硫	−	−	+	+	+	+	+	+	+	+	
	−	−	−	−	−	−	+	−	−	+	+
	−	−	−	−	−	−	−	−	−	−	−
	−	−	−	−	−	−	−	+	+	−	−
	−	−	−	−	−	−	−	−	−	−	+
	−	−	−	−	−	−	−	−	−	−	+
	−	−	−	−	−	−	−	−	−	−	+
	−*	−*	−	−*	−*	−	+	+	−	−	+

药物的配伍实验结果

1. 表中配合量系参照临床常用剂量制订，实验时按比例减少取用量。
2. 各药配合后于即时、一小时、三小时各观察一次，任何一次发现沉淀现象，即以“+”表示，未发现沉淀者即以“—”表示。—* 系指将红霉素以注射用水制成5%贮备液再与其它药物配伍而未发现沉淀者。
3. 红霉素、硫喷妥鈉、苯巴比妥鈉先以注射用水溶解检查澄明度合格后，再与其它药物配伍实验。
4. 7–6–5–4液：按7:6:5:4的比例含有生理食盐水、5%葡萄糖、M/6乳酸钠、1.2%氯化钾。

糖 20 ml

比妥钠 20 ml

喷妥钠 10 ml

1%乙酰普马嗪 2 ml

—	25%尼可刹米 1.5 ml					
—	—	1%戊四氮 2 ml				
—	—	—	毒毛旋花子素 G0.25 mg/ml，2ml			
—	—	—	—	毒毛旋花子素K 0.25 mg/ml,2ml		
—	—	+	—	—	西地兰0.2 mg/ml，2ml	
—	—	—	—	—	—	红霉素3%，10 ml

五、中草药加工炮制方法

加工炮制的目的是转变药物功能，增强疗效，降低毒性和副作用等。例如：蒲黄生用行血破瘀，炒炭后则可止血；延胡索醋制增强止痛作用；姜制半夏可增加和胃止吐作用，也可减少半夏的刺激性；黑豆制草乌有降低药物毒性的作用等。常用加工炮制方法如下：

1. 漂 将药材放在流水中或常换水的池中，漂去药材毒质或杂质。如法半夏是把鲜半夏漂数日后，每100斤半夏加白矾2斤，再入水中泡，经常换水至口尝无麻辣时即得。

2. 炒 将药材放于锅内，炒到一定的程度。一般分三种：

(1) 炒黄是用微火炒至药物表面呈微黄色或能嗅到药物固有的香气，如炒杏仁、炒苍朮。

(2) 炒焦是比炒黄火候大，时间较久，药物表面呈焦褐色，嗅到焦糊气味为适度，如焦麦芽、焦山楂等。

(3) 炒炭是将药物炒到变黑或大部分变黑，火力要大，但要注意“存性”（药物内部呈焦褐色，表面呈焦黑色），不可炒成灰，如地榆炭等。

3. 炙 将药材与液体辅料共同加热，使辅料炙入药物内的加工方法，一般分四种：

(1) 蜜炙 先将炼熟的蜂蜜化开，加入1/3开水稀释，与药粉拌匀闷润后，再入锅微火炒至松散，以不粘手为佳，如蜜炙黄芪、甘草等。一般是药物16两用蜜5～6两。

(2) 醋炙 质脆，片薄易碎的药材，可以不经拌浸，直接放入锅内炒热，用醋喷洒均匀，炒干即可。如醋炙香附，醋炙白芍等。醋用量不超过药材重量的20%。

(3) 酒炙 同醋炙。通常用黄酒（白酒也可代替）浸泡2～3小时后，再炙，如酒炙牛膝。用酒量不超过药材重量的15%。

(4) 盐炙 先炒药材，然后喷适量盐水，再微火炒干，如盐炙补骨脂。盐用量不超过药材重量的2～3%。

4. 煅 高温加热，使药材除去杂质，酥松易碎，如牡蛎，石决明一般是放在锅内直接加热煅。植物药材适用于扣锅煅（闷锅），即把药物放在锅内，其上再扣一小锅用湿泥封严，不要走气。用大火加温，直到水滴在锅上即刻蒸干为止。如荷叶炭等用此法煅制而成。

5. 蒸　将药材置笼屉内，放水锅上加热蒸至药物内无生心，熟透为度。如玄参、桑螵蛸等，需时较长。含有挥发性成分的药材不宜蒸制。

6. 煮　将药材与水或液体辅料(如醋、姜汁、酒、甘草、黑豆汤等)共煮。一般分二法：

(1) 取药材与辅料同煮至辅料完全吸尽。例如甘遂、大戟与醋同煮至醋干为度。

(2) 与辅料同煮后，捞出药材，弃去剩余辅料。例如川乌、草乌与甘草、黑豆汤同煮至无白心为度。

六、常用制剂的制备方法

下面介绍几种能在农村大队卫生所或公社卫生院药房简易自制剂型的方法。

1. 煎剂和浸剂

煎剂和浸剂易于吸收，发挥疗效快，宜用于急病，但不易携带或贮存。

煎剂 也名汤剂，是中药常用的一种剂型。制法：将药物放入砂锅(不用铁锅)，加水高出药物一横指(第二次煎水量低于药物)，加热至沸，数分钟搅拌一次，煎半小时，倾出药液；加水再煎20分钟。将一、二次煎液混合，分二次服。质地坚硬者先煎半小时，芳香药物如薄荷须后煎（只煎5～10分钟)，不适于煎的药物如朱砂、沉香等小剂量药物，研细末，用药汤冲服。

浸剂 是将药材加沸水浸泡，如同泡茶，一般浸泡半小时即得，例如浸泡白菊花当茶饮。

2. 酊剂和酒剂

酊剂 是药材或化学药品以酒精（常用60～70%)浸出或溶解而成的液体制剂。剧、毒药的酊剂浓度一般不超过10%(10克药材制成100毫升酊剂)，普通酊剂的浓度多为20～25%，常用方法有如下两种：

(1) 浸渍法 取药材粗粉或碎片，放于有盖的瓶或罐中，加入酒精，密闭，经常振摇或搅拌，浸泡3～5日或规定时间后，倒出上清液，将药渣挤压出药液，混合二液在冷处静置24小时后，滤过即得。

(2) 渗漉法　此法优点是浸出效率高，时间短。将药料与等量溶媒搅匀湿润后，密闭放置2～4小时。取适当大小的渗漉筒，筒底放一层用溶媒湿润的脱脂棉，下口接橡皮管（装置见67图）。将上述已经吸湿膨胀的药粉，分10次左右填装入筒内，每次约放1/10量，摊匀并用瓶塞均匀压平，但勿压得过紧，以免影响漉渗。装入的总药量不宜超

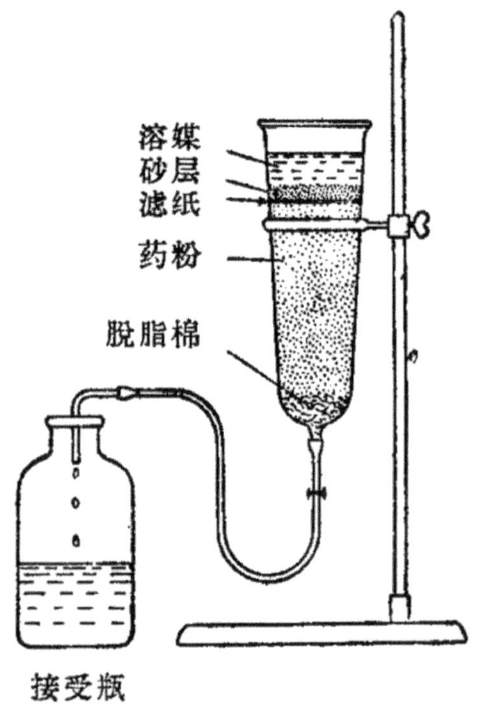

图 67　渗漉装置

过筒高的 2/3。装毕在药料表面盖一层滤纸或白纸，再加洗净砂粒或碎石压好。然后从筒顶加入溶媒，待溶媒渗到筒底时，用螺旋夹紧橡皮管。筒中液面宜高出药料表面 2～3 厘米。加盖，放置 24 小时后，适当放松夹子，使漉液流出。如装药量 100 克，则流速控制在 1 毫升/分钟。经常从上面添加溶媒，使没过药料。收集达到所需酊剂量的 90% 左右，停止渗漉，取出药渣压取药液，与渗漉液合并，放置过夜，过滤并加添溶媒至需要量即得。各种酊剂和药酒都宜避光，塞紧瓶盖，放凉处保存。

【例 1】 **20%远志酊**：取远志200克，碾成粉末；用 60% 酒精为溶媒，按渗漉法制成酊剂 1000 毫升。

酒剂 是用白酒浸泡中药的一种剂型，通常称药酒。制法：用 40～60 度白酒，密闭浸泡药料一个月以上而成。开始浸泡时每日振荡一次，一周后改为每周一次(冷浸法)。另有先用水浴法加热至沸，然后倒入密闭大口瓶内，放置 1～2 周，过滤即得(热浸法)。

3. 流浸膏和浸膏

流浸膏 是药料用水或酒精浸出后，浓缩至一定浓度的液体制剂。通常是1克药制成1毫升流浸膏。流浸膏可用浸渍、水煎和渗漉法制备。

(1) 水煎法制流浸膏，方法简便。将药材水煎三次，第一次煮沸30分钟，第二、三次煮沸15分钟。煎液过滤合并，置火上加热蒸发到开始变稠，改为隔水（水浴）加热、蒸发到成品体积的80%左右，放冷后加开水到需要量。

(2) 浸渍法制作流浸膏，以采用多次浸渍为宜，然后合并各次浸液浓缩到规定体积。

(3) 渗漉法制作流浸膏，按上面介绍的方法收集渗漉液，先流出的渗漉液含有效成分较多，另瓶收集(按1公斤药材收集850毫升)，继续再收集渗漉液约相当药材量的3～4倍，以低温蒸发浓缩成稠膏后，再与最初渗漉液混合调匀，补加溶媒到规定量，静置，以脱脂棉滤过上清液即得。

流浸膏宜装在棕色小口玻璃瓶中，塞紧，在凉暗处存放。以水为溶剂的流浸膏易发霉变质，须加防腐剂，如100毫升中加95%酒精20毫升或加苯甲酸钠0.3～0.5克。

【例 2】 当归流浸膏 取当归粉1000克，按渗漉法，用70%酒精作溶媒，浸渍48小时后，按渗漉法收取漉液，收集最初的漉液850毫升，另取容器盛装保存，继续渗漉，收集相当药材量3～4倍的漉液，以低温蒸发浓缩成稠膏，再加入最初收集的漉液850毫升，混合，加70%酒精适量，稀释使成1000毫升，静置数日，过滤，即得。

浸膏 药材按上面三种方法浸出，用低温蒸发至稠膏状为稠浸膏，继续蒸发至干燥，为干浸膏。

4. 膏滋（蜜膏）

中药内服膏剂，通称“膏滋”或“蜜膏”，特点是服用方便，较易贮存，适用于慢性病。

制法：将药料混合放在锅内，加清水，用微火煎煮，至药汤减至1/2时，滤取留汤。再加水继续煎煮，一般如此3～4次。将多次收集的药汤澄清去渣，再放锅内用微火煎，慢慢蒸发水气，浓缩成为半流体稠膏状，如需加糖或蜜趁热加入溶化，搅匀即可。

5. 散　剂

将药材晒干或烘干后，用铁药碾或铜冲钵等碾成粉末，过细粉筛即成。其特点是便于贮存，不易变质，可内服或外用，内服一般比丸剂容易吸收。在没有条件煎汤剂时，将药材碾成粗末，用开水泡闷如"沏茶"，饮汤去渣。内服散剂要细一些，便于吸收。在处方中如有牛黄、冰片、朱砂等量少的细料药物，须与量大的药物分开碾磨以免损失。另用乳钵研细，再混合。处方中如有雄黄、硫黄和火硝绝对禁止同研，以防燃烧或爆炸。

6. 丸　剂

将处方中规定的药物碾成细粉后，加入粘合剂而成丸剂。特点是服用方便，便于贮存，用药较少，吸收较慢，适用于慢性病。

蜜丸　将处方药粉放入盆内充分搅匀，加入炼蜜（蜂蜜用微火煎熬，随时用勺翻动捞去白沫，炼到起红色泡沫，拉之成黄丝为度），趁热用竹板充分搅拌，再用手揉，然后在木板上搓成条，切段成块，揉成等大的丸粒。蜜和药粉的比例是1:1或1.5:1左右。如处方中有胶类，树脂类及香气浓厚的药物，则应稍俟蜜温时再行混合。在搓条、揉丸的过程中，须擦润滑剂少许，避免沾粘。润滑剂的配制：植物油一斤炼沸，加黄蜡三两，继续加热炼熔，俟凉备用。

水丸 取用桐油涂抹过的药匾(象筛子一样)，先用毛刷蘸凉开水刷湿药匾一边，立即撒上一层薄药粉，然后持竹匾向一个方向反复旋转至药粉全湿粘着为度，另用干刷子将粘附的药面刷下，形成小颗粒，然后边喷水，边加药粉，边旋转，颗粒不断加大滚圆，直至摇成所需大小丸粒，用粗筛选取均匀一致的丸粒，充分晒干或阴干即可。一般每两合300～500粒。

浓缩丸 优点是体积小，便于服用，制作较简便。制法有二:

(1) 将一部分量大的或纤维性强，难于碾细的药材用水煎法，浸渍法或渗漉法制成浸出液，并浓缩成稠膏状，然后掺入其余药料的细粉，混匀，制成丸块，分割，搓滚成丸。

(2) 将处方中药材碾碎，过筛，保留所得的细粉 (约为全部药材量 1/4)，将餘下的粗粉制成浸出液并浓缩成稠膏状，然后趁热掺入保留的细粉，揉制成丸。也可加入适量淀粉糊或米浆，用力搅拌或用手搓，使之成小颗粒，用土制压片机压片。

在没有制片的条件时，手工制备丸剂很费时

间，可以制成“颗粒剂”（粗粒丸）。先按上述(1)或(2)法制成丸块，将丸块压过粗筛(16～18孔的铁丝筛)，制成湿颗粒，低温干燥后，再过筛除去细粉，即得大小均匀丸粒。

7. 糖浆剂

糖浆剂 是含有高浓度蔗糖水溶液的药物制剂。

制法：将药材按前述制流浸膏方法制成浓缩药液，加入适量的蔗糖溶解(蔗糖约占85%)即得。为避免贮存发霉，可在100毫升糖浆剂中加苯甲酸钠0.3～0.5克或尼泊金0.03～0.05克防腐。

【例】止咳糖浆。

(1) 处方：麻黄100克、杏仁60克、南沙参100克、百部120克、白前60克、黄芩150克、非那根100毫克、苯甲酸钠4克、蔗糖750克，加水共制成1000毫升。

(2) 制法 碾碎前6味药，水煎三次，过滤，合并滤液，蒸发浓缩至约800毫升，加入蔗糖，搅拌溶解。将非那根与苯甲酸钠溶于少量冷开水后，与蔗糖药液混合，再添加适量冷开水使成1000毫升即成。如无麻黄可以麻黄素1克代替，但不要水煎。

8. 软 膏 剂

将药料碾细过筛，与适量基质（常用凡士林、还可用猪油、麻油、花生油等）混合调匀，即成软膏。先将药料在乳钵中研细，加入等量基质研匀，再加入一倍量基质，分次逐步研匀。若是浸液和水溶液不易与油脂基质相混合，可先在液体中加少量软肥皂或合成洗衣粉，调合之后，再加溶化的凡士林，不断搅拌均匀即得。

【例 1】三黄油膏 取大黄、黄柏、黄芩各五钱，在乳钵中碾成细粉过筛，加香油(或花生油)调成适于涂抹的稠度。

【例 2】地榆膏 将地榆火炙焦黄后，研成细末，过筛；取地榆粉30克置乳钵中或玻璃板上，先加凡士林30克研匀之后，再加40克凡士林研磨或调匀即成30%地榆膏。

9. 膏药和药膏

膏药制法 先将药料配好，装入玻璃缸或瓦罐内，加油浸(植物油)，油量超过药料2～3横指，浸泡5～7天，然后倒入铁锅用微火煎炸。俟药料成黄枯或炭样，再去渣，炼油，此时火要大，边炼边撩油，看到烟雾在油面上团团打转，一直炼到把油滴滴在水内成珠不散即到火候。然后减火加入黄丹，边加边搅拌至黄丹全部熔化为止（俗称火上下丹，另一种方式是离火下丹），将锅离火待稍凉再加入樟脑、冰片、乳香、没药等芳香药。最后把膏倒入凉水内，浸泡一昼夜以上去火毒，取出分摊于牛皮纸或布上即成。

药膏制法 主要以植物油和蜂蜡等作基质。将药料加入适量已加热熔化的基质内，煎炸至枯黄，去渣存油(药油)。在药油微凉时再加处方中有强烈挥发性的药物，如麝香、冰片，不断搅拌至冷凝结，如清凉膏制备。有的药膏将基质熔化后，加入细药粉搅匀即得，如紫色疽疮膏配制。

10. 注 射 剂

注射剂是供注射用的灭菌制剂。由于注射剂直接进入人体组织，作用迅速，所以对注射剂的要求比较严格，最重要的就是要做到含量准、无菌、无异物（异物指肉眼可见的固体杂质，如玻璃屑、橡皮渣、棉花纤维等)、酸碱度接近中性(pH在6～8之间);输液还须无热原(热原是细菌或霉菌产生的一种毒素,能使人发热,甚至虚脱;它能溶于水,一般的灭菌方法不能破坏它)和等渗。凡不符合这些要求或变质的注射剂(发浑、沉淀或变色)注入人体后,能引起感染、发热,甚至危及生命,故都不能应用。

下面简略叙述制备注射剂的要点:

注射用水的制备 注射用水是配制注射剂最常用的溶媒,它的质量要求在药典中有严格规定(检查法见中国药典附录)。在目前农村条件下,生产少量供皮下或肌肉注射用的注射剂,可以自制新鲜蒸馏水为溶媒,但生产静脉注射液或输液,则应使用经过检查符合药典规定的注射用水。在有条件的地方,可采用离子交换树脂制备注射用水。

新鲜制得的蒸馏水在当天可直接用来配制注射液；如需放置过夜，须立即用100℃流通蒸气（即用蒸锅蒸）灭菌40分钟，以免细菌滋生，产生热原。

容器和材料的准备 (1) 注射剂的容器除安瓿外，农村中以利用回收的青霉素小瓶和输液瓶为便，这些容器都是用质量较好的中性玻璃制成的。容器的准备十分重要，一定要把瓶内污染的脏物和残留药液洗净，以免产生不良反应。如回收容器的橡皮塞未被打开过，可先将外面洗净，然后打开瓶塞，用洗衣粉或3～5%碳酸钠（碱面）的热溶液浸泡一小时以上，刷洗干净，用清水（如井水）多次冲洗至瓶壁不挂水珠为止，倒立空干；临用前再用注射用水冲洗2次即可。若回收容器的橡皮塞已被打开过，则除用上法刷洗外，还应在3%碳酸钠溶液中煮沸30分钟，然后用清水多次冲洗。

(2) 橡皮塞和橡皮管：新的橡皮塞、橡皮管含填充剂，须处理除去。先用热水冲洗揉搓，再用3%碳酸钠溶液煮沸30分钟，用热水揉洗并刷内孔，再用1%盐酸煮沸30分钟，清水冲至中性，然后用注射用水煮沸30分，再以注射用水逐个冲洗、备用。已用过的橡皮塞、橡皮管不必用1%盐酸煮沸。

(3) 玻璃器皿：如量杯和玻璃漏斗等，可用洗衣粉液洗刷后，清水洗净，再用注射用水冲洗2～3次。

(4) 玻璃纸：先剪成需要的大小，用蒸餾水洗一次，加蒸餾水煮沸10分钟，放冷后用滤过的注射用水逐张漂洗，至洗液澄明为止。玻璃纸用于包橡皮塞，可以避免橡皮渣掉入注射液中，影响澄明度。

注射液的配制 (1) 应在清洁的房间内进行，防止细菌落入药液内，并防止室外的沙、尘吹入室内。配制前地面洒水以防尘土飞扬，桌上可铺一块洁净的塑料布。最好用清水在室内喷雾，净化空气。工作人员要穿戴干净的衣服和口罩，挽袖，洗净双手。防止别人出入房间。有些注射液分装后不便再进行灭菌，则要求用无菌操作法配制，一切与药液接触的物品，都应事先灭菌，室内最好用紫外光灯照射或乳酸蒸气消毒空气(见708页)。

(2) 配制操作是按照处方，称取原料药物，加入注射用水中，使溶液达到规定的浓度。有时还须添加附加剂，如助溶剂、抑菌剂、调节渗透压的氯化钠和调节 pH 的酸、碱等。

(3) 过滤：小量液体可用质地细硬的滤纸或长絮的脱脂棉，先用注射用水反复冲洗、过滤至无纤维脱落为止，然后过滤药液。可重复过滤，直到药液完全澄明。为了缩短从过滤到灌封的时间，减少污染机会，最好采用高位自然过滤装置（见图 68），以便过滤和灌封同时进行。

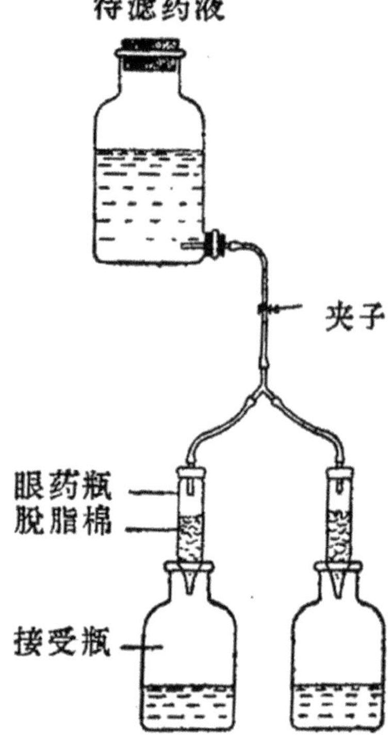

图 68 高位自然过滤装置

注射液的灭菌 应在分装、封固后立即进行。供皮下或肌肉注射的注射液，通常用流通蒸气（即用蒸锅蒸）或煮沸，100℃加热 20～30 分钟灭菌。静注用液如药物能耐热，则以用热压灭菌器，10 磅压力(115.5℃)加热 30 分钟或 15 磅压力(121.5℃)加热 20 分钟为妥。灭菌前要用金属套或铅丝将橡皮塞扎紧，以防加热时橡皮塞被蒸气冲开。

注意上述注射剂的配制、过滤、分装、灭菌的全过程应在当天完成，不得过夜。

注射液的澄明度检查　方法见中国药典附录。

【例1】201 注射液(板蓝根注射液)　取板蓝根干品250克，洗净后，加适量蒸馏水，按煎剂方法煎1小时，将煎液过滤后，再用蒸馏水煎二次，每次半小时。合并三次的煎滤液，煮沸浓缩至300毫升左右，放冷，并加入95%酒精适量(相当于浓缩液的1.75倍)，冷藏(冰箱或深井水中)三天，抽取上清液，或用布氏漏斗减压抽滤。将清液放水浴锅上，蒸去酒精至无酒味。冷后再加95%酒精，同法反复处理，共2～3次，以去净煎液中的蛋白；然后加氨水，调节pH到8(用pH试纸)，此时出现沉淀，将滤液冷藏一天，抽取上清液或减压抽滤；清液放水浴锅上加热去掉游离氨，加注射用水至380毫升。最后将药液慢慢倾入120毫升8%"吐温80"溶液中，边加边搅匀。过滤，分装，流通蒸气灭菌20～30分钟即成。冷后检查澄明度。

【例 2】盐酸普鲁卡因注射液

各种浓度普鲁卡因注射液的配制处方

	注射剂浓度	0.25%	0.5%	1%	2%
处方	盐酸普鲁卡因（克）	2.5	5	10	20
	氯化钠(注射用)（克）	8.5	8	7	5
	注射用水加至（毫升）	1000	1000	1000	1000

制法　取盐酸普鲁卡因溶于注射用水70毫升中，加活性炭0.3克，搅拌后，放置5分钟，用滤纸抽气过滤。另取氯化钠溶于注射用水30毫升中，过滤。将两液合并，并用注射用水加至1000毫升。用0.1N盐酸调酸碱度在5左右，过滤，分装，流通蒸气灭菌30分钟，迅速冷却。冷后检查澄明度。

11. 眼药水

由于眼部的防御能力较弱，容易感染，而且对外来的刺激很敏感，因此眼药水必须无菌、无刺激性。眼药水的制法和一般注射剂的制法基本相同。

眼药水大多不能长期贮存，每次以小量配制为宜。某些眼药水(例如金霉素眼药水)必须当天新鲜配制。

配制眼药水所用的容器和材料的清洗方法与配制注射剂同，并用100℃流通蒸气或煮沸灭菌30分钟后备用。由于眼药水分装后不再灭菌，所以分装时应采用无菌操作，避免细菌污染。为防止在贮存及使用过程中药液为微生物所污染，药液内最好加入一定量抑菌剂,常用的抑菌剂为尼泊金(0.03～0.05%)。眼药水的处方内应适当考虑调整溶液的酸碱度和渗透压，低渗的眼药水中可加入一定量氯化钠或其他适当的盐类调整至等渗。

眼药水的配制方法，可按药物是否耐热，分为二类:

(1) 凡是耐热的药物，可在配成溶液后，用脱脂棉或滤纸过滤，必要时反复过滤，直至滤液澄清无异物，滤液放入干净的输液瓶内，瓶口用洗净的四层纱布或白布包扎后，用100℃流通蒸气或直接煮沸灭菌30分钟，凉后取出，用无菌操作分装入已灭菌的眼药水瓶内。瓶以棕色的较好，以免某些药物受光变质。

【例】0.25% 氯霉素眼药水

处方：氯霉素 0.25 克　氯化钠 0.9 克　尼泊金 0.03 克　蒸馏水加至 100 毫升

制法：取蒸馏水 100 毫升，加热后，加入尼泊金及氯霉素，搅拌至溶解，再加入氯化钠溶解，用滤纸滤过，在漏斗上添加少量蒸馏水，使全量为 100 毫升，加热灭菌，分装于棕色瓶中。

本品较稳定，室温避光保存 10 个月，抗菌作用损失不到 10%。

(2) 不能耐热的药物，则须先将溶媒煮沸灭菌放冷后，用无菌操作加入药物溶解、过滤，然后分装入已灭菌的眼药水瓶中。此时应特别注意避免污染细菌。

【例】0.5% 金霉素眼药水

处方：盐酸金霉素 0.5 克　硼砂 0.38 克　硼酸 1.0 克　硫酸钠 1.0 克　蒸馏水加至 100 毫升

制法：取 100 毫升蒸馏水，加入硼砂、硼酸与硫酸钠，煮沸溶解，放冷，加入盐酸金霉素，搅拌溶解，滤过，添加灭菌蒸馏水至全量为 100 毫升，摇匀，分装入灭菌眼药水瓶中。金霉素溶液不耐热，不能加热灭菌，故须注意无菌操作。

注意事项 本品极不稳定，室温(25℃)贮存1天损失10%，冰箱(0℃)贮存7天损失10%，故宜新鲜配制，每次发给病人3～5毫升。也可预先将硼砂、硼酸及硫酸钠配成灭菌溶液，临用时按比例以无菌操作加入盐酸金霉素，溶解，滤过即得。

土霉素眼药水的制法与金霉素同。

七、常用度量衡

1. 重量

西药用公制 1公斤(千克，kg)＝1000克

＝2市斤

1克(g)＝1000毫克

1毫克(mg)＝1000微克(μg或γ)

中药用中药制 1斤＝16两＝500克

1两＝10钱＝31.2克

1钱＝10分＝3.12克

2. 长度

1米(公尺，m)＝100厘米(cm)＝3市尺

1市尺＝10市寸＝33.3厘米

1市寸＝10市分＝3.33厘米

3. 容量

1 公升(L)=1000 毫升 (ml. 或 cc. 西西)
=1 市升

1 毫升水(或水剂)约重 1 克。

一般家庭用容器的容量:

一汤匙约为 10 毫升

一酒盅约为 10~20 毫升

1 玻璃茶杯约为 200 毫升

1 带柄磁茶杯约为 150 毫升

1 小饭碗约为 300 毫升

1 大饭碗约为 400~600 毫升

4. 各种筛的内径

筛号	1 号	2 号	3 号	4 号	5 号	6 号
内径(市分)	4.5	3.0	2.0	1.5	0.6	0.4

铜丝筛的内径

孔数	20	40	60	100
内径(厘米)	0.96	0.45	0.32	0.17